運動・生理・生化学・栄養

ILLUSTRATED 図説

運動の仕組みと応用

普及版

中野昭一 編集

中野昭一
栗原　敏
伊藤　朗
藤井穂波
波多野義郎
宮﨑康文
池田義雄

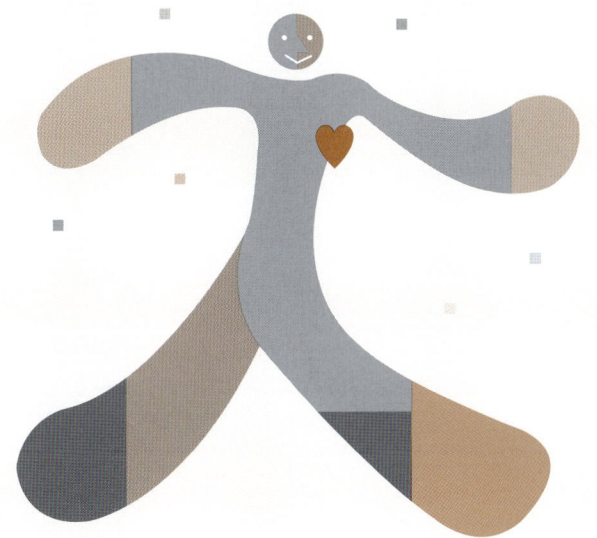

医歯薬出版株式会社

図説シリーズ・普及版の発行に際して

　1960年代後半から1970年代後半にかけて，電子顕微鏡やX線・γ線などの放射線，さらにはMRIなどの物理的検索，また，酵素法やアミノ酸分析，組織化学・酵素学的染色などの化学的検索方法の発達は著しく，多くの生理機能の解明がなされ，基礎医学に携わる者は勿論，co-Medicalの部門に関係する諸兄姉にとっても，からだ全体としてそのすべてを理解することの難しさが痛感されていた．

　当時，東京慈恵会医科大学の生理学教室から東海大学体育学部に移り，さらに1974年，医学部に転じ，生理学の教鞭をとっていた私としては，この精密で難解なヒトのからだの生理的機能や，運動による変動，さらには生理機能の変調による症候，種々の疾病の病態，その栄養学的見地からの解析などを，より簡明に解説し，これらをさらに深く追究する端緒になればと考え，この図説シリーズの発刊を企図したのである．

　すなわち，本シリーズの姿勢は，からだの仕組みから解説した生理・解剖学部門，体内で栄養素がいかに利用されて行くかを解説した栄養・生化学部門，さらに病気の仕組みと栄養・代謝との関係から解説した病態生理・栄養学的部門を骨子として，一貫して著述されている．また，精密で難解なヒトのからだの構造や働き，運動や病気の成立ちなどを，視覚的にもより理解され易くするため，全巻を通じて，左ページに図表を纏め，右ページでそれを解説する形式をとり，これを一つの単位として幾つかの単位を纏め，一つの生理機能を理解できるようにと努力したのである．

　さて，本シリーズは，ほぼ20年前の1979年に上梓された第一作『からだの仕組みと働き』に始まり，以来，1981年に症候の病態生理ともいうべき『病気の成立ちとからだ I』，さらに1982年には『運動の仕組みと応用』，1983年に疾患別病態生理である『病気の成立ちとからだ II』，1997年に『運動・スポーツの功と罪』，さらに臓器・組織別に解剖と生理との関連を追究した『ヒトのからだ』を刊行して，この一連のシリーズ全6冊を完結させた．

　しかし，この約20年間のうちにも医学に関連した諸学問の進歩は著しく，初版で10～22を重ねたのちすべて改定第2版を発行した．その総数は13万7千余部にも及び，各方面にわたる教育・研究者の諸兄姉あるいは学生諸君に多大のご支持を戴いていることは感謝にたえない．

　なお，本書の最大の目的の一つは，これから学問を学ぼうとする人達の格好の入門書たらんことにあり，これ以上の学問的研究については各個の専門書を参照されたい．

　さて，今回，これらの実績を踏まえ，より多くの読者の入門書として利用されんことを考え，また，医歯薬出版株式会社の意向もあって，その内容を変えることなく，より価格を抑えた装丁による本シリーズ普及版の発行を企図した．この普及版シリーズが，前シリーズと共に皆様のお役に立つことを願ってやまない次第である．

2001年8月22日

日本体育大学大学院研究科長室
中野

第2版の出版にあたって

　本書は，図説シリーズの一環として，運動の仕組みと働きを科学的に解説するための入門書として役立てばという意図の下に執筆された．

　幸いにして本書も第1版が13刷に達し，その都度ある程度の改訂を行っているものの，その後，科学の発展に伴う新事実や知見が報告され，また，読者諸兄姉より多くのご示唆も戴き，今回，全面的な見直しを行い，改訂第2版の出版を行うことになった．

　さて，初版の"はじめに"でも述べてあるように，運動はヒトの生理機能すべてを動員するといっても過言ではないというほどの働きである．したがって，そのすべてを解説するためには膨大な紙面を要することになる．ここに本書の目的とする視覚を利用した簡潔な解説によって，解剖・生理学はもとより，生化学，栄養，測定評価，社会体育と，きわめて多方面からの総合的な解説を試みたのである．

　第2版でも，体力と運動，運動に対応した生理機能の変化を基礎として，とくに近年，解明が進められてきている運動に対応した消化・吸収・代謝などのほか，伊藤朗教授による体内の生化学的変化，波多野義郎教授による運動の測定・評価，池田義雄教授による病気と運動などについても改訂され，随所に新知見が加えられた．

　また，運動と栄養は新たに藤井穂波先生に，若くして夭折された正　貞彦教授に代わり，若い宮崎康文教授による社会体育と運動の項が導入された．

　いずれにしても，第2版では，第1版と全体としての流れは変わらないものの，本書の目的とする運動に対する科学的なアプローチとして，さらに新知見を加え，より全般的な理解を深めるべく工夫を加え，いわゆる教科書，副読本としての責を果たすことができればと考えている．

　なお，本書を編纂するに当たって，多くの先輩・諸兄姉の論文，著書，その他から多くのご教示を戴いている．心から感謝の意を捧げるとともに，これらの図書などを，本書より詳細な教科書，研究書として推薦する次第である．

　また，本書は，多くの人たちのご好意を受けており，個々に感謝の辞を述べることはなかなか難しい．ここに私を生理学への道へご教導戴いた恩師，先輩の方々に感謝の意を捧げるとともに，本書の企画・出版に際して多大なご助力を戴いた医歯薬出版株式会社に感謝し，図版の作成者に謝意を表する次第である．

　　　1996年5月22日

　　　　　　　　　　　　　　　　　　　　　　　　　日本体育大学スポーツ医学研究室にて
　　　　　　　　　　　　　　　　　　　　　　　　　　　　　　　中　野　昭　一

はじめに

　近年，発育期の学童生徒の体格が向上しているにもかかわらず，運動の不足などから体力の向上がみられず，中高年者では，その体力を維持するため，日常生活以外に運動を行うことの必要性が盛んに論じられている．

　しかし，運動といっても多くの種類があり，それを行う方法やその強度，持続時間などの違いによって，ヒトのからだに与える影響の異なってくることはいうまでもない．

　したがって，運動を行う場合には，それぞれの目的に沿った運動を選択する必要があろう．すなわち，自ら運動を行う場合はもとより，運動を指導する立場にある人達にとっては，まず，その運動の仕組みをよく理解することが先決であり，からだに対する影響の違いを熟知していてこそ，その運動の効用を十分に発揮させることが可能となるわけである．

　しかし，全身運動はヒトの生理機能すべてを動員するといっても過言ではないほどのきわめて総合的な働きであり，短期間にこれらのすべてを理解することはなかなか難しい．しかも，運動に関する専門書は，それぞれ個々の専門分野について科学的に微に入り細を穿ったものが多く，これらを総合的な知識として修得するためには，膨大な知識と勉強を要求されるという感を与えることは否めない．

　そこで本書は，運動の仕組みを身体運動の基礎となる生理機能や体内における生化学的変化の面から解析するとともに，運動に対応した栄養，また，その運動の測定評価，社会体育との関連，さらには病気と運動など，身体運動を中心として多方面からの総合的な解析を試みたのである．

　すなわち，本書は運動をはじめて学ぼうとする人たちにとって，まず，それを総合的知識として捉え，その概要を把握するための恰好な入門書として役立てばという意図の下に執筆されている．なお，本書は既に発行されている「図説・からだの仕組と働き」「図説・病気の成立ちとからだ」などの"図説シリーズ"の一環として発行されたもので，その特徴とするところは，第1に，各項の視覚的理解を促すことを目的として，左頁にできうる限り簡明にその内容を図，表としてまとめ，右頁でその解説を行い，各頁ごとあるいは2～3頁で一つの機能，一つの事柄を理解できるように努力したことにある．もちろん，紙面の都合もあって，必ずしも筆者らの意図をすべて反映しているとはいえず，また，筆者らの力及ばなかった点も多く，反省すべき点も数多く存在している．今後さらに，先輩諸先生方のご指摘，ご教示を賜わり，漸次，改訂していきたいと考えているしだいである．

　しかし，本書の目的とする運動の総合的な理解という点では，いわゆる教科書，あるいは副読本としての責を果たしうるものではないかと考えている．

　なお，本書を編纂するに当たって，先輩諸兄姉の論文，著書，その他から多くのご教示を頂いており，心から感謝の意を捧げるとともに，本書に引用させて頂いた図書，文献，少なくも座右にあった図書を，各編の終りに掲げ，これらの図書を本書よりさらに進んだ教科書，研究書として推薦するしだいである．

　また，本書は多くの人たちのご好意を受けており，個々に感謝の辞を述べることは不可能に近い．しかし，私を生理学への道へご教導頂いた東京慈恵会医科大学の故杉本良一教授，生理学の名取禮二学長，内科学の阿部正和教授，さらには東海大学医学部長佐々木正五教授に心か

ら感謝の意を捧げるとともに，種々ご援助頂いた教室の獣医師矢吹千佳子嬢に感謝したい．

　なお，本書の企画，出版に際して多大なご助力を頂いた医歯薬出版株式会社および本書の図版製作に当たって頂いた高橋雄作氏に謝意を表するしだいである．

　　昭和57年8月

東海大学医学部生理学教室にて
中　野　昭　一

目次

I 体力と運動　　　　　　　　　　（中野）

1章　体力と加齢現象と寿命……………3
1．体力とは………………………………3
　1）防衛体力と行動体力………………3
　2）運動と生理機能……………………3
2．加齢現象と寿命………………………3
　1）身体的機能の年齢的推移…………3
　2）加齢による反応時間の分布………5
　3）加齢による最高心拍数の変化……5
　4）ヒトの寿命…………………………5

2章　運動と筋力…………………………7
1．筋力とは………………………………7
　1）等尺性収縮と等張性収縮…………7
　2）最大筋力と持久筋力………………7
2．運動と呼吸・心臓循環系，神経系との関連………………………………………7

3章　運動と姿勢…………………………9
1．運動感覚………………………………9
2．平衡感覚………………………………9
3．運動と反射……………………………9

4章　運動の必要性………………………11
1．運動の生理機能に及ぼす影響………11
2．生理機能の面からみた運動の必要性…11
　1）呼吸・心臓循環系および脳・神経系の賦活……………………………………11
　2）生理機能における使いすぎの萎縮と使わないでいる萎縮………………………11
　3）運動の成人病予防に対する効果…11

5章　運動を行うときの原則……………13
1．メディカルチェックの必要性………13
2．6つの原則……………………………13
　1）過負荷の原則………………………13
　2）個別性の原則………………………13
　3）漸進性の原則………………………13
　4）継続性の原則………………………13
　5）全面性の原則………………………13
　6）自覚性の原則………………………13

II 運動に対応する生理機能の変化
　　　　（1～6章/中野，7～10章/栗原）

1章　成長と形態の発達…………………17
1．成長，発育とは………………………17
　1）成長の区分…………………………17
　2）ヒトの相対的成長…………………17
　3）体格指数……………………………17
2．成長に影響を与える因子……………19
　1）内的因子……………………………19
　2）外的因子……………………………19
3．発育に及ぼす運動および栄養の影響…19

2章　運動と呼吸機能……………………21
1．呼吸とは………………………………21
2．呼吸器と呼吸運動……………………21
　1）呼吸器………………………………21
　2）呼吸運動……………………………21
3．全肺気量(肺容量)……………………21
　1）肺活量と残気量……………………21
　2）成人の肺活量………………………23
4．換気量と換気率………………………23
　1）成人の換気能力……………………23
　2）1秒量と1秒率………………………23
5．肺胞および組織に関するガス交換…23
　1）ガス交換の仕組み…………………23
　2）呼吸商とは…………………………23
6．血液によるガスの運搬………………25
　1）酸素の運搬…………………………25
　2）炭酸ガスの運搬……………………25
7．呼吸運動の調節………………………25
　1）呼吸の神経性(反射的)調節………25
　2）呼吸の化学的調節…………………27
8．運動による呼吸数と換気量の変動…27
　1）呼吸数と換気量……………………27

2）運動の種類と換気量……………………27
　　3）トレーニングと呼吸数……………………27
　9．運動時の酸素摂取…………………………29
　　1）運動時の酸素需要量と酸素摂取量……29
　　2）酸素借と酸素負債との関係………………29
　　3）死点(デッドポイント)とセコンドウインド………………………………………29
　　4）運動強度と酸素需要量……………………29
　　5）酸素消費量と換気…………………………31
　10．呼吸機能とトレーニング…………………31
　　1）肺活量の変化………………………………31
　　2）呼吸数の変化………………………………31
　　3）換気量の変化………………………………31
　　4）酸素摂取量の変化…………………………33
　　5）酸素借と酸素負債の変化…………………33
　　6）呼吸効率……………………………………33

3章　運動と心臓循環機能……………………35
　1．心臓の構造と機能…………………………35
　　1）心臓の構造…………………………………35
　　2）心筋の特性…………………………………35
　　3）心拍動の仕組み―刺激伝導系とポンプ作用…………………………………………35
　　4）心臓にみられる電位変化と心電図……35
　　5）心臓の周期と種々の生理機能……………37
　　6）心拍動リズムの異常―不整脈……………37
　　7）心　音………………………………………39
　　8）心拍動を調節する仕組み…………………39
　　9）心拍出量……………………………………39
　2．血　圧………………………………………41
　　1）血圧とは……………………………………41
　　2）最大血圧，最小血圧，平均血圧………41
　　3）血圧の正常範囲……………………………43
　　4）動脈血圧を決定する因子…………………43
　　5）血圧を左右する生理的状態………………43
　　6）高血圧を招来する因子……………………45
　　7）血圧を調節する仕組み……………………45
　　8）脈　拍………………………………………47
　3．血液循環の仕組み…………………………47
　　1）血液の流れと血流速度……………………47
　　2）静脈還流……………………………………47
　4．運動の心臓循環に対する影響……………49
　　1）運動による心拍数の変動…………………49
　　2）運動による心拍出量の変動………………51
　　3）運動時における血流配分…………………55
　　4）心拍出量の増加と静脈還流………………55
　　5）酸素の運搬と心臓機能……………………57
　　6）運動と血圧の変動…………………………57

4章　運動と消化・吸収………………………61
　1．消化器系とは………………………………61
　2．消化の機序…………………………………61
　　1）消化機能と消化液の一般性状……………61
　　2）消化器系の神経支配………………………61
　　3）消化液の分泌とその仕組み………………61
　　4）消化器系の運動……………………………63
　　5）食物の消化管内通過時間…………………65
　　6）管腔内消化と膜消化………………………65
　　7）糖質の消化…………………………………65
　　8）蛋白質の消化………………………………65
　　9）脂肪の消化…………………………………67
　3．吸収の機序…………………………………67
　　1）栄養素の吸収………………………………67
　　2）吸収の経路…………………………………67
　　3）吸収の機序…………………………………67
　　4）吸収の部位…………………………………69
　　5）糖質の吸収…………………………………69
　　6）蛋白質の吸収………………………………69
　　7）脂肪の吸収…………………………………69
　　8）その他の吸収………………………………71
　4．運動と消化・吸収…………………………71
　　1）身体運動の調節機構と消化・吸収……71
　　2）運動中における消化・吸収機能の推移…………………………………………71
　　3）運動後における消化・吸収機能の推移…………………………………………73

5章　運動と内分泌……………………………75
　1．主な内分泌腺とホルモンの種類…………75
　2．ホルモンの機能……………………………75
　　1）ホルモンの一般作用………………………75
　　2）恒常性維持に対する内分泌系の役割…75
　　3）ストレッサーとしての運動に対応する体内変化の概説――ストレス学説（汎適応症候群）…………………………………79
　3．運動と内分泌機能…………………………79
　　1）加齢による内分泌機能の変化……………79
　　2）副腎髄質ホルモンの分泌と運動………81

3）副腎皮質ホルモンの分泌…………81
　　4）成長ホルモン，テストステロンおよび
　　　インスリンの分泌と運動……………83
　　5）運動に関係する内分泌機能とその役割
　　　………………………………………85

6章　運動と体温の調節…………………87
1. 体温とその調節機能……………………87
　　1）体温の役割と正常体温……………87
　　2）体熱の平衡とその調節……………87
　　3）体温が一定に保たれる理由………87
2. 体温に及ぼす環境温度の影響…………89
　　1）気温と体温の調節…………………89
　　2）高温環境と体温……………………89
　　3）低温環境と体温……………………89
3. 運動と体温の変動………………………91
　　1）ウォーミングアップと筋温・体温の
　　　上昇……………………………………91
　　2）全力疾走と体温の変動……………91
　　3）マラソン走行時の放熱量…………91
4. 運動と発汗………………………………93
　　1）発汗と汗腺…………………………93
　　2）温熱性発汗，精神性発汗…………93
　　3）運動時の発汗………………………93

7章　運動における神経系の働き………95
1. 神経系の概念……………………………95
2. 中枢神経と末梢神経系…………………95
3. ニューロンとシナプスの構造と働き……95
　　1）ニューロンの構造…………………95
　　2）シナプスの働き……………………97
　　3）シナプスにおける伝達物質………97
4. 神経の興奮と伝達の仕組み……………97
　　1）静止膜電位とは……………………97
　　2）ドナンの膜平衡……………………97
　　3）静止膜電位と活動電位……………99
　　4）Na-K ポンプ ………………………99
5. 随意運動と運動神経……………………105
　　1）錐体路系と錐体外路系……………105
　　2）脊髄と運動神経……………………105
6. 神経筋接合部……………………………105
　　1）神経筋接合部における刺激の特徴…105
　　2）終板部における電気的活動………107
7. 運動の調節機構…………………………107
　　1）脊髄の機能と反射…………………107
　　2）小脳による運動の制御機構………111
　　3）前庭感覚による姿勢の保持と加速度の
　　　感知……………………………………111
　　4）平衡障害……………………………113

8章　運動における自律神経系の働き…115
1. 自律神経系の概念と構造………………115
　　1）自律神経系とは……………………115
　　2）自律神経系の構造…………………115
2. 自律神経支配の特徴……………………115
　　1）自律性支配…………………………115
　　2）二重支配……………………………115
　　3）拮抗性支配…………………………117
　　4）相反性神経支配……………………117
　　5）緊張性支配…………………………117
3. 自律神経における情報の伝達…………117
　　1）自律神経線維の走行とコリン作動性お
　　　よびノルアドレナリン作動性神経……117
　　2）ニコチン様作用とムスカリン様作用…117
4. 運動時における自律神系の働き………119

9章　運動における筋肉の働き…………121
1. 筋肉の構造………………………………121
　　1）横紋筋と平滑筋……………………121
　　2）骨格筋と骨格筋細胞の特徴………121
　　3）筋細胞の特徴………………………121
　　4）筋原線維の特徴……………………121
　　5）筋のタイプ…………………………123
2. 筋収縮の仕組み…………………………123
　　1）筋の電気的活動……………………123
　　2）興奮-収縮連関機構…………………123
　　3）滑走説………………………………125
3. 収縮の型…………………………………125
4. 筋収縮の力学……………………………125
　　1）長さ-張力関係………………………125
　　2）負荷-速度関係………………………127
5. 筋の仕事と熱産生………………………127
　　1）仕事…………………………………127
　　2）熱産生………………………………127
6. 筋収縮の化学……………………………129
　　1）筋収縮におけるATPの分解と再合
　　　成………………………………………129
　　2）ATPを維持している機構…………129

3）ATPを得るためのエネルギー源 …129
　7．身体運動と筋肉の特性 …………131
　　1）筋収縮の名称 ………………131
　　2）見かけの力と真の力 ………131
　　3）筋張と筋力 …………………131
　　4）パワー ………………………131
　　5）速い運動と遅い運動 ………131
　　6）緩徐筋と速動筋の分化 ……133
　　7）運動が筋に及ぼす影響 ……133

10章　運動と排泄の機能 ……………135
　1．腎臓の役割 ……………………135
　2．腎臓の構造 ……………………135
　　1）腎小体 ………………………135
　　2）糸球体 ………………………135
　　3）髄質 …………………………135
　　4）尿細管 ………………………135
　3．腎の機能 ………………………137
　　1）腎小体の働き ………………137
　　2）尿細管の働き ………………137
　4．腎臓の血流 ……………………141
　5．排尿の機構 ……………………141
　6．運動時における腎機能の変化 …143
　　1）腎血漿流量と糸球体ろ過量の変化 …143
　　2）尿量の変化 …………………143
　　3）電解質の排泄 ………………143
　　4）蛋白尿と血色素尿 …………143

III　運動時のからだの生化学的仕組みとその動態　　（伊藤）

1章　運動時のからだの生化学的仕組みとその基礎知識 ……………149
　1．運動時の生化学的仕組み ……149
　2．人体を構成する元素 …………149
　3．活性酸素の理解に必要な知識 …149
　　1）活性酸素とは ………………149
　　2）運動による活性酸素の増加 …151
　　3）抗酸化酵素・物質 …………151

2章　運動時のエネルギー産生と消費の仕組み ……………………153
　1．運動に必要なエネルギー源 …153
　　1）運動に必要なエネルギー源の種類と産生量 ……………………153
　　2）運動に必要なエネルギー源の貯蔵 …153
　　3）運動で消費したエネルギー源の計算法 ……………………153
　2．運動時のエネルギー産生 ……153
　　1）無酸素エネルギー産生 ……153
　　2）有酸素エネルギー産生 ……155

3章　運動時の糖質代謝の仕組みとその動態 157
　1．糖質の種類 ……………………157
　2．糖質の消化と吸収 ……………157
　3．糖質代謝の仕組み ……………157
　4．糖質エネルギー源の利用 ……157
　5．糖質摂取と血糖値の動態 ……157
　6．糖質摂取後の各種強度の運動が血糖値に及ぼす影響 ……………159
　7．運動時の血糖値の動員 ………159
　8．食事療法および運動療法と耐糖能 …159

4章　運動時の脂質代謝の仕組みとその動態 161
　1．脂質の種類 ……………………161
　2．脂質の消化と吸収 ……………161
　3．脂質代謝の仕組み ……………161
　4．体脂肪と血中脂質 ……………163
　　1）血中脂質の動態 ……………163
　　2）血中コレステロールの動態 …163
　　3）血中遊離脂肪酸値の動態 …163
　　4）脂質摂取後の運動と血中中性脂肪値 163
　　5）高脂血症と運動との関係 …163

5章　運動時の蛋白代謝の仕組みとその動態 165
　1．蛋白質およびアミノ酸の種類 …165
　　1）蛋白質の種類 ………………165
　　2）アミノ酸の種類 ……………165
　　3）アミノ酸価 …………………165
　2．蛋白質の消化と吸収 …………165
　3．蛋白質代謝と仕組み …………165
　　1）蛋白質分解 …………………165
　　2）蛋白質合成 …………………167
　　3）アミノ酸分解 ………………167
　　4）アミノ酸合成 ………………167
　　5）ホルモン，ヘム蛋白合成 …167
　4．運動時の血漿アミノ酸の動態 …167

6章　運動時のプリン体代謝の仕組みとその動態 …169
1．プリン体の種類 …169
2．プリン体の合成と分解 …169
3．プリン体代謝の問題点 …169
4．高尿酸血症の原因と誘因 …169
5．運動性高尿酸現象とその発現機序 …171
　1）運動性高尿酸現象とは …171
　2）運動性高尿酸現象の発現機序 …171
　3）血中尿酸値の日内リズム …171
　4）各種運動強度と血中尿酸値 …171
6．高尿酸血症の予防と改善法 …171

7章　運動時の水分および電解質代謝の仕組みとその動態 …173
1．体水分量，体水分の補給と排泄 …173
　1）体水分量 …173
　2）体水分の補給と排泄 …173
2．運動と水分 …173
　1）運動時の体温調節と発汗 …173
　2）スポーツ選手の1日の体水分の出納 …173
　3）運動時の脱水 …173
　4）運動時の腎機能 …173
　5）運動時の血中水分 …175
　6）運動時の耐暑・耐水性への適応 …175
3．練習時と試合時の水分補給 …175
　1）水分量と含有成分 …175
　2）補給水分の温度と味 …175
　3）環境条件，個人差と補給水分 …175
　4）練習終了と試合終了後の水分補給 …175

8章　運動時の酵素の働きとその動態 …177
1．酵素の働きと種類 …177
2．運動とLDH …177
3．運動とCPK …177
4．運動とGOT，GPT …179
5．運動とその他の血清酵素活性値 …179

9章　運動時のホルモンの働きとその動態 …181
1．蛋白系ホルモン …181
　1）カテコールアミン …181
　2）インスリン …181
　3）グルカゴン …181
　4）成長ホルモン …181
　5）トリヨードサイロニンとサイロキシン …181
　6）副甲状腺ホルモン …183
　7）抗利尿ホルモン …183
2．ステロイド系ホルモン …183
　1）グルココルチコイド …183
　2）ミネラルコルチコイド …183
　3）男性ホルモン …183
　4）女性ホルモン …183

10章　運動時の酸・塩基平衡の仕組みとその動態 …185
1．酸性化とアルカリ性化の仕組み …185
2．血液の酸・塩基平衡の変化 …185
3．緩衝作用 …185
　1）重炭酸系緩衝作用 …185
　2）リン酸系緩衝作用 …185
　3）蛋白系緩衝作用 …185
　4）ヘモグロビン系緩衝作用 …187
4．炭酸の排出と重炭酸イオンの産生 …187
5．運動時のpHの変化 …187
　1）運動時の代謝性アシドーシス …187
　2）運動時の呼吸性アシドーシス …187
　3）運動時の代謝性アルカローシス …187
　4）運動時の呼吸性アルカローシス …187

IV　運動と栄養（1～2章/中野，3～7章/藤井）

1章　栄養に関する基礎的事項 …191
1．からだの成分 …191
2．食物の成分 …191
3．日本人の栄養所要量 …191

2章　運動とエネルギー代謝 …195
1．エネルギー代謝とは …195
2．食物のエネルギー計算 …195
3．基礎代謝とエネルギー代謝 …195
　1）人体代謝量の測定 …195
　2）基礎代謝 …197
　3）基礎代謝率 …197
　4）食物の特異動的作用 …197
　5）エネルギー代謝率 …197
　6）エネルギー所要量 …197
　7）活動代謝と生活活動指数 …199

4．運動時の筋肉中のエネルギー産生 ……199
　　1）筋肉におけるエネルギー産生の仕組み
　　　 ……………………………………………199
　　2）筋肉内へのグリコーゲンの補給 ……199
　5．運動時のエネルギー供給と栄養の補給 201
　　1）運動強度によるエネルギー供給の差異
　　　とその割合 ……………………………201
　　2）運動後におけるエネルギー補給の問題
　　　 ……………………………………………201

3章　からだと栄養 ……………………203
　1．ライフステージと栄養 ………………203
　　1）ヒトの一生と栄養 ……………………203
　　2）乳幼児期の栄養 ………………………203
　　3）学童・思春期の栄養 …………………203
　　4）青年・壮年期の栄養 …………………205
　　5）高齢期の栄養 …………………………205
　　6）妊産婦・授乳婦の栄養 ………………205
　2．食生活の改善と疾病予防 ……………207
　　1）健康管理と食生活 ……………………207
　　2）食生活の変遷 …………………………207
　　3）食生活の指針 …………………………207
　　4）運動と休養 ……………………………207

4章　食物と栄養 ………………………209
　1．食品の成分と栄養価 …………………209
　　1）食品とその成分 ………………………209
　　2）食品成分表 ……………………………209
　　3）食品中の特殊な成分 …………………209
　　4）食品のエネルギー ……………………209
　2．各種食品の特徴 ………………………209
　　1）各種食品の特徴 ………………………209
　　2）食品分類 ………………………………213
　3．食品とからだ …………………………213
　　1）アルカリ性食品と酸性食品 …………213
　　2）動物性食品と植物食品 ………………215
　　3）特定保健用食品 ………………………215
　　4）食物の消化と調理法 …………………215

5章　運動・スポーツにおける栄養素の役割
　 ………………………………………………217
　1．栄養素とエネルギー代謝 ……………217
　　1）運動・スポーツと栄養素 ……………217
　　2）運動・スポーツにおけるエネルギー代
　　　謝 …………………………………………217
　2．運動における蛋白質の役割 …………217
　3．運動における脂質の役割 ……………219
　4．運動における糖質の役割 ……………219
　5．運動におけるビタミンの役割 ………219
　6．運動におけるミネラルの役割 ………221
　　1）カルシウム ……………………………221
　　2）鉄 ………………………………………221
　　3）その他のミネラル ……………………221
　7．運動における水の役割 ………………221
　　1）水の生理的な働き ……………………221
　　2）水の必要量 ……………………………221
　　3）脱水による障害 ………………………221

6章　スポーツをする人の食事 …………223
　1．スポーツをする人の栄養補給 ………223
　　1）食事のタイミング ……………………223
　　2）スポーツ（試合）時の食事のポイント
　　　 ……………………………………………223
　　3）運動・スポーツ時における水分補給 223
　2．スポーツの種類と栄養補給 …………223
　　1）有酸素的スポーツの栄養補給 ………223
　　2）気酸素的スポーツの栄養補給 ………223
　　3）混合型スポーツの栄養補給 …………223
　　4）インターバルトレーニングでの栄養補
　　　給 …………………………………………225
　　5）グリコーゲンローディング …………225

7章　スポーツにおける体重調整 ………227
　1．体重調整の原則 ………………………227
　2．体重調整のための食事計画 …………227
　3．体重増加のための食事計画 …………227

V　運動の測定とその評価　　（波多野）

1章　運動量の測定とその評価 …………231
　1．運動量を求める式 ……………………231
　　1）運動量の概念 …………………………231
　　2）無酸素的反応による運動と有酸素的反
　　　応による運動 …………………………231
　　3）運動量＝運動強度×持続時間 ………232
　2．エネルギー代謝率と消費エネルギー …232
　　1）基礎代謝量とその測定 ………………232
　　2）エネルギー代謝率とその求め方 ……232

3．タイムスタディの方法 …………………235
　1）タイムスタディとその実施上の留意点
　　…………………………………………235
　2）タイムスタディによるエネルギー算出
　　例 ………………………………………235
4．Metsと酸素需要量 ……………………237
　1）Mets法とは …………………………237
　2）Mets標示法の利点とその応用例 …237
5．その他の運動強度表示法 ………………239
　1）運動強度と心拍数・脈拍数 ………239
　2）最大心拍数と個人差 ………………239
　3）自覚運動強度 ………………………239

2章　体力の測定と診断 ……………………241
1．体力テストの意味 ………………………241
　1）防衛体力とその指標 ………………241
　2）運動関連体力と体力テスト ………241
　3）健康関連体力 ………………………241
　4）体力テストの意義 …………………241
2．体力評価の観点 …………………………243
　1）文部省のスポーツテストとその評価基
　　準 ………………………………………243
　2）競技スポーツ選手の体力評価 ……243
　3）中高年者の体力評価 ………………247
　4）全身持久性の簡便型テスト ………247
　5）幼児・少年期の体力評価 …………247

3章　運動処方と健康づくりの運動 ………249
1．運動処方とは ……………………………249
　1）運動負荷テストの原理 ……………249
　2）運動負荷テストにおけるエンドポイン
　　ト ………………………………………249
　3）典型的な運動処方 …………………251
2．運動療法 …………………………………251
　1）運動療法の意義 ……………………251
　2）運動療法実施上の注意と対象範囲 …251
　3）運動療法実施の手順 ………………251
　4）望まれる新しい運動療法の指導者 …253
　5）疾患別の運動療法 …………………253
3．トレーニングの原則 ……………………253
　1）ルーの法則と負荷漸増の原理 ……253
　2）トレーニングの限界性 ……………253
　3）筋力トレーニング効果の年齢変化とト
　　レーニングのポイント ………………255

　4）運動不足の影響とトレーニングの効果
　　…………………………………………255
4．健康づくりの運動の条件 ………………255
　1）各年代における運動のポイント ……255
　2）厚生省による運動所要量 …………255
　3）健康づくりの運動の特徴 …………255
5．健康づくりと体重コントロール ………257
　1）運動を伴う減量の必要性 …………257
　2）有効運動エネルギー消費量の計算 …257
　3）負のエネルギーバランスの考え方 …257
　4）体重1kgは7,000kcal …………………259
6．歩行数からみた運動量 …………………259
　1）運動量を歩行数で測定する意義 ……259
　2）歩数計の意味 ………………………259
　3）歩・走行の各種測定結果 …………259
　4）歩行歩数の測定例 …………………261
7．1日に必要な運動量の目安 ……………261
8．各種スポーツの特性とその効果 ………263
　1）個人に適合したスポーツと各種スポ
　　ーツの特性 ……………………………263
　2）各種強度の運動の効果 ……………263
9．エアロビクス点数表 ……………………265
　1）運動のエアロビクス点数表 ………265
　2）歩行運動によるエアロビクス点数表 265
　3）簡単な点数制における運動日誌 ……265

VI　社会体育の面からみた運動　（宮崎）

1章　社会体育と運動 ………………………269
1．社会体育の意義 …………………………269
2．スポーツへの関心 ………………………269
　1）スポーツ活動の現状 ………………271
　2）スポーツを行う理由・行わない理由 271
　3）国際的スポーツ大会の関心 ………271

2章　社会体育の条件 ………………………273
1．個人的な条件 ……………………………273
　1）意欲 …………………………………273
　2）時間的条件 …………………………273
　3）経済的条件 …………………………273
2．社会的な条件 ……………………………275
　1）施設 …………………………………275
　2）スポーツ行事 ………………………275
　3）スポーツクラブ ……………………275

4）指導者 …………………………277

3章　社会体育と指導者 …………………279
 1．文部省の社会体育指導者資格付与制度 279
  1）制度の概略 ……………………279
  2）事業認定を受けた審査事業の内容 …281
 2．厚生省のアクティブ80ヘルスプラン …291
  1）制度の概略 ……………………291
  2）アクティブ80ヘルスプランに位置づけ
    られた運動指導者 ……………291
 3．労働省のトータル・ヘルス・プローモー
    ション・プラン ……………………295
  1）制度の概要 ……………………295
  2）トータル・ヘルス・プローモーション・
    プランの運動指導者 …………295
 4．その他の指導者 …………………297
  1）社会体育担当職員 …………297
  2）スポーツ主事 ………………297
  3）体育指導委員 ………………297

VII　病気と運動　　　　　　　（池田）

1章　運動不足の疾病に及ぼす影響 …………303
 1．現代社会と運動不足 ……………303
 2．運動の生理と病理 ………………303
  1）運動の生理効果 ……………303
  2）運動不足があると …………303

2章　循環器疾患と運動 …………………305
 1．高血圧に対する運動効果 ………305
  1）血圧と運動 …………………305
  2）血圧を支配する物理的要因 …305
  3）高血圧症における運動療法の適応 …305
 2．心臓病の運動療法 ………………307
  1）虚血性心臓病の予防を前提に ………307
  2）虚血性心臓病のリスクファクター …307
  3）狭心症の治療と運動 ………307
  4）心筋梗塞のリハビリテーション ……309
  5）アメリカ心臓病協会による心臓発作を
    減らす5つの方法 ……………309

3章　呼吸器疾患と運動 …………………311
 1．呼吸器疾患の運動療法 …………311
  1）運動負荷と息切れ …………311
  2）慢性呼吸不全の運動療法 …………311
  3）気管支喘息と呼吸筋鍛練法 ………311

4章　消化器疾患と運動 …………………313
 1．胃・十二指腸潰瘍と運動の意義 …313
  1）消化性潰瘍の診断 …………313
  2）治療の原則と運動の意義 …………313
 2．肝臓病における運動の適応 ……313
  1）肝臓病における治療の方針 ………313
  2）急性肝炎の運動プログラム ………313
  3）体重調整と運動——脂肪肝の場合 …313
 3．運動による便秘症対策 …………315
  1）便秘の原因 …………………315
  2）便秘の種類 …………………315
  3）腹圧を高めるための工夫 …………315
  4）運動療法の実際 ……………315

5章　代謝疾患と運動 ……………………317
 1．糖尿病の運動療法 ………………317
  1）糖尿病の正しい理解 ………317
  2）糖尿病の病型と治療法の選択 ……317
  3）血糖コントロールに及ぼす運動の効果
    ……………………………………317
  4）糖尿病における運動療法の実際 …319
 2．肥満の予防と治療における運動の役割 321
  1）肥満の仕組み ………………321
  2）消費エネルギー量を高めるために …321
  3）目標は1日1万歩——歩数計の活用 323
 3．高脂血症に及ぼす運動効果 ……323
  1）血液脂質の異常 ……………323
  2）運動による血液脂質の変化 ………323
  3）HDLコレステロールが増加する仕組
    み ………………………………323

6章　骨・関節疾患と運動 ………………325
 1．腰痛症に対する腰痛体操の効果とその
    実際 ………………………………325
  1）いわゆる腰痛症とは ………325
  2）腰痛体操の効果 ……………325
  3）腰痛体操——実施上の準備と実際——
    ……………………………………325
 2．リハビリテーションを中心とした慢性関節
    リウマチの運動療法 ……………327
  1）慢性関節リウマチとは ……327

2）運動療法がすすめられる理由 ………327
3）RAによる手指ならびに足の変形 …327
4）リハビリテーションの実際 …………327
3．スポーツ外傷 ………………………………329
1）スポーツ外傷の防止 …………………329
2）スポーツ外傷とスポーツ障害 ………329
3）頻度の多い外傷・障害と対策 ………329
4）スポーツ外傷の治療 …………………329

7章　神経・筋疾患と運動療法 ………………331
脳卒中のリハビリテーション ………………331
1）機能障害の評価法 ……………………331
2）運動療法の効果 ………………………331
3）リハビリテーションの実際 …………331

Ⅷ　運動と活性酸素　　　　　　（中野）

活性酸素の生成と消去
1．活性酸素種とは ……………………………335
2．フリーラジカル・活性酸素種の生成と，
　その作用 ……………………………………335
3．生体内におけるフリーラジカル，ことに
　活性酸素種の消去 …………………………337
4．フリーラジカル・活性酸素種産生系と，
　その消去系とのバランス …………………337
5．フリーラジカル・活性酸素種と運動 …337
6．からだ全体としてのCo-ordination
　………………………………………………339

I 体力と運動

1章　体力と加齢現象と寿命/ 3
2章　運動と筋力/ 7
3章　運動と姿勢/ 9
4章　運動の必要性/ 11
5章　運動を行うときの原則/ 13

図Ⅰ-1 体力とは

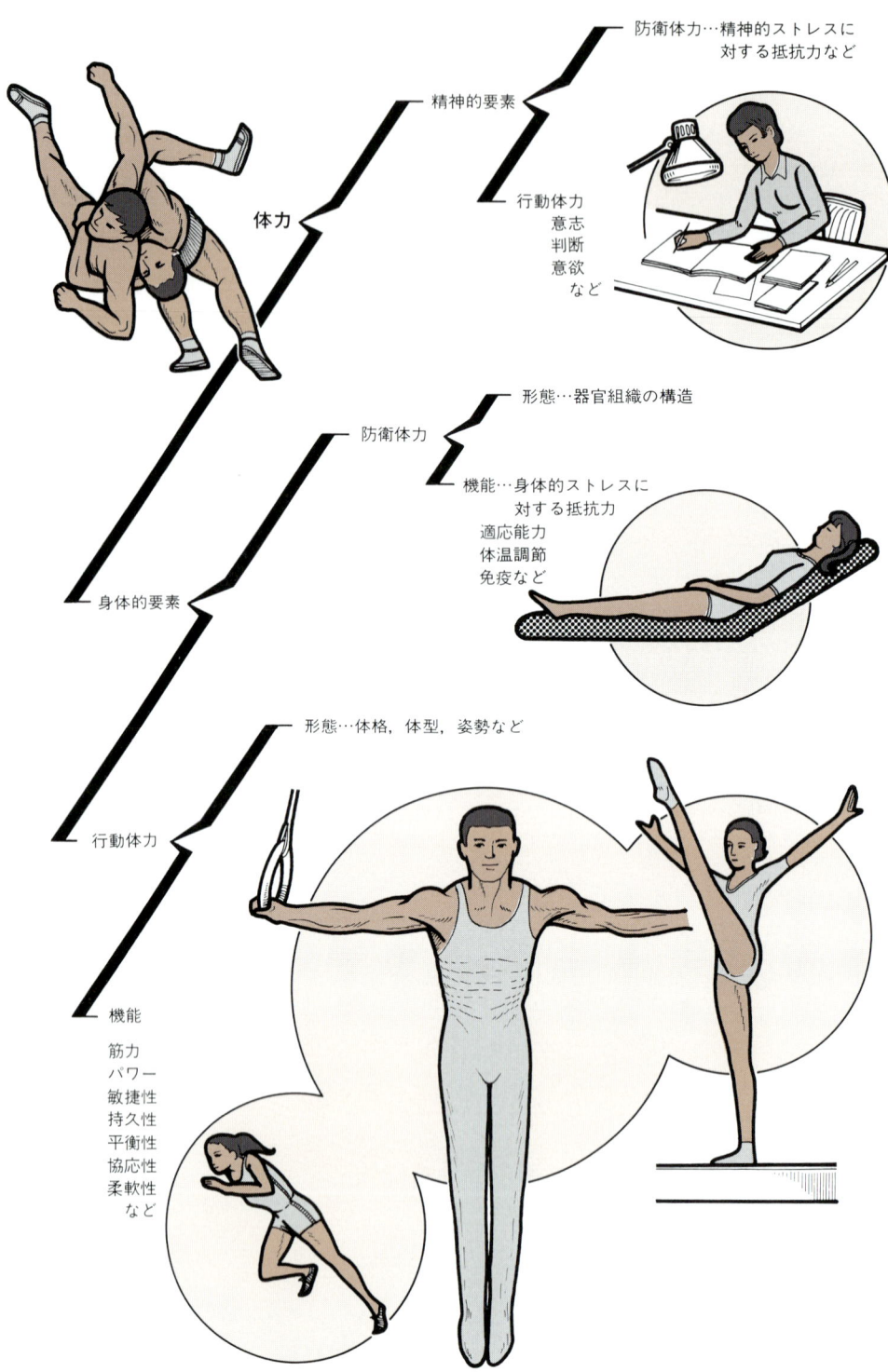

1章　体力と加齢現象と寿命

　近年，医学をはじめ著しい科学の進歩に伴い，ヒトの平均余命（寿命）が延長している．しかし一方，種々の社会的環境の変化や食生活の偏重などに伴って，日常の筋肉運動量が少なくなり，体力の低下が叫ばれ，日常生活における身体運動の必要性が盛んに論じられてきている．では，体力とは何だろうと考えた場合，感覚的には理解できても，具体的な説明となるとなかなかむずかしく，それを考える人によって種々異なった要素が考えられているのが現状である．

1．体力とは

　現在，わが国で用いられている体力 physical fitness に対する考え方を示したのが図Ⅰ-1である．
　体力は，まず，身体的な要素と精神的な要素に2大別される．すなわち，身体的にも精神的にも健全であってこそ体力があるということである．

1）防衛体力と行動体力　　　（図Ⅰ-1）

　この体力を運動ということに限って考えるならば，図の中の身体的要素が問題となる．まず，これを構成する防衛体力 fitness for protection とは，からだの外から加えられる種々の刺激に対して抵抗する力と考えればよい．すなわち，暑さ，寒さ，酸素不足，細菌の侵入などに対応して，生体の機能を正常に維持しようとする能力ということで，いわば受身の体力ということができよう．
　これに対して行動体力 fitness for performance とは，自ら外部に働きかける力，いいかえれば作業や運動の能力であり，この機能が運動生理学的にみた運動そのものである．もちろん，運動を行うためには精神的にも安定し，防衛体力も完全でなければならないことはうまでもない．

2）運動と生理機能　　　（図Ⅰ-1）

　この体力を，仮に運動の生理機能という面のみに限って考え，後述のように運動，すなわち筋肉の収縮によって骨を移動させ，からだを動かす現象とすれば，当然，筋肉の働きがその主体をなすことになる．この筋肉が働き，力を出させるためには，その筋肉に蓄えられているエネルギーの放出，さらにはその筋肉に酸素や栄養素を供給する呼吸および心臓循環系の機能が必要である．また，筋肉その他を合目的的に働かせるためには，神経による調節と，ホルモンなどによる体液性の調節が円滑に行われなければならない．
　すなわち，これらの生理機能すべてが行動体力の面からみた運動であり，いいかえれば運動能力に直接関与している生理機能である．これを逆に考えるならば，運動を行うことは，筋肉はもとより，呼吸，心臓循環，神経などの生理機能を賦活し，鍛練することになろう．しかも，後述するように，これらの機能の失調が成人病，ことに致命的な疾患に通じやすい点が大きな問題となってくるところである．

2．加齢現象と寿命

1）身体的機能の年齢的推移　　　（図Ⅰ-2・1）

　運動を行う場合，常に考えておかなければならないことは，そのヒトの年齢による制約である．すなわち，ヒトには必ず加齢現象 ageing があるもので，これはむしろ生理的な現象と考えなければならない．図Ⅰ-2・1は，横軸に年齢をとり，縦軸に％目盛をとって，主に運動機能の変化を作図したものである．なにも運動機能に限らず，ヒトの生理機能すべては，20数歳を頂点（100％）として山形の曲線となる．
　この図にみられるように，それをすべて総合してみると，20数歳を頂点とした三角形となり，機能が促進される割合を1とすれば，およそ6の割合で下降していくのである．これがヒトの機能の正常な推移と考えればよい．すなわち，年齢が加

図Ⅰ-2 加齢現象

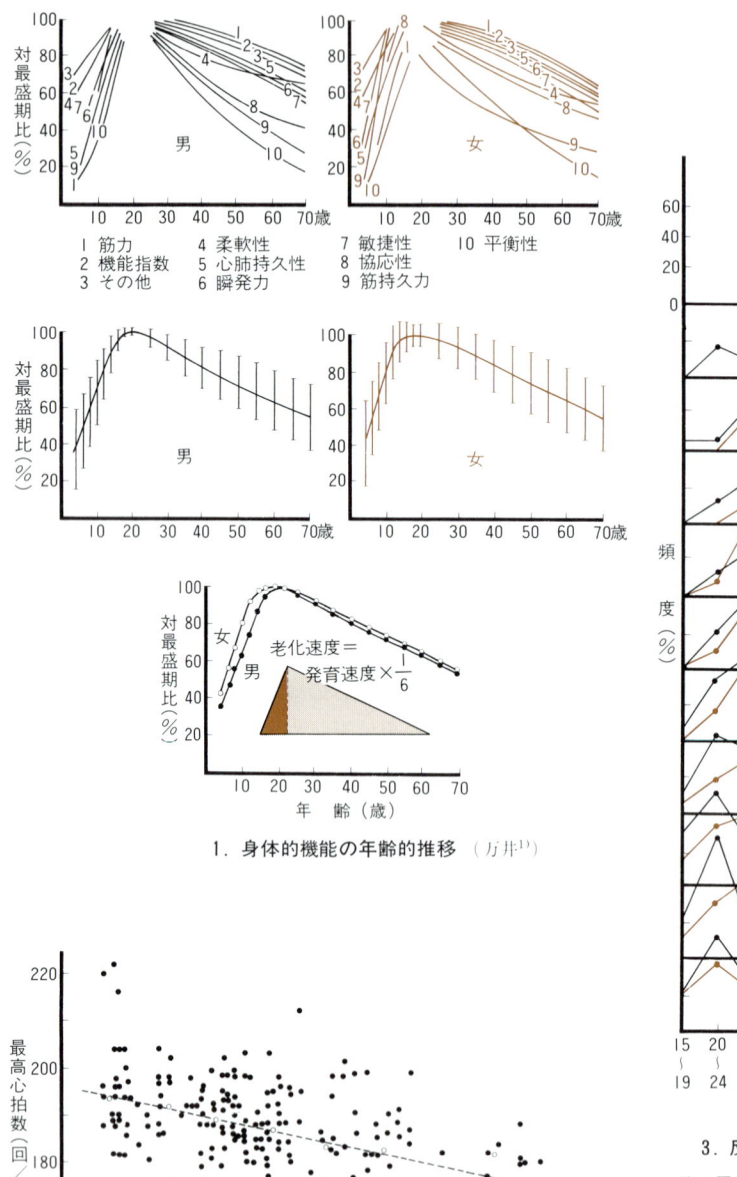

1. 身体的機能の年齢的推移 （万井[1]）
2. 最高心拍数の年齢別変化 （宮村[2]）
3. 反応時間（cm）の分布

注：反応時間が cm の単位で示されているのは反応棒と称するものを落下させて，どこでにぎることができるか，cm が大きいほど落下時間は長くなる．落下速度はゼロからだんだんと高速になるので時間とこの長さとは比例しない．

われば，機能が必然的に下り坂になるのが正常で，なにも病的なものではない．

(1) 心臓の完成と肥満

仮に縦軸にヒトの諸臓器，たとえば心臓のできあがり方を置いてみると，20数歳のときの体重に見合った心臓が完成されることになる．したがって，それ以上の年齢になって体重が増えるということは，他の臓器組織もほぼ完成されているわけであるから，体重の増加は主に脂肪の蓄積によるということが考えられる．しかも，この脂肪は生きている細胞であって，常に血液から酸素や栄養素を要求することになる．心臓はそれだけ余分に働かされるわけで，肥満のいちばんの害といえよう．

(2) トレーニング効果と加齢

また，縦軸にトレーニング効果ということをとってみると，仮に15歳の時点でトレーニングすれば，その時点から曲線の立ち上がりが早くなり，より早く100％に達することができよう．しかし，40歳を過ぎてトレーニング効果を期待する場合には，その時点から15歳に行ったトレーニング効果の増加度，仮にそのとき約15度の角度で立ち上がりがよくなったとすれば，40歳のときの曲線が約15度上向きになるのが最大であって，それ以上を期待することは不可能に近い．

したがって，いくらトレーニングしていても，機能自体の低下をきたすこともありうるわけである．しかし，その低下の度が少なくなり，横軸が延長するわけであるから，当然，加齢現象をある程度抑制する効果のあることはいうまでもない．この点，加齢現象を論ずる場合もっとも留意しなければならないことである．

2）加齢による反応時間の分布　（図Ⅰ-2・3）

図Ⅰ-2・3は，加齢による反応時間の移動を示したもので，年齢が加わるにしたがって，その分布の山が漸次長いほうに移動している．すなわち，この場合，棒を離して再び握る間の大脳，神経，筋収縮などの刺激伝達時間が漸次遅延してくることを意味していることになる．

3）加齢による最高心拍数の変化　（図Ⅰ-2・2）

また，図Ⅰ-2・2は，年齢が加わるにしたがって心臓が最大に働ける最高心拍数の値も低下してくることを示している．これを運動，たとえば20 l/分の酸素を必要とする運動を行った場合として考えると，20～30歳代のヒトならば約130拍/分の心拍数で十分なのに対して，50～60歳代ぐらいのヒトではおよそ150拍/分ぐらいの心拍数を必要とすることになる．それだけ心臓を多く働かさせなければ同じ運動を行うことのできないことを意味しており，また，それだけ心臓に多くの負担をかけていることになるわけである．

このように，加齢によってすべての生理機能に変化のみられることは避けることのできない現象であり，これを正常な変化と認識し，この変化曲線を基準として，その上に立って種々の生理機能を考えなければならないのである．

4）ヒトの寿命

現時点におけるヒトの寿命は，これらの加齢現象を考慮して次のような考え方がなされている．

(1) 一般論として動物の寿命は，その成長に要する年月の約5倍と推定されており，ヒトの成長期を約20年と考えると約100年という数値が出てくる．

(2) ヒトを構成している細胞の中で脳細胞だけは新しくつくられる可能性がほとんどなく，一方，現代の生物学的手法を最大限に用いても，理論的に最大生存可能の限界は約125年と考えられており，125年寿命説が唱えられているのである．

(3) 実際の生存年数の統計的な数値があげられる．日本人の1973年における厚生省簡易生命表による0歳の平均余命（寿命）は，男70.70歳，女76.02歳で，1983年統計では，男74.20歳，女79.78歳と急激な伸びがみられ，1993年では，男76.25歳，女82.51歳となってきている．このような考え方からすると，今後，寿命は(2)の125年を限度として，さらに統計的な数値の増加が見込まれるところであろう．

図 I-3 運動とは

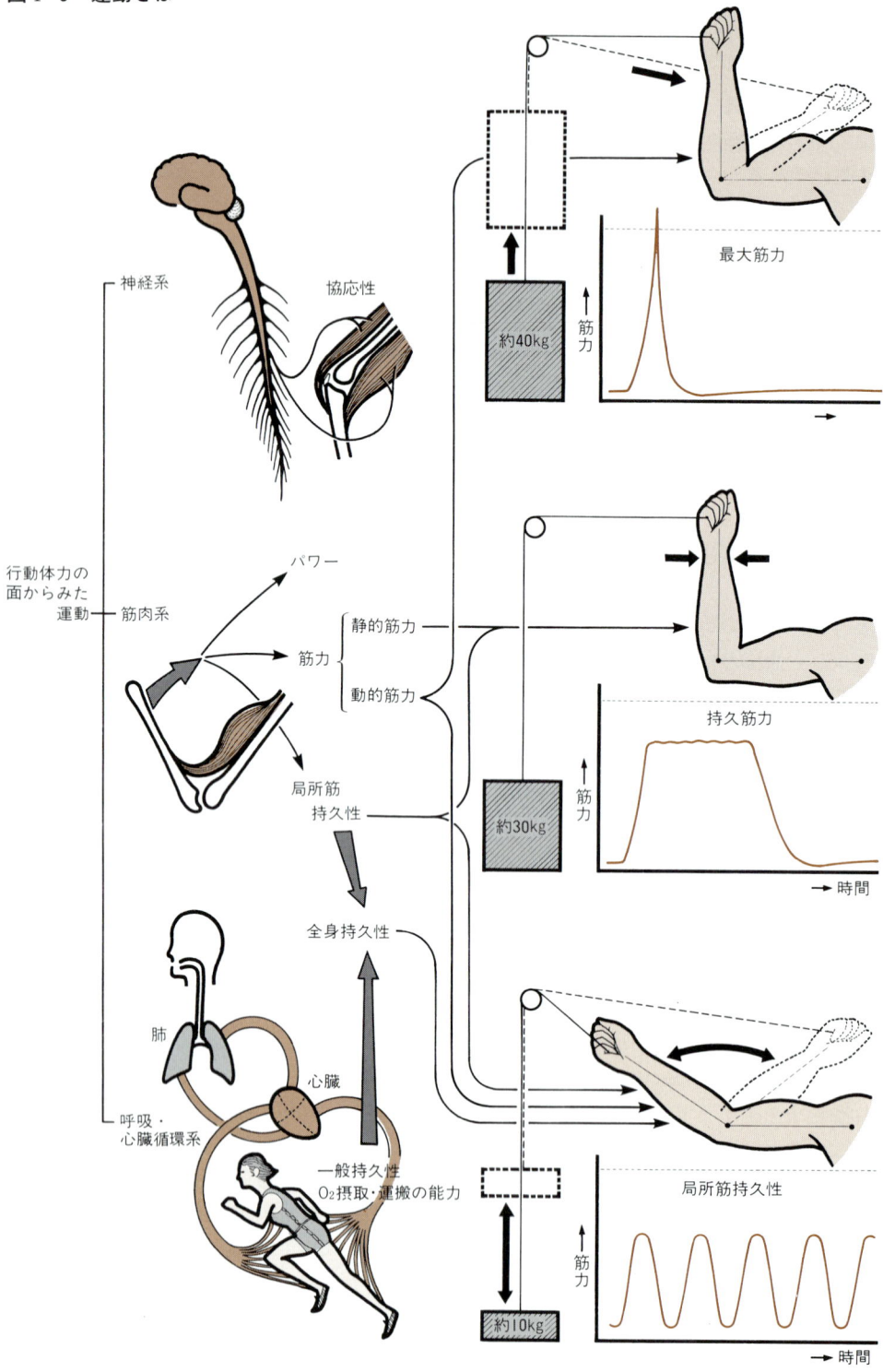

2章　運動と筋力

　物理学的に運動というと，物体の位置が動く現象である．ヒトのからだの位置の移動が起こるといえば，骨が動くことであろう．たまたま，ヒトのからだを構成している骨と骨とが可動性の関節で連結しており，その関節をまたいで筋肉がついているので，その筋肉が収縮すると，骨の移動，すなわち運動が起こされることになる．

1．筋力とは

1）等尺性収縮と等張性収縮　　（図Ⅰ-3）

　この筋肉の収縮によって引き起こされる力が筋力 muscular strength であるが，この筋力にはまず，静的筋力と，動的筋力という2つの分け方がある．一方，筋肉の収縮には等尺性収縮 isometric contraction と等張性収縮 isotonic contraction とがある．すなわち，筋の長さを変えることなく出される力，たとえば一定の力である物体を保持しようとする場合などが前者に当たる．一方，後者では筋の長さを変え，一定の張力で収縮する場合で，関節を介して骨の移動を引き起こすことになる．これが身体運動を起こさせる原動力となるものといえよう．しかし，筋全体がすべて等張であるということは疑問で，近年，短縮性収縮 concentric contraction という言葉が用いられることも多い．

2）最大筋力と持久筋力　　（図Ⅰ-3）

　また，筋力には最大筋力と持久筋力とがある．最大筋力とは，その筋肉の収縮によって最高に出せる力を意味しており，これはその筋の太さ，すなわち，横断面積に比例している．普通のヒトで横断面積1 cm^2 当たり6～8 kgぐらい，鍛練者では10 kgあるいはそれ以上の力が出るといわれている．正常成人男子における上腕の筋肉の横断面積はおよそ25 cm^2 といわれるから，片腕で150～250 kgの力が出されることになる．両腕で300～500 kg，軽自動車ならば一人で持ち上げられるほどの力である．しかし，これはあくまで理論的な話であって，実際にはその20～30％ぐらいの力を出すのが限度であろう．しかも，この最大筋力には，時間の因子がほとんど入っていない．したがって，瞬発筋力を出すような運動，たとえば跳躍とか，ウェイトリフティングなどで，この最大筋力のトレーニングが問題となってくる．

　一方，私たちは，ある一定の力を相当長い間出し続けることができる．1つの筋肉がもっているエネルギーはごくわずかで，直接エネルギーを供給するATPで1～2秒ぐらい，クレアチンリン酸からの供給を入れても約20秒，さらに筋肉グリコーゲンの無酸素的な解糖によるエネルギーを含めても40～60秒ぐらいで，これが息をしないで運動できる限界である．ある一定の力を相当長い間出し続けるためには，酸素や栄養素を供給する必要があるわけで，この持久筋力あるいは局所筋持久性を維持するためには筋肉にそれらを供給する血液，血管，心臓，酸素を取り込んでいる呼吸などの機能が十分に働いていなければならない．

2．運動と呼吸・心臓循環系，神経系との関連
　　　　　　　　　　　　（図Ⅰ-3）

　持久筋力を維持するためには，呼吸・心臓循環系の働き，いわゆる一般（全身）持久性が維持されていなければならない．これらの関係を簡単に示したのが図Ⅰ-3の下図である．これを逆に考えれば，仮にジョギングやマラソン，水泳など，持久性を必要とする運動を行った場合には，必然的に呼吸・心臓循環機能が働かされ，その鍛練を行っていることになる．また，運動を円滑に行うためには，その協応性を司っている脳神経系を賦活することにもなるわけである．いずれにしても運動は，筋肉，エネルギーを供給する呼吸・心臓循環系，さらに脳神経系の統御などきわめて総合的な生理機能といえよう．

図Ⅰ-4 運動と平衡感覚，反射運動

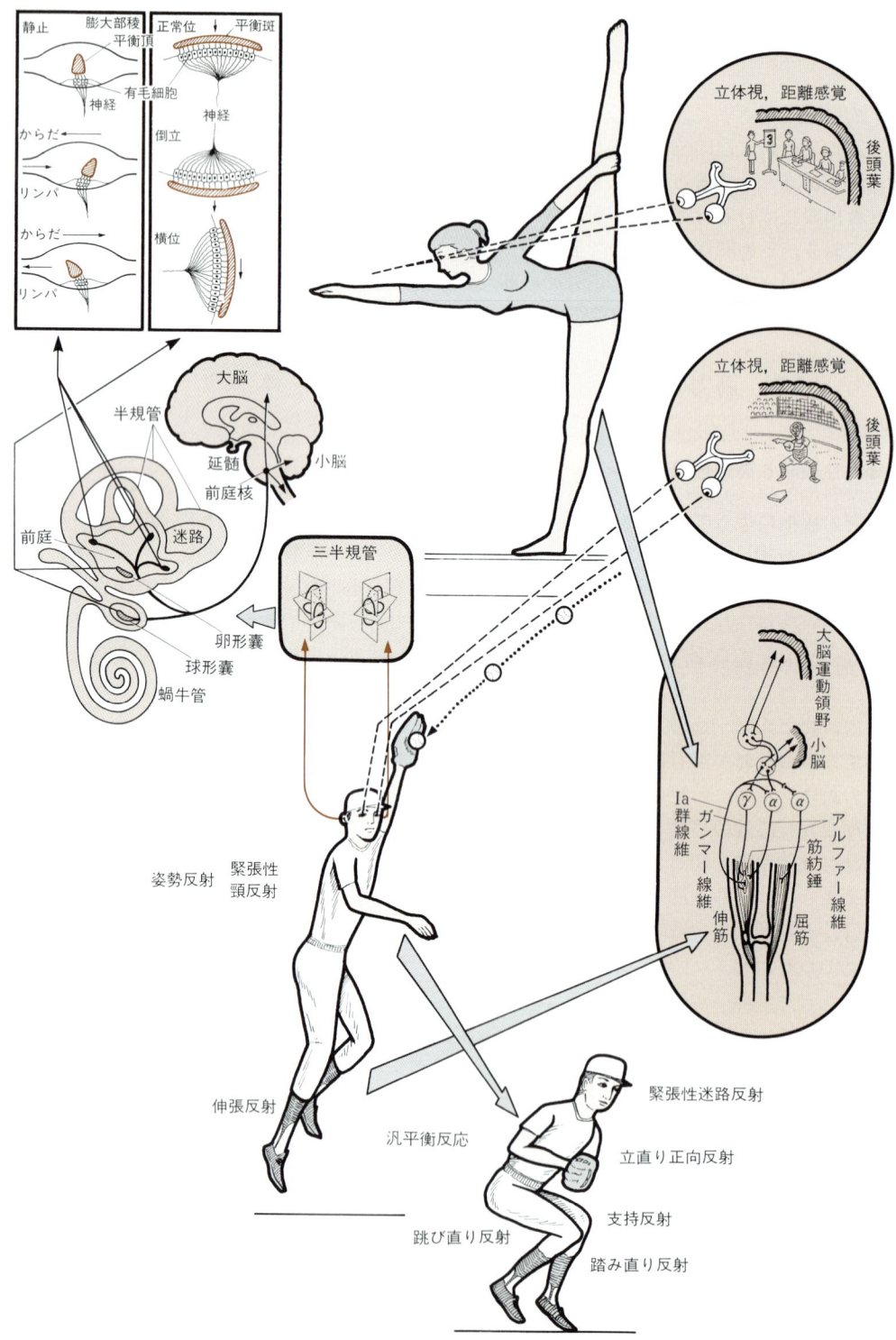

3章　運動と姿勢

　私たちは，あまり意識していなくても，常にからだの姿勢や形，からだの各部の相互的な位置関係を認識している．このような機能は，深部感覚あるいは自己受容感覚といわれ，体力の筋肉や腱，関節などにある種々の受容器からの情報による感覚によって調節されている．

　一方，からだを動かした場合でも，私たちは常に平衡をとり，動きの速さや立体的な位置の変化を感受している．これは主として内耳にある平衡感覚器の機能によっているが，そのほかにも両眼視や聴覚などによる距離感覚も大きな役割を果たしている．私たちは，これらの多くの機能を無意識のうちにも統合して，よく調和のとれた動きをしているといえよう．その概略は次のごとくである（詳しくは「図説・からだの仕組と働き」参照）．

1．運動感覚
（図Ⅰ-4）

　からだの位置や形，動きなどを知るための機能で，物の重さや抵抗なども知ることができる．その主たるものは，筋肉中に存在する筋紡錘，腱に存在する腱器官（ゴルジ器官，腱紡錘），関節周囲の結合織や皮膚に存在するパチニ小体などである．いずれも筋肉や腱，関節周囲の結合織などが伸展されることによって刺激を脊髄から大脳に送り，これにより私たちは筋や腱の緊張の程度，関節の屈曲度などを常に感知しているわけである．

　なかでも筋紡錘は脊髄を介して，いわゆるγ環をつくり筋緊張の保持に大きな働きをしている．したがって，からだの姿勢が変化した場合，伸筋や屈筋などの緊張の程度，関節の角度変化などをすみやかに感受することによって，私たちは常に，その姿勢の変化や，からだの移動などを知ることができるのである．

2．平衡感覚
（図Ⅰ-4）

　私たちは常にバランスのとれた姿勢で日常生活を送っている．これはからだの中に平衡を司る装置があるためであり，その中心的な働きをしているのが内耳の迷路である．すなわち，迷路には，前，後，水平の半規管があって，その中のリンパの動きによって膨大部にある平衡頂というコロイドの塊が押され，その下にある有毛細胞が刺激されて電気的な興奮を大脳に送ることになる．半規管は，3方向にあるので，その回転の強さと，からだの傾く方向およびその速さを立体的な動きとして知ることができる．また，迷路の入口に当たる前庭には，上方に卵形嚢，下方に球形嚢があって，有毛細胞の上に乗っている平衡砂という膜（平衡斑）の動きによって位置の変化と，水平と垂直の加速度まで知ることができるわけである．

　一方，私たちは両眼視によって種々のものに焦点を合わせて注視するとともに，その距離を計っている．しかし，注視していないものでも視野に入ってくるものはみえているわけで，これによって自分の周囲のものをみきわめ，ある程度の距離を計り自分の頭の位置がその空間のどこにあるかを認識しているのである．

3．運動と反射
（図Ⅰ-4）

　私たちの運動動作には，常にその動作を円滑に行わせている神経の反射運動を伴っている．すなわち，図Ⅰ-4のように，片手を伸ばして捕球する場合にみられる伸展反射と緊張性頸反射，跳び下りたときなどにみられる跳び直り反射，支持反射，踏み直り反射，さらには着地後にみられる立ち直り反射，緊張性迷路反射などである．

　いずれにしても，私たちの静的あるいは動的な姿勢，動作には非常に多くの生理機能が関与し，その総合的な作用として，からだの動きが円滑に行われているわけである．

図 I-5 運動の必要性

1. 運動による呼吸・心臓・循環機能の変動

	安静時(●)		最大運動時	倍率
呼 吸 数	約16回/分	●	約32回/分 呼吸の深さも増す	●●
換 気 量	約8l/分	●	約160l/分	●●●●●●●●●● ●●●●●●●●●●
O_2摂取量	約0.25l/分	●	約4～5l/分	●●●●●●●●●● ●●●●●○○○○○
筋肉が必要 とするO_2	血液中O_2の約¼	●	血液中O_2の約¾	●●●
心 拍 数	70～75回/分	●	約200回/分にもなる	●●●
心拍出量	約5l/分	●	約35l/分	●●●●●●●
血　　圧	約120～80mmHg	●	約180～85 200～90mmHgにもなる	
血流配分	分時拍出量の約47%	●	分時拍出量の約85%	●●

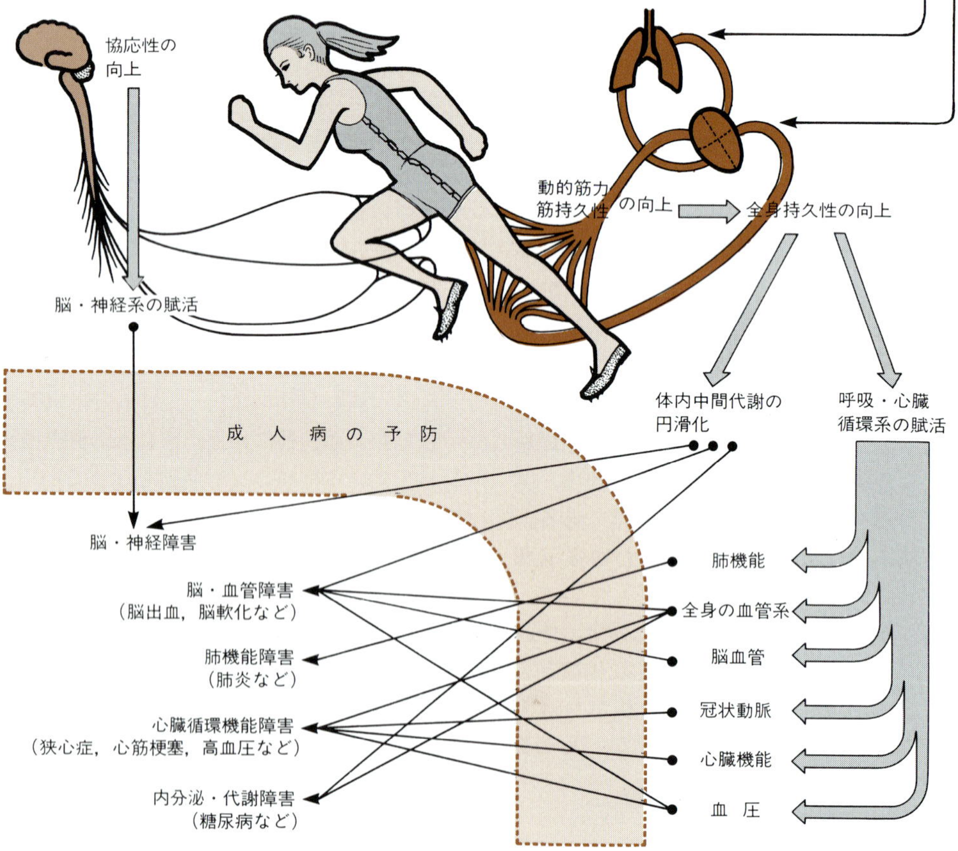

2. 運動の必要性

協応性の向上 → 脳・神経系の賦活

動的筋力
筋持久性 の向上 → 全身持久性の向上

体内中間代謝の円滑化

呼吸・心臓循環系の賦活

成人病の予防

脳・神経障害
脳・血管障害（脳出血, 脳軟化など）
肺機能障害（肺炎など）
心臓循環機能障害（狭心症, 心筋梗塞, 高血圧など）
内分泌・代謝障害（糖尿病など）

肺機能
全身の血管系
脳血管
冠状動脈
心臓機能
血圧

4章　運動の必要性

　近年，日常生活以外に運動の必要性が盛んに論じられている．ここでは運動による生理機能の変化と，その必要性について考えてみたい．

1．運動の生理機能に及ぼす影響
　　　　　　　　　　　　　　　（図Ⅰ-5）

　運動は，生理機能すべてを動員する総合的な働きによっており，その影響はすべてに及んでいる．ここではその影響のみを列記するにとどめ，それぞれの生理機能は各該当項目を参照されたい．

　① **運動による形態**：形態の発達は本質的に遺伝的素因によるものが大きいため，必ずしも運動の直接的影響とはいえないが，成長期に運動を行うと，その発達がみられるといわれ，選手は往々にしてそのスポーツ体型をとる傾向がある．

　② **筋肉，骨**：筋の活動性肥大，筋肉内毛細血管の発達，骨の発達，靱帯，関節の強化などがみられる．

　③ **体内エネルギー産生**：体内，ことに筋肉内代謝の円滑化がみられる．

　④ **呼吸・心臓循環機能**：代謝を円滑に行わせるためには，図Ⅰ-5の上表のように，呼吸・心臓循環系の促進が必要である．

　⑤ **その他**：赤血球およびヘモグロビン含有量の増加，酸素運搬能力の増大，体液中予備アルカリの増量，脳神経系の協応性の向上など，多くの影響が考えられる．なお，精神機能についても情緒の安定，感情の純化，活動欲求の充足，気分転換，協調性，信頼性の涵養などがあげられている．

2．生理機能の面からみた運動の必要性

1）呼吸・心臓循環系および脳・神経系の賦活

　前述のように，運動を行うと筋肉では最大筋力，持久筋力，および呼吸・心臓循環系の促進などがみられてくる．これを逆に考えれば，運動を行うことによって，必然的にこれらの機能が鍛練されているともいえよう．また，運動を行うためには緻密な筋肉の収縮弛緩を必要とするために，これらを支配している神経系の賦活にも通じることになる．すなわち，ヒトの行動体力が，これらの生理機能の上に成り立っているとするならば，当然，運動が体力の維持向上につながってくることはいうまでもない．

2）生理機能における使いすぎの萎縮と使わないでいる萎縮

　ヒトの生理機能は，過度の刺激を加えるとその刺激に機能が適応しえなくなり，いわゆる"使い過ぎの萎縮"を起こしてくる．また，まったく刺激を加えないと，その機能の必要性がないものとして，いわゆる"使わないでいる萎縮"（廃用性萎縮）を起こす．すなわち，常に適度の刺激を加えていなければ，ヒトの生理機能はその向上はおろか現状の維持もなかなかむずかしいのである．運動でいえば，トレーニングを行うとその機能の向上をみるが，トレーニングを中止すればその機能の向上が速やかに低下することになる．

3）運動の成人病予防に対する効果
　　　　　　　　　　　　　　　（図Ⅰ-5）

　一方，一般の中高年者でいちばん問題となるところは，運動，ことに全身持久性に関連する生理機能，すなわち呼吸・心臓循環系，さらには神経系の機能の衰えが，成人病ことに致命的な疾患を起こしやすいということであろう．

　そこで，運動の必要性を論ずる場合，適度の運動，ことに呼吸・心臓循環系，神経系などの機能に対して常に刺激を与えていることとなり，それらの機能の向上をはかっているということができるのである．

　このことは，現在，日本人の三大死因の中の2つを占める心筋障害と脳循環障害に対し，さらには種々の成人病に対して，きわめて有効な予防対策になるということができるであろう．

図Ⅰ-6　運動を行うときの原則

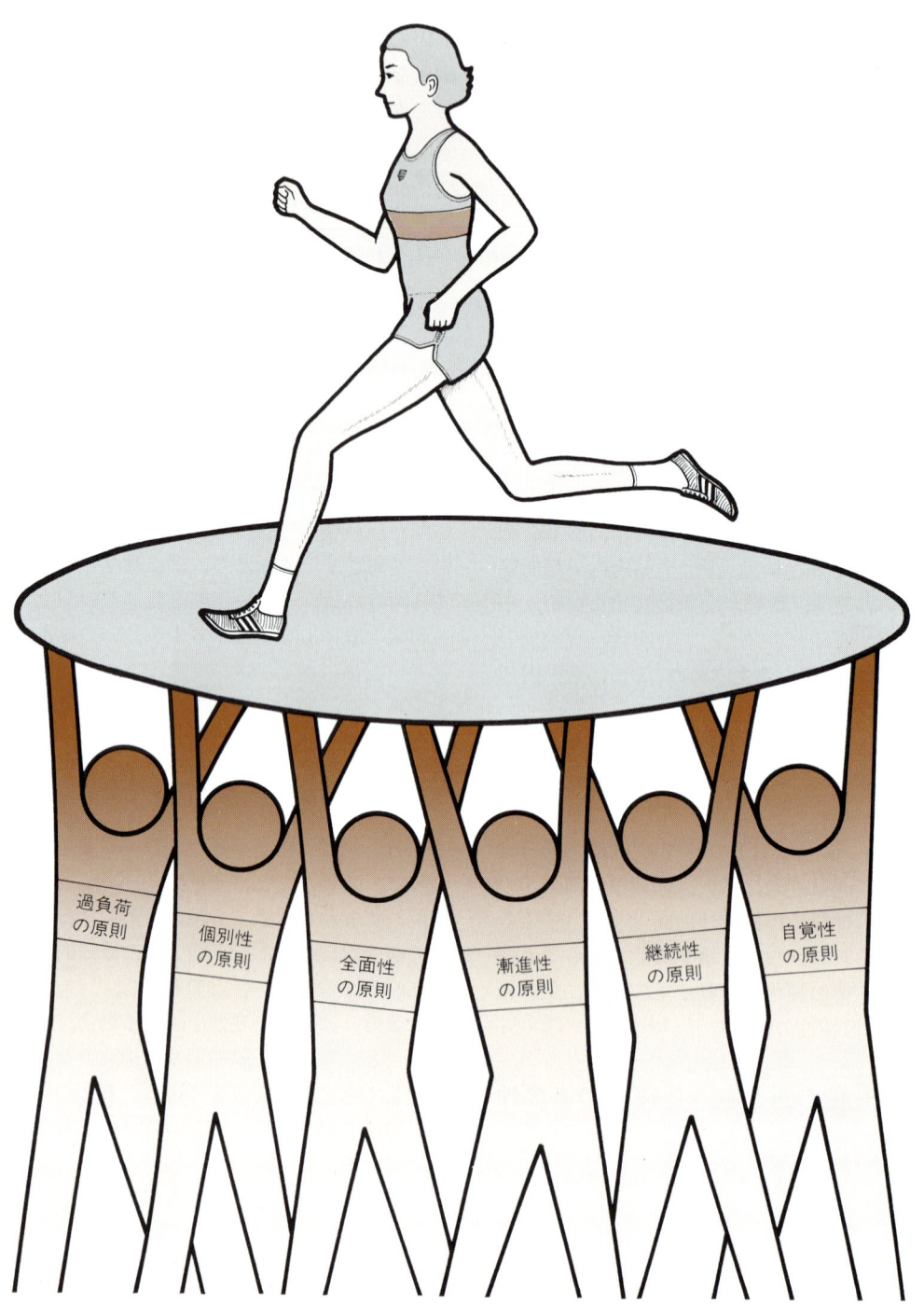

5章　運動を行うときの原則

　運動はヒトの生理機能すべてを動員する総合的な機能であり，運動を行うことはこれらすべての機能を刺激することである．

　したがって運動は，成長発育期のヒトにとってはその成長発育を助長し，中高年者にとってはその機能を維持するうえで，もっとも生理的でしかも効果的な手段と考えることができる．

　しかし，前述のように，ヒトの機能には，"使いすぎの萎縮"と"使わないでいる萎縮"があり，そのヒトの機能に見合った適度の運動を選択する必要のあることはいうまでもない．

1．メディカルチェックの必要性

　このため，運動を行う場合には，まず，その第1条件として，いわゆるメディカルチェックを行い，疾病の有無を検査するとともに心肺機能をチェックして，運動を行うことの可否を決める必要がある．

　運動を行うことが許可された場合でも，できうるならば静的なメディカルチェックのみではなく，機能的なチェック，たとえば，運動負荷心電図，運動を行ったときの心拍数，血圧，呼吸数などの運動に対応した増加量とその速度（いわゆる立ち上がり角度）などを検討し，そのヒトの運動に対する能力としての評価を行いうるならばより万全であろう．

2．6つの原則
（図Ⅰ-6）

　第2条件として，実際に運動を実施するに当たっては，ことに中高年者の場合，次の6つの原則を考慮しなければならない．

1）過負荷の原則

　日常行っている運動では，その機能を向上させる刺激とはならない．したがって，それを少しでも上回ったその機能を刺激するような負荷量の運動を行わなければならない．

2）個別性の原則

　ヒトの生理機能は，各個人によって異なっている．ことに，心臓循環系の機能はその異常によって直ちに致命的な状態を招来するもので，とくに注意する必要がある．したがって，運動を行う場合，各個人の体力に応じた負荷量を選ばなければならない．

3）漸進性の原則

　いかなるヒトでも急激に過激な運動を行えば，その運動に対応しようとして，生理機能，ことに心臓循環系に大きな負担をかけることになる．したがって運動を行う場合には，運動量を少しずつ増加させ所定の負荷量にするようにしなければならない．すなわち，常にウォーミングアップとともに必ずクーリングダウンを行う必要がある．

4）継続性の原則

　運動による機能の向上は，その運動を中止すると速やかに消失する．したがって，常に持続してその運動を長期間行わなければ，その効果を期待することができない．

5）全面性の原則

　すべての生理機能を賦活するような，からだ全体を使う運動を選ぶ必要がある．これによって基礎的な体力づくりをすることが，まず，第1の条件となろう．

6）自覚性の原則

　自分でその運動を行う目的，その効果をよく理解していてこそ，上記の原則を守ることができ，運動を行う意義が生じてくる．

　もちろん，これらの運動を行った場合，それに見合った栄養の補給と休養が必要であることはいうまでもない．

「I 体力と運動」の図表に引用した文献

1) 万井正人：老化と運動機能．医学のあゆみ，特集老化，**97**（**9**）：652～655，図4～7，1976．
2) 宮村実晴：身体運動の生理学，猪飼道夫編，杏林書院，p. 130，図156，1976．

II　運動に対応する生理機能の変化

- 1章　成長と形態の発達／ 17
- 2章　運動と呼吸機能／ 21
- 3章　運動と心臓循環機能／ 35
- 4章　運動と消化・吸収／ 61
- 5章　運動と内分泌／ 75
- 6章　運動と体温の調節／ 87
- 7章　運動における神経系の働き／ 95
- 8章　運動における自律神経系の働き／ 115
- 9章　運動における筋肉の働き／ 121
- 10章　運動と排泄の機能／ 135

16

図II-1　形態の発達(1)

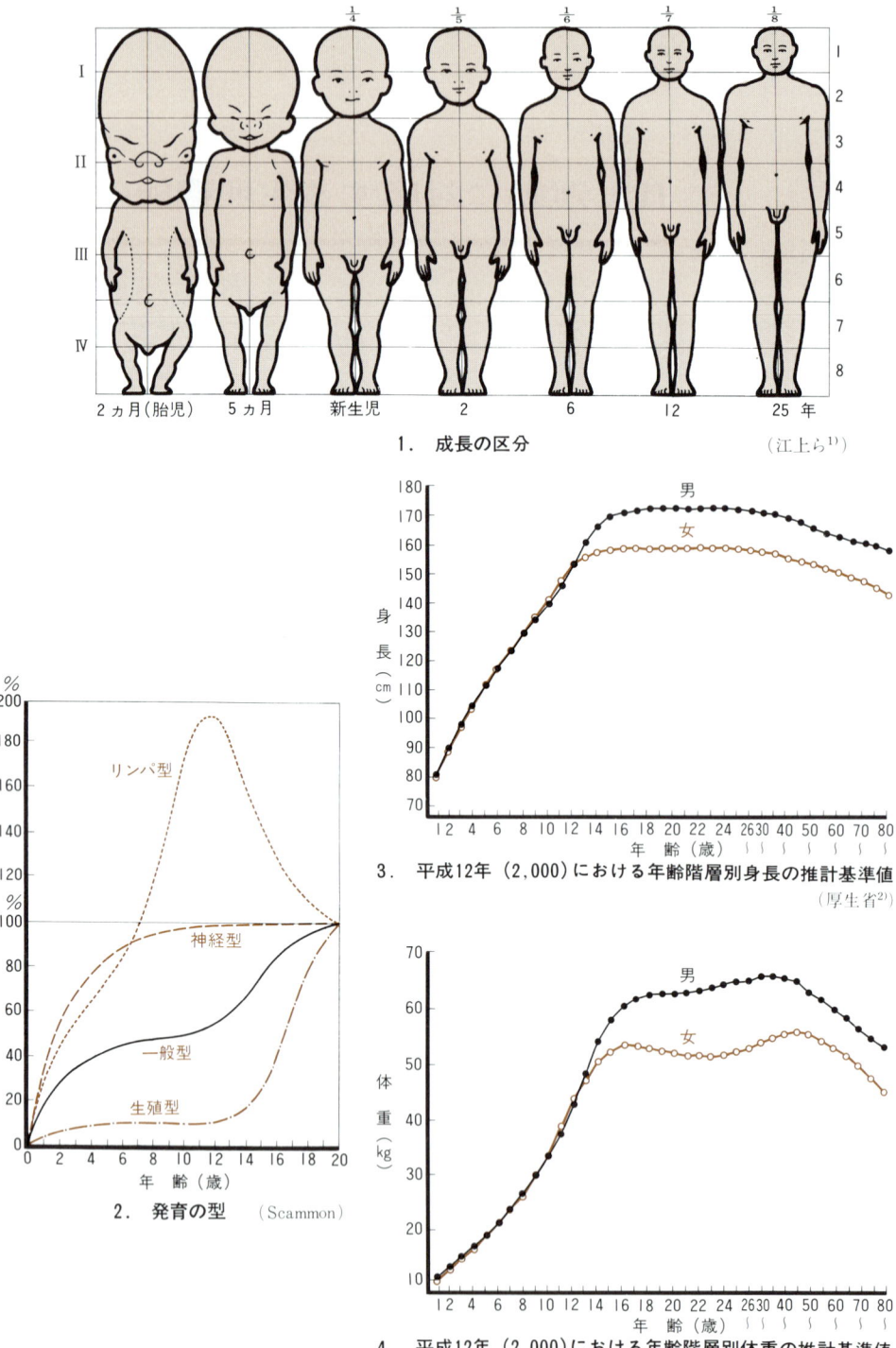

1．成長の区分
（江上ら[1]）

2．発育の型　(Scammon)

3．平成12年（2,000）における年齢階層別身長の推計基準値
（厚生省[2]）

4．平成12年（2,000）における年齢階層別体重の推計基準値
（厚生省[2]）

1章　成長と形態の発達

1．成長，発育とは

　成長とは，一般に体力における代謝の同化作用が盛んとなり，異化作用を陵駕して形態の増大，体重の増加などのみられることを意味している．すなわち，ヒトの場合，受精した卵子が分裂を繰り返して胎児となり，出生して形態的にも機能的にも成熟するまでの年齢変化をいい，一般に生後20～25年ぐらいの期間である．

　なお，発育という言葉も同義語的に用いられるが，この場合は未分化の状態から分化していく過程としてとらえた状態を意味している．Scammonは，からだの各組織臓器の発育が異なるところから，図Ⅱ-1・2のように，それらを大きく4つの型に分けている．

　① 一般型：出生後急速に発育するが，その後一時停滞し，思春期ごろより再び増加するようなS字型を描くもので，身長，体重，胸囲，筋肉，呼吸器，消化器，排泄器，血液量，大動脈などがこれに属しているとされている．

　② 神経型：出生後すみやかに発育し，4～5歳で80％以上の発育が完了するもので，脳脊髄，神経，眼球，頭囲などがこれに属するという．

　③ リンパ型：思春期ごろまで急激に発育してその機能がはるかに高くなるが，その後，漸次低下して成人のレベルに達するもので，胸腺などのリンパ組織などがこれに当たる．

　④ 生殖型：思春期まではきわめて発育が悪いが，その後，急速に発育するもので，精巣，卵巣，性器などである．

1）成長の区分　　　（図Ⅱ-1・1）

　ヒトの成長は非常に個人差があるものの，その年齢によっておよそ次のように分けられている．ⓐ新生児期……生後4～5日間，ⓑ乳児期……生後約1年，ⓒ幼児期……約2～6歳，ⓓ少年期……約7～12歳，ⓔ思春期……約13～15歳，ⓕ青年期……約16～20歳，ⓖ壮年期(成人期)，ⓗ初老期，ⓘ老年期，である．なお，近年，いわゆる老化現象を加齢変化としてとらえ，中年，高年期と表現することが多くなってきている．

2）ヒトの相対的成長
（図Ⅱ-1・3, 4, Ⅱ-2・2）

　ヒトに限らず動物の成長は，からだ全体が平等に成長するものではなく，前述のように各臓器組織によってその発育の度が異なっている．

　すなわち，図Ⅱ-1・1にScammonの成長期におけるヒトの身長と，それに占める割合の変化を示した．新生児では頭の長さが全身長の約1/4を占めているが，成人では約1/8にすぎず，また，足の長さの比は成人のほうがきわめて長く，成人では頭部よりも足が急速に発育し，いわゆる均整のとれたからだが完成することになる．

　図Ⅱ-1・3, 4は，平成6年の厚生省公衆衛生局の統計による日本人栄養所要量の報告から，平成12年における日本人の年齢別身長および体重を推計した基準値で，これから推定される増加の度は，10～13歳の場合，年々少しずつ増加するとともに，その最高値がやや若年期に移行する傾向にあるが，14～18歳ではむしろ低下している．すなわち，より低年齢で大きな発育をきたすことになってきているといえよう．

　なお，一般に骨格と筋肉の成長は，身長と体重の増加にしたがって成長するとみなされているが，体内の種々の臓器の成長率はそれぞれ異なっており，これらをその体重に占める割合として示したのが図Ⅱ-2・2である．

3）体格指数　　　（図Ⅱ-2・1）

　生理学的見地から，種々の発育の測定値を組み合わせて多くの体格指数が算出されている．ⓐ比体重，ⓑ比胸囲，ⓒ比坐高，ⓓ比下肢長，ⓔ比上肢長（これらはすべて身長との比で算出される），ⓕローレル指数 Rohrer's index（身長の3乗に対

18 図 II-2 形態の発達(2)

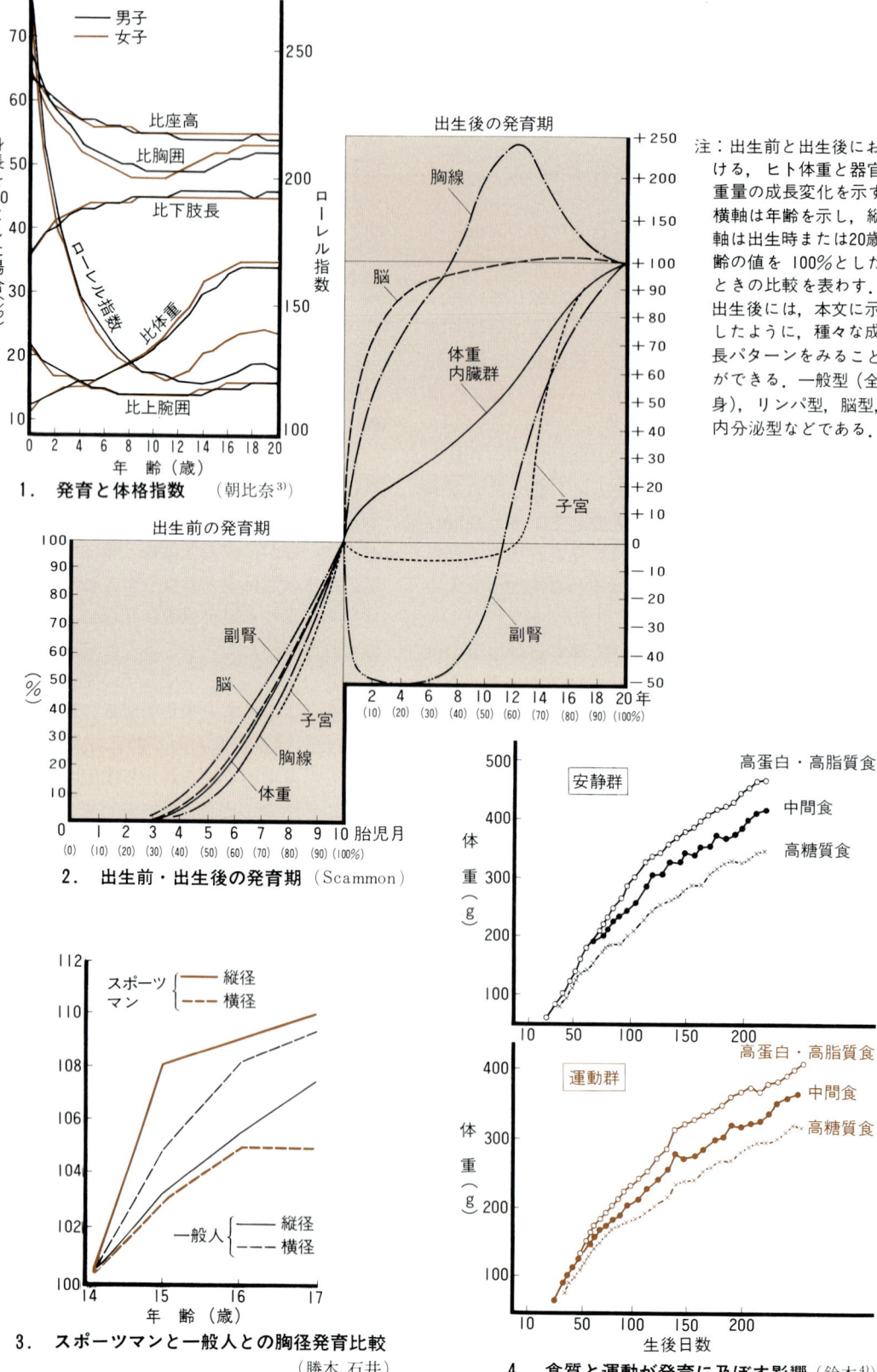

1. 発育と体格指数　（朝比奈³⁾）
2. 出生前・出生後の発育期　（Scammon）
3. スポーツマンと一般人との胸径発育比較　（勝木, 石井）
4. 食質と運動が発育に及ぼす影響　（鈴木⁴⁾）

注：出生前と出生後における，ヒト体重と器官重量の成長変化を示す．横軸は年齢を示し，縦軸は出生時または20歳齢の値を100％としたときの比較を表わす．出生後には，本文に示したように，種々な成長パターンをみることができる．一般型（全身），リンパ型，脳型，内分泌型などである．

する体重比), ⓖカウプ指数 Kaup's index（身長の2乗に対する体重比), ⓗペリディシあるいはピルケ指数 Pelidisi or Pirquet's index（坐高に対する体重の10倍の立方根の比), ⓘベルベック指数 Vervaeck index（身長に対する体重と胸囲の和の比）などである．これらの関係を年齢と対比して，図Ⅱ-2・1 に示した．

2. 成長に影響を与える因子

成長に影響する因子としては，内的因子と外的因子とが考えられる．また，同一因子でも，出生前と出生後ではその影響が少し異なっている．

1) 内的因子

(1) 遺伝子

先天的に，臓器組織の成長速度，機能の分化の程度などは，その個体の遺伝子によって一応の基準が定められている．

(2) 性，人種

成長の度合いは，男女の別，人種によって異なってくる．一般にその成熟の度は女性のほうが早く，その上限は男性のほうが大きい．

(3) 体内におけるホルモンの関与

成長に直接あるいはとくに関係するホルモンとしては，次の5つがあげられる．

① 成長ホルモン：下垂体前葉から分泌される蛋白性ホルモンで，成長に重要な蛋白質合成，骨の長軸への発育などを促進する．このホルモンの分泌亢進によって巨人症，末端肥大症，欠乏によって下垂体性侏儒などを起こす．

② 甲状腺ホルモン：全身の細胞における酸化を促進し，代謝を円滑にする．成長ホルモンとの協調作用が考えられ，この欠乏は小児でクレチン病，成人で粘液水腫となり，過剰はバセドウ（デイビス）病となる．

③ アンドロゲン（男性ホルモン）：蛋白質合成を促進し，分解を抑制して成長に関与するとともに，第二次性徴の発現に重要な働きをしている．男女とも副腎皮質からも分泌されているが，男性では思春期以後主に精巣から分泌される．

④ インスリン：膵臓のランゲルハンス島 α 細胞から分泌されるホルモンで，本来の作用である末梢における糖利用促進のほかに，蛋白質および脂質の代謝にも影響を与え，種々のホルモンと協調して血糖を調節するとともに間接的に正常な成長にも関与している．

⑤ グルコ（糖質）コルチコイド：副腎皮質から分泌されるコルチゾール，コルチコステロンなどの一群のホルモンをいい，種々のホルモンと協調して三大栄養素の代謝に大きな影響を与え，正常な成長を営ませていると考えればよい．

2) 外的因子

外的因子としては，季節による環境の変化，運動量，疾病，薬物，物理的な力，紫外線，放射線などのほか，栄養状態など生活環境による影響をいう．この影響は，当然，その種類，年齢，すなわちそれを受けた機能の発育段階によって異なってくる．

3. 発育に及ぼす運動および栄養の影響

（図Ⅱ-2・3, 4）

一般に，成長期に適当な運動を行うと骨の長さや幅の増大がみられ，栄養の摂取が適当であれば，長期間の運動トレーニングによって筋骨の発達した四肢の太い体型になるといわれる．図Ⅱ-2・3 は，体育を専門とする学生と一般学生との胸郭の発育を比較したもので，明らかな差異がみられている．

また，図Ⅱ-2・4 は，発育に栄養と運動とがいかなる影響を与えるかをラットの実験で検討したもので，高蛋白質食の体重増加が大きく，運動をさせるとかえって運動群の体重増加の度が低下している．すなわち，このような形態的な発育に対しては，栄養の影響がきわめて大きいことを示している．

しかし，体重の増加のみをもって，生理機能としての成長を論ずることはできず，後述のように，運動による生理機能の向上との関係を重要視する必要があろう．

図II-3 呼吸運動と肺容量

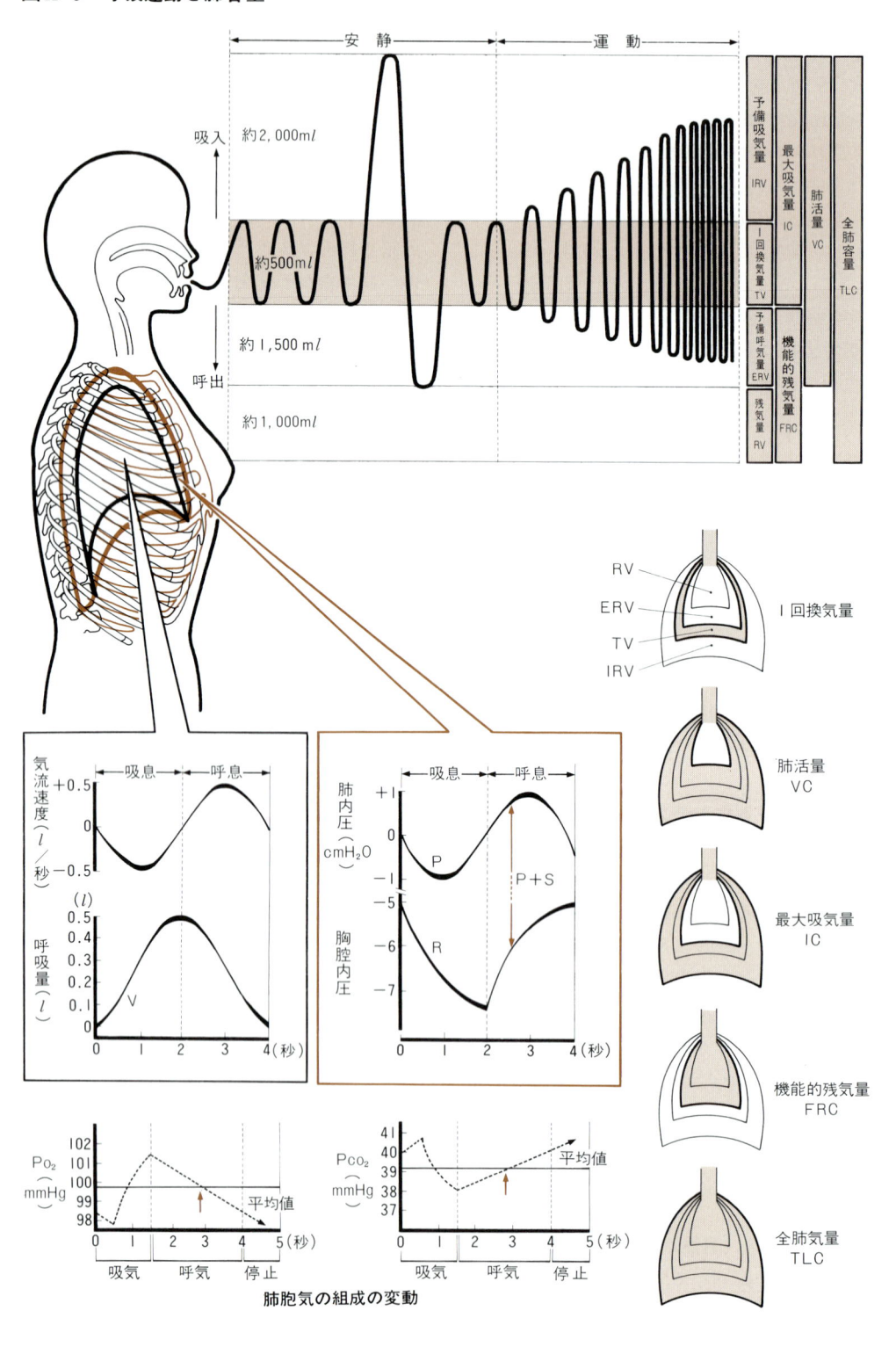

2章　運動と呼吸機能

1．呼吸とは

　私たちが生活するためのエネルギーは，体内に取り入れた栄養素を燃焼して得ているわけであるが，このエネルギー産生のための代謝は普通そのほとんどの過程で酸素を必要とする．この酸素O_2を取り入れ，代謝によって生じた二酸化炭素CO_2を排出する機能を呼吸 respiration といっている．したがって，呼吸は外気を吸い込み，肺でO_2とCO_2を交換する外呼吸 external respiration（肺呼吸）と，全身の組織でそこを流れる血液との間で行われる内呼吸 internal respiration（組織呼吸）とがある．体内のエネルギー産生を主体として考えるならば，内呼吸がその本体であり，外呼吸はその手段に過ぎない．

　しかし，実際には外呼吸を行うための肺機能が種々の条件で容易に変動し，生理機能に大きな影響を与える要因となるため，単に呼吸といった場合には外呼吸を指すことが多い．

2．呼吸器と呼吸運動

1）呼吸器

　呼吸器は，外鼻，鼻腔，咽頭，喉頭，気管，気管支，細気管支，肺（終末気管支，肺胞管，肺胞嚢，肺胞）と，胸郭からできているが，実際にガス交換を行っている部は肺胞 alveolus で，その他の器官は単に外気を導入する道（気道）にすぎない．しかも，肺それ自体は拡張収縮する能力をもたないので，肺内への空気の導入は肺を入れている胸郭と，腹腔との境をなす横隔膜の運動によって行われている（この詳細については「図説・からだの仕組と働き」を参照）．

2）呼吸運動　　　　　　　　（図Ⅱ-3）

　呼吸運動とは，外呼吸によって肺内の空気を更新させる運動をいうが，前述のように肺自体にその能力がないため，胸郭の拡大と横隔膜の収縮などによってまったく他動的に行われる．したがって，その方法としては，胸郭の前後および左右径を拡大させて行う胸式あるいは肋骨呼吸，横隔膜の収縮弛緩によって行われる腹式あるいは横隔膜呼吸の2つがある．

　さて，吸息運動は主として外肋間筋，軟骨間筋の収縮による胸郭の挙上と，横隔膜の収縮による沈下の2つによって行われる．横隔膜の面積は約250～300 cm^2あり，吸息時に約10 mm沈下すると約250～300 mlの空気が流入することになる．

　これに対し呼息運動は，胸部，肺などの復元性によるところが大きく，胸郭の自重による沈下，肺胞の弾力性などが作用し，内肋間筋の収縮，腹壁の筋の収縮，横隔膜の挙上などによって意識的に行うこともできる．これらの関係を示したのが図Ⅱ-3の左上図で，この図の左下に吸息および呼息時における胸腔内および肺胞内の変化を示してある．

3．全肺気量（肺容量）

1）肺活量と残気量　　　　　（図Ⅱ-3）

　安静時1回の呼吸によって肺に出入りする空気の量は約400～500 mlで，これを1回呼吸（気）量あるいは1回換気量 tidal volume, TV という．これに対し，図Ⅱ-3の右上図のごとく，さらに努力して吸入できる量を予備吸気量 inspiratory reserve volume, IRV, 呼出できる量を予備呼気量 expiratory reserve volume, ERV といい，この三者を合わせたものが肺活量 vital capacity, VC である．なお，最大に努力して呼出しても，肺内には1,000～1,500 mlの空気が残っている．これを残気量 residual volume, RV といい，予備呼気量と残気量とを合わせて機能的残気量 functional residual capacity, FRC という．FRCは

図II-4 ガス交換と血液によるガスの運搬

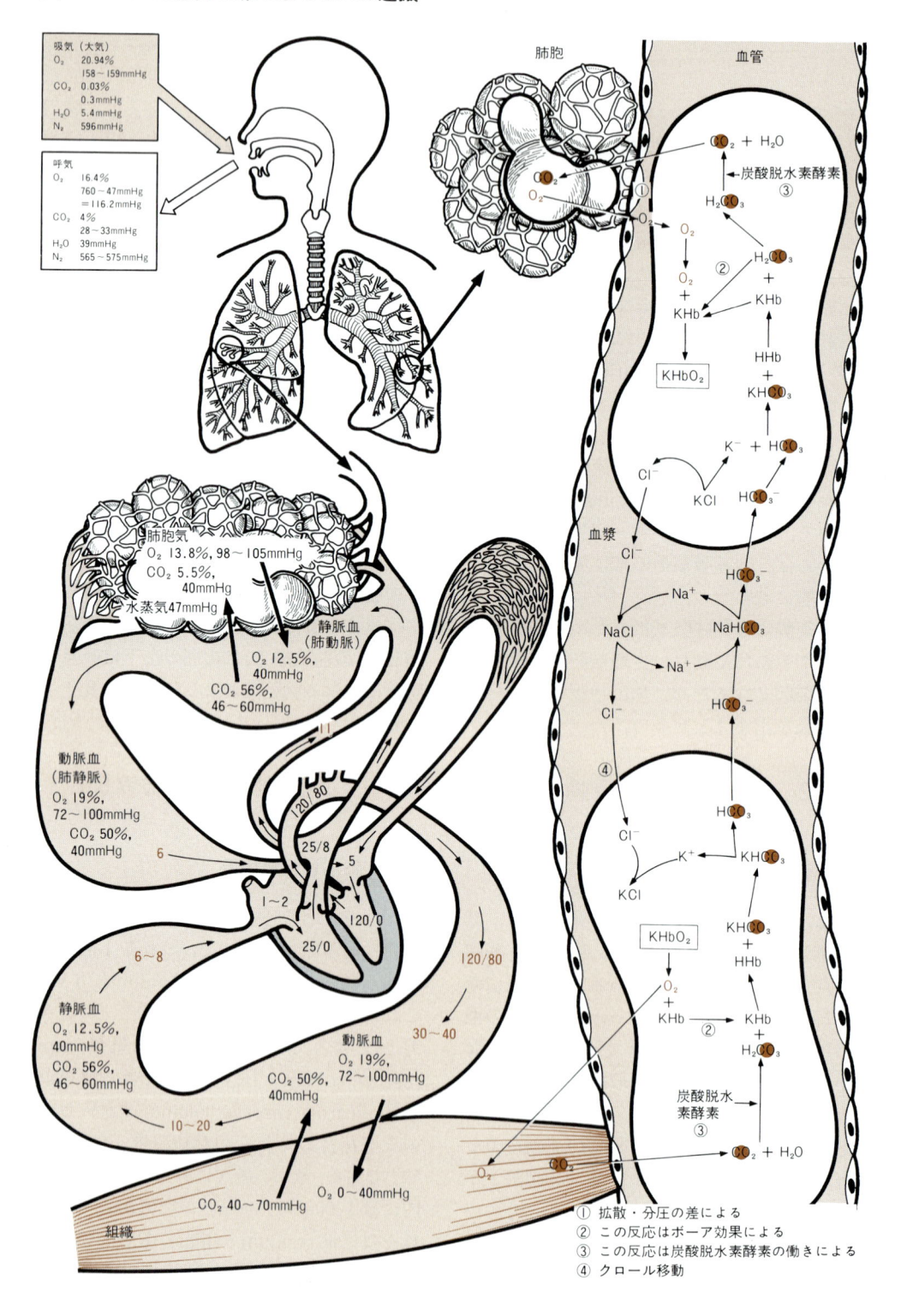

常時肺内にある空気量で,実際のガス交換に直接関係している.

2)成人の肺活量

肺活量は,なにも規定していない場合には,何回か行った最大値をとるのが普通で,成人男子 3,500～4,000 ml,女子 2,500～3,500 ml,体表面積当たり男子 2,500 ml/m²,女子 1,800 ml/m² ぐらい,20歳前後が最大,加齢によって減少する.また,最大吸気からできるだけ速く,できるだけ多くの空気を呼出した場合の肺活量を,時間肺活量 timed vital capacity, TVC あるいは努力性肺活量 forced vital capacity, FVC といい,肺機能検査の指標として用いられる.

4.換気量と換気率

1)成人の換気能力

運動状態では,前述の肺容量に対して呼吸による換気能力が問題となる.

成人男子の安静時毎分換気量＝1分換気量×1分間の呼吸数＝400～500 ml×16＝6,400～8,000 ml で,

$$換気率 = \frac{1回換気量 - 死腔}{肺胞気} \times 100$$
$$= \frac{1回換気量 - 死腔}{予備呼気量 + 残気量} \times 100$$
$$= \frac{500 - 150}{1,500 + 1,000} \times 100 = 14\%$$

に過ぎない.運動時には1回換気量および呼吸数がともに増加してその7～10倍にも達し,酸素摂取能力の増大に努めるわけである.

そこで,呼吸機能に大きな影響を与えるものとして,呼吸の速さがあげられる.いくら肺活量が大きくても呼吸の速さが遅ければその効率が非常に悪くなるわけである.一定時間内(普通15～30秒)に自発的にできるだけ速く,できるだけ深く呼吸を繰り返し行ったときの全換気量を最大換気量 maximal voluntary ventilation, MVV といい,一般に男子で90～150 l/分,女子で75～120 l/分ぐらい,ときとして150～200 l/分にも達することがあり,性,年齢,体表面積と相関している.

2)1秒量と1秒率

時間肺活量の最初の1秒間に呼出されるガス量を1秒量といい,これを肺活量で除した値に100を乗じた百分率(%)を1秒率という.いずれも肺機能のよき指標となり,最大換気量と1秒量は正常予測値の±20%以内を正常とし,1秒率は70%以下を異常としている(肺機能の詳細については「図説・からだの仕組と働き」を参照).

5.肺胞および組織に関するガス交換

1)ガス交換の仕組み　　　(図II-4)

肺に吸入された空気は,肺胞内で酸素 O_2 が肺胞を取り巻く毛細血管の壁を通して血中に取り込まれ,血液中の二酸化炭素 CO_2 が肺胞内に放出される.これをガス交換といい,前述のように体内では肺と各末梢の組織で行われている.

ガス交換はまったく受動的なもので,肺,血液および組織におけるガス交換は図II-4の左側にみられるように,各酸素および炭酸ガス分圧のそれぞれの差と,それらの拡散係数とによって行われる.すなわち,酸素分圧の圧差1 mmHg につき1分間に摂取される酸素量を拡散係数(能力)といい,約15～35 ml/分で,平均25 ml/分としても,実際に肺で行われている250～300 ml/分程度の酸素を摂取するためには圧差10 mmHg もあれば十分である.

また,炭酸ガスも同様で,その拡散常数は酸素の25倍も大きく,実際に呼出される230～300 ml 程度の炭酸ガスの拡散には0.3 mmHg の圧差があれば十分である.

2)呼吸商とは　　　(図II-4)

一般に成人男子の肺では,平均毎分約310 ml の酸素が摂取され,炭酸ガスが平均毎分約260 ml 排出され,呼気量は吸気量に比べ毎分約40 ml 少ないことになる.この酸素摂取量で炭酸ガス排出量を除したものが呼吸商 respiratory quotient, RQ である.

なお,組織におけるガス交換も同様に,図II-4

図II-5 呼吸運動の調節

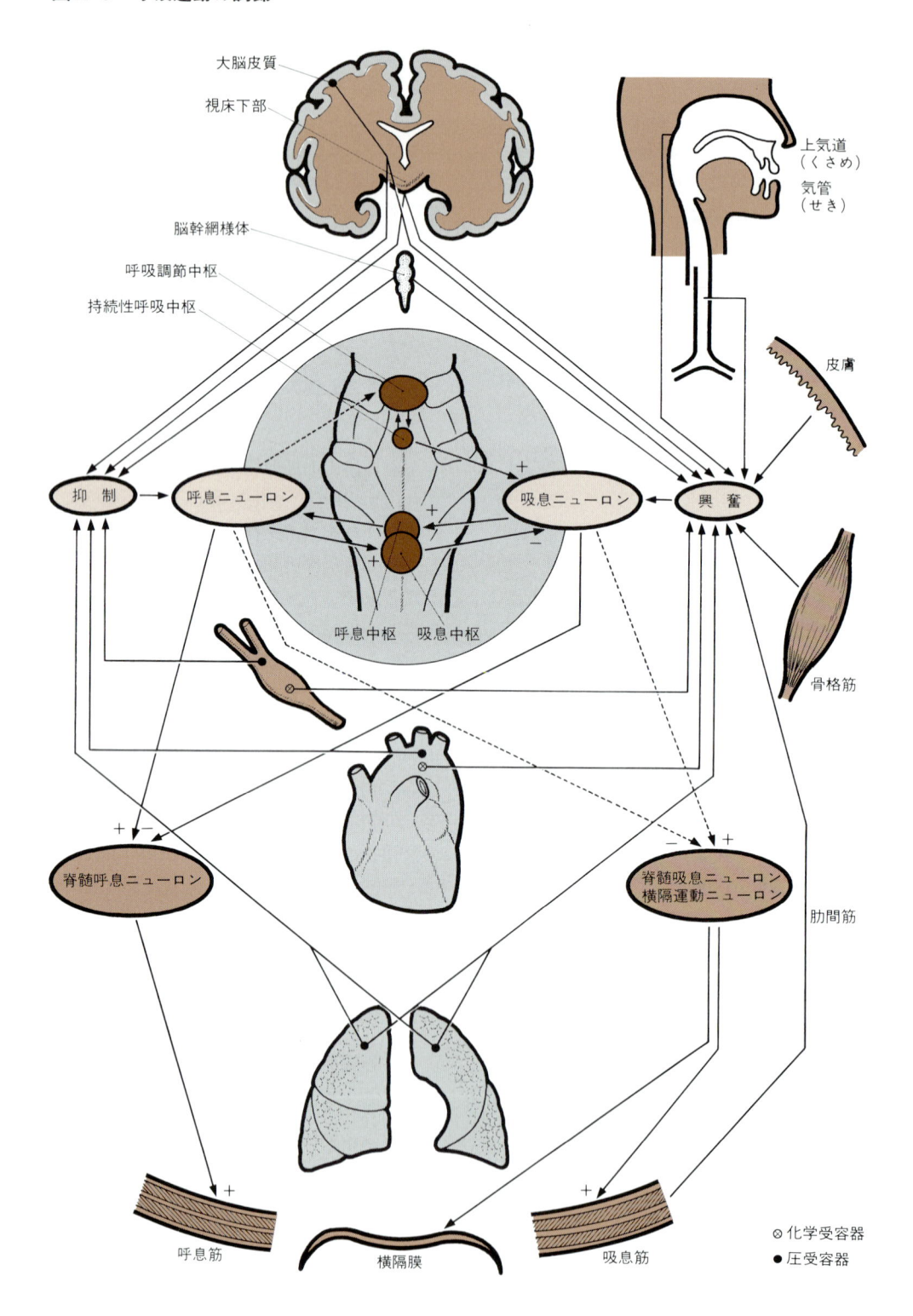

の左下図に示すような圧差によって行われている．換言すれば，このような物理的変化による機能を体内で調節することはむずかしく，したがって，肺の換気量，血液の循環量などの変化によって調節するほかはないのである．

6．血液によるガスの運搬

1）酸素の運搬　　　　　　　　　（図II-4）

血液の酸素含有量は，動脈血約19容量％，静脈血約13～15容量％で，肺を流れるときに100 ml中4～6 mlの酸素が取り入れられ，組織でおよそ4～6 mlの酸素を渡しており，仮に1分間50,000 mlの血液が循環するとすれば，1分間に約200～300 mlの酸素が運搬されていることになる．

この酸素は血液の項でも述べられているように，大部分は赤血球中に34～36％含有されるヘモグロビンHbと結合して移動している．

1 molのHbは4 molの酸素と結合する能力があり，Hb分子は4個の単量体からなるので，4個のヘム，すなわち4個のFe原子が4個のO_2と結合するわけである．Hbの分子量は約68,000，1 molの酸素(22.4 l, 32 g)は68,000×1/4＝17,000のHbと結合していることになり，1 gのHbは22,400 ml÷17,000＝1.32 mlの酸素と結合することができる．血液100 ml中のHbを約15～16 gとすると，1.32×15～16＝19.8～21.1 mlの酸素を運搬する能力がある．

なお，血漿中には物理的に約0.32 mlの酸素が溶解できる．

2）炭酸ガスの運搬　　　　　　　（図II-4）

一方，炭酸ガスは血液100 ml中に約55 mlが溶解でき，末梢で産生される炭酸ガスの約85％は赤血球内に入り，重炭酸塩として溶存して移動する．これには赤血球中に多量に存在する炭酸脱水酵素が大きな働きをしている．これらの関係を簡単に示したのが図II-4の右図である．

7．呼吸運動の調節

呼吸運動は，前述のように胸郭の筋と横隔膜の収縮，弛緩など，多くの筋の協調運動によって行われるが，この呼吸の周期と大きさは常に肺胞内の空気の組成を一定に保つために必要な換気を行うように調整されている．この機能は，延髄にある吸息および呼息中枢，脳橋にある持続性吸息中枢あるいは呼吸調節中枢などと，呼吸運動を調節する種々の仕組みによって行われている．

しかし，これらの中枢は必ずしも1個所に局在しているものではなく，その神経細胞は延髄および脳橋の部分に広く散在しており，その仕組みについても多くの説があって一定していない．一般に吸息中枢あるいは持続性吸息中枢が第一次の自律をもっており，これに種々の刺激が働いて，吸息,呼息の変換が行われていると考えられている．なお，吸息・呼息中枢の間は相互に神経が連絡していて，この両者が同時に興奮することはない．

1）呼吸の神経性（反射的）調節　　（図II-5）

(1) 肺迷走神経反射，ヘーリング-ブロイヤー反射　Hering-Breuer reflex

吸息によって肺胞が拡張すると，その壁にある伸展受容器が興奮し，迷走神経を介して吸息および持続性吸息中枢に刺激を送り，それらの中枢を抑制して反射的に呼息に移行させる（呼息性あるいは吸息抑制反射）．一方，呼息によって肺胞が収縮すると，その刺激が減少して，結果的に吸息に移行する（吸息性あるいは呼息抑制反射）．

(2) 頸動脈洞反射および大動脈反射

頸動脈，大動脈の血圧が上昇すると反射的に動脈血圧を抑制するとともに，呼吸中枢にも作用して呼吸運動を抑制する．

(3) その他の反射　　　　　　　　（図II-5）

その他，図II-5に示すように，自分の意志によっても呼吸運動を変化させることができ，精神的興奮，温熱刺激などでは呼吸の促進がみられ，睡眠中には抑制される．また，せき，くさめ，冷水

図Ⅱ-6　運動と呼吸(1)

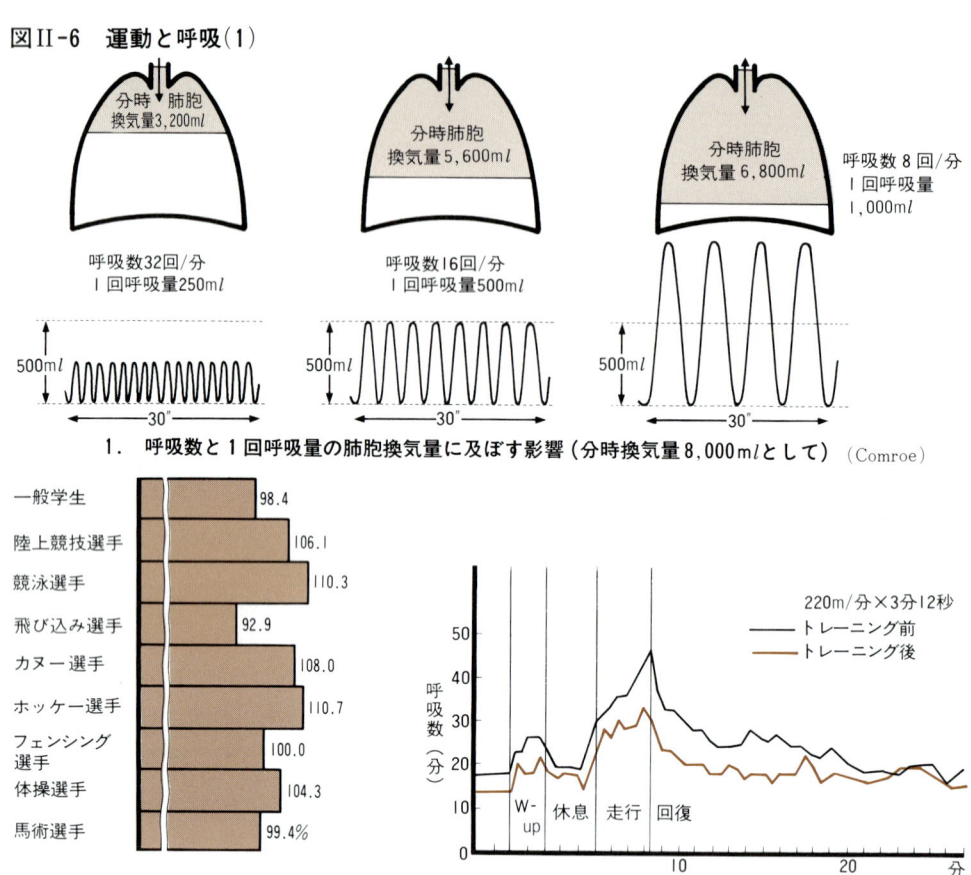

1．呼吸数と1回呼吸量の肺胞換気量に及ぼす影響（分時換気量8,000mlとして）　(Comroe)

一般学生	98.4
陸上競技選手	106.1
競泳選手	110.3
飛び込み選手	92.9
カヌー選手	108.0
ホッケー選手	110.7
フェンシング選手	100.0
体操選手	104.3
馬術選手	99.4%

2．運動選手の安静時最大換気量　(黒田)
注：運動選手は1964年東京オリンピック大会の候補選手．グラフの値は被検者の体格・年齢を考慮した予測値に対する割合である．

3．トレーニングと呼吸数　(東大体育学研究室)

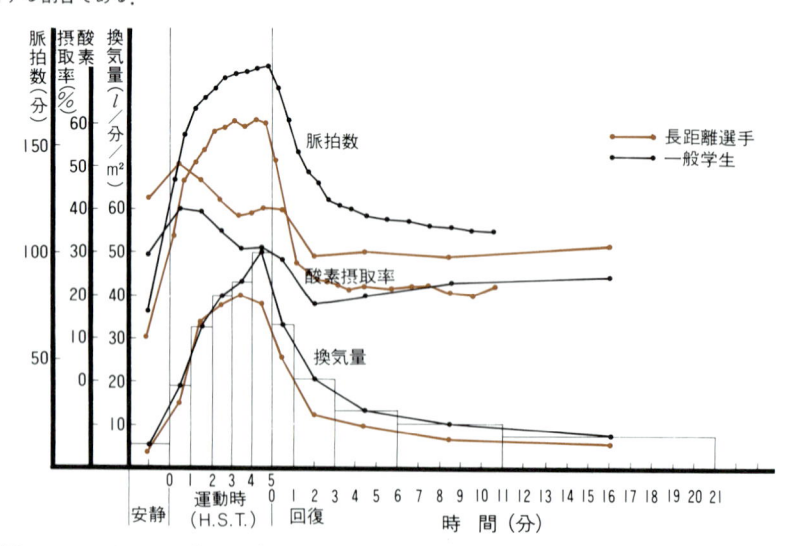

4．運動（ハーバードステップテスト）による換気量と脈拍数の変化（長距離選手と一般学生の比較）（広田[5]）

浴，激しい痛みなどでも変化する．嗅ぐ，笑う，あくび，しゃっくりなども呼吸運動の変形ということができよう．

2） 呼吸の化学的調節　　　　　　　　（図II-5）

(1) 炭酸ガスの影響

吸気中の炭酸ガス濃度が約2％に達すると，呼吸の深さが約30％も増加し，肺胞中の換気が50％も促進するといわれるが，肺胞中炭酸ガス濃度はわずかに上昇するにすぎない．従来，CO_2 が直接に呼吸中枢を刺激すると考えられていたが，$CO_2 + H_2O \rightarrow H_2CO_3$ となり，$H^+ + HCO_3^-$ に解離して，延髄腹側の両側にある化学受容器を刺激し，呼吸を促進するものと考えるようになってきている．

また，頸動脈小体(球)および大動脈小体(球)反射として左右頸動脈分岐部，大動脈終了付近に化学受容器があり，炭酸ガス分圧の増加，酸素分圧の低下に反応して吸息中枢を刺激し，呼吸運動を促進させる．

(2) 酸素の影響

血中酸素濃度の変化による呼吸運動の調節はあまり著明ではないが，吸気中の酸素が14％以下になると，前述の化学受容器を介して呼吸の促進がみられる．

8．運動による呼吸数と換気量の変動

1） 呼吸数と換気量　　　　　　　　（図II-6・1）

安静時でも，1分間に200～300 ml の酸素が供給されなければ，体内における正常な代謝を維持することができない．運動時には，当然，その筋活動の増大による酸素需要量 oxygen requirement を満たすために酸素摂取 oxygen intake の増加が要求され，呼吸，循環機能の促進が必要となる．

図II-6・1は，安静時の分時換気量を仮に 8,000 ml として，呼吸数とその深さの相互関係から分時換気量の変動を推定したものである．

すなわち，正常成人男子の安静な呼吸数を16回/分として，その1/2である8回/分と2倍に相当する32回/分まで，また1回呼吸量を正常安静時の 500 ml に対して 250 ml と 1,000 ml までをそれらの変動範囲とすれば 3,200～6,800 ml までの分時換気量の変動がみられるわけである．実際には激しい運動になると呼吸数も最大60，1回呼吸量も3～4 l にも及ぶことがあり，分時換気量が 100 l 以上にもなることがある．

なお，肺胞における換気の増大が 100 ml/分ぐらいまでの場合には，酸素摂取量との間に直接関係が成立するといわれ，それ以上になると酸素摂取量が激減するといわれている．

2） 運動の種類と換気量　　　　　（図II-6・2, 3）

いずれにしても，運動時の呼吸機能は安静時の少なくとも10倍以上にも達する能力があるわけである．なお，図II-6・2に各運動種目による安静時の最大換気量を示した．全身持久性が要求される運動ほど高値を示している．

また，図II-6・4にみられるように，ハーバードステップテストのような一定運動負荷では，毎分の体表面積当たり換気量がほぼ脈拍数と平行して推移し，ことに長距離選手では，運動開始後3分ぐらいからほとんど定常状態に入っている．

非鍛練者としての一般学生の場合には，運動終了直前まで換気量が増加し，しかもこの図にみられるように，後述の酸素摂取率が明らかに低値にあることがわかる．

すなわち，いくら換気量が多くなっても，酸素摂取の効率が悪い．循環機能の対応能力が大きく作用しているとしても，トレーニングによって呼吸による酸素摂取の効率を向上することを示唆していよう．

3） トレーニングと呼吸数　　　　　（図II-6・3）

図II-6・3は，同一運動に対する呼吸数のトレーニングによる変動を示したもので，トレーニングによって同一運動に対してもより少ない呼吸数で対応でき，また，その回復もすみやかに行われるようになる．

図II-7　運動と呼吸(2)

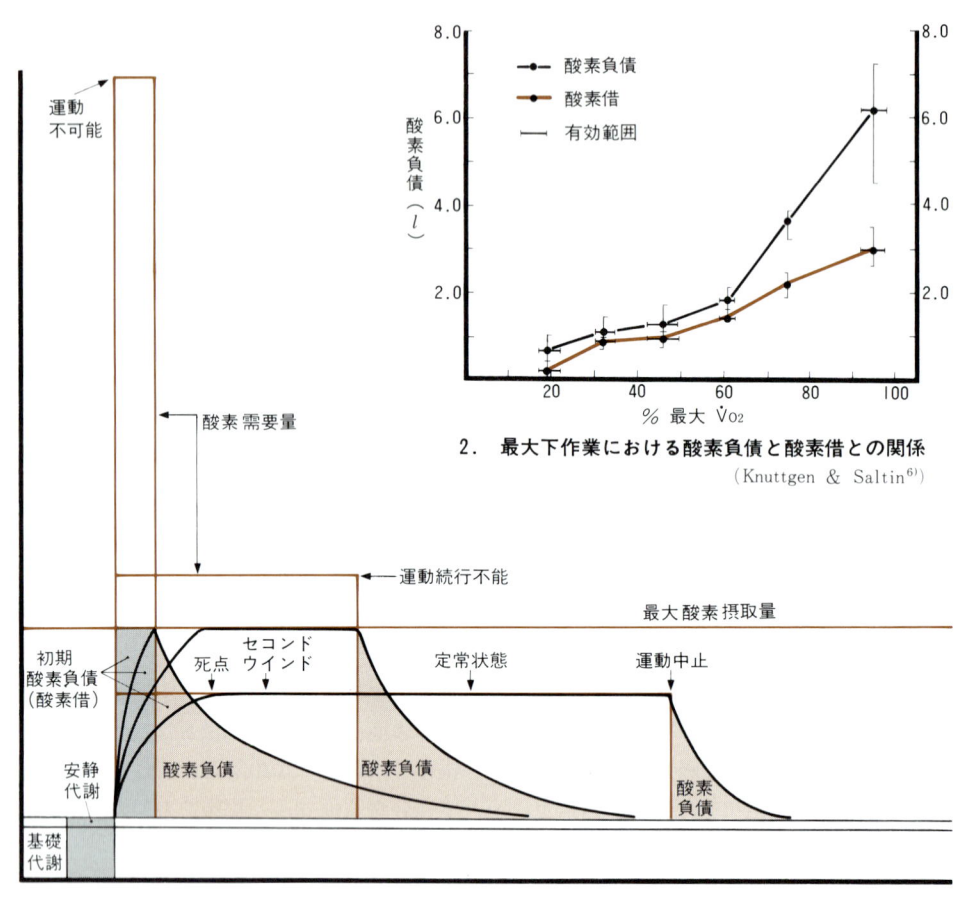

2. 最大下作業における酸素負債と酸素借との関係

(Knuttgen & Saltin[6])

1. 運動中の酸素消費量

(山岡改変)

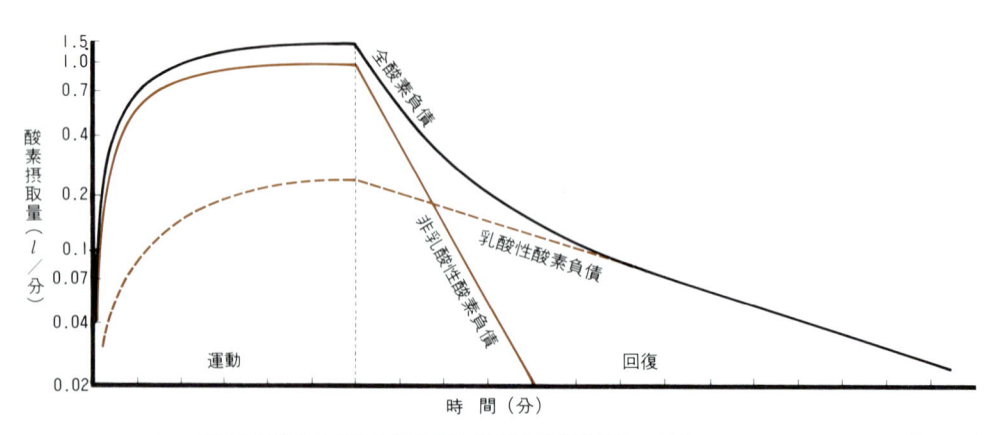

3. 全酸素負債および乳酸性酸素と非乳酸性酸素負債の割合

(Henry)

9. 運動時の酸素摂取

1）運動時の酸素需要量と酸素摂取量
（図II-7・1）

運動を始めると筋肉の収縮弛緩に要するエネルギー産生のために，当然，酸素の需要量が大きくなってくる．したがって，この酸素需要量 oxygen requirement は，ある一定限度までの運動ならば，その運動強度と比例している．仮にそのヒトの最大酸素摂取量以下の運動を行わせた場合，運動の開始と同時に呼吸数や呼吸の深さが増加して，数分以内にその運動が必要とする酸素量を摂取できるようになり，酸素需要量と酸素摂取量 oxygen intake がほとんど等しいいわゆる定常状態で，運動を継続できるようになる．

しかし，図II-7・1の定常状態をきたす場合の線でも示されているように，運動開始からある一定の時間は，常にその運動の必要とする酸素需要量を酸素摂取量が下回っている．これはその運動に対して体内の生理機能，ことに呼吸機能が直ちに対応できないためで，対応できるまでの期間，体内に存在する酸素を一時借り入れる酸素借という形でその運動を行っているのである．したがって，この酸素借は酸素負債として残り，運動終了後に返済しなければならない．

さて，図II-7・1にもみられるように，体内で借り入れられる最大の酸素量と，運動当初呼吸を促進することによって取り入れられる酸素量とを合わせた酸素でまかないきれる範囲の運動，すなわち，おそらく最大酸素摂取量に相当するか，それよりわずかに少ない量を必要とする運動までが運動を継続しうる最大限である．したがって，運動に必要な酸素量が膨大に大きい非常に激しい運動では，呼吸を最大限に促進させうる範囲を限度としてその運動を継続しえなくなる．

2）酸素借と酸素負債との関係　（図II-7・2, 3）

前述のように，運動の当初，体内で酸素借 oxygen deficit が行われた場合には，運動終了後，その酸素負債 oxygen debt の返還が行われる．したがって，この両者はほとんど同等の量と考えられていたが，図II-7・2のように，その運動強度が最大酸素摂取量の60％を超えると酸素負債のほうが漸次増加してくる．この機序についてはまだ不明の点が多いものの，図II-7・3のように，その運動によって生成される筋肉内乳酸の蓄積を消却させるために要するであろう酸素の量，いわゆる乳酸性酸素負債の増加に起因することが示唆されている．

3）死点（デッドポイント）とセカンドウインド
（図II-7・1）

最大酸素摂取量以内の運動を行った場合，運動を始めると間もなく呼吸が促進し，心悸亢進がみられ，非常に苦しい時期がある．これを死点（デッドポイント）dead point といい，呼吸・循環機能や身体の諸条件がまだその運動に適応せず，酸素需要量と酸素摂取のバランスのとれていない状態が最高に達した時期と考えられている．また，運動初期における血液の酸・塩基平衡の失調と，活動筋からの呼吸反射のために呼吸困難な状態が招来されることも考えられる．

しかし，その時期を過ぎると激しい発汗とともに呼吸が楽になり，動悸もおさまり，それほど努力しなくても円滑に反射的に動作を継続できるようになる．この時期をセカンドウインド second wind といい，この状態に入るには一定の運動持続時間が必要で，運動の強弱，各個人によっても異なっている．また，非常に軽い運動ではみられず，長距離走行でも8.8 km/時間以上の速さでなければ現れない．

デッドポイントもきわめて緩徐に行う運動ではみられず，激しい運動ほど早く現れ，400 m 疾走では運動開始後30秒ぐらいで現われるのが常である．

4）運動強度と酸素需要量　（図II-8・1, 2, 3）

酸素需要量は図II-8・1に示すように，その速度の増加，すなわち運動強度の増加に伴って増加する．Sargent は一定の距離を走行する場合には，その速度の2～3乗に比例して指数関数的に増加すると報告し，$Y=KX^a$（Y：酸素需要量，X：速度）なる式を提唱した．このことは多くの運動種

図II-8　運動と呼吸 (3)

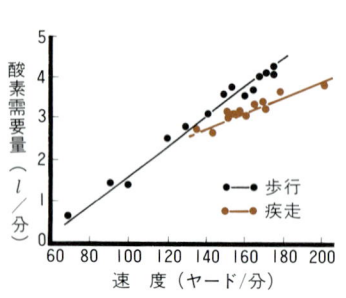

1. 歩行，疾走時における酸素需要量　(坪井[7])

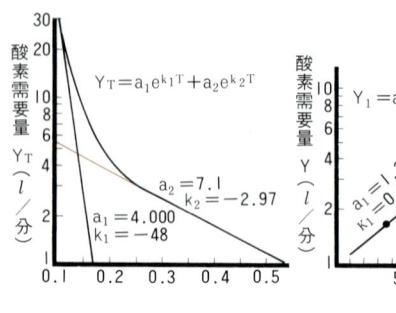

2. Henryのスピード酸素需要量曲線(ランニング)　(坪井[8])

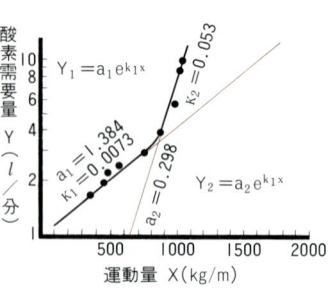

$$Y_T = a_1 e^{k_1 T} + a_2 e^{k_2 T}$$

$a_2 = 7.1$
$k_2 = -2.97$
$a_1 = 4.000$
$k_1 = -48$

3. 酸素需要量と運動強度との関係（1分間運動）　(坪井[9])

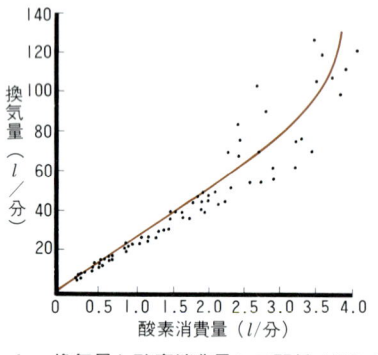

$Y_1 = a_1 e^{k_1 x}$
$a_1 = 1.384$
$k_1 = 0.0073$
$a_2 = 0.298$
$k_2 = 0.053$
$Y_2 = a_2 e^{k_1 x}$

4. 換気量と酸素消費量との関係　(朝比奈，中川)

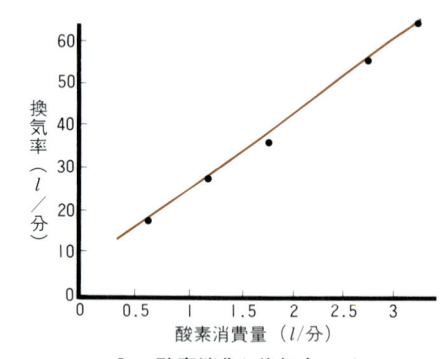

5. 酸素消費と換気率　(Lindhard)

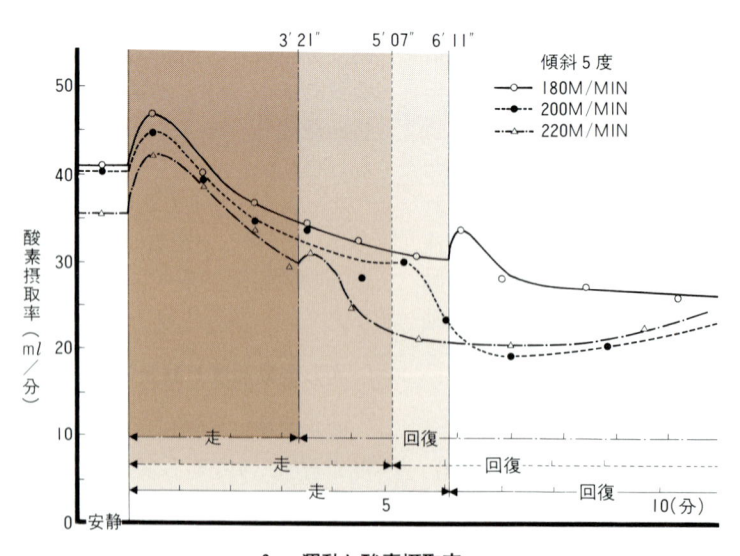

6. 運動と酸素摂取率　(猪飼，吉沢，中川[10])

傾斜5度
○— 180M/MIN
●-- 200M/MIN
△-·- 220M/MIN

目で確認されている．

ヘンリー Henry は，そのエネルギーを供給する過程から考え，運動時の代謝を乳酸生成を伴う要素とその生成を伴わない要素，すなわち，前述の酸素負債の消却過程と同様に，図II-8・2に示すような2つの要素の酸素需要曲線を算出している．この式の第1項は非乳酸性のもの，第2項は乳酸性のもので，運動速度が遅いときには非乳酸性の要素が主体をなし，速度が速くなると乳酸性の要素が激増してくるというものである．

なお，坪井は同様の観点から図II-8・3に示す関係式を考え，その運動が最大酸素摂取量を超えるような激しい運動ではY_2式を，そうでない場合にはY_1式を用いるべきであるとしている．

5）酸素消費量と換気　　　（図II-8・4, 5, 6）

前述のように，運動強度が増大し，その酸素消費量 oxygen consumption が増加するにしたがい，肺における換気量も増大していく．

しかし，酸素消費量が3 l/分を超えるような運動では，換気量が増大するにもかかわらず，肺における酸素の取り組みが悪くなる．いいかえれば，60〜100 l/分ぐらいまでの換気量ならば，その直線関係が成立するといえよう（図II-8・4, 5）．

したがって，この直線関係が成立するまでの運動では，その呼吸効率は一定である．

図II-8・6は，1人の被験者に種々の運動強度のトレッドミル走行を行わせた場合の運動継続時間と酸素摂取率を示したもので，当然，運動強度の強いほうがそのオールアウト時間が短く，いずれの場合もその運動の継続時間が長くなるにしたがって酸素摂取率の低下をきたしているが，オールアウト時の酸素摂取率はいずれの場合にもほとんど同じ摂取率になることを示している．呼吸による酸素の取り込み，呼吸の効率の限度を示唆しているものといえる．

10. 呼吸機能とトレーニング

呼吸，すなわち，肺および組織における酸素と炭酸ガスのガス交換は，それぞれの分圧の差と拡散係数によって決定され，物理学的な機構によって取り込みと放出が行われている．したがって，呼吸そのものを調節することは不可能で，ことに肺における呼吸は肺内の空気をいかに効率よく更新するかの能力の向上が，そのトレーニングの基本となる．

一般的に全身持久性が向上される場合には，心臓循環機能とあいまって，主として呼吸運動に関係する呼吸機能の向上がみられてくる．

1）肺活量の変化

種々の運動を行うことによって，呼吸運動に関係する種々の，いわゆる呼吸筋が発達し，胸郭の運動が大きくなり，肺活量の増加が認められるという報告が多い．しかし，必ずしも全身持久性が要求される長距離選手と，比較的瞬発筋力を要求するような運動選手との差がみられず，広田らは運動種目による差はもとより，トレーニングによる効果も顕著ではないとしている．これらについては，体格，体型，素質，全身運動能力など，また不明の因子による影響なども考える必要があり，トレーニング効果はむしろ他の呼吸機能の効率の向上によることが多いとも考えられている．

2）呼吸数の変化　　　　　　（図II-6・3）

種々の，ことに全身運動を行うことによって，同じ運動を行う場合でも，図II-6・3でも示したように，その呼吸数が減少してくる．体内代謝が円滑に行われるようになってくること，換気量が増大し，酸素摂取の効率がよくなること，したがって酸素借も有効に行われることなどから，より少ない呼吸数でも同じ運動を行うことができるであろう．

3）換気量の変化　　　　　　（図II-6・2）

長距離走のように，ある速度の範囲で走行している場合でも，運動中の1回換気量は必ずしも一定していない．したがって，トレーニング効果として認められるものは最大換気量の変化であろう．一般に運動による胸郭の発達，呼吸筋の鍛練による持久性の向上などから，最大換気量の増大することが報告されている．図II-6・2で示したように，全身持久性を要求されるような運動種目

図II-9　運動と呼吸(4)

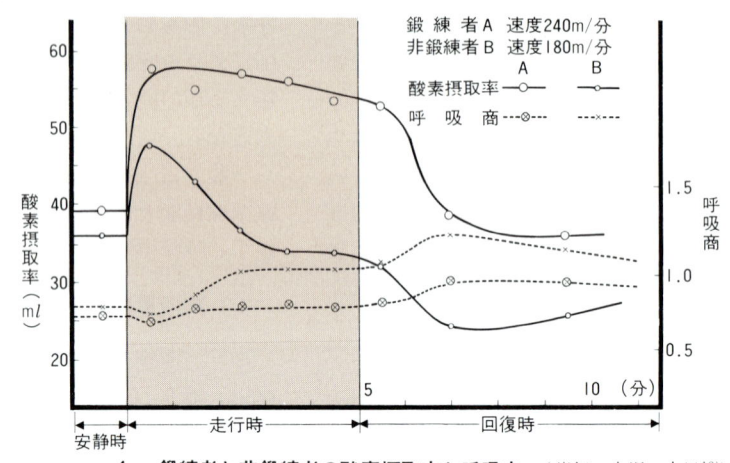

1. 鍛練者と非鍛練者の酸素摂取率と呼吸商　　（猪飼，吉沢，中川[10]）

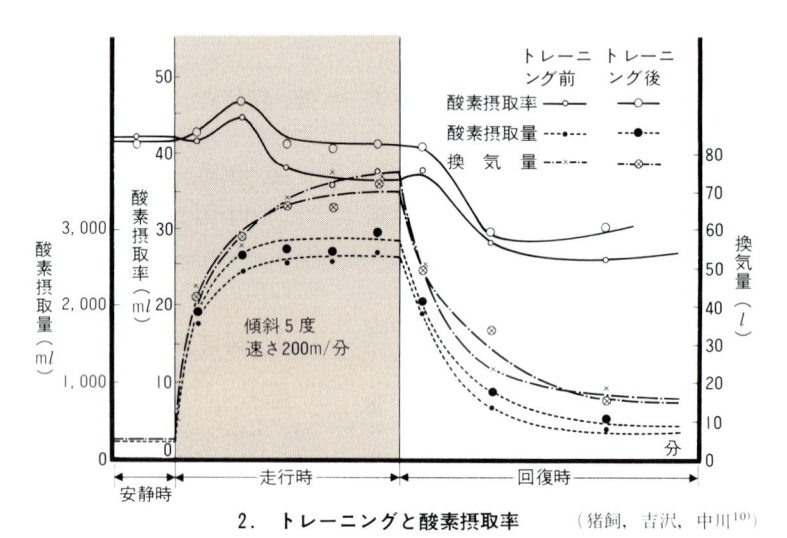

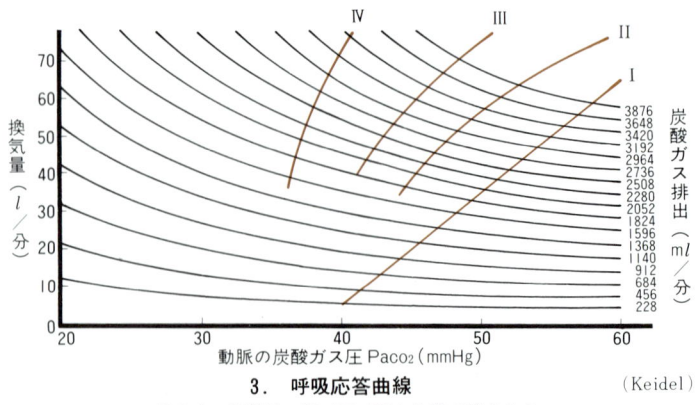

2. トレーニングと酸素摂取率　　（猪飼，吉沢，中川[10]）

3. 呼吸応答曲線　　（Keidel）
注：I…安静時，II＜III＜IVと作業が強くなる

の選手のほうが大きいといわれている．

4）酸素摂取量の変化

トレーニングによって，呼吸，血液，心臓循環機能の各酸素運搬能力が向上すれば，当然，酸素摂取能力も向上してくる．したがって，全身持久性を要求するような水泳，陸上，長距離選手などでは最大酸素摂取量の増大がみられる．トレーニングによって毎分 $1 \sim 2\,l$ の増加，$12 \sim 14\,\%$ 程度の増大をみるという報告が多い．

5）酸素借と酸素負債の変化

トレーニングによって運動に対応した代謝がすみやかに，円滑に行われるようになり，しかも酸素摂取量も増大してくるならば，同じ運動を行う場合，運動初期にみられる酸素借が当然減少し，酸素負債も少なくてすむ．また，同じ酸素借でより強い運動を行うことができよう．さらに最大酸素負債を測定すると，トレーニングによってその増大をきたすことも知られており，松井らは水泳の強化合宿によって，約 12 ％ぐらいの増加がみられたことを報告している．

6）呼吸効率　　　　　　（図II-9・1, 2, 3）

トレーニングによる呼吸機能の向上は，運動に対する呼吸効率の向上と考えるべきで，図II-9に示すように，

$$\frac{毎分酸素摂取量(\mathrm{m}l)}{毎分換気量(l)} = 酸素摂取率$$

を指標とするならば，トレーニングによって酸素摂取率が増加してくることがわかる．鍛練者と非鍛練者では，その走行速度が違うにもかかわらず，前者ではある一定値を保ち，後者では運動中からその低下がみられている．すなわち，この呼吸効率が全身持久性の能力をよく反映しているものともいえよう．

図II-10　心臓における電位変化と心電図

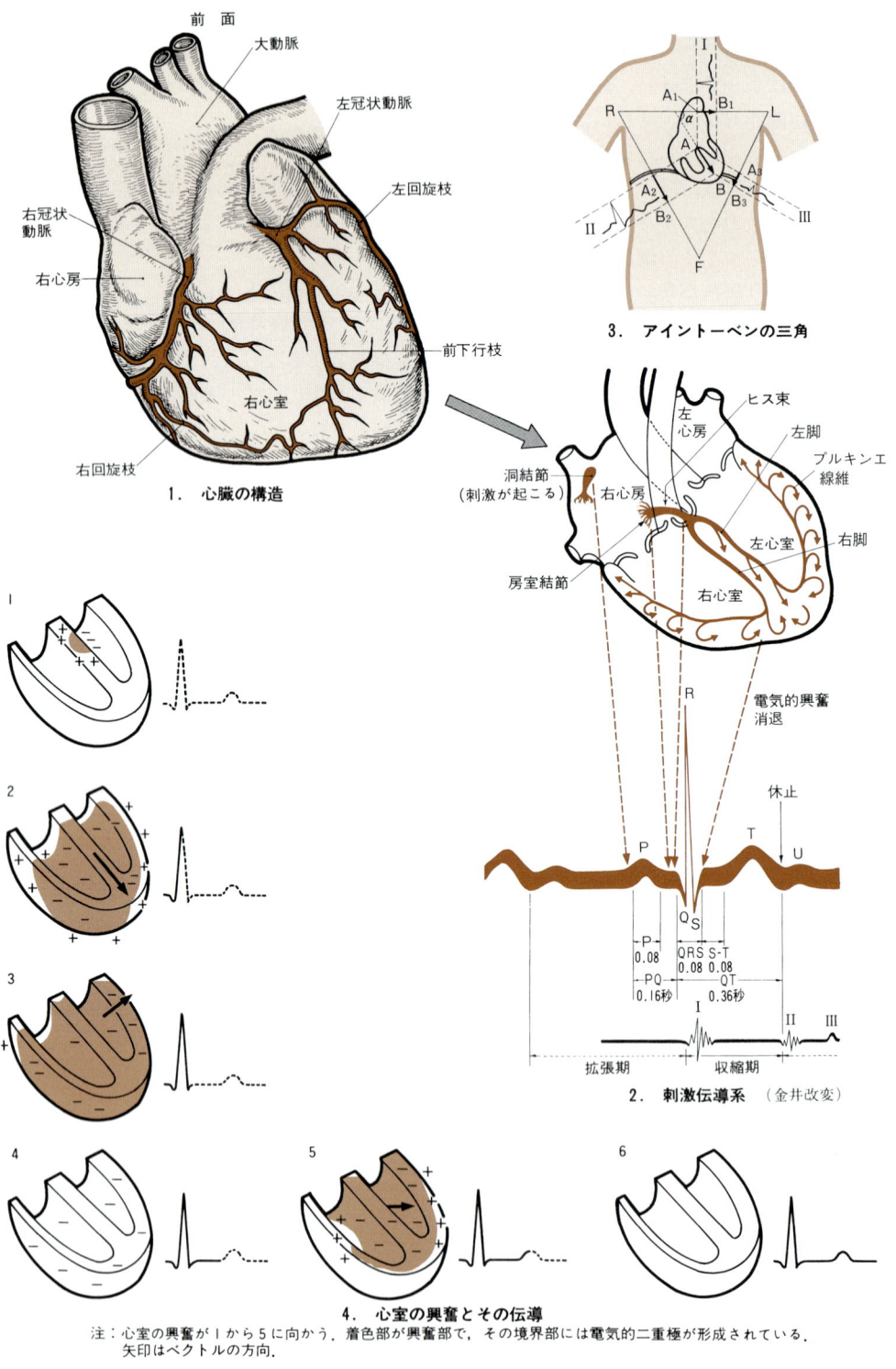

1. 心臓の構造

前面
大動脈
左冠状動脈
左回旋枝
前下行枝
右心室
右回旋枝
右心房
右冠状動脈

3. アイントーベンの三角

2. 刺激伝導系　（金井改変）

洞結節（刺激が起こる）
左心房
ヒス束
左脚
プルキンエ線維
右心房
左心室
右脚
房室結節
右心室
電気的興奮消退

P　QRS　S-T
0.08　0.08
PQ　QT
0.16秒　0.36秒

拡張期　収縮期

4. 心室の興奮とその伝導

注：心室の興奮が1から5に向かう．着色部が興奮部で，その境界部には電気的二重極が形成されている．
　　矢印はベクトルの方向．

3章　運動と心臓循環機能

1．心臓の構造と機能

1）心臓の構造　　　　　　（図II-10・1）

　心臓 heart は成人でその握り拳大，約200～300 gの中腔筋肉性器官で，胸郭の中央から左側にかけて，横隔膜上の左右両肺にはさまれた位置にあり，心尖を左第5肋間部に向け，やや斜め前に存在している．心基部（心臓の上部）からは大動脈，大静脈，肺動脈，肺静脈が出ており，心外膜がその心基部で反転して心嚢をつくり心臓をおおっている．

　内腔は中隔 septum によって左右の心房 atrium と心室 ventricle に分けられ，心房と心室，心室と動脈との間には，右心房と右心室の間に右房室弁（三尖弁），肺動脈出口に肺動脈弁，左心房と左心室の間に左房室弁（僧帽弁），大動脈出口に大動脈弁があって，血流を心房→心室→動脈の方向に流し，逆流を防いでいる．

　なお，心臓壁は心外膜，心筋層，内膜から構成されている．

2）心筋の特性

　心筋は心筋細胞の集まりである筋束が心尖に対してうず巻き状に走行しており，ことに左心室では外層が斜走，中層が輪走，内層が斜走と区分されている．

　組織学的には骨格筋と同様に横紋を有するが，平滑筋と同様に各筋線維が間板によって相互に連絡する合胞体をなし，不随意筋に属している．したがって，ある程度以上の強さの刺激がくると，その大きさに関係なく全力をもって収縮し，全か無かの法則に従っている．

　なお，心拡張期に心筋が強く伸展されると，それに応じて強く収縮する（スターリングの法則）．また，心筋は不応期が長く，強直を起こすこともない．

3）心拍動の仕組み—刺激伝導系とポンプ作用
（図II-10・2）

　心臓は，一定の調子で規則的に律動を繰り返しているが，これは刺激を心臓全体に伝える特殊な刺激伝導系があるためで，グリコーゲンを多量に含む興奮伝導速度の早い（2～3 m/秒）特殊な筋線維からできている．

　これにはまず，右心房静脈洞部に洞（房）結節があり，ここが自動的に興奮し全体の歩調とり（ペースメーカー）となってそのリズムを決めている．ついで，この興奮が心房壁を通って（近年，洞結節-房室結節間経路があるといわれている）心房と心室の間にある房室結節に伝わり，ここから出るヒス房室束から左右の脚に，さらに分かれてプルキンエ線維に伝えられ，左右心室の内面全域を順次刺激していくことになる．このような仕組みによって心臓の収縮が円滑に行われ，ポンプとしての作用を発揮するわけである．

4）心臓にみられる電位変化と心電図
（図II-10・2, 3, 4）

　心筋が静止しているときの膜電位は約 -90 mV で分極状態にあるが，興奮すると膜電位が急激に減少して脱分極し，一時的に＋の電位となる．心筋では骨格筋と異なり，＋の方向へオーバーシュートした電位が長く続き，やがて静止電位に再分極する．この変化は心筋の各部位によって少し異なっており，とくに洞結節では特異な形をとる（ペースメーカー電位）．

　さて，洞結節に自発的に生ずる脱分極が発火レベルに達すると興奮が起こり，この興奮が心房壁を伝わって房室結節から刺激伝導系に伝達されると，心臓全体に一定の電位変化が起こることになる．この興奮は必ずしも1つの方向ではなく，心臓を包むように立体的で，その持続時間も場所によって異なっている．

　図II-10・4は心室の電位変化を模型的に示し

図II-11 心臓周期に伴う変化

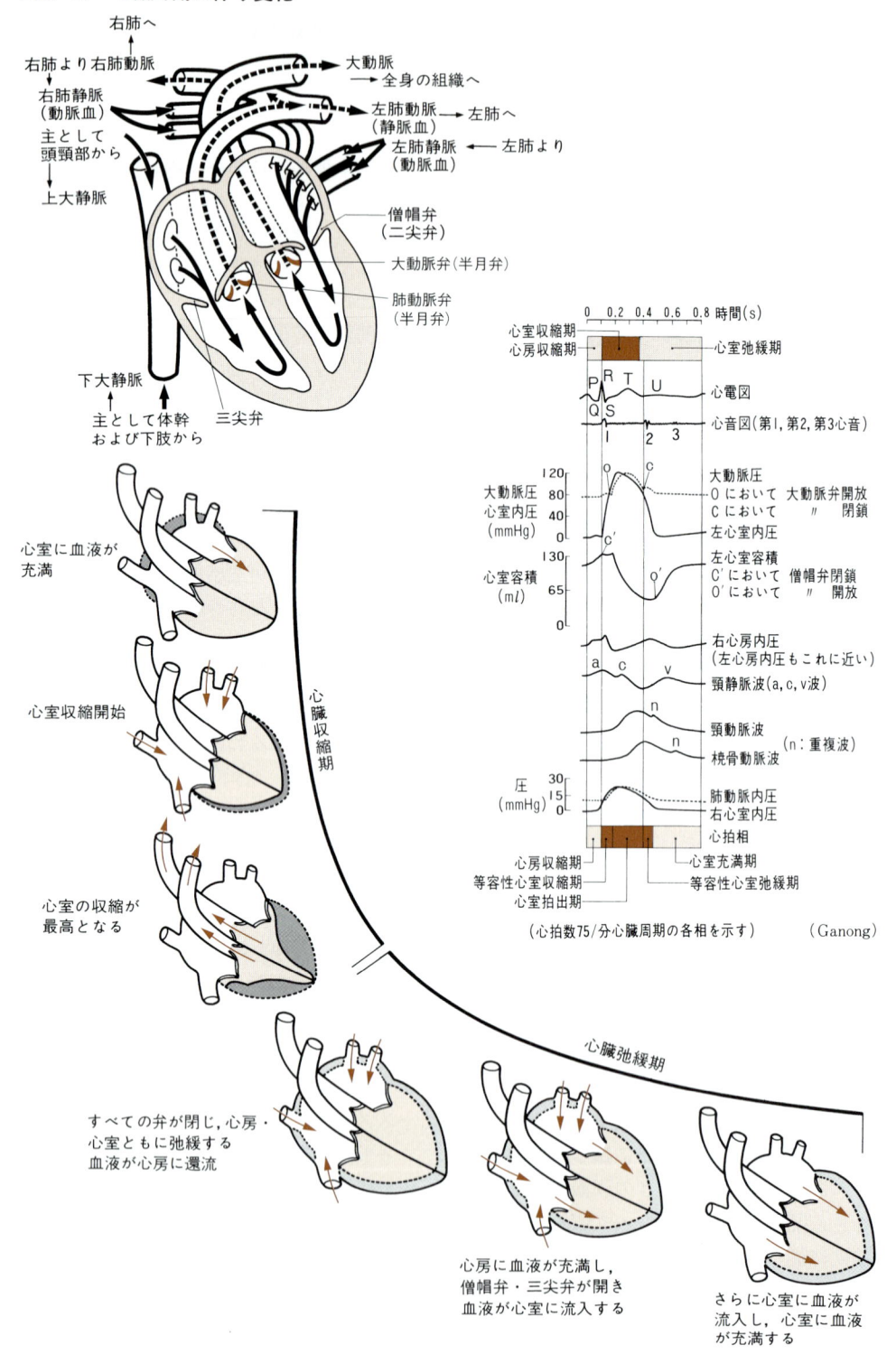

右肺へ
右肺より右肺動脈
右肺静脈（動脈血）
主として頭頸部から
上大静脈
大動脈 → 全身の組織へ
左肺動脈（静脈血） → 左肺へ
左肺静脈（動脈血） ← 左肺より
僧帽弁（二尖弁）
大動脈弁（半月弁）
肺動脈弁（半月弁）
下大静脈
三尖弁
主として体幹および下肢から

心室に血液が充満

心室収縮開始

心室の収縮が最高となる

心臓収縮期

すべての弁が閉じ，心房・心室ともに弛緩する血液が心房に還流

心房に血液が充満し，僧帽弁・三尖弁が開き血液が心室に流入する

さらに心室に血液が流入し，心室に血液が充満する

心臓弛緩期

時間(s) 0　0.2　0.4　0.6　0.8
心室収縮期
心房収縮期
心室弛緩期

P R T U
Q S
心電図
1 2 3
心音図（第1，第2，第3心音）

大動脈圧
心室内圧
(mmHg)
120
80
40
0
大動脈圧
Oにおいて 大動脈弁開放
Cにおいて 〃 閉鎖
左室内圧

心室容積
(ml)
130
65
0
左心室容積
C'において 僧帽弁閉鎖
O'において 〃 開放

右心房内圧（左心房内圧もこれに近い）
a c v
頸静脈波(a, c, v波)
n
頸動脈波
n
橈骨動脈波 (n：重複波)

圧
(mmHg)
30
15
0
肺動脈内圧
右心室内圧

心拍相
心房収縮期
等容性心室収縮期
心室拍出期
心室充満期
等容性心室弛緩期

（心拍数75/分心臓周期の各相を示す）　　(Ganong)

たもので，その総合的電位変化として心臓の縦軸（第2誘導）における変化を示したのが図II-10・2の下の心電図曲線とその平均時間経過である．すなわち，P波は心房の脱分極，QRSは心室の脱分極，T波は心室の再分極によるものと考えられている．なお，図II-10・3は第1誘導（右手一左手），第2誘導（右手一左足），第3誘導（左手一左足）の心電図から，そのヒトの心臓における電気軸を推定したもので，アイントーベンの三角とよばれる．

なお，このほかに単極四肢誘導，単極胸部誘導などを計測し，総合的な判断によって，心房および心室の拍動数，リズムの変化，不整脈の種類，刺激伝導系の障害，さらには心筋細胞の障害部位とその程度などを推察することができる．

5）心臓の周期と種々の生理機能　　（図II-11）

(1) 心周期とその分類

心臓が1回収縮し弛緩する期間を心周期といい，心拍動 heart beat が行われる．すなわち心房収縮期，等容性心室収縮期，心室（急速）拍出期，等容性心室弛緩期，心室（急速）充満期に分けられ，図II-11の左図にその経過を模式図的に示した．

(2) 心臓の収縮と弛緩の経過　　（図II-11）

まず，心房の収縮によってその内圧の上昇をみるが，大静脈口には弁がないので，その圧も上昇する．次に心房から心室に房室弁を介して血液が流入し，これに続き心室の収縮が起こる．心室の収縮開始によって心室内圧が上昇して房室弁が閉じ，さらに内圧が高まると大動脈内の圧を超え大動脈弁が開口して血液が大動脈に送り出される．この間，房室弁と大動脈弁の双方が閉じている時期が等容性収縮の期間である．なお，大動脈に勢いよく血液が拍出される時期が心室拍出期で，このときには総頸動脈にも血液が流出するために頸動静脈部に脈波を生じる．

血液が大動脈に拍出されたあと，大動脈弁が閉じるまではゆっくりした血液が大動脈へ向かい，その血流量が低下し，心容積も減少していく．次いで大動脈弁が閉じると心室筋の弛緩が始まり，心室内圧が心房内圧より低くなっていく．この間房室弁が開くまでを等容性弛緩期という．弛緩期

が終わり，心房内圧が高くなると心房から血液が流入する心室充満期になる．当然，それ以前に大静脈からの血液が心房に流入して心房内圧が高まって房室弁が開き，心室充満期に移行するわけである．この心周期に伴う心内圧，心容積，大動脈圧，種々の脈波などの変化を心電図，心音図などと対応して描いてあるのが図II-11の右図である．

6）心拍動リズムの異常——不整脈

正常のヒトの心臓収縮のリズムは，洞結節から自動的に比較的規則正しい自発的興奮（正常洞調律 normal sinus rhythm）が起こり，前述のように刺激伝導系を伝播して心拍動が行われている．正常成人で毎分60〜80回，心電図波形の上からはR-R間隔が0.12秒以上0.20秒以下の変動，P-P間隔が0.16秒以上変動しない．睡眠中には洞性徐脈となり，60回/分以下になることがあり，情動の変化，発熱，運動などによって洞性頻脈となり，100〜160回/分となることがある．

この比較的規則正しいリズムが何らかの原因によって乱れた場合を不整脈 arrythmia という．不整脈は，心筋を興奮させる刺激が洞結節以外からも発生した場合，あるいはその頻度が異常となった場合などに現れる．

(1) 期外収縮

洞結節からの規則正しい興奮リズムのほかに，他の部位から異所的な興奮が起こり，その作用によっても心収縮が引き起こされる場合を期外収縮 extrasystole という．本来の興奮波の直後に異所的な興奮が起こると，その活動電位の不応期のために次の心拍動が1つ欠けることがあり，この間を代償性休止 compensatory pause という．

また，正常な2個の心臓収縮の間に，本来の収縮を障害せずに心収縮の出現することがある．これを間入性期外収縮という．一般に期外収縮は異所的興奮の発生部位によって次の4つに分類される．

① 洞性期外収縮：本来の洞結節の興奮のほかに，同じ洞結節から他の興奮が生ずる場合，心電図にはほとんど変化がみられない．

図II-12 心音と心電図

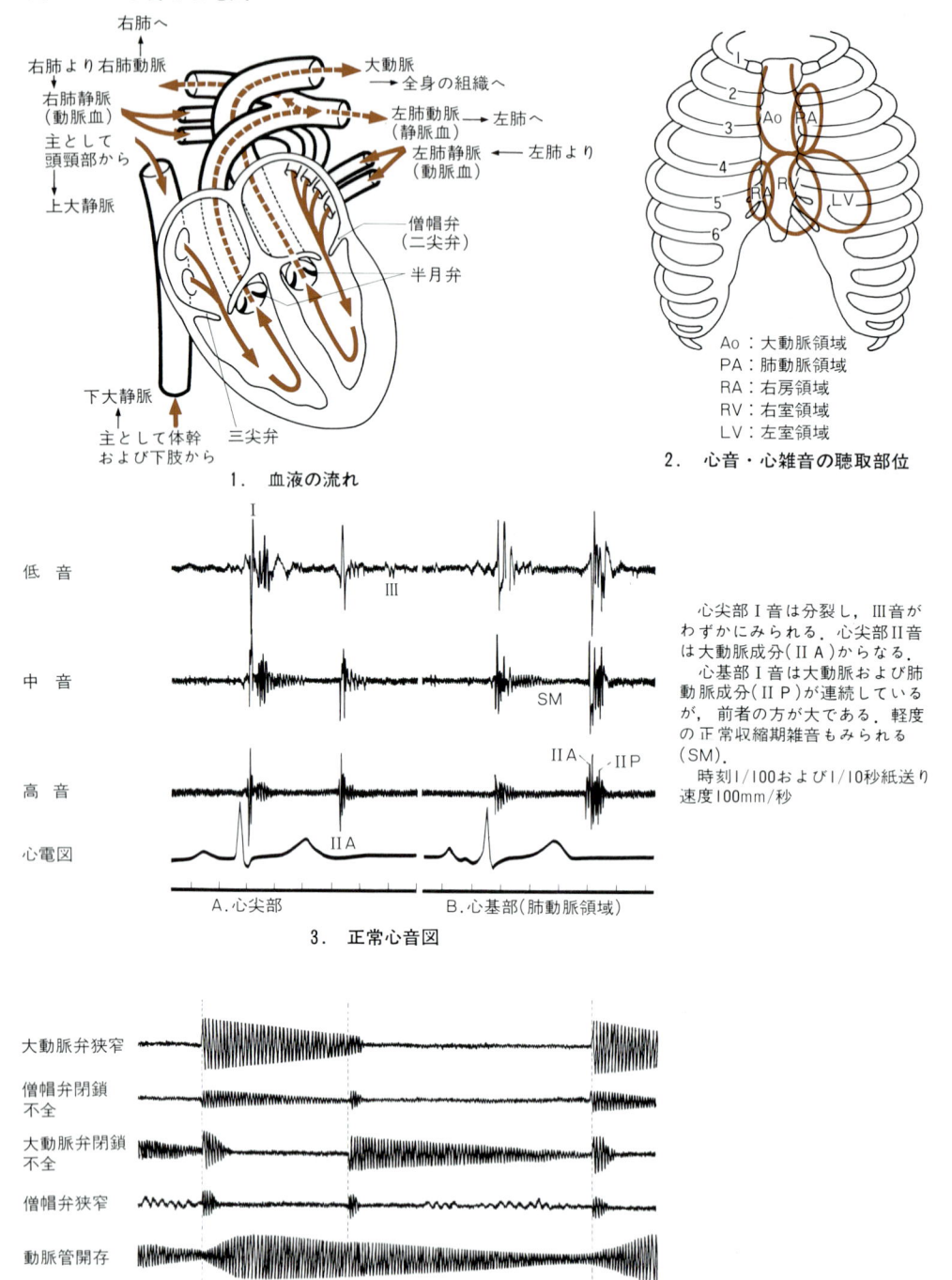

1. 血液の流れ

右肺へ / 右肺より右肺動脈 / 大動脈 → 全身の組織へ / 右肺静脈（動脈血）/ 左肺動脈 → 左肺へ / 主として頭頸部から / 左肺静脈（動脈血） ← 左肺より / 上大静脈 / 僧帽弁（二尖弁）/ 半月弁 / 下大静脈 / 主として体幹および下肢から / 三尖弁

2. 心音・心雑音の聴取部位

Ao：大動脈領域
PA：肺動脈領域
RA：右房領域
RV：右室領域
LV：左室領域

3. 正常心音図

低音 / 中音 / 高音 / 心電図
I, III, SM, IIA, IIP
A. 心尖部　　B. 心基部（肺動脈領域）

心尖部I音は分裂し、III音がわずかにみられる。心尖部II音は大動脈成分（IIA）からなる。
心基部I音は大動脈および肺動脈成分（IIP）が連続しているが、前者の方が大である。軽度の正常収縮期雑音もみられる（SM）。
時刻1/100および1/10秒紙送り速度100mm/秒

4. 正常および各種心疾患の心音図

大動脈弁狭窄
僧帽弁閉鎖不全
大動脈弁閉鎖不全
僧帽弁狭窄
動脈管開存

拡張期 / 収縮期 / 拡張期 / 収縮期

(Guyton)

② **心房性期外収縮**：洞結節以外の心房から異所的興奮が生ずる場合で，P波の変形，PQ間隔の異常がみられるが，一般にQRS波，T波の変形がみられない．異所的興奮の出現時期によって代償性休止をみることがある．

③ **房室結節性期外収縮**：房室結節の付近，ヒス束などから異所的興奮が起こる場合で，P波がT波のあとにみられたり，QRS波に含まれたり，陰性P波などをみることがある．

④ **心室性期外収縮**：心室筋から異所的興奮が起こる場合で，その部位にもよるが一般にQRS波，T波の著しい変形がみられる．普通，散発性で代償性休止をみるが，心尖部近くで異所的興奮が起こるとQRS波の変化がみられなかったり，まったく逆の波形となることもある．なお，洞結筋からの正常な興奮と心室からの興奮が規則正しく繰り返されるのが2段脈，3段脈である．

心室性期外収縮が本来の収縮直後に起こると，心室内に血液が充満しないうちに拍出する結果となり，脈拍が弱く心音も弱くなる．心室性期外収縮では，一般に代償性休止後，正常のリズムにかえるのが常であるが，多量に発生すると末梢循環に種々の異常を生ずる恐れがある．

(2) **その他の不整脈**

前述の期外収縮のほかに，心房と心室の伝導障害による房室ブロック（A-V block），ヒス束の伝導障害による脚ブロック，発作性頻拍などがあり，心房の興奮出現間隔が異常に早くなった場合は心房粗動，さらに早くなると心房細動となる．このような状態になると血液を十分に拍出できなくなる危険がある．なお，心電図波形にも規則性がなくなり，相当危険な状態となる．

7）**心 音**　　　　　　　　　　　　（図II-12）

図II-12・1，2にみられるように，心臓のある左前胸壁に聴診器や耳を当てると，心臓の拍動に伴って心音 cardiac sound を聞くことができる．これは心臓の収縮，拡張に伴う房室弁（二尖弁：僧帽弁，三尖弁）および半月弁（大動脈弁，肺動脈弁）の閉鎖や心筋の収縮などによるものである．図II-12・3に示してあるように，第I音は低く鈍い音で，心臓の収縮に際し筋緊張が増加して振動することと，大動脈への血液流出に伴う大動脈基底根部壁の振動および房室弁の閉鎖によるものと考えられている．第II音は高く鋭い音で，心室弛緩期のはじめに半月弁が閉じるために生ずる．したがって動脈血圧が高くなれば第II音も高くなる．さらに心音計でみると第III音が記録される．これは血液が心室内に急速に流入してくるための心室筋の振動によるものといわれる．また，第IV音は心室弛緩期の終わり，心房の収縮に際して記録されることがある．心房音ともいわれ，心房の収縮によって血液が心室に流入し心室筋を振動させるためと考えられている．

心弁膜の障害，先天的な心中隔の欠損あるいは動脈管開存症などにおいて心臓内血流が変化すると，心音の異常，心雑音などが聴取される（図II-12・4）．

8）**心拍動を調節する仕組み**

心臓は自動性をもち，自発的に拍動している．しかし，他の諸臓器と同様に自律神経の支配を受け，さらに種々の心臓反射による調節も受けている．また，種々のホルモンによる体液性調節も行われている．

すなわち，交感神経の興奮は心拍動数の増加，興奮伝導速度の促進，収縮力増強と興奮性の上昇など心機能を促進させるように働き，一方，副交感神経の緊張はその逆に作用して心機能を抑制する．この平衡が保たれることが一定の心臓機能を営むうえの基礎となる．

なお，このほかに，心房反射（ベインブリッジ Bainbridge 反射），大動脈反射，頸動脈洞反射，感覚刺激による反射，大脳皮質からの影響，頸動脈小体反射など多くのいわゆる心臓反射によって，心機能が正常に維持されているわけである．また，アドレナリン，ノルアドレナリン，甲状腺ホルモン，副腎皮質ホルモンなど多くの体液性の調節によっても統御されている（これらの機能の詳細については「図説・からだの仕組と働き」を参照）．

9）**心拍出量**　　　　　　　　　　　（図II-13）

種々の運動を行い，体内のことに筋肉が多くの

図II-13 心拍数と心拍出量

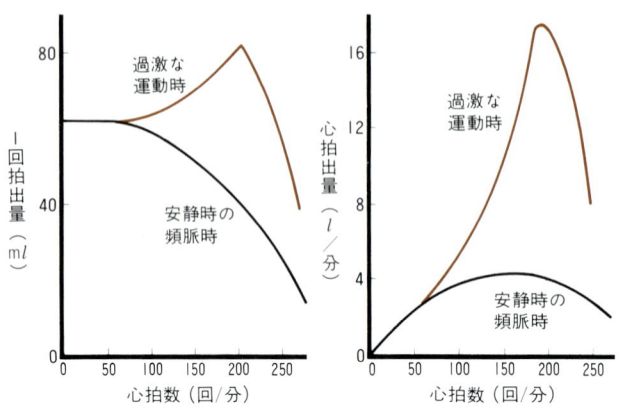

1. 安静時と過激な運動時における心拍数と拍出量との関係
(Selkurt)

2. 心拍出量の変動

1. 心拍出量の変化のない場合
   睡眠, 気温の軽度な変化
2. 心拍出量の増加
   情動不安および興奮(50～100%)
   摂食(30%), 気温の著しい上昇
   運動(～700%), 妊娠(後期)
   アドレナリン投与時, ヒスタミン投与時
3. 心拍出量の減少
   臥位より座位(20～30%)
   高頻度不整脈
   心疾患

図II-14 血圧と心臓血管系の構成

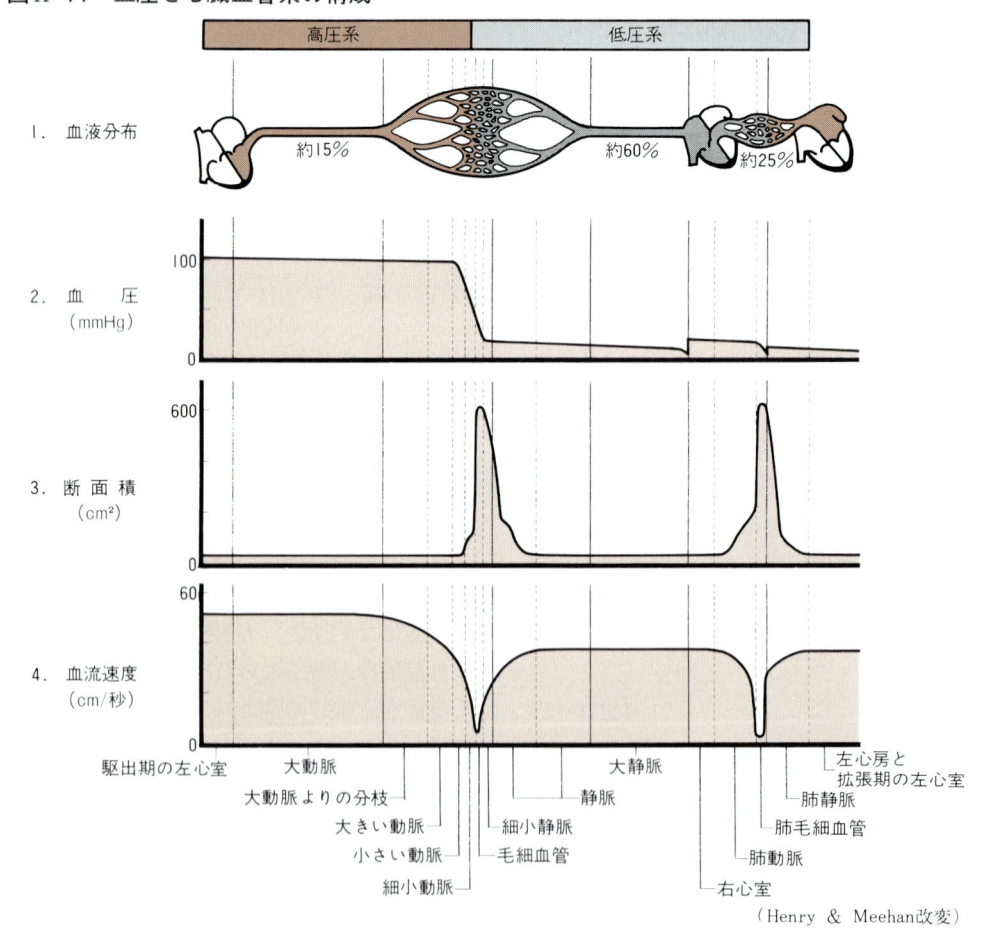

高圧系 / 低圧系

1. 血液分布 — 約15%, 約60%, 約25%
2. 血圧 (mmHg)
3. 断面積 (cm²)
4. 血流速度 (cm/秒)

駆出期の左心室／大動脈／大動脈よりの分枝／大きい動脈／小さい動脈／細小動脈／毛細血管／細小静脈／静脈／大静脈／右心室／肺動脈／肺毛細血管／肺静脈／左心房と拡張期の左心室

(Henry & Meehan改変)

血液を要求する場合，心拍数の増加と心拍出量 cardiac output の増量によってそれをまかなうことになる．心拍出量とは左右心室の収縮によって肺動脈および大動脈に駆出される血液量をいい，後者のほうが約1％ほど多い．1回の心収縮により駆出される量は約60～80 ml で，これを1回拍出量 stroke volume という．これを1分間に換算したものを分時(毎分)拍出量といい，安静時の成人で5～6 l にも達する．分時拍出量は，体表面積にほぼ比例するといわれ，平均3.5 l/分/m² ぐらいで，心拍出係数 cardiac index として用いられる．この係数が2.0 l 以下，5.0 l 以上の場合，異常として検査が必要となる．なお普通，心臓内に存在する血液量は約600 ml 程度であるが，スポーツ心などではこれが多くなり，1回拍出量が100 ml 以上にも達することがある．

心拍出量に影響を与える因子としては，心臓への血液流入圧，心室筋の伸展性，心筋の収縮力，動脈圧，心拍数などがあげられ，いわゆる心筋の特性が大きな要因となる．なお，心拍出量に変化を与える状態としては，図II-13・2の表に示したようなことがあげられる．

また，心拍数と1回拍出量，分時拍出量との関係を，安静時と過激な運動時とを対比して図II-13・1に示した．

2. 血 圧

1）血圧とは　　　　　　　　　　　（図II-14）

(1) 最大・最小血圧の決定因子

血圧 blood pressure とは，文字どおり血管内血液の流圧を意味しているが，その流圧は図II-14に示すように，大循環系では動脈→毛細血管→静脈にいくにしたがい減少している．すなわち，この流圧は，そこを流れる血液の流量と血管の抵抗によって決められる．すなわち，

　　血圧＝心拍動のエネルギー(心拍出量)×末梢血
　　　　　管の抵抗(血管壁の弾性，血管の収縮拡張
　　　　　状態および血液の粘性)

と考えればよい．大別すれば心拍出量が最大血圧決定の要因となり，末梢血管の抵抗が最小血圧決定の要因となる．

(2) 血圧の測定

この末梢血管の抵抗を構成する血管壁の弾性は，加齢，動脈硬化などによって変化するが，青少年では一般にあまり変化がなく，また血液の粘性もよほど特殊な条件でないと変化しないため，一般の生活状態では，末梢血管の収縮拡張状態が血圧を決定するもっとも大きな要因となる．この調節を行っているのが自律神経系で，交感神経優位になれば末梢血管が収縮して血圧の上昇を招き，副交感神経優位では血圧が低下することになる．一般に流体が管内を流れるときの全圧力Pはベルヌーリー Bernoulli の定理が当てはまり，Pは側圧と速度成分との積となる．実際にPは心拍動のエネルギーに由来し，血管壁に側圧を与え，血液のエネルギーに由来し，血管壁に側圧を与え，血液の流れをつくっているわけである．

したがって，実際に血圧を測定する場合には，血流速度を一定として皮膚の上から血管に圧力を加え，血流を止めるに要する圧力，すなわち動脈の側圧とその周囲組織の抵抗を加えたものを測定して血圧と称しているのである．

なお，普通，血圧といった場合には動脈血圧を指し，静脈内の圧は静脈圧として分けなければならない．

2）最大血圧，最小血圧，平均血圧　（図II-15）

心臓が収縮して血液が大動脈に押し出されたとき心拍出量が最大となり，当然，その圧力も最大となる．このときの血圧を最大血圧（最高血圧，収縮期血圧）といい，これに対し，心臓拡張期には動脈中の血液量が最小となり，血圧も最小となる．この血圧を最小血圧（最低血圧，拡張期血圧）という．そして，この最大・最小血圧の差が脈圧である．

図II-15に示すように，心臓が収縮して血液が押し出されることを水道にたとえれば，蛇口をいっぱいに開いたときが最大血圧に相当しよう．次に心臓の弁が閉じ，心臓に血圧が溜まるまでの間は蛇口が閉じていることになる．水道では完全に水が止まってしまうが，心臓の場合には押し出さ

図II-15 最大血圧と最小血圧

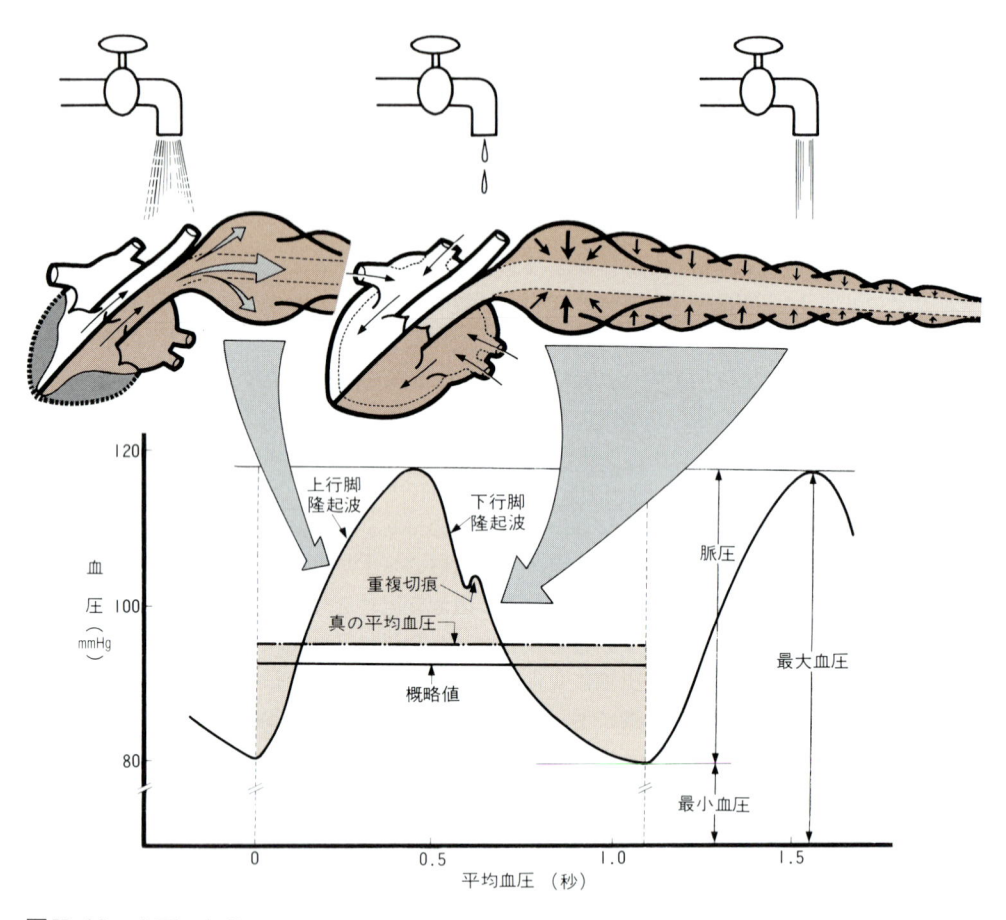

図II-16 血圧の年齢による変化

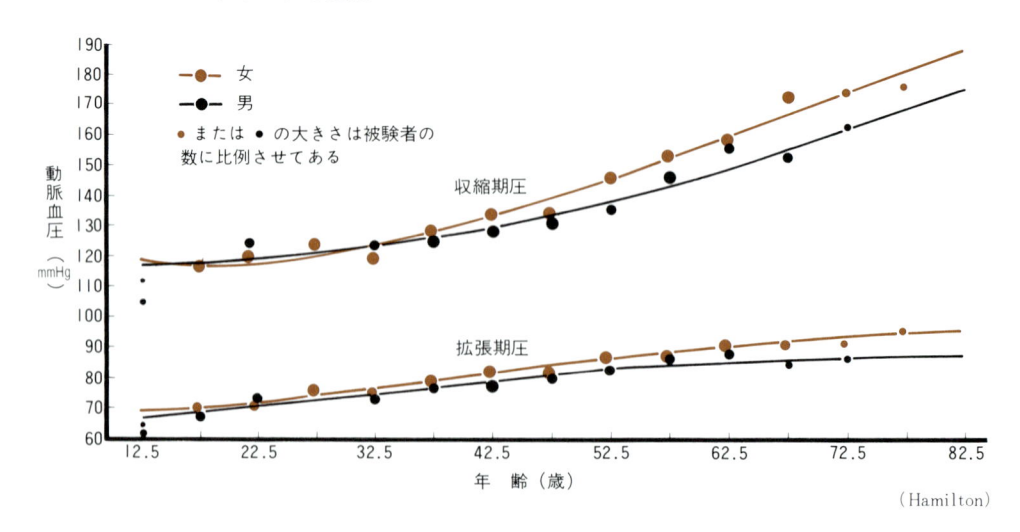

(Hamilton)

れた血液によって大動脈，その他の動脈が拡張し，心臓からの送血がなくても動脈壁の元に戻ろうとする弾性，復原性によって血管内圧力が維持される．したがって，前述のように最大血圧の決定因子が心臓の力と送血量，最小血圧のそれは末梢血管の抵抗に依存していることになる．ことに最小血圧の上昇は心臓自体の血管（冠状動脈），腎臓，脳などの血管抵抗も上昇していることを意味するもので，ことに重要視されるのである．

なお平均血圧とは，図からもわかるように，単なる算術平均というのではなく，1回の心拍動期間におけるおのおのの血圧の平均という意味で，次式によって算出される．

$$\text{平均血圧} = \frac{\text{最大血圧} - \text{最小血圧}}{3} + \text{最小血圧}$$

$$= \frac{\text{脈圧}}{3} + \text{最小血圧}$$

3）血圧の正常範囲　　　　　　　（図II-16）

血圧は，年齢，性，各個人によって大きな差があり，そのヒトの真の正常値を知ることはなかなかむずかしい．そのヒトにふさわしい血圧とは，青年時代の血圧と自分の年齢層の血圧の平均との中間値ぐらいが妥当とされている．

一般に，最大血圧は新生児で 60 mmHg，1 歳前後で $80 + 2 \times \text{年齢}$，20 歳でおよそ 120 mmHg，20 歳以後では $120 + \frac{\text{年齢} - 20}{2}$ を標準とし，その ±10 mmHg を正常範囲としている．最小血圧は成人で 70〜85 mmHg，脈圧は 45〜55 mmHg ぐらいが適当と考えられており，したがって，最大：最小：脈圧の比がほぼ 3：2：1 の割合ぐらいがよいとされている．平均血圧は男子で 90〜110 mmHg，女子で 80〜100 mmHg ぐらいである．

普通，最大血圧 150 mmHg 以上，最小血圧 100 mmHg 以上を高血圧，最大血圧 100 mmHg 以下を低血圧とよんでいる．

なお，血圧の男女別・年齢的変化を図II-16 に示した．

4）動脈血圧を決定する因子　　（図II-17，18）

心臓の機能は，前述のように，自律神経系および種々の心臓反射によって自動的に調節されている．この関係を簡単に示したのが図II-17 である．もちろんこの心臓機能が動脈血圧の決定，ことに最大血圧に対する大きな要因となっていることはいうまでもない．そこで，血圧に影響する因子を心臓機能に関するものと，末梢血管抵抗に関係するものとに分けて図示したのが図II-18 である．

(1) 心臓機能に関係する因子　　　（図II-18）

心臓から拍出される血液量が動脈血圧の原動力となる．すなわち，動脈血圧に対してすべての心臓機能の集約された結果が分時拍出量と考えればよい．したがって，図のように，全血液量の増加，静脈還流量の増加，静脈容積の減少などは，心室への血液流入量を増大させ，心室の圧力を上げ，心拡張期の容積を増大させるために1回心拍出量を増加させることとなる．また，交感神経の緊張，アドレナリンなどの作用は心室駆出能力を増大させて1回心拍出量を増加させる．当然，心拍数が増加すれば分時拍出量が増大するわけで，これらの因子はすべての心臓からの駆出血液量の増大につながり，最高血圧の決定因子となる．

(2) 末梢血管抵抗に関係する因子　（図II-18）

一方，末梢血管の収縮，拡張状態は，その末梢血管内に包含される血液量を変化させるとともに，血流抵抗に影響を与えることになる．したがって，交感神経の緊張によって末梢血管が収縮すれば血液が大血管のほうへ移行し，血液の絶対量が少なくなるとともに血管抵抗の増大をきたし，血圧ことに最小血圧を上昇させる要因となる．

5）血圧を左右する生理的状態

正常時に血圧を左右する因子としては，次のようなことがあげられる（詳しくは「図説・からだの仕組と働き」を参照）．

① **体位**：血圧は重力による影響を受け，体位によって変動する．最大血圧は臥位，坐位，立位の順で低下し，最小血圧は逆に高くなる．

② **体格**：普通の方法では腕の太いヒトは高く，細いヒトは低く測定される傾向にある．

③ **性**：一般に男子のほうが 5〜10 mmHg ほど低い．

図II-17 心臓の神経支配と心臓反射

図II-18 動脈血圧を決定する因子

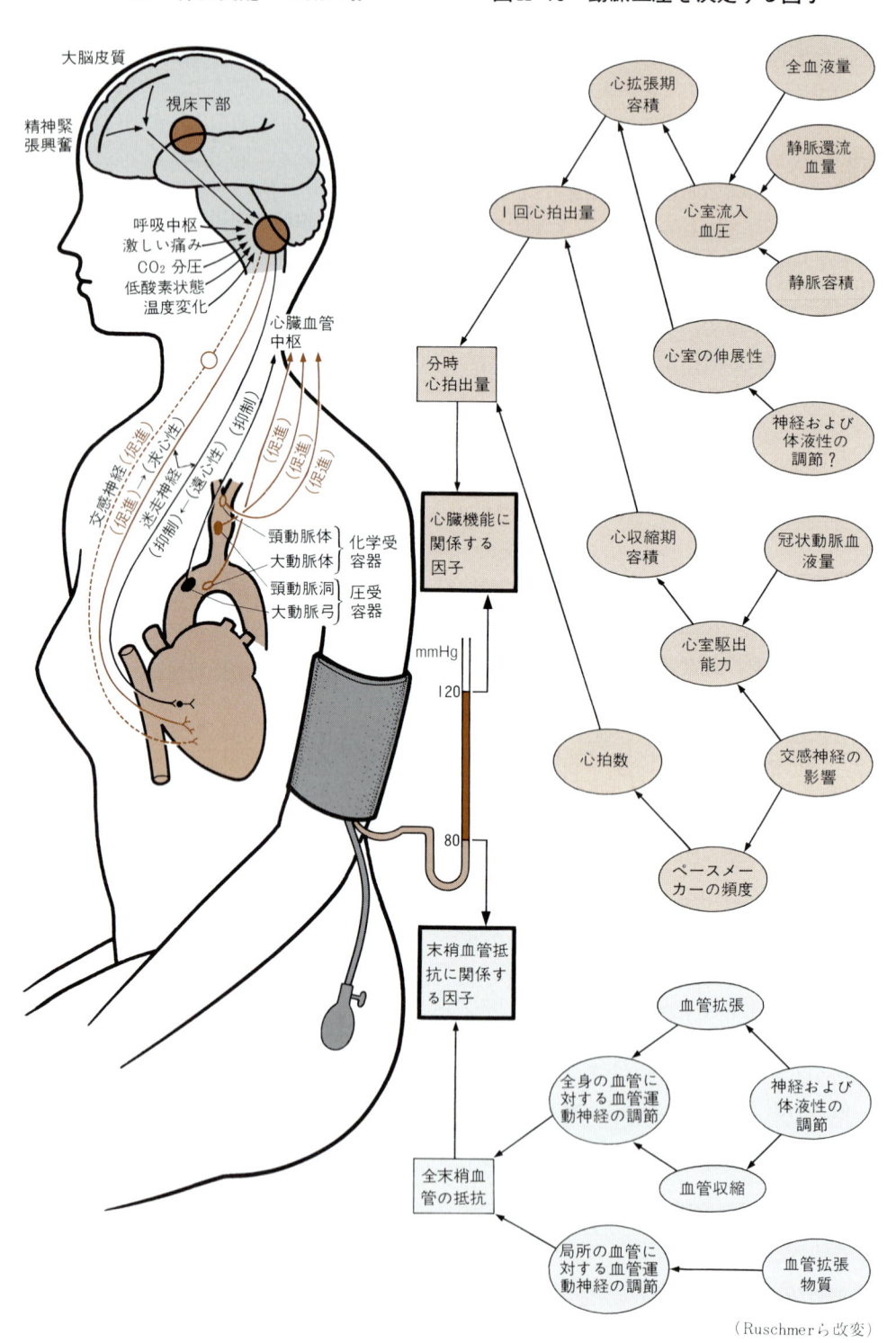

(Ruschmerら改変)

④ 日差：夜間睡眠中が低く，午前は午後よりやや高い．食事，活動状態によって変化する．
⑤ 気温：暖かいと下降し，寒いと上昇する．末梢血管の収縮拡張状態による．
⑥ 入浴：湯の温度が適温ならば入浴中はやや低くなる．
⑦ 食事：食後60分ぐらいの間上昇する．
⑧ 精神的興奮：激しい情動の変化によって上昇する．
⑨ 運動：運動の量，強度，鍛練の度などによって異なるが，一般に最大血圧が上昇し，最小血圧は不変かやや下降する．

6) 高血圧を招来する因子

仮にからだの素質的な内因子と，血圧を調節する外因子とに分ければ，次のようなことが考えられる．

(1) 内因子

遺伝的素因があり，両親あるいは片親が高血圧性疾患の場合，その子の50〜80％近くが高血圧になるといわれる．また，肥満状態や何世代にもわたる食塩の過剰摂取もその要因となる．

(2) 外因子

血圧を調節する自律神経系，血管の反応性，さらにはカテコールアミン，レニン・アンジオテンシン・アルドステロン系，プロスタグランディンなどが考えられている．

7) 血圧を調節する仕組み　　　（図II-19）

前述の血圧を決定する因子すべてに関係する仕組みが，すべて血圧を調節する因子となる．

(1) 神経性の調節　　　　　　　　（図II-19）

心臓の刺激伝導系がその基本となり，神経性の調節機構としては，まず，自律神経系による拮抗支配が問題となる．すなわち，交感神経の緊張は心機能を亢進させるとともに，末梢血管を収縮させて血圧を上昇させる．副交感神経は拮抗的に作用して，むしろ血圧を下げるように働いている．また，延髄にある心臓血管中枢が関与する心房あるいは大動脈，および頸動脈洞などの圧受容器による心臓反射によって心拍出量や心拍数が調整され，結果的に血圧が調節される．

(2) 体液性の調節　　　　　　　　（図II-19）

まず，交感神経の興奮により副腎の髄質からアドレナリンおよびノルアドレナリンが分泌され，前者は心臓機能を促進させるとともに一部の末梢血管を収縮させ，後者は全身の末梢血管を収縮させて血圧を上昇させる．また，血圧の下降があると図II-19のように腎糸球体の旁糸球体装置からレニンが分離され，これが血中のα2-グロブリンに作用してアンジオテンシンIを遊離させ，さらに血中の転換酵素によってアンジオテンシンIIに変化し，血圧を上昇させるように働くとともに，副腎皮質を刺激してアルドステロンを分泌させる．このアルドステロンは腎尿細管におけるNaの再吸収を促進させ，それに伴う水分再吸収量の増大によって間接的に血液量を増加させ，血圧を上昇させるように働いている．

そのほか，ブラジキニン，カリクレイン，プロスタグランディン，抗利尿ホルモンなどが末梢血液循環に対して直接あるいは間接的に種々の影響を与えている．

(3) その他

① 体液電解質因子：血管の緊張を決める要素として，血管壁の水分，電解質の組成，量などがある．ことにカルシウムイオン，カリウム，無機リン，間質液の浸透圧などが影響する．

② 血管壁の弾性：前述のように血圧を決定する大きな要因であり，動脈硬化のようにその弾性が低下すれば血圧が上昇する．

③ 血液の粘性：血液の粘性の上昇は，血管内血流の抵抗を増大させ，必然的に血圧の上昇をきたさせる．

④ 血液量：一定容積の心臓血管系に一定量の血液が循環しているわけで，貯蔵血液あるいは静脈内血液貯留などによる調節能力を超えれば，当然，血圧を上昇させる傾向になる．

これらの主なものを図II-19に模式図的に示した．血圧の調節という1つの生理機能が，多くの

図II-19 血圧調節の仕組み

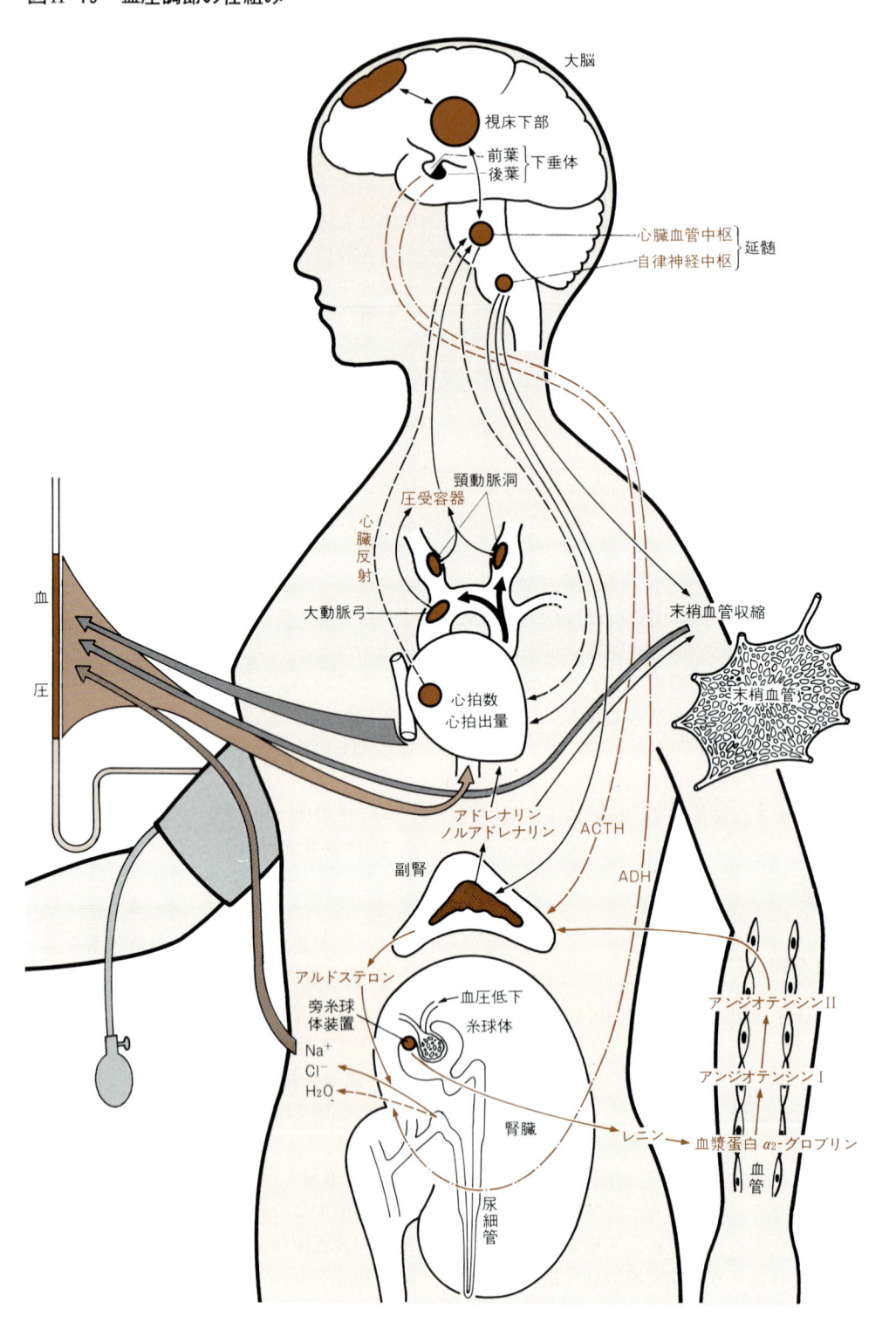

ホルモンや自律神経，心臓反射など，種々の調節機能により，からだ全体として総合的な調節の行われていることがわかるであろう．

8）脈拍

浅在性の動脈を手で触れると拍動を感じる．これを脈拍 pulse, heart rate といい，心臓の収縮によって拍出された血液が血管壁を拡張し，その弾性によって振動する波が末梢に向かって伝播される．これを脈波という．この伝播は血流とは無関係で，末梢にいくほど速くなる．脈拍数は心拍数と一致するが，正常より多いものを頻脈，少ないものを徐脈，また硬く触れるものを硬脈，軟らかいものを軟脈といい，血圧の高さ，動脈の弾性などが関係する．

大きくしっかりしたものを大脈，細く弱いものを小脈といい，脈拍の振幅，脈圧に関係する．また，速度によって速脈，遅脈，リズムが乱れたものを不整脈といい，規則的な脈がときどき欠如したときを脈の結滞という．このように，脈を触れることによって，ある程度心臓循環機能を推定することも可能なのである．

3．血液循環の仕組み

1）血液の流れと血流速度

血液循環の原動力となるものは心臓のポンプ作用で，これによる血液の流れは，左心室→大動脈→組織の毛細血管→大静脈→右心房→右心室→肺動脈→肺毛細血管→肺静脈→左心房となる．

この閉鎖回路の血液の血行動力学的条件としては次のようなことがあげられる．

① 心臓の収縮力と心拍出量：心筋，心弁膜の状態によって変わる．

② 血管系内の循環血液量：毛細血管壁透過性により変わる．

③ 血管系の容積と循環抵抗：血管壁の弾性，収縮拡張状態によって変わる．

その血液速度は，からだの各部位を毎分 5 l の血液が通過するとすれば，血流の平均速度は大動脈でもっとも速く，毛細血管でもっとも遅い．血液量を心臓の分時拍出量で除したものを循環時間というが，成人の全血液量を 4～5 l とし，安静時分時拍出量を 3～5 l とすれば，安静時には平均約 50～60 秒で全身を一巡することになる．しかし，最短距離を通るものはおよそ 27 拍動，時間にして約 23 秒ぐらいで一巡するといわれる．

なお，循環血液量の約 4/5 が体循環に，約 1/5 が肺循環に使われると考えられており，その大部分の時間は毛細血管で費やされる．激しい運動時には，分時拍出量が 20～40 l にも及ぶことがあり，その循環時間は 10～20 秒ということになる．

2）静脈還流 　（図II-20）

図II-20にみられるように，静脈内の血圧（静脈圧）は，中・小静脈に至るとおよそ 6～20mmHg 程度に低下し，右心房では正常でも 1～2 mmHg，あるいは 0，ときには（−）になることがある．したがって，右心房への血液還流には心臓のポンプ作用がほとんど及んでいないと考えなければならない．この静脈還流 venous return の仕組みは，次の機序によるところが大きい．

① 重力の影響（図II-20・2）：頭頸部の静脈内の血液は，重力の影響を受ける．

② 呼吸運動の作用：呼吸運動によって吸気時には胸腔内圧の陰圧がとくに下半身の血液を吸い上げるように作用し，呼息時にも腹圧の上昇によって腹部静脈が圧迫され血流を促進する．

③ 筋肉ポンプ（図II-20・3）の作用：筋肉の収縮によって筋肉の間を通る静脈が圧迫され，血流が促進される．これを筋肉ポンプ muscle pump，あるいは乳しぼりをするときのような感覚から milking action といっている．なお，併走する動脈の拍動によっても静脈が圧迫され，血流が促進される．

④ 静脈弁の作用：上述の静脈の圧迫による血流の促進は，中静脈より太い静脈，ことに上下肢の静脈には半月状の弁があり，血流を一方向にのみ流す作用があるため，より効果的で，逆流することはない．すなわち，血液の静脈還流は筋肉ポンプによる押し上げと，呼吸ポンプによる引き上げによって促進されるわけである．

図II-20 静脈還流

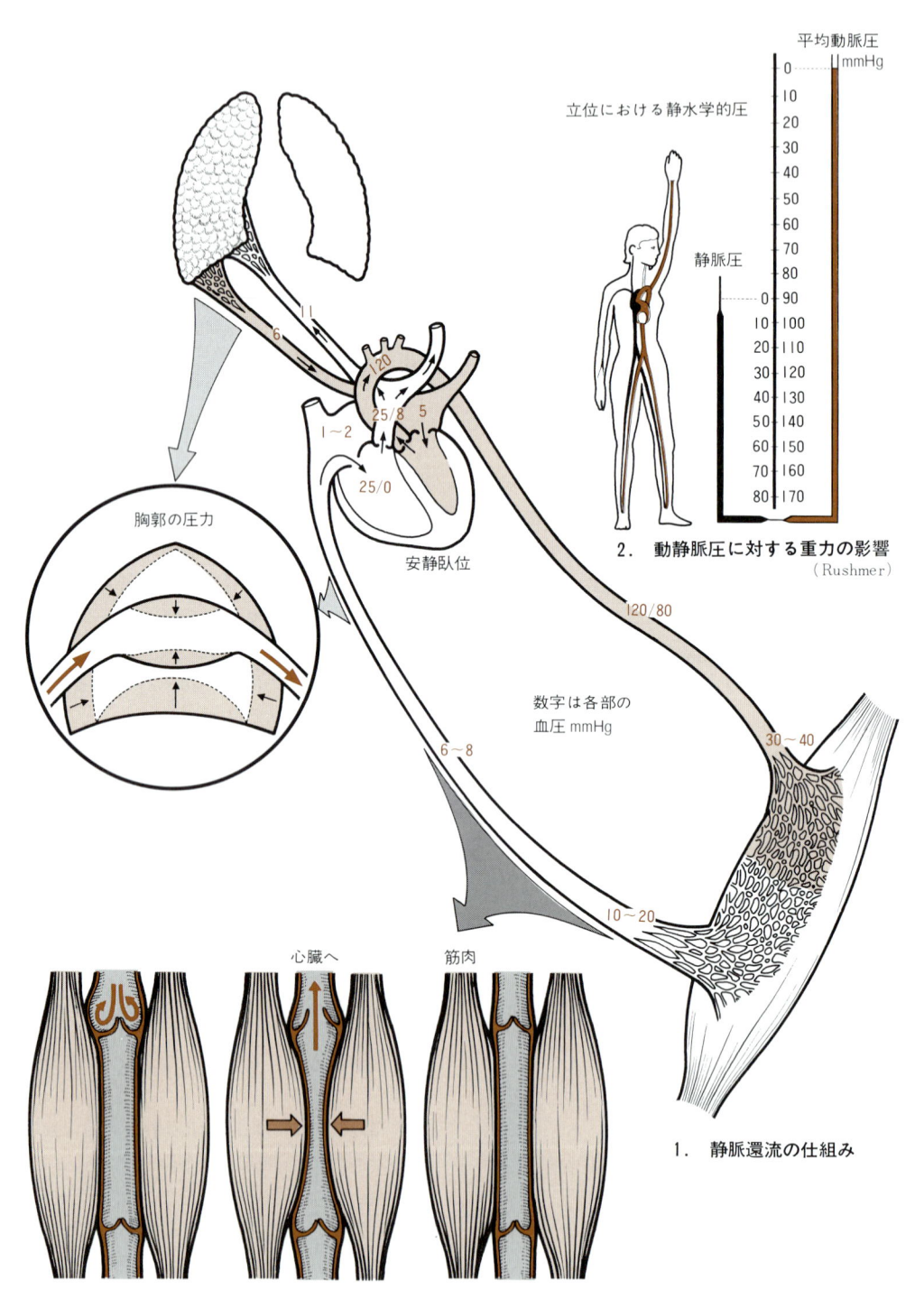

立位における静水学的圧

平均動脈圧 mmHg

静脈圧

胸郭の圧力

安静臥位

2. 動静脈圧に対する重力の影響
（Rushmer）

数字は各部の
血圧 mmHg

心臓へ　筋肉

1. 静脈還流の仕組み

3. 静脈弁と筋肉ポンプ

血液が心臓に還って心室内に充満した時点で，心臓が収縮してこそ心臓のポンプ作用が効果的に発揮されるわけで，心臓に血液を還流することは，血液循環に対して重要な因子である．したがって，運動時には筋および呼吸ポンプの双方がともに促進されるわけで，運動の生理機能に対する効用の1つとして，この血液循環の促進という働きが挙げられるわけである．

4．運動の心臓循環に対する影響

1）運動による心拍数の変動　　（図II-21）

(1) 運動強度と心拍数の関係　（図II-21・1）

運動を始めようとすると，ことに短距離競走などのスタート前に，「用意」などの掛け声によって心拍数の増大することがある．これは大脳皮質からの刺激，あるいは交感神経緊張によるものと考えられている．

次いで実際に運動が開始されると，図II-21・1のように，その運動強度に対応して心拍数が速やかに上昇し，軽度の運動の場合にはある程度増加した後，その運動に適応した心拍数に安定し，定常状態に入る．中等度の運動でも，そのヒトの呼吸循環能が対応しうる範囲内ならば，それらの機能が亢進した状態で定常状態に入りうる．

しかし，激しい運動では運動中上昇を続け，もしその運動がそのヒトの最高心拍数値を超える心拍数を要求するような場合には，その時点でオールアウト all-out に達することになる．

(2) 運動に対応する心拍数の経過──初期増加と二次増加

運動に対応する心拍数の経過は初期増加と二次増加との2つに大別できる．

初期増加の機序としては，交感神経の緊張，運動のための筋収縮によって種々の受容器からの刺激が大脳あるいはいわゆる心臓中枢に伝えられること，また，筋収縮による筋肉ポンプの働きによって静脈還流血液量が増加し，ベインブリッジ Bainbridge 反射など種々の心臓反射を引き起こすために起こる心拍数の増加などが考えられている．

これに対し二次増加の機序としては，心臓周期の収縮および拡張期の双方がともに短縮しているところから，心臓中枢よりの促進神経の刺激，さらにはアドレナリンなどのカテコールアミンによる作用が考えられている．

(3) 運動による心拍数の増加と心臓・血管への負担　　（図II-21・2）

運動による心拍数増加で問題となるものの1つとして，運動と生命あるいは心臓機能に関係する種々の疾病との関連がある．このような意味から運動強度と心拍数との関係をみると，図II-21・2に示したようになる．すなわち，a.は1マイルの一定距離を速度を変えて歩いたときの心拍数，b.は一定の速度で漸次距離を長くして走ったときのそれである．

仮に同じ体重のヒトとして，速度と距離から換算される仕事量を基準とするならば，同じ仕事量でも心臓に対する負担が異なってくることがわかる．したがって，心臓に対する影響を考慮して運動負荷を行うような場合，あるいはからだ全体としてのトレーニングという意味からの運動負荷では，その仕事量を目安として，むしろ距離を変動させて運動負荷量を増減させたほうが，心臓にかかる負担が少なくてすむということもできよう．

(4) 心臓・血管障害に対する運動療法と，その効用　　（図II-21・3～6）

このような見地から，心臓・血管障害による後療法としての運動療法，あるいは全身持久性を目的とするトレーニングなどに当たって，直接生命に関係する心臓機能に対する影響を最小限に止めようとする目的で，その簡単な目安となる心拍数を，ある一定値に規定した運動を負荷しようとする試みが行われてきている．

① 心拍数を規定した運動（図II-21・3, 4）：図II-21・3は，その1つの方法を示したもので，これはトレッドミル走における心拍数を130，150，170拍/分に規定した運動を行わせた場合のピッチ，呼吸数，心拍数およびトレッドミル速度を示したものである．すなわち，その方法として，

図II-21　運動に対する心臓循環系の対応(1)——心拍数

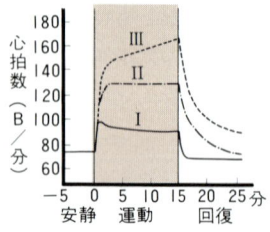

I：軽運動，II：中等度運動，
III：強度運動

1. 運動の強さと心拍数反応
(Brouha)

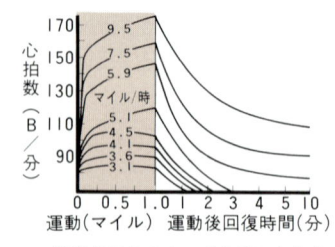

a. 速度を変えて1マイル歩いたときの心拍数とその回復

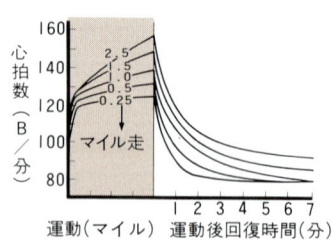

b. 距離を変えて5.5マイル/時の速度で走ったときの心拍数とその回復

2. 運動強度の心拍数の関係
(Leblance)

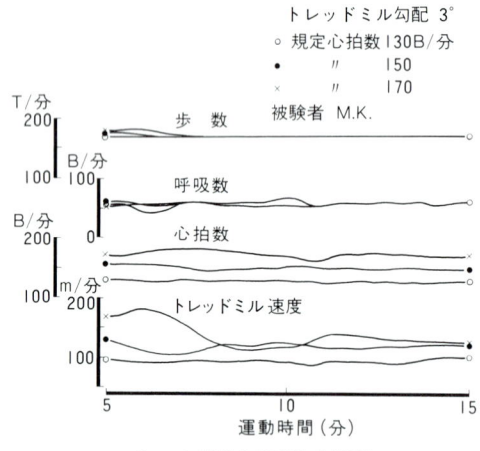

3. 心拍数を規定した運動

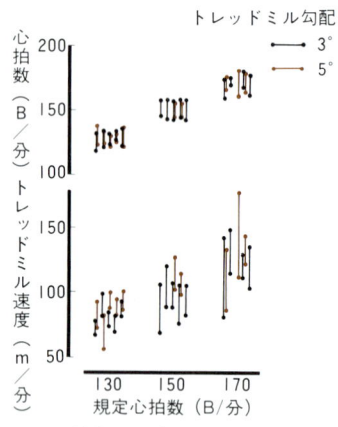

4. 心拍数を規定した運動中における心拍数とトレッドミルとの関係

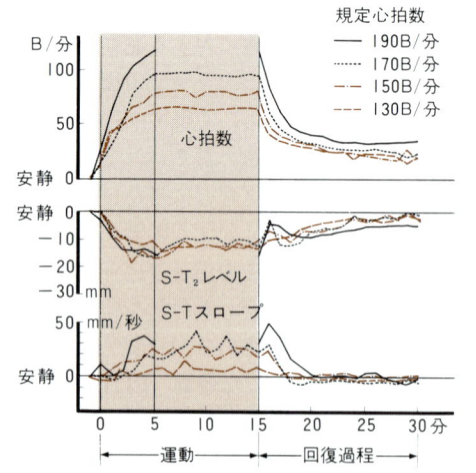

5. 心拍数を規定した運動中におけるS-T_2レベルとS-Tスロープ

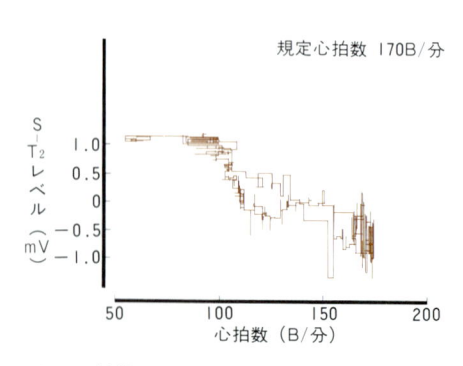

6. 心拍数を170B/分に規定した運動中における心拍数とS-Tレベル

トレッドミル走行中のヒトの胸部双極誘導から心電図を導出して心拍数を算定し，もしこの心拍数が，規定した心拍数と異なるならば，直ちにその値がフィードバックしてトレッドミル速度を調節する方式をとっている．この場合，図Ⅱ-21・4にみられるように，心拍数は規定した値に対して±5～10拍/分の間に保たれ，それを調節するトレッドミル速度は規定心拍数が大きくなればなるほど大きな変動を示している．いいかえれば，トレッドミル速度の変動によって，自動的に，心拍数を，規定したある一定の幅の間に固定することが可能である．

② 心拍数を規定した運動中における $S-T_2$ レベル，S-T スロープ（図Ⅱ-21・5, 6）：図Ⅱ-21・5は，実際に規定した心拍数の推移と，そのときの心電図の変化から，心筋の虚血状態をよく反映するといわれる心電図上の $S-T_2$ レベルおよび S-T スロープの推移を示したものであり，図Ⅱ-21・6は心拍数を170拍/分に規定したときの心拍数を横軸にとり，縦軸に $S-T_2$ レベルをとってその相関をみたものである．

この図Ⅱ-21・6で総括されるように，運動開始によって心拍数が増加するにしたがい $S-T_2$ レベルが下降し，一定心拍数，この場合170拍/分前後になると $S-T_2$ レベルが運動前値より-1.0 mV ぐらい低下した値で推移し，運動終了による心拍数の減少に伴って $S-T_2$ レベルも運動前値に復帰することがわかるであろう．

(5) 運動を負荷したときの問題点

ここで問題となるのは，一般の運動はもちろん，心拍数を規定した運動といえども，運動を行うことが，安静時に比べ，当然のことながら心臓に負担をかけるということである．いいかえれば，運動によってかかるであろう心臓の負担を負担と受け取らず，その心臓の負担を正常の変化として対応していくような心臓の機能を養うことが全身持久性のトレーニングであると考えなければならない．したがって，運動中および運動終了後の心拍数の推移をもって，そのヒトの体力，呼吸・循環機能の指標とする考え方も出てくるわけである．

さて，右上図はラットに長期間運動負荷を行った場合の心筋および毛細血管の変化を模式図的に示したものである．この図にみられるように，運動負荷によって心筋の太さが増し，心臓の形も大きくなり，心機能の増大が予測される．しかし，それらの運動を中止することによる悪影響も常に念頭においておく必要があり，負荷する運動の質と量が問題になるところである．

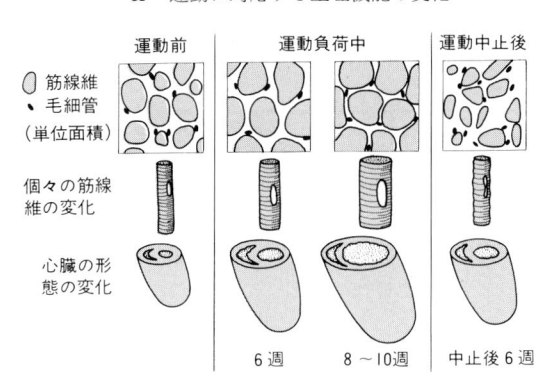

運動負荷後のシロネズミ心筋の模式図

2）運動による心拍出量の変動
　　　　　　　　　　　　（図Ⅱ-22, Ⅱ-23）

心臓は1回の収縮によって，仰臥位安静時で58～75 ml，坐位で52～72 ml，平均60 ml の血液を拍出する．これを1回拍出量 stroke volume といい，これに1分間の心拍数を乗じたものが分時拍出量 minute volume で，安静臥位 3.10～4.23 l，坐位 3.95～4.23 l といわれているが，目安としては 60 ml×70回＝4,200 ml 前後と考えればよいであろう．

(1) 運動による1回換気量と1回心拍出量の変化　　　　　　　　　　　　　　　（図Ⅱ-22・1）

運動を開始すると末梢組織の酸素要求が増加することによって1回心拍出量も増加してくる．この増加の可能性を1回呼吸量の変化と対応して描いたのが図Ⅱ-22・1である．すなわち，心臓が最大に収縮してもなお残留するであろう血液量を基盤として，呼吸量と同様に収縮期および拡張期のいずれにもその予備量を考え，その増大の可能性

図 II-22　運動に対する心臓循環系の対応(2)——心拍出量

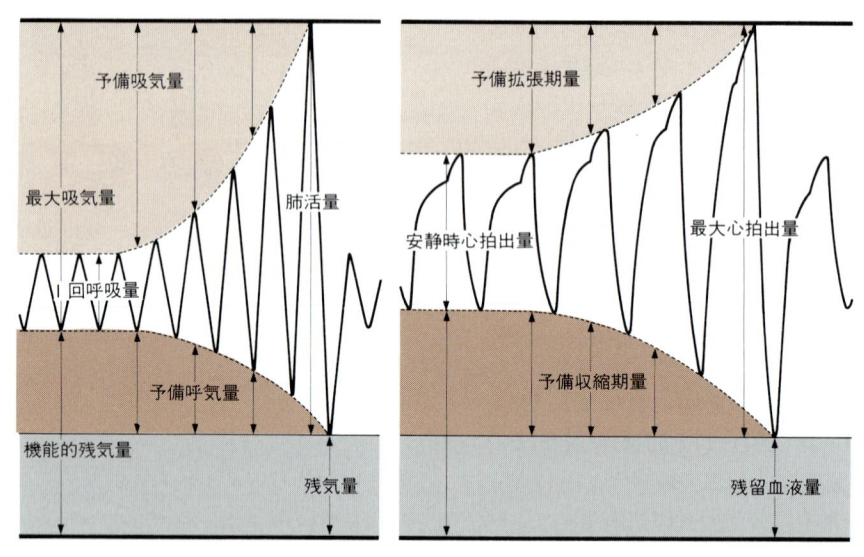

1．安静時と運動時の1回換気量(左)と1回拍出量の模式図　(Brecher & Galletti)

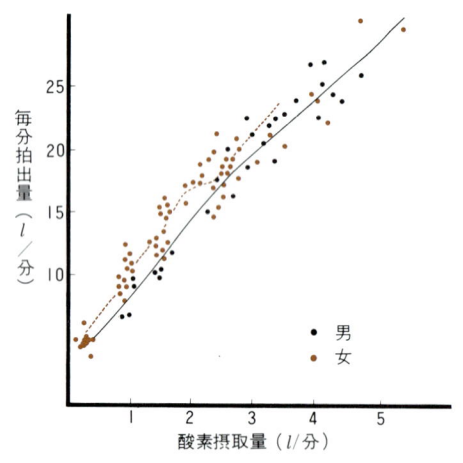

2．酸素摂取量と毎分拍出量　(Ostland)

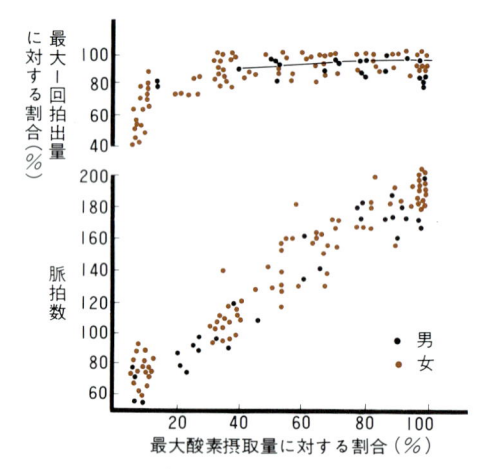

3．運動強度の変化に伴う1回拍出量および脈拍数の増加　(Ostland)

4．心臓許容量と体力

被検者	心臓容積(ml)	心臓重量(推定値)(g)	心臓全体の血液量(ml)	左心室の血液量(ml)	1回拍出量(ml)	左心室収縮期後の残留血液量(ml)
非鍛練者	785	300	485	136	85	51
鍛練者	1,015	350	665	186	85	101
競輪選手	1,437	500	937	262	85	177

(Leindel)

と限界を示したものである．

(2) 心拍出量の増加と酸素摂取量との関係
(図II-22・2)

この心拍出量の増加と末梢組織における活動の指標となる酸素摂取量とは，図II-22・2のように，ほとんど直線的に増加することが知られている．しかし，各個人におけるこの増加の安静時に対する割合は，心拍数の増加に比べはるかに少なく，最大50～60％の増加が限度であるという報告が多い．

(3) 運動強度の変化と心拍出量，脈拍数の増加
(図II-22・3)

図II-22・3はオストランドOstlandによる運動強度と1回拍出量および脈拍数の増加との関係を示したもので，運動によって1回拍出量が速やかに増加するものの，被験者の酸素摂取量がその最大酸素摂取量の約40％に達すると，以後ほとんど増加がみられなかったとしている．心拍数でいうとおよそ110拍/分の時点で，1回拍出量の増加が安静時に比較して約50％の増加であったという．

(4) トレーニングによる心機能の増大
(図II-22・4)

心拍出量はトレーニングによって増大することが知られている．その増大は，前述の心臓における心臓の収縮・拡張期における予備量，すなわち，心臓の収縮および拡張期の双方が増加することによって行われることと考えられるが，実際に心臓X線写真分析によると，安静時には図II-22・4のように，鍛練者のほうが，ことに競輪選手のように全身持久性がとくに要求されるような運動選手などでは，心臓の重量および容積が大きく，ことに左心室の血液量および左心室収縮後の残留血液量の増加が著明である．このことは運動時における1回拍出量の増大をきたさせる大きな要因となる．したがって，運動時における心拍出量の増大は，心収縮による駆出力の増加に負うところが多いといえるであろう．

(5) トレッドミル走と自転車エルゴメーター運動負荷による心拍数，心拍出量の変動
(図II-23・1, 2)

心拍数を150拍/分に規定して行わせたトレッドミル走と自転車エルゴメーター運動負荷を行わせた場合，Kubicekのインピーダンス法によって私たちが行った心拍出量の測定では，図II-23・1に示すような成績が得られた．すなわち，運動開始による心拍数の増加に伴っていずれの場合も心拍出量が増加するものの，トレッドミル走では運動継続中に漸次1回拍出量の低下がみられていたのに反し，自転車エルゴメーター運動負荷の場合には運動継続中その1回拍出量が維持されていた．

このことは，心房の収縮能力の指標となるといわれる$dz/dt/zo^2$の推移および心室の収縮力を示すといわれるET/PETの変化から推察すると，トレッドミル走の場合，全身運動による筋ポンプの静脈還流がより促進されるためか心房の能力が増大し，より少ない心室の収縮によって十分その循環能力を保ち，自転車エルゴメーター運動負荷では，心室の収縮能力に大きく依存していることが示唆されていた．

また，トレッドミル走および自転車エルゴメーター運動負荷における1回心拍出量と心拍数との関係を示したのが図II-23・2である．この図にみられるように，全身運動であるトレッドミル走の場合，心拍数が115拍/分ぐらいまでは1回心拍出量が直線的に増加するのに反し，自転車エルゴメーター運動負荷では，下肢のみの筋運動が主体となるためか，1回心拍出量の増加がそれほど著明ではなかった．これらのことは，仮に同程度の強度の運動であっても，それが全身の生理機能に及ぼす影響の程度によって，心臓に対する影響の異なってくることを如実に示している．

(6) トレーニングによる心拍出量と動静脈酸素差の変化
(図II-23・3)

前述のように，1回拍出量はトレーニングによって比較的容易にある程度まで増大する．図II-23・3・aは一般学生に55日間の有酸素的運動を行わせた場合の変化を示したもので，酸素摂取量としておよそ2.5 l/分の運動しかできなかった学

図 II-23 運動に対する心臓循環系の対応(3) ── 心拍出量と血流配分

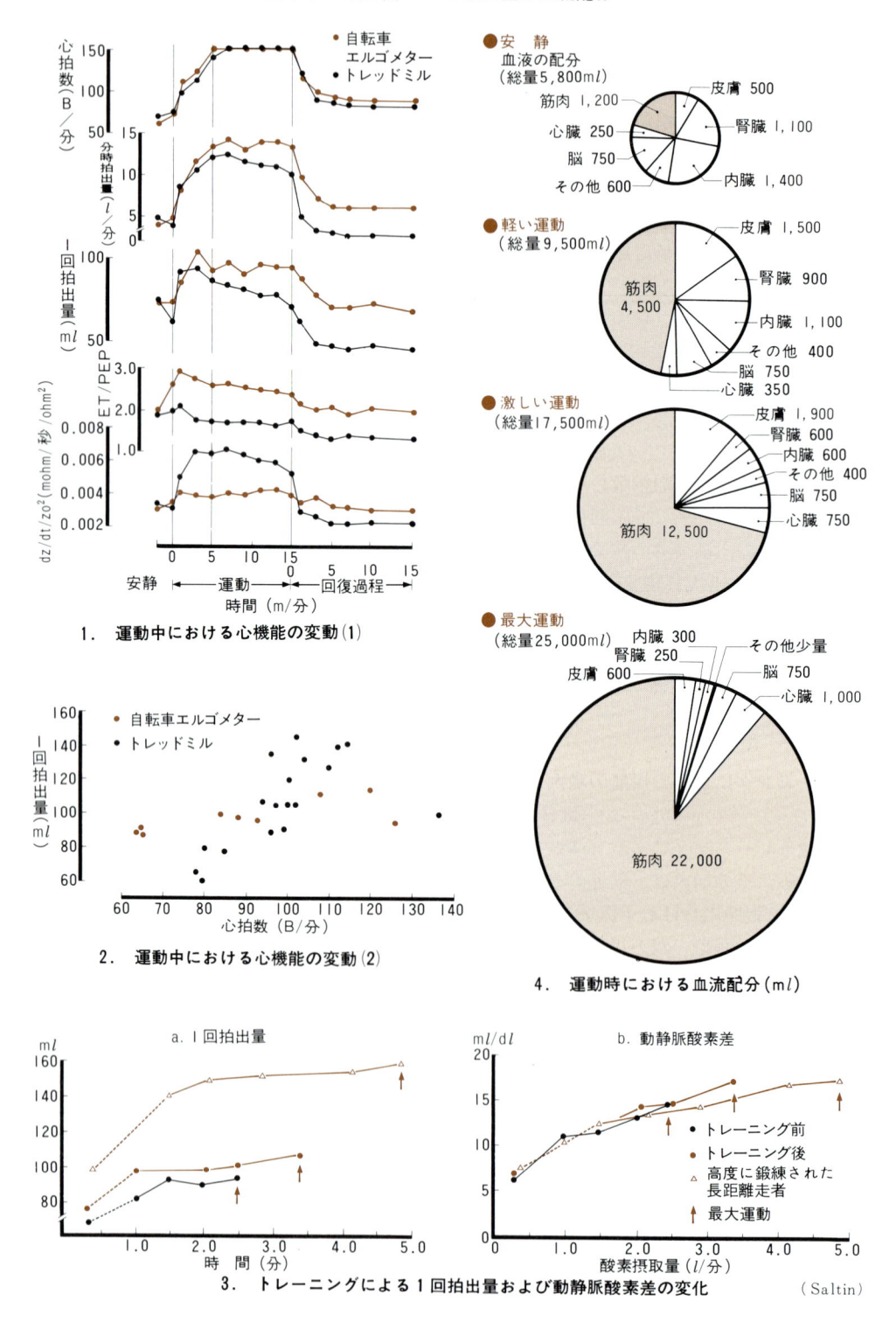

1. 運動中における心機能の変動(1)

2. 運動中における心機能の変動(2)

3. トレーニングによる1回拍出量および動静脈酸素差の変化

a. 1回拍出量
b. 動静脈酸素差

トレーニング前
トレーニング後
高度に鍛練された長距離走者
↑ 最大運動

4. 運動時における血流配分(ml)

● 安静
血液の配分（総量5,800ml）
皮膚 500
腎臓 1,100
内臓 1,400
その他 600
脳 750
心臓 250
筋肉 1,200

● 軽い運動（総量9,500ml）
皮膚 1,500
腎臓 900
内臓 1,100
その他 400
脳 750
心臓 350
筋肉 4,500

● 激しい運動（総量17,500ml）
皮膚 1,900
腎臓 600
内臓 600
その他 400
脳 750
心臓 750
筋肉 12,500

● 最大運動（総量25,000ml）
皮膚 600
腎臓 250
内臓 300
その他少量
脳 750
心臓 1,000
筋肉 22,000

(Saltin)

生が，トレーニングによって1回拍出量の増加とともにおよそ3.5 l/分の運動が行われるようになっている．しかし，高度に鍛練された長距離走者には及ばず，この場合には，心拍数を増加させて分時拍出量の増大をはかってもその運動能力の限界に達することが予想される．しかし，トレーニングによって心拍出量の増大をきたさせることは，いわゆるスポーツ心の発生機序から考えても容易に理解されるところである．

また，図II-23・3・bに示すように，末梢における酸素取り込みの指標となる動静脈酸素差でみると，トレーニング後の一般学生では少なくも酸素摂取量3.5 l/分ぐらいの運動までは鍛練者との差がみられていない．しかし，鍛練者では酸素の取り込み量が同じでも，前述の1回心拍出量と心拍数の増加によって分時拍出量が増加し，末梢組織への血流配分の増加が多く，より多くの酸素摂取ができ，より高度の運動を遂行できるようになるのである．

3）運動時における血流配分 (図II-23・4)

正常成人における安静時の1回心拍出量は，およそ58〜75 ml，心拍数はおよそ65〜75回/分で，分時拍出量は約4 l前後である．しかし，運動時には前述のように1回拍出量とともに心拍数の増大をきたし，交感神経の緊張，還流血液量の増大とも相まって分時拍出量は20〜30 lにも及ぶといわれている．すなわち，軽い運動でも，分時拍出量にすれば2倍近くまでなり，血流の配分量は4倍にも増加し，最大運動では分時拍出量が約4倍，血流配分は20倍近くにも達するといわれる．

図II-23・4は，外国人の例であるが，安静時の分時拍出量を5,800 mlとすると，そのうち筋肉への配分は1,200 mlに対し，軽い運動でも分時拍出量が9,500 ml，そのうち筋肉へは4,500 ml，激しい運動では17,500 mlと分時拍出量が増加し，筋肉へは12,500 mlとその70%以上にも達し，最大運動では25,000 mlのうち22,000 mlと実に分時拍出量の88%が筋肉へ配分されることになる．換言すれば，運動強度が漸次増加するにしたがい，このように大量の血液が筋肉に配分されなければその運動を遂行できないわけである．なお，このような場合でも脳への血流配分はほとんど変化しない．

4）心拍出量の増加と静脈還流 (図II-24)

(1) 運動時の分時拍出量の増加に関係する因子

この因子としては，心拍数，心室弛緩の程度，心室内残留血液量，心筋の状態，1回心拍出量などがあげられ，それらに影響する要因としては，動脈血圧の上昇，心臓反射による心拍数の促進，静脈還流量の増加，大静脈圧の上昇，心室拡張期容積の増加，さらには動脈内血管抵抗の減少，動脈血流速度の増大などがあげられている．もちろん，運動時にはこれらの要因がすべて相互に関連して作用を発揮しているもので，個々の機能のみでその全体を論ずることはむずかしい．

(2) 右心房圧と心拍出量および静脈還流の推移 (図II-24・1, 2)

正常の場合には，心室からの拍出量と心房への静脈還流とはほぼ等しいといわれ，心拍出量が増大すれば静脈還流量が増加し，運動などによる筋ポンプ作用によって静脈還流量が増加すれば必然的にそれだけ心拍出量が増大すると考えられている．仮に心拍出量を肺循環系の，静脈還流量を体循環系の流出血量と考え，右心房圧をその両者に共通した圧因子として心拍出量との関係を考えたのがGuytonで，図II-24・1に示すような心拍出曲線を想定している．また，右心房圧と静脈還流との関係は図II-24・2に示すようになる．したがって，右心房内圧の変化によって右心室の拍出量および静脈還流量が推定されるというのである．

(3) 運動時における心拍出量増加の仕組み (図II-24・2, 3)

これらの図から運動時における心拍出量増加の仕組みを推測したのが図II-24・2である．すなわち，運動を開始すると同時に筋ポンプによる静脈還流量が増加し，図のA点がそのまま上昇するかあるいは破線の(A)'点に移行し，分時拍出量がおよそ15%近く増大する．さらに強い運動が継続されると，交感神経の緊張によって(B)点まで上昇するが，静脈還流量の増加に対応しえない場合に

図II-24　運動に対する心臓循環系の対応(4)──心拍出量と静脈還流

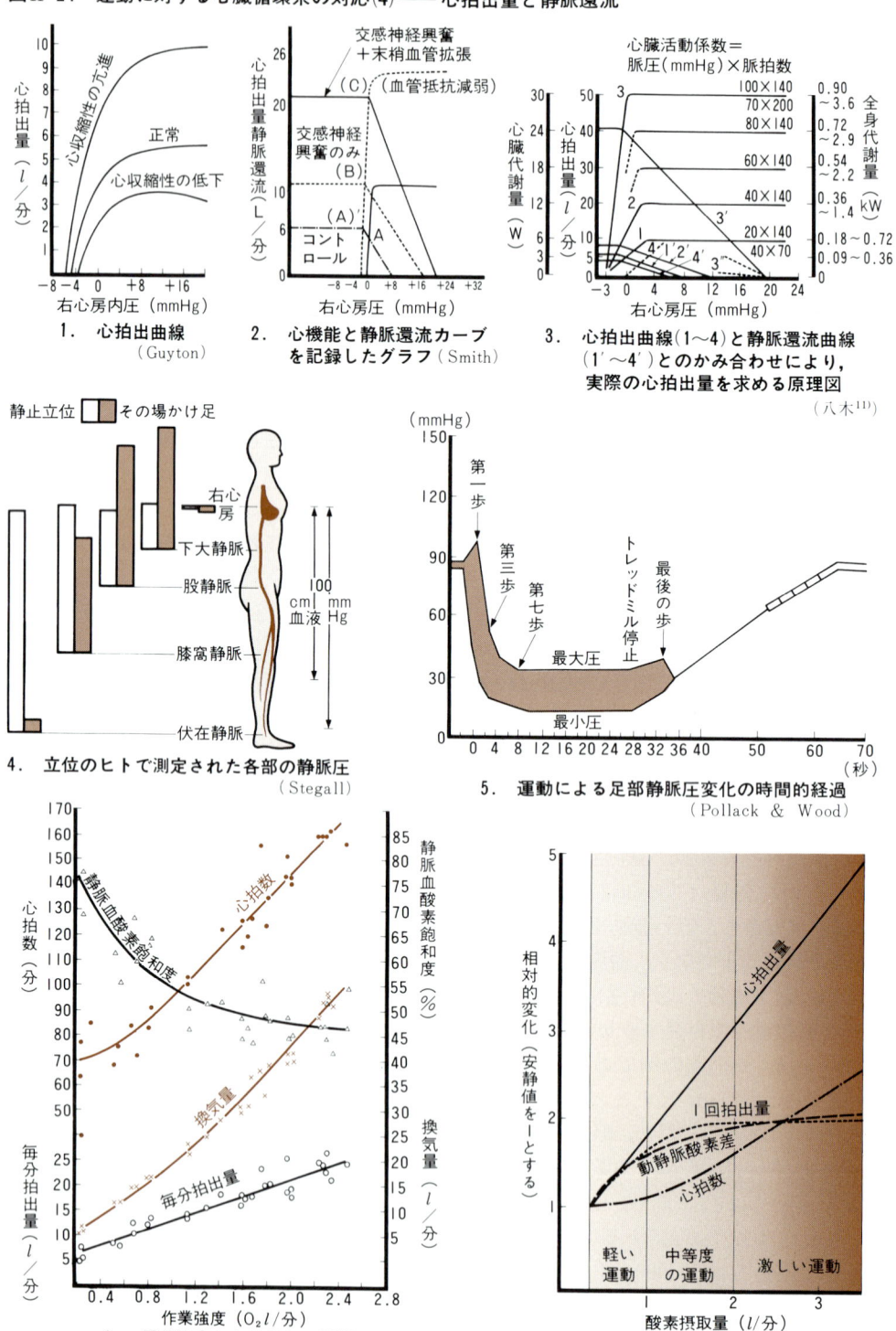

1. 心拍出曲線　(Guyton)
2. 心機能と静脈還流カーブを記録したグラフ　(Smith)
3. 心拍出曲線(1～4)と静脈還流曲線(1'～4')とのかみ合わせにより，実際の心拍出量を求める原理図
   (八木[11])
4. 立位のヒトで測定された各部の静脈圧　(Stegall)
5. 運動による足部静脈圧変化の時間的経過　(Pollack & Wood)
6. 運動強度と心機能との関係　(Bock)
7. 運動の強さと循環応答　(Brouha & Radford)

は末梢血管が拡張し，血管抵抗が減弱してさらに(C)点まで増加させ，これによって静脈還流量と，心拍出量の増大による平均循環圧の上昇作用とが平衡に達し，その運動が継続されるというのである．いうまでもなく，これには前述の多くの因子の相互作用が総合的に関与している．

なお，八木らは，この原理を応用し，図II-24・3に示すような心拍出曲線と静脈還流曲線とを組み合わせて，心臓諸活動系数，心臓代謝量，全身代謝量などを推定する原理図を考案している．

(4) 運動と静脈圧　　　　　　(図II-24・4, 5)

静脈還流量の基本となる静脈圧を示したのが図II-24・4である．すなわち，Stegallによれば，立位のヒトで右心房圧1 mmHg，下大静脈圧20 mmHg，股静脈圧30 mmHg，伏在静脈圧90 mmHgと，それらの圧は右心房を基準とした静水力学的圧差に等しいといわれている．もちろん，この圧は体位やからだの動きによって大きく変わり，図にみられるように，その場で駆け足を行わせただけでも伏在静脈の圧は5～7 mmHgと著明に下がってくるのと同時に，下大静脈圧の著明な上昇がみられている．これと同様に図II-24・5では，立位から歩行運動を開始するとすみやかに足部静脈圧が低下して，第7歩目，運動開始後8秒ぐらいで10～30 mmHgの静脈圧に安定し，その歩行を遂行していることがわかる．

これらは当然，筋運動による筋ポンプの働きによるものと考えられ，その速やかな対応によって静脈還流量が増加し，前述のように，心拍出量にも影響を及ぼすことになるわけである．

5) 酸素の運搬と心臓機能　　　　(図II-24・6, 7)

体内組織に対する酸素の供給は，まず，肺における酸素摂取から始まるわけで，第1に肺における換気量が影響し，ついで血液の酸素飽和度，心臓の拍動数，分時拍出量が影響してくることになる．図II-24・6にこの関係を示した．

すなわち，その作業強度によっては，それに関係する要因の割合がそれぞれ異なってくることも考えておかなければならない．これらの関係を運動の強さに対応する心機能の相対的変化として作図したのが図II-24・7である．この場合の血中酸素の推移は動静脈差で示してある．軽い運動の場合には1回拍出量と動静脈酸素差が比例的に変動し，その酸素摂取量と平行しているといわれる．しかし，心拍数120拍/分以上の運動になると，1回拍出量が安静時の約2倍近くとなり，それ以上の増加がみられず，心拍数の増加による分時拍出量の増大にたよることとなるといわれている．

6) 運動と血圧の変動　　　　　　(図II-25)

(1) 運動による血圧と心拍数の変化

運動によって心臓の拍出量が増加すれば，当然，最大血圧の上昇がみられ，最小血圧も増加するが，運動中の末梢血管拡張によってその増加の度は最大血圧のそれよりは低いのが常である．

もし，その運動が定常状態に入りうるような有酸素的運動であれば，図II-25・1のように，運動中その上昇した状態を維持することになる．

(2) 運動に対する血圧の対応とその機序

運動に対する血圧の対応は，負荷する運動の強度はもちろん，その運動形式，運動の継続時間などによっても異なってくる．図II-25・2は，自転車エルゴメーターによるインターバル方式の運動負荷の場合で，第1回目の負荷では最大・最小血圧がともに増加するが，その後は最大血圧のみ増加し，最小血圧はむしろ減少の傾向を示している．

しかし，疲労困憊したオールアウトの状態になると最大・最小血圧がともに低下している．

この機序としては，初め交感神経の緊張，アドレナリンの分泌によって，まず最大・最小血圧がともに上昇し，ついで末梢血管拡張による筋血流の増加によって最小血圧がむしろ低下し，オールアウトの状態では自律神経系の失調，アドレナリンなどの分泌障害などの影響で最大・最小血圧がともに低下をきたすと考えられている．したがって，運動強度の相違によっても血圧の上昇度が異なることはいうまでもない．

図II-25・5は，酸素摂取量を基準として血圧上昇の程度を示したもので，この程度の運動でも安静値に対して最大血圧が+50 mmHgぐらいまで，さらに最大運動になると+70 mmHg以上，あ

図Ⅱ-25　運動に対する心臓循環系の対応(5)──血圧

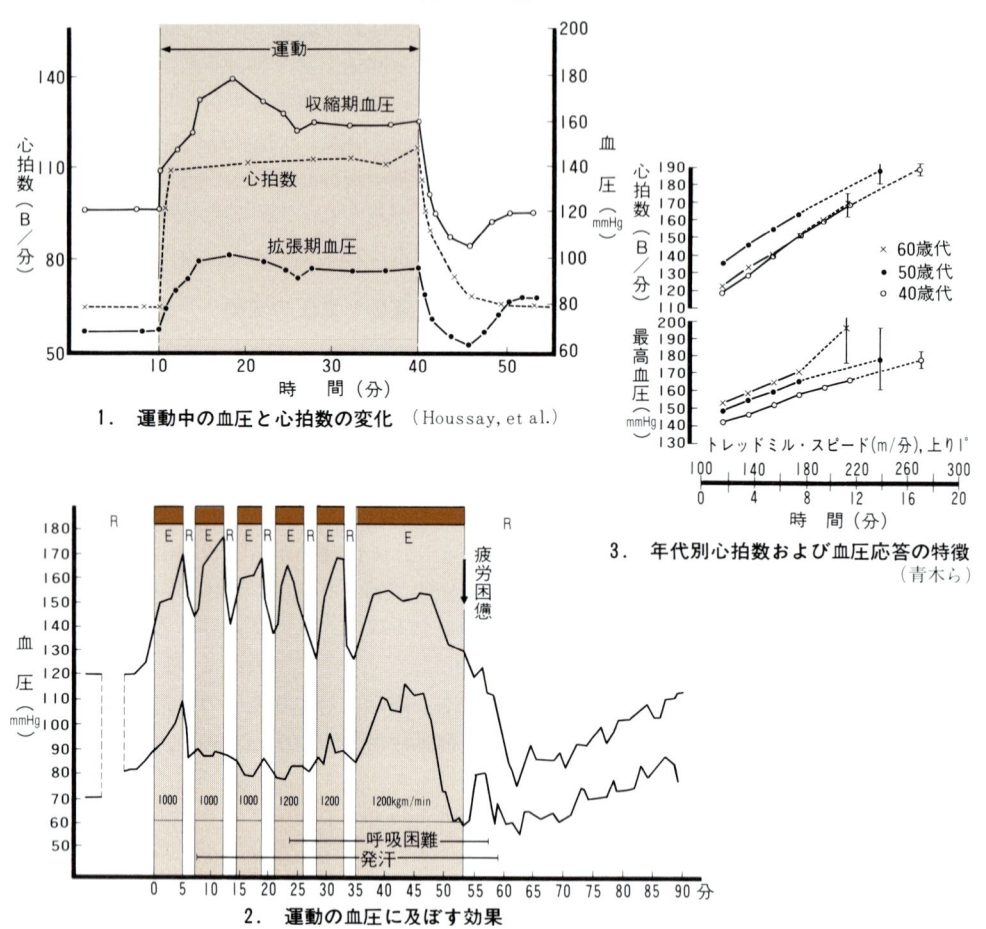

1. 運動中の血圧と心拍数の変化　(Houssay, et al.)

2. 運動の血圧に及ぼす効果
注：Rは安静時，Eは自転車エルゴメーターによる運動負荷であり，インターバル様式で行ったものである
(Steinhaus)

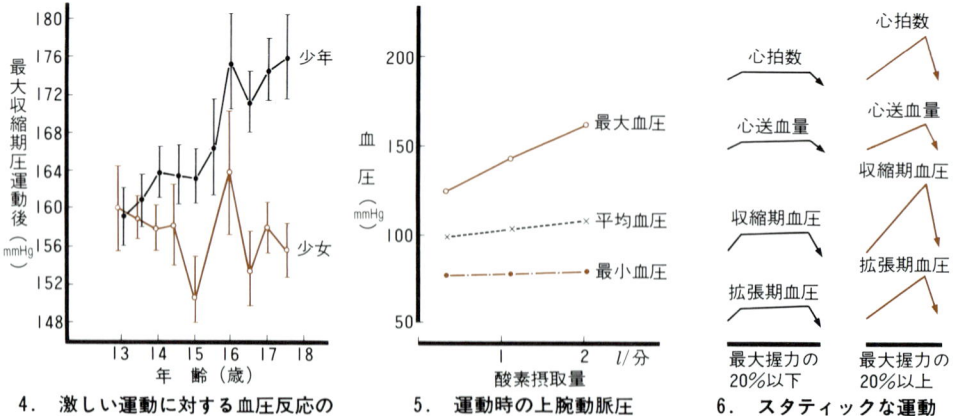

3. 年代別心拍数および血圧応答の特徴
(青木ら)

4. 激しい運動に対する血圧反応の年齢変化　(Shock)
注：それぞれの値は平均値±標準偏差

5. 運動時の上腕動脈圧
(Bevegard, et al.)

6. スタティックな運動の血行力学の模式図
注：把握試験の際の強さによって著しい差を生じる
(宇佐見[12])

るいは最大血圧が200 mmHg以上にもなることもある．

この運動に対応する血圧の変動に対しては，前述の交感神経緊張，末梢血管の拡張に加え，分時拍出量，静脈還流血量などがその要因となっているわけである．

(3) スタティックな運動による血行力学的な模式図　　　　　　　　　　　　（図Ⅱ-25・6）

以上，比較的ダイナミックな運動に対する血圧の対応を述べてきたが，比較的スタティックな運動でも血行力学的に血圧の変動をもたらしてくる．これらの関係を模式図的に示したのが図Ⅱ-25・6である．

すなわち，握力を一定に維持するような筋の随意収縮による運動では，その最大握力の20％以下とそれ以上とでは，心臓循環機能に対する影響が異なり，20％以上の運動になると心拍数，心送血量，最大・最小血圧などがしだいに上昇し，その運動を中止するまで増加するが，ダイナミックな中等度の運動よりもはるかに低く，また定常状態に入りうることもない．この要因としては，最大握力の20％以上の力を維持するような筋の等尺性収縮を持続するような場合，筋の血流に対して機械的な阻害を生じ，心拍数，心送血量の増大をきたすものの，筋肉代謝に対応しうるレベルまで到達しえず，筋の急速な疲労をきたすものと考えられている．

(4) 運動による心拍数，血圧変動の年齢的特徴　　　　　　　　　　（図Ⅱ-25・3, 4）

加齢現象に伴って同一の運動負荷であっても，当然，心臓循環機能の対応が異なってくる．図Ⅱ-25・3は40, 50および60歳代の男性に速度を漸増させるトレッドミル走を行わせた場合の心拍数と最大血圧の変動を示したものである．この図にみられるように，40歳代では平均17分以上の運動が持続できるのに反し，60歳代では約11分30秒で運動の継続が不可能となり，そのときの心拍数の増加は50歳代のそれよりも少なく，血圧の上昇が著しい．すなわち，同一運動負荷でも，年齢が進むにつれて，心拍数を増加させる機能の低下を血圧を上昇させることによって代償し，その運動に対応しようという働きが強くなるものとも考えられる．このことは，心拍数のみを指標として運動負荷を行う場合，とくに注意する必要があろう．

なお，図Ⅱ-25・4は，13～18歳までの男女に激しい運動をさせたときの血圧反応の変化を年齢的に示したものである．

表II-1 消化液の一般性状とその生理作用

部位	口腔 (oral cavity)	胃 (stomach)	小腸 (small intestine)			
消化液	唾液 (saliva)	胃液 (gastric juice)	膵液 (pancreatic juice)	胆汁 (bile)	腸液 (intestinal juice)	膜消化 (membrane digestion)
性状	無色・弱酸性 pH 6.3〜6.8 1日分泌量 〔1.0〜1.5 l〕	無色・酸性 pH 1.5〜2.5 〔1.5〜2.5 l〕	無色・アルカリ性 pH 約8.5 〔0.7〜1.0 l〕	肝胆汁・黄褐色 pH 約8.3 胆嚢胆汁・赤褐色 pH 約6.9 〔0.5〜0.8 l〕	無色・アルカリ性 pH 約8.3 〔1.5〜3.0 l〕	
酵素作用を除いた主な作用	1. 食物を飲み込みやすくする 2. 粘膜保護	HClの作用 1. ペプシンの至適pH 2. 蛋白質変性・膨化 3. ペプシノーゲン→ペプシン	1. NaHCO₃の作用 2. HClを中和して，pHを弱アルカリ性に変える	1. 界面活性作用・脂肪乳化 2. 脂肪酸，コレステロール脂溶性ビタミンの可溶化 3. リパーゼ活性化	十二指腸，空腸，回腸から分泌される pH の調整 粘膜の保護	エンテロキナーゼがトリプシノーゲンをトリプシンに変える
消化酵素とその作用 — 糖質	1. プチアリン(α-アミラーゼ) でんぷん→デキストリン→マルトース 2. マルターゼ(αグルコシダーゼ) マルトース→グルコース	唾液アミラーゼ(至適pH6.8)は不活性となる	1. アミロプシン(αアミラーゼ) でんぷん→デキストリン→マルトース 2. マルターゼ(αグルコシダーゼ) マルトース→グルコース	───	?	1. マルターゼ(αグルコシダーゼ) マルトース→グルコース 2. サッカラーゼ(インベルターゼ) (βフラクトフラノシダーゼ) シュクロース→グルコース＋フラクトース 3. ラクターゼ (βガラクトシダーゼ) ラクトース→ガラクトース＋グルコース
脂肪	───	リパーゼ(至適pH 4.5〜5.0) 成人の胃内でほとんど働かない	ステアプシン(リパーゼ) 脂肪→脂肪酸＋グリセロール	───	?	リパーゼ 脂肪→脂肪酸＋グリセロール
蛋白質	───	ペプシノーゲン ↓←HCl ペプシン (至適pH 2) 蛋白→ペプトン (ポリペプチド)	1. トリプシノーゲン ↓←エンテロキナーゼ トリプシン (至適pH 8) 蛋白→ペプチド 2. キモトリプシノーゲン ↓←トリプシン キモトリプシン 蛋白→ペプチド 凝乳作用 3. カルボキシペプチダーゼ，C末端アミノ酸遊離	───	?	エレプシン(ポリペプチダーゼ) 1. アミノペプチダーゼ N末端アミノ酸遊離 2. ジアミノペプチダーゼ ジアミノペプチド→アミノ酸 トリペプチド 3. トリアミノペプチダーゼ
その他	───	HCl NaCl 電解質	リボヌクレアーゼ デオキシリボヌクレアーゼ RNA, DNA→モノヌクレオチド	───	?	ヌクレオチド ヌクレオチダーゼ→↓ H₃PO₄+ヌクレオシド ヌクレオシダーゼ→↓ 糖＋塩基
非酵素成分	ムチン(粘素) Cl⁻, HCO₃⁻ PO₄³⁻, SCN⁻	HCl NaCl 電解質	NaHCO₃ 電解質	粘素 胆汁色素 胆汁酸塩 コレステロール NaHCO₃	NaHCO₃	

(吉岡(政)；中野ら改変)

4章　運動と消化・吸収

　日常生活を営むためにも，また，運動を円滑に行うためにも，栄養摂取の第1段階である消化・吸収という生理機能が大前提となる．本章では，簡単に消化・吸収の生理機能を述べるとともに，運動との関連について述べてみたい．

1．消化器系とは

　食物中の栄養素を体内に取り入れるために必要な口腔，食道，胃，小腸（十二指腸，空腸，回腸），大腸（上行，横行，下行，S状結腸），直腸およびこれらの機能を果たすために必要な唾液腺（耳下腺，顎下腺，舌下腺，粘液腺），膵臓，肝臓などを含めて消化器系といっている．
　したがって，これらの機能はきわめて広範で，その生理作用も多岐にわたっており，調節機構も複雑で，詳細については「図説・からだの仕組と働き」を参照されたい．
　基本的に，消化とは，摂取した栄養素をその最小構成単位，あるいはそれに近い状態にまで分解して消化管の壁を通りうる状態にまで変化させることで，吸収とはそれを消化管の壁を通して血管またはリンパ管の中に取り入れる現象をいう．
　吸収された物質は，体内で再びヒトの糖質，蛋白質，脂質などに再合成される．したがって，牛肉を食べてもヒトの筋肉ができあがる．

2．消化の機序

1）消化機能と消化液の一般性状　（表II-1）

　消化の目的は栄養素の吸収にあるので，消化器系では次の3種の消化作用が行われている．

(1) 機械的(理学的)消化
　食物を歯によって砕き，消化液とよく混ぜ，微細な泥状，液状にする磨砕作用．また，消化の状態に応じて食物を次の部位に送り込む移動作用．

(2) 化学的(酵素的)消化
　消化液中に含まれる消化酵素の化学的作用により分解する作用．酸，アルカリ，胆汁などによる中和，溶解，結合なども行われる．

(3) 細菌学的(生物学的)消化
　腸内細菌による発酵，腐敗などにより分解作用．

　以上の3つの因子が巧みに作用して栄養素が分解され，吸収されうる状態にまで変化する．
　なお，消化の主体をなす消化液の分泌部位と分泌量，性状，消化酵素の種類，主な生理作用などを一括して表II-1に示した．

2）消化器系の神経支配　（図II-26）

　図II-26に，自律神経系の支配する各臓器組織を示した．自律神経系は自分の意思とは関係なく不随意に支配器官の機能を調節するもので，1つの器官に交感神経と副交感神経の2つが分布し，この両者が常に一定の刺激を送って一定の緊張を維持する緊張性支配を行い，その作用は一般に拮抗的支配である．
　さて，図にみられるように，消化器系は，交感神経として，胃，小腸，肝臓，胆嚢などに副腔神経節から，大腸，直腸に下腸間膜神経節からの神経が分布し，副交感神経としては，大部分が迷走神経，大腸下部，直腸に骨盤神経が分布している．その作用は副交感神経の緊張によって，消化液の分泌，消化管の運動などが促進され，交感神経の緊張によって抑制されると考えればよい．

3）消化液の分泌とその仕組み

　消化液の分泌は，必要に応じて能動的に行われるもので，次の3つの機序によっている．

(1) 神経性の機序
　中枢性と局所性の反射によるもので，中枢性のものは一般に消化管上部で行われ，これには過去

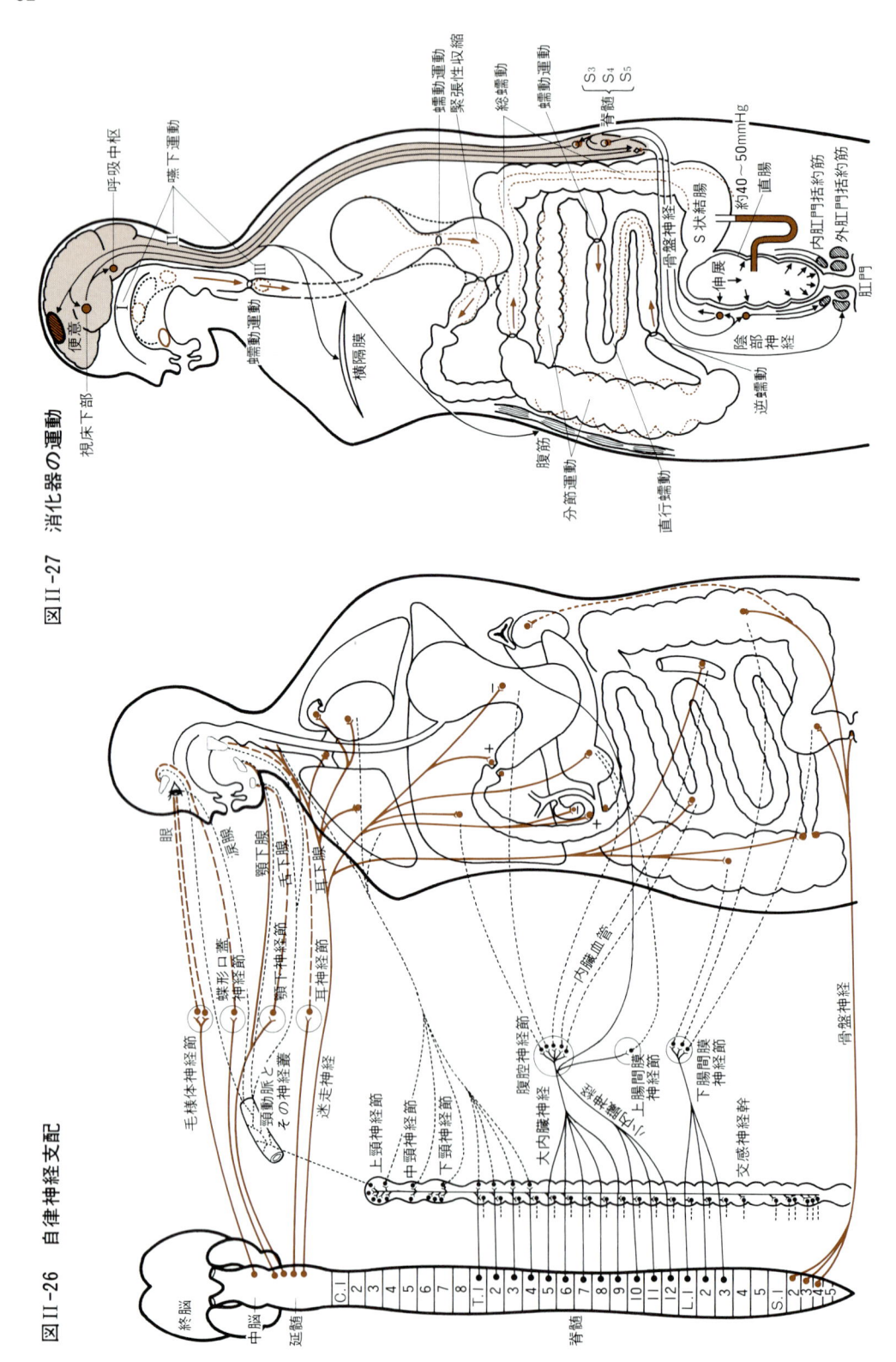

図Ⅱ-26 自律神経支配

図Ⅱ-27 消化器の運動

の経験に基づいて行われる条件反射と，食物が粘膜を直接刺激することによる無条件反射によるものとがある．なお，消化管下部に行くにしたがい局所反射による分泌調節が行われている．

(2) 化学的な機序

主として消化管ホルモンによるもので，一般に食物の種類，性質によってある一定部位の消化管壁内に特有なホルモンが産生され，血行を介して特有の消化腺にのみ働き，それぞれ性状の異なった消化液を分泌させる．

(3) 機械的な機序

消化管の粘膜面を機械的に刺激することによって消化液の分泌をきたさせるもので，本質的には局所反射など神経性の機序と同じである．

4) 消化器系の運動　　　　　　　　（図II-27）

摂取された食物が消化器系の各部で種々の化学的消化を受けるためには，その消化の段階に応じて順序よく消化管内を移動する必要がある．

したがって，円滑な消化器系の運動の行われることが，食物の消化，吸収の第1条件である．

(1) 口腔——咀嚼運動　　　　　　（図II-27）

摂取された食物は，まず，口腔で咀嚼 mastication され，細かく嚙み砕かれ，唾液とよく混合されて適当な大きさにこね固められた食塊 bolus となる．この運動は，三叉神経第3枝による舌，口唇，口頬の協調的な作用による随意運動である．

なお，液体は口腔を閉じて舌を後方に引くことによって口腔内を陰圧として吸引する．この圧は新生児で約 4〜14 cmH$_2$O，生後 2〜3 カ月で 10〜30 cmH$_2$O，成人では 70 cmH$_2$O にも及ぶ．

(2) 咽頭，食道——嚥下運動と蠕動運動
　　　　　　　　　　　　　　　　（図II-27）

ついで嚥下運動が行われ，食塊が胃に送り込まれる．これは，口腔期，咽頭期，食道期に分けられ，咽頭期以後は，食塊が咽頭粘膜に触れることによって行われる反射的な不随意運動である．

なお，食道の上部に食塊が達すると，その上部の輪状筋が収縮して下方へ移動する蠕動運動 peristalsis により胃の入口まで食塊を移送する．

(3) 胃——蠕動運動と緊張性収縮　（図II-27）

胃では蠕動運動が盛んに行われ，食塊が胃液とよく混合され，半流動状の糜粥 chyme となる．一定時間を経過し，内容がある程度消化されると胃全体が緊張性収縮を起こし，胃内圧を高めて内容を幽門部から十二指腸に移送する．

(4) 小腸——分節運動・振子運動・蠕動運動・逆蠕動運動　　　　　　　　　（図II-27）

小腸の運動としては，律動性の収縮として分節運動 segmentation と振子運動 pendular movement および蠕動運動，逆蠕動運動 antiperistalsis などが行われる．これらの運動の助けによって，十二指腸および空腸，回腸上部などでほとんどの栄養素の消化が完了し，それらの大部分の吸収も行われているわけである．なお，ときとして小腸全長にわたるような直行蠕動 peristalsis rush などが行われ，小腸内容が大腸に移送される．

(5) 大腸——総蠕動と排便反射　　（図II-27）

大腸の運動も本質的には小腸と同様で主として水分の吸収，不消化物の細菌学的消化が行われ，大腸内容が漸次固形化しS字結腸に溜められる．

これには，胃に食塊が入ると行われる胃結腸反射などによって横行結腸からS字結腸にかけてみられる総蠕動 mass peristalsis が大きな働きをしている．

S字結腸の内容が多くなると，その自重あるいは総蠕動によって内容が直腸に移送され，直腸内圧が 30〜50 mmHg ぐらいに高まると便意 desire to defecate が起こり，反射的に直腸の蠕動，内外肛門括約筋の弛緩を起こさせるとともに，腹圧を高め，声門を閉じるなどを行って糞便を体外に排出する．これを排便反射 defecation reflex といい，脊髄の S_2〜S_4 にある肛門脊髄中枢および延髄，前視床下部，大脳皮質などにある上位中枢によって統括されているのである．

図II-29 糖質の消化

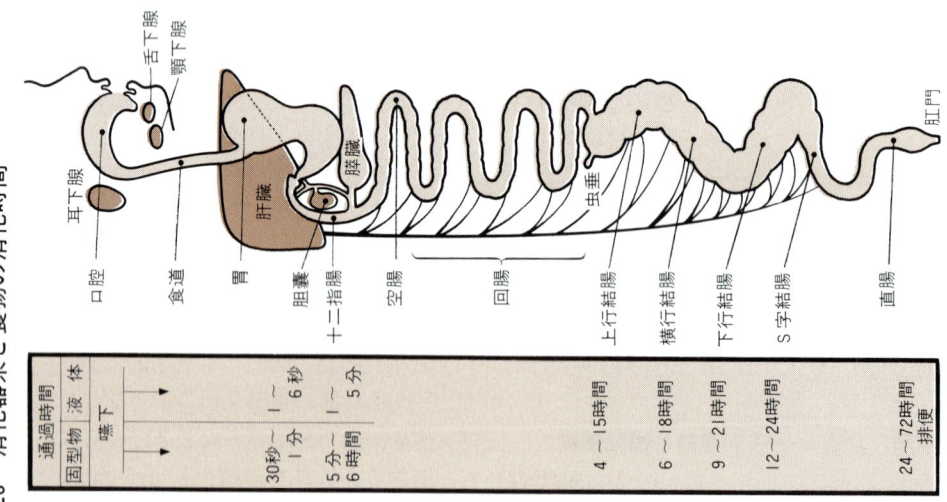

図II-28 消化器系と食物の消化時間

5）食物の消化管内通過時間　　（図II-28）

図II-28に，消化器系の大要と食物として摂取した固形物および液体が消化管内を通過する時間経過を示した．もちろん，この時間は，食物の種類，性状，さらには摂取したヒトの生理機能，その日の環境条件，体調などによってそれぞれ異なっており，およその目安にすぎない．

6）管腔内消化と膜消化

従来，食物中の栄養素は，唾液，胃液，膵液および腸液中に含まれる消化酵素による管腔内消化 canal digestion によって分解され，腸粘膜から吸収されると考えられていた．

しかし，近年，小腸液には消化酵素がほとんど含まれていないことがわかり，小腸内での栄養素の消化は最終段階の一歩手前で終わり，これらの物質は小腸粘膜を覆っている糖蛋白の層を通り，粘膜細胞の表面微絨毛の膜に付随して存在する酵素によって最終的な分解を受けながら細胞内へ取り入れられることになる．これを膜消化 membrane digestion といい，したがってこの膜消化と吸収とを明確に分けることはむずかしい．

7）糖質の消化　　（図II-29）

糖質は私たちが摂取する食物中，最大の栄養素であり，その主たるものは，でんぷん，シュクロース（ショ糖），ラクトース（乳糖）などであり，その過程を簡単に示したのが図II-29である．

でんぷんは，まず口腔でよく嚙み砕かれて唾液と混合され唾液中のでんぷん分解酵素であるプチアリン ptyalin によってデキストリンおよびマルトース（麦芽糖）まで分解される．唾液の分泌はもっぱら自律神経によって調節され，食物が口腔粘膜に触れると大量の分泌が起こるほか，過去の経験による条件反射によっても分泌される．

嚥下運動によってこれらの分解産物が胃に送られても，胃内には糖質分解酵素がほとんど含まれていないため，胃酸による水解が考えられる程度の消化しか受けない．したがって，次の十二指腸に移送されて本格的な消化を受ける．

すなわち，十二指腸では膵液に含まれているでんぷん分解酵素（アミロプシン amylopsin）によって，そのほとんどがグルコース glucose（ブドウ糖）2分子からなるマルトース maltose となり，腸管粘膜細胞膜に存在するマルターゼ maltase（麦芽糖分解酵素）などの二糖類分解酵素による膜消化により最小構成単位であるグルコースに分解されて吸収される．

なお，糖質が未消化のまま大腸に移送されると腸内常在細菌の作用により，主として発酵し，乳酸，酪酸，酢酸などを生じ，二酸化炭素，水素，メタンガスなどを発生する．

胃液，膵液，腸液などの分泌機序については，神経性機序のほかに，消化管ホルモンによる調節も行われている．

8）蛋白質の消化　　（図II-30）

蛋白質はアミノ酸が多数結合した高分子化合物であり，私たちが摂取する植物性，動物性のいずれの蛋白質も基本的にはその最小構成単位である個々のアミノ酸にまで消化分解され吸収される．

すなわち，蛋白質もまず口腔でよく嚙み砕かれ唾液とよく混合されるが，唾液中には蛋白分解酵素がなく，胃に移送されてはじめて消化を受けることになる．胃では図II-30に示すように，胃壁の主細胞から分泌されるペプシノーゲン pepsinogen が壁細胞から分泌される HCl によって活性の蛋白分解酵素ペプシン pepsin となり，蛋白質を構成アミノ酸の少なくなったペプトン peptone あるいはポリペプチド polypeptides まで分解する．なお，ことに小児では凝乳酵素といわれるレンニン rennin が乳汁中のカゼイン casein に作用して凝固性のパラカゼインにする．

ついで小腸に移送されると，膵臓から分泌される蛋白分解酵素であるトリプシノーゲン trypsinogen が腸粘膜細胞膜に存在するエンテロキナーゼ enterokinase の作用によって活性のトリプシン trypsin となり，また，このトリプシンが同じ膵臓から分泌されるキモトリプシノーゲン chymotrypsinogen に作用して活性のキモトリプシン chymotrypsin とする．

これらの蛋白分解酵素が蛋白質やペプトンなどに作用して，さらにアミノ酸の数が少ないポリ，

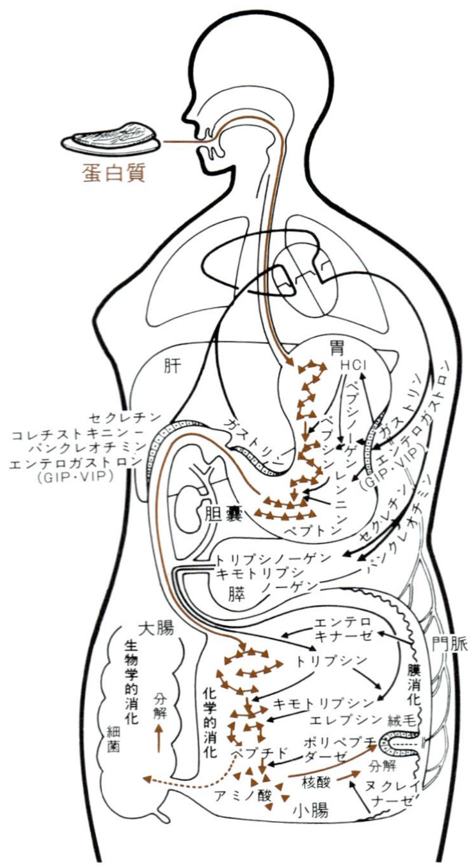

図Ⅱ-31　脂肪の消化

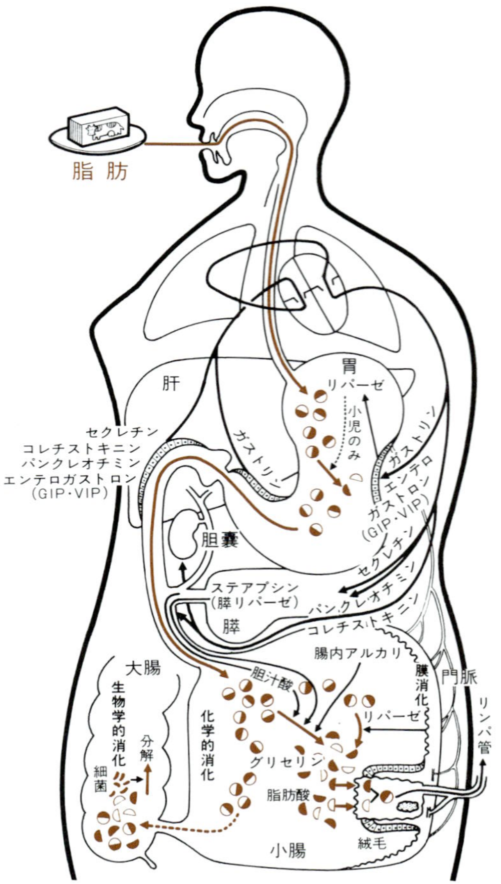

図Ⅱ-30　蛋白質の消化

トリ，ジペプチドにまで分解する．これらに腸粘膜細胞膜に存在する種々のペプチダーゼが作用し，最終的にはこの膜消化によって個々のアミノ酸にまで分解され，吸収されることになる．

しかし，実際に吸収されるアミノ酸のうち，食物に由来するものは約60％ぐらいで，残りの40％は分泌された消化酵素，破壊された腸管粘膜細胞などに由来する蛋白体の分解産物であるともいわれている．

なお，小腸で消化しきれず大腸に移送された蛋白体は，腸内常在細菌の作用によって，いわゆる腐敗を起こし，大便に特有な臭いをつける硫化水素やインドール，スカトールなどを発生し，ときに有毒アミンに変化する．

9）脂肪の消化 　　　　　　　　　　　（図II-31）

摂取された脂肪は，口腔内で嚙み砕かれ胃に送られるが，成人の唾液および胃液中には脂肪分解酵素リパーゼ lipase がほとんど含まれていない．胃液中に至適 pH 6.0 ぐらいの少量のリパーゼがあるものの，小児のときのみある程度の作用があるといわれている．したがって，小腸に移送されてからはじめて脂肪の消化が行われる．

すなわち，図II-31 にみられるように，脂肪が小腸内に入ると，まず，腸内アルカリによってケン化されたり，胆汁中の胆汁酸の趨水作用を受けて小さな脂肪球に細分化され，膵液中のステアプシン steapsin という脂肪分解酵素によって脂肪酸とグリセリンに分解される．

その他，腸管粘膜細胞膜に存在するリパーゼによる膜消化によっても分解され，最終的には膜消化によって小腸粘膜から吸収されることになる．なお，脂肪がそのままの形で大腸に移行すると，腸内常在細菌の作用によって分解，腐敗し，糞便中に排泄される．

3．吸収の機序

1）栄養素の吸収

私たちが食べた食物は，消化管を通る間に，順次その構成単位である分子量の小さい溶解性の物質まで消化される．このように消化された物質を，消化管の内壁を構成する粘膜の円柱上皮細胞膜を通して取り入れ，血液またはリンパ液中に移行されることを吸収という．近年，膜消化機構が明らかにされ，最終的な消化を受けながら吸収されることにもなろう．一般に栄養素の吸収は，口腔，食道では行われず，胃でもアルコールの他がわずかに吸収されるのみで，吸収のほとんどは小腸，ことにその上部で行われると考えればよい．大腸では主に水分の吸収が行われる．

2）吸収の経路 　　　　　　　　　　　（図II-32）

主として吸収を行う小腸は，生体でおよそ3～4 m，死体で5～6 mの中腔の管で，図II-32・1のように，その内面には無数の皺壁（輪状ひだ）があり，その表面にはビロード状に絨毛 villi が密に並んでいる．この絨毛の表面を構成している粘膜細胞は図II-32・2の右上図に示すように，その表面には微細絨毛 microvilli が存在している．

この微細絨毛の表面積まで入れると小腸の全表面積は，計算上約200 m² にも達する広大なものとなる．

小腸粘膜表面で膜消化を受け，その最小構成単位に分解された栄養素は，この微細絨毛の表面を構成する膜，すなわち脂質層を基本としてところどころに種々の消化酵素を含んだ蛋白性物質が存在する約100Åの膜を通過して細胞内に入り，後述のように，いずれも粘膜細胞の側面から粘膜下に出て，一般に糖質，アミノ酸など，脂肪以外のものは，そこに分布する絨毛中の毛細血管網から腸間膜静脈，門脈系を経て肝臓に移送され，代謝される．脂肪および脂溶性物質の大部分は，絨毛内の中心乳糜管よりリンパ系に入り，肝臓を通らず，直接大循環系に移行してから肝臓，その他の組織に運ばれる．

3）吸収の機序 　　　　　　　　　　　（図II-32）

栄養素やその他の物質が，細胞の膜を透過して細胞内に取り込まれる場合，その物質の種類や性状あるいは粘膜細胞の状態によってそれぞれその透過が異なっている．これはその膜内に存在する酵素の局在や配列，膜の電気的・化学的ポテンシ

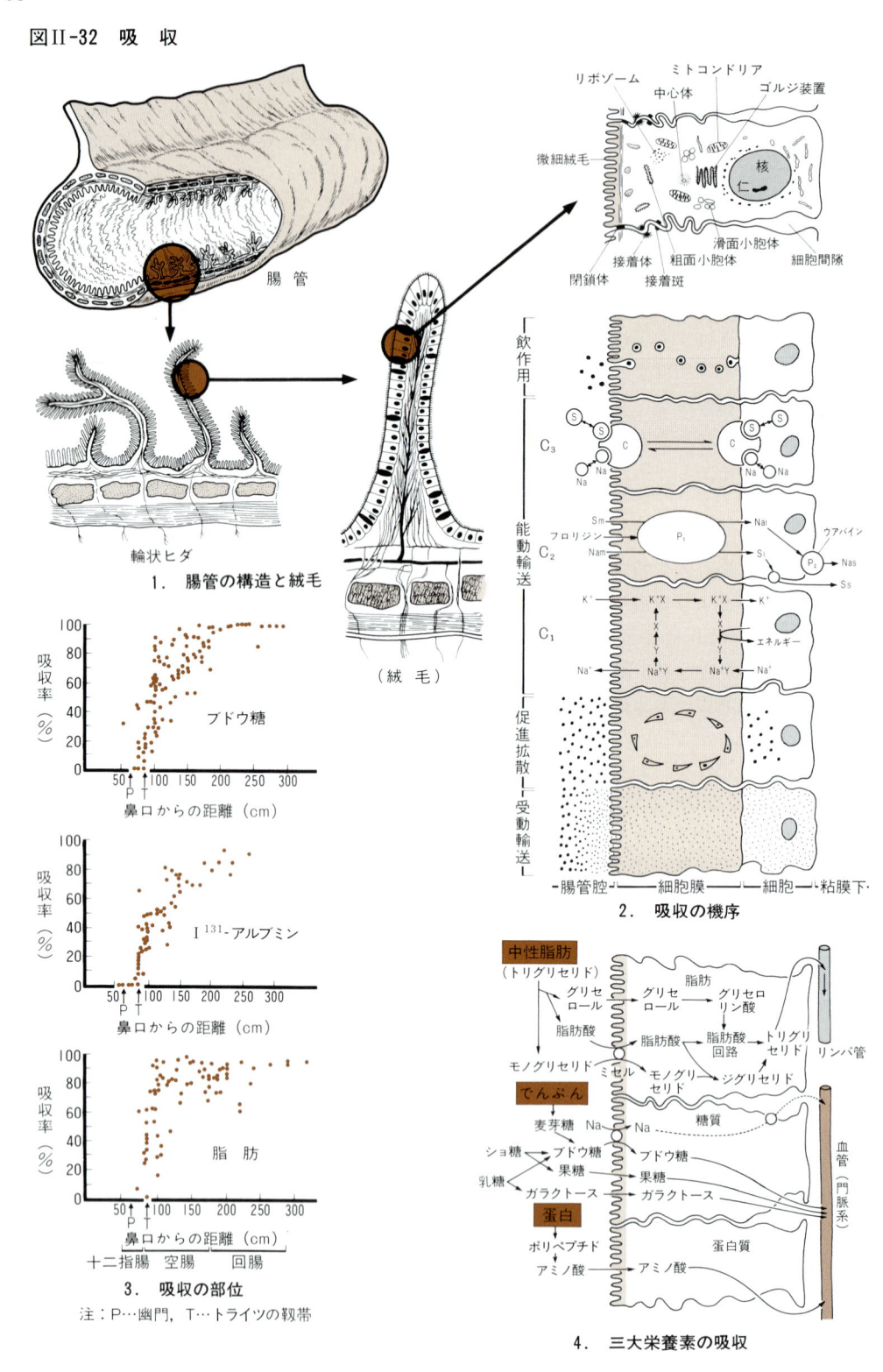

図II-32 吸 収

1. 腸管の構造と絨毛

2. 吸収の機序

3. 吸収の部位
注：P…幽門，T…トライツの靱帯

4. 三大栄養素の吸収

ャルの勾配などによるものと考えられている．な
お，小腸粘膜における物質の吸収には，一般的な
膜透過機構のほかに，小腸粘膜細胞膜の外表面を
覆っている粘液多糖類の層 mucopolysaccharide-
layer の量および質が，物質の吸収の良否を左右
している．また，粘膜細胞膜に付随して存在する
2糖類分解酵素などの，いわゆる膜消化による吸
収機構も大きな影響を与えている．

小腸における物質吸収の機序としては，図Ⅱ-
32・2 に示す4つの機構があげられる．

(1) 受動輸送 　　　　　　　　　(図Ⅱ-32・2)

物質が膜の電気的・化学的ポテンシャルの勾配
にしたがって移動する現象を受動輸送 passive
transport とよび，一般に拡散，浸透，ろ過，電気
泳動現象などの物理化学的法則によるため，とく
にエネルギーを必要としない．当然，膜内外の濃
度差などが大きいほど輸送が促進される．基本的
にはこの機序による吸収が重要な働きをしてお
り，細胞の形態維持，水溶性ビタミン，無機物質，
脂溶性物質などの吸収がこれに依存している．

(2) 促進拡散 　　　　　　　　　(図Ⅱ-32・2)

促進拡散 facillitated diffusion は，本質的には
受動輸送の1つであるが，膜内にその物質の担体
が存在する carriermediate diffusion と考えられ
ているもので，エネルギーを必要としないが，担
体の数に限りがあるので一定量以上になると飽和
現象がみられ，類似構造物質があると競い合い現
象 competition がみられてくる．

(3) 能動輸送 　　　　　　　　　(図Ⅱ 32・2)

能動輸送 active transport は，物質が電気的・
化学的ポテンシャルの勾配に逆らって移動する機
構で，担体による輸送と考えられ，細胞内代謝に
関係し，輸送エネルギーを必要とする．したがっ
て，代謝阻害剤の影響を受け，競い合い現象があ
り，低温になると能力が低下し，吸収物質の濃度
が高くてもある程度以上になると飽和現象がみら
れる．

グルコース，一部のアミノ酸，NaCl などの吸収
にみられ，グルコースと Na^+，K^+ などとの共役輸

送などが考えられている．

(4) 飲作用

飲作用 pinocytosis は，比較的大きな分子の物
質を細胞膜が包み込んで細胞内に取り入れる方法
で，食作用とは異なり受動的に行われる．

4) 吸収の部位 　　　　　　　　　(図Ⅱ-32・3)

図Ⅱ-32・3 に示すように，三大栄養素のすべて
が鼻口から約 150～200 cm の距離，すなわち空腸
から回腸上部で行われる．もちろん小腸下部にも
その能力があり，もし，小腸上部に障害があれば
これを代行しうることはいうまでもない．

5) 糖質の吸収 　　　　　　　　　(図Ⅱ-32・4)

糖質は，大部分単糖類にまで分解されて吸収さ
れるが，同じ単糖類でもその吸収の度は，グルコ
ースを 100 として，次のように異なっている．

$$\underset{110}{\text{galactose}} > \underset{100}{\text{glucose}} > \underset{74}{\text{ribose}} > \underset{43}{\text{fructose}} > \underset{19}{\text{mannose}} > \underset{15}{\text{xylose}} > \underset{9}{\text{arabinose}}$$

グルコースの約 65％は能動輸送に依存すると
いわれ，フラクトースは受動輸送，促進拡散が主
であるといわれる．構造的に能動輸送される条件
としては，D-pyranose 環をつくり，C_2 の位置の
OH 基が必要とされる．

6) 蛋白質の吸収 　　　　　　　　(図Ⅱ-32・4)

蛋白質は，原則としてアミノ酸にまで分解され
て吸収される．L 型-アミノ酸は主として能動輸
送，D 型は受動輸送によるといわれ，中性アミノ
酸，塩基性アミノ酸，ベタイン，グリシン，バリ
ンおよびロイシンなどの輸送系が知られている．
なお，ある種の蛋白体，ポリペプチドがそのまま
の形で吸収されることもあり，飲作用や特殊な輸
送系が考えられている．

7) 脂肪の吸収 　　　　　　　　　(図Ⅱ-32・4)

脂肪は小腸内で分解され，グリセロールはその
まま，脂肪酸およびモノグリセリドは胆汁酸塩の
作用を受けて直径 40～60 nm のミセルを形成し
吸収される．しかし，細胞内で直ちにトリグリセ

図II-33 運動時における生理機能の変動

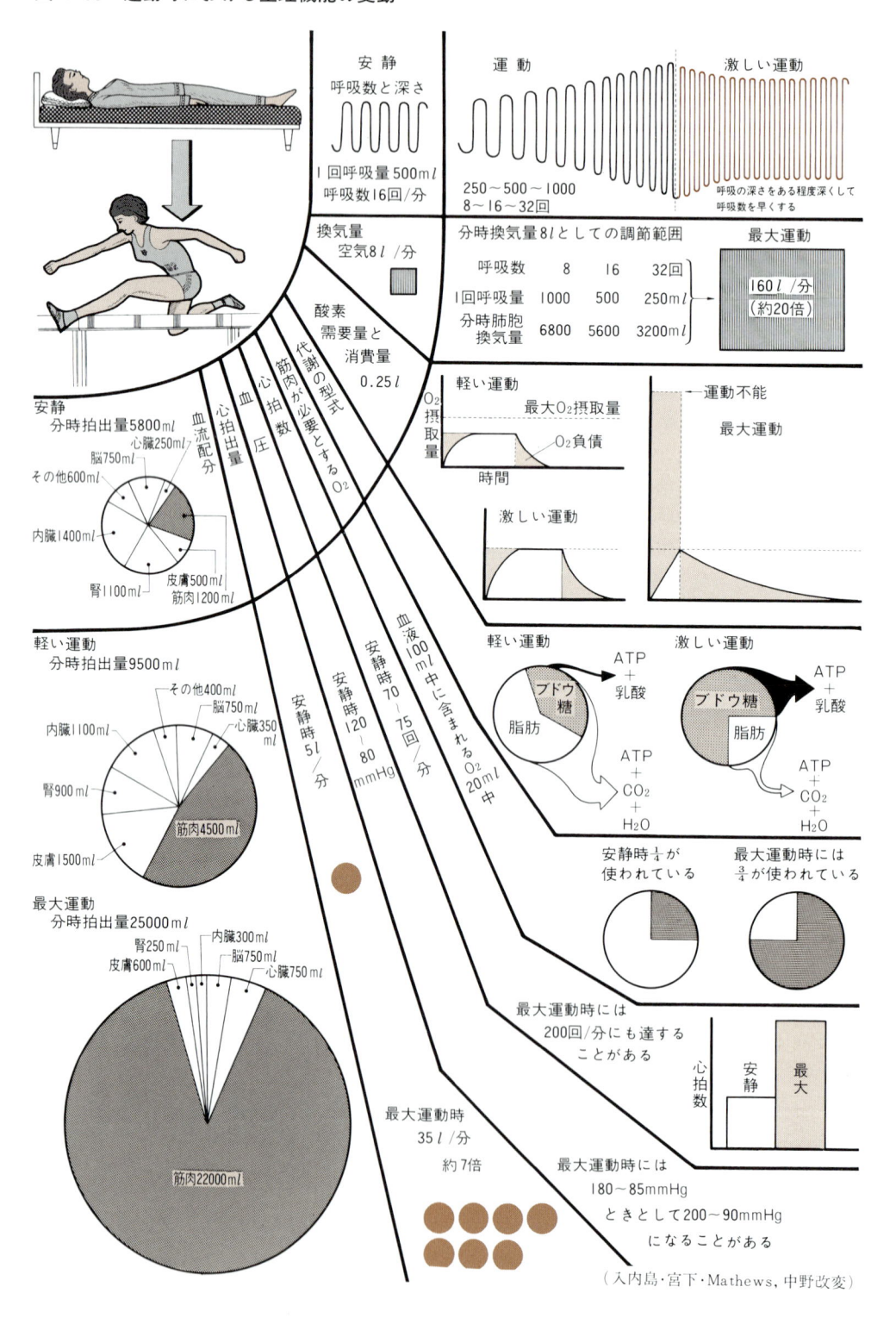

（入内島・宮下・Mathews, 中野改変）

リドに再合成され，リポ蛋白などの膜に覆われたカイロミクロン chylomicron としてリンパ系の中心乳糜管から胸管に入り，左鎖骨下静脈に移行する．

8）その他の吸収

水および無機塩類は，主として受動輸送によっている．なお，Na^+はグルコースとの共役による能動輸送によるものが多い．

4．運動と消化・吸収

運動の消化，吸収に及ぼす影響といっても，その運動の種類，強度，持続時間などによっても異なり，また，摂取する栄養素の種類，さらには摂取時間との関係などによっても異なってくる．一方，運動を始めようとするとき，運動中，運動後では，生体の co-ordination ということから考えても生体内の調節機構の対応が異なっているために，当然，異なった影響が考えられる．

1）身体運動の調節機構と消化・吸収
（図Ⅱ-33）

運動と関連して，栄養素の消化・吸収に直接影響を与える因子としては，消化液の分泌機序と消化管の運動を司る全身性の神経性調節，ことに自律神経系およびホルモンによる液性調節に対する影響が考えられる．たとえば，主として腹部内臓である消化器系の器官の自律神経支配は，概して副交感神経が能動的で，その緊張によって消化液の分泌や消化管の運動が促進される．しかし，運動を行おうとした場合，一般にその運動前には，まず交感神経が緊張して，図Ⅱ-33 に示すように，呼吸・循環機能はもとより，筋肉までその準備態勢を整えることになる．また，激しい運動を行っている場合にはこの傾向がさらに増強される．したがって，運動中には当然，消化液の分泌，消化管の運動が抑制され，内臓への血流も減少して，消化・吸収機能の低下することが予想される．

しかし，定常状態に入りうるような比較的軽い運動ならば自律神経の平衡もある程度改善され，消化のよい飲食物ならば，運動中といえどもそれを消化・吸収することが可能かもしれない．

また，アドレナリンが分泌されれば，種々の臓器組織の代謝が促進され，運動後にその消耗したエネルギーを補給するという合目的的な働きとして，消化器系臓器の代謝，消化・吸収能力の促進がみられても不思議ではないであろう．要は運動の種類，強度，持続，摂取栄養素の質，摂取時間などきわめて多くの因子の影響が複雑にからみ合ってくるため，一概にこれと断定することは困難である．

2）運動中における消化・吸収機能の推移
（図Ⅱ-33）

ここでは一般的な例として，ある程度似上の運動強度で，少なくとも1〜2時間は持続できるような走行運動を例にとって考えてみたい．

まず，運動を開始しようとした場合，当然，精神的に緊張し，交感神経緊張状態となろう．したがって，少し誇張していうならば，顔の血管が収縮し，心拍数が増加し，皮膚の血管も収縮しているにもかかわらず，ある程度の発汗現象を伴ってくる．一方，大内臓神経が支配する消化器系では胃腸の運動が抑制され，消化液の分泌も低下するとともに，副腎髄質からのアドレナリン分泌を促すことになる．考え方によっては，これから行う運動に対して，からだ全体としてその準備態勢を整えているといえよう．

ついで，スタートとともに全身の骨格筋が使われ，随意的な，しかも協調的な筋運動が持続して行われることになる．この筋運動によって一方では，伸展された張力受容器からのインパルスが呼吸中枢を刺激して呼吸運動を促進し，他方では筋肉ポンプの働きによって静脈還流血液を増大させ，心臓機能が促進される．また，副腎髄質からのアドレナリン，ノルアドレナリン分泌によってさらに血圧の上昇，筋血流量が増大する．

図Ⅱ-33 の左下に示してあるように，運動時の血流配分をみただけでも，心臓から拍出される血液の大部分が骨格筋へ配分される．これに反し，前述のように腹部内臓への血流配分が抑制され，たとえこの運動が定常状態へ入りえたとしても，自律神経系では交感神経優位の平衡を保った状態

図II-34　運動と消化吸収

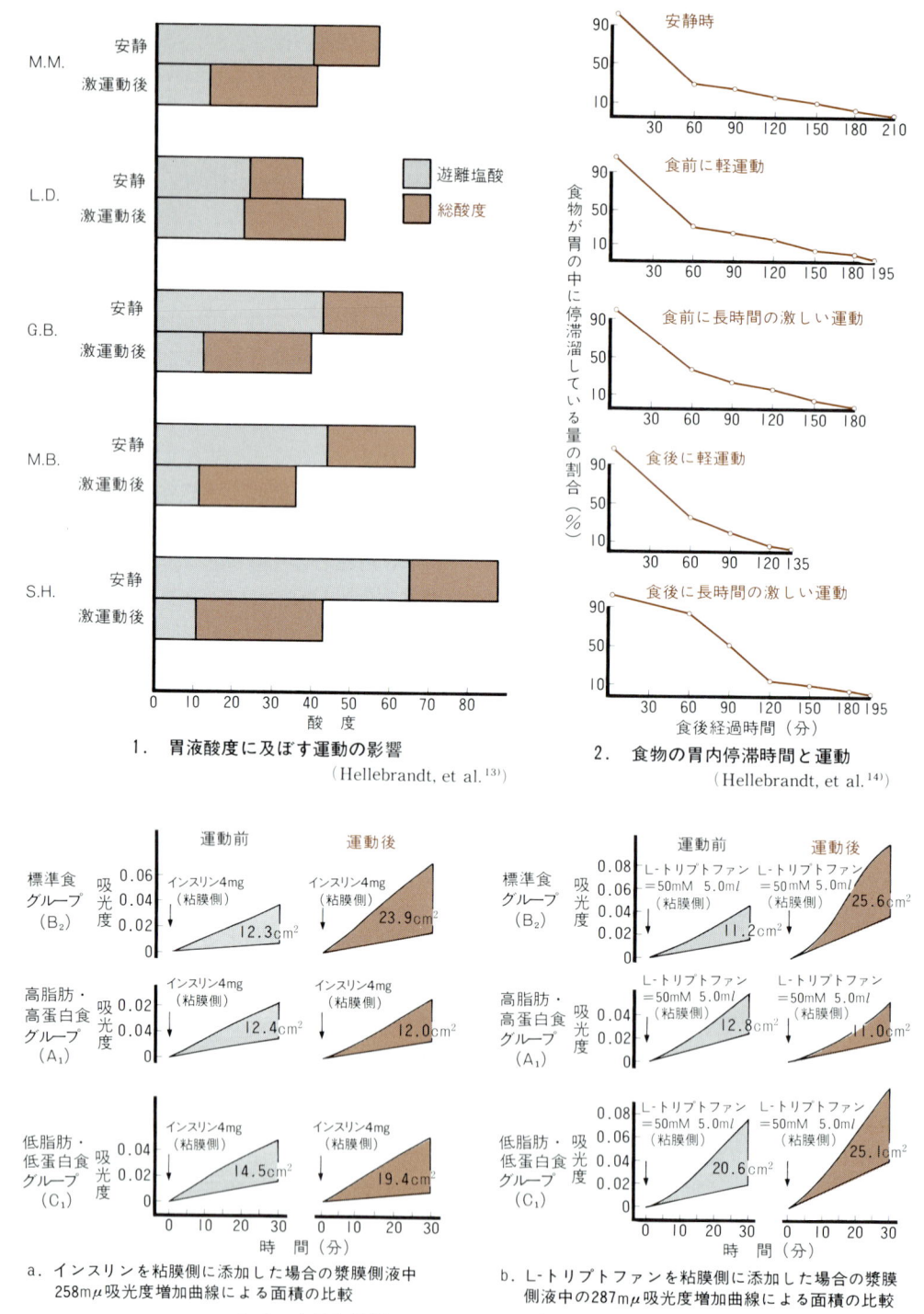

1. 胃液酸度に及ぼす運動の影響
（Hellebrandt, et al.[13]）

2. 食物の胃内停滞時間と運動
（Hellebrandt, et al.[14]）

a. インスリンを粘膜側に添加した場合の漿膜側液中258mμ吸光度増加曲線による面積の比較

b. L-トリプトファンを粘膜側に添加した場合の漿膜側液中287mμ吸光度増加曲線による面積の比較

3. ラット摘出腸管におけるL-トリプトファンの腸管壁通過に対する食事組成および運動の影響

が持続されると考えなければならない．

3）運動後における消化・吸収機能の推移
(図 II-34)

運動が終了して，随意的な筋肉運動が停止しても，生体の代謝はその直後から直ちに安静レベルに復帰するものではない．酸素負債や蓄積した乳酸などの消却でもわかるように，運動中に消費されたエネルギーを補給することになる．

したがって，呼吸・循環機能は運動継続中よりは低下するものの，なお高値を持続し，交感神経優位の状態が，その運動強度に比例して持続することになる．しかし，心拍数，血圧，呼吸数などは比較的短時間で減少し，陰性相を経て安静値に戻るのが常である．これは運動中に比べて筋肉への血流供給が激減すること，血管運動神経の反射的機構などによるものである．

(1) 消化機能に及ぼす影響 (図 II-34・1, 2)

消化器系への影響としては，運動中に比べて相対的に交感神経緊張の度が低下することがある．しかし，運動後直ちに消化機能が促進されることは考えにくい．したがって，問題となるところは，負荷された運動の強度である．古くは Hellebrandt らが図 II-34・1 のように，激運動後には胃液の分泌が抑制され，その総酸度，遊離塩酸度がともに低下するものの，食後に軽い運動を行った場合にはかえって胃液の分泌が亢進し，消化機能の促進がみられたと報告している．

また，ヒトあるいはイヌの小胃法による実験では，軽度あるいは中等度の運動が胃機能にそれほど影響を与えないという報告もある．しかし，中等度以上，ことに激しい運動では，食前，食後を問わず運動を行うことによって胃の運動が抑制され，図 II-34・2 に示すように，食物の胃内停滞量の割合が多くなるといわれている．なお，従来の報告では，激運動によって胃液分泌の低下，胃液酸度の減少がみられたという報告が多い．

増田らの胃内温度の測定では，80 m/分の歩行の場合ほとんど変化がみられず，140, 180 m/分の運動中平均温度では 0.75, 0.77℃ の上昇がみられ，必ずしも胃の機能と平行しないこと，胃の連続 X 線撮影および胃内 pH の測定成績と考え合わせると，運動強度が増加すれば胃液の分泌，胃の運動ともに抑制されると推察している．

(2) 吸収機能に及ぼす影響 (図 II-34・3)

運動により栄養素の吸収に関する影響を検討したものはほとんどみられておらず，常識的には運動中の栄養素の吸収はすべて抑制されると考えるべきであろう．私たちが行ったラット翻転腸管を用いる *in vitro* の実験では，図 II-34・3 に示すように，運動後のインスリンおよび L-トリプトファンの腸管壁通過現象が，ラットの栄養状態によって異なった成績がみられている．すなわち，ラットに 25～35 m/分のトレッドミル走を行わせた場合，標準食飼育群では明らかにそれらの通過が促進されるのに反し，高蛋白・高脂肪食飼育群では，むしろ抑制され，低蛋白・低脂肪食飼育群では増大する成績が得られている．

(3) 運動後における水と電解質の問題

吸収の問題としては，水と電解質があげられる．すなわち，軽い運動は別として，少なくも発汗を伴うような運動を持続して行った場合には，体内の水分代謝が促進され，運動前よりも絶対量としての水分および汗に含まれている無機物質，電解質，とくに NaCl の喪失が問題となる．

運動後の生体で，これらの水分その他を補給するならば，それらを速やかに吸収して，水や電解質の出納を是正し，体内の co-ordination を保とうとする機構が働くであろうことが十分に考えられることである．したがって，絶対量として失われた水分および電解質の補給は必ず行う必要がある．しかし，過量の水はかえって消化器系に負担をかけることにもなり，電解質，その他の補給もよくバランスのとれたものでなければ，体液の pH, 浸透圧などに影響を与え逆効果となることも考えなければならない．

これらの点に留意して，消化吸収されやすいグルコースなどのエネルギー源を補給することは合目的的であるかもしれない．

図II-35　内分泌腺とホルモン

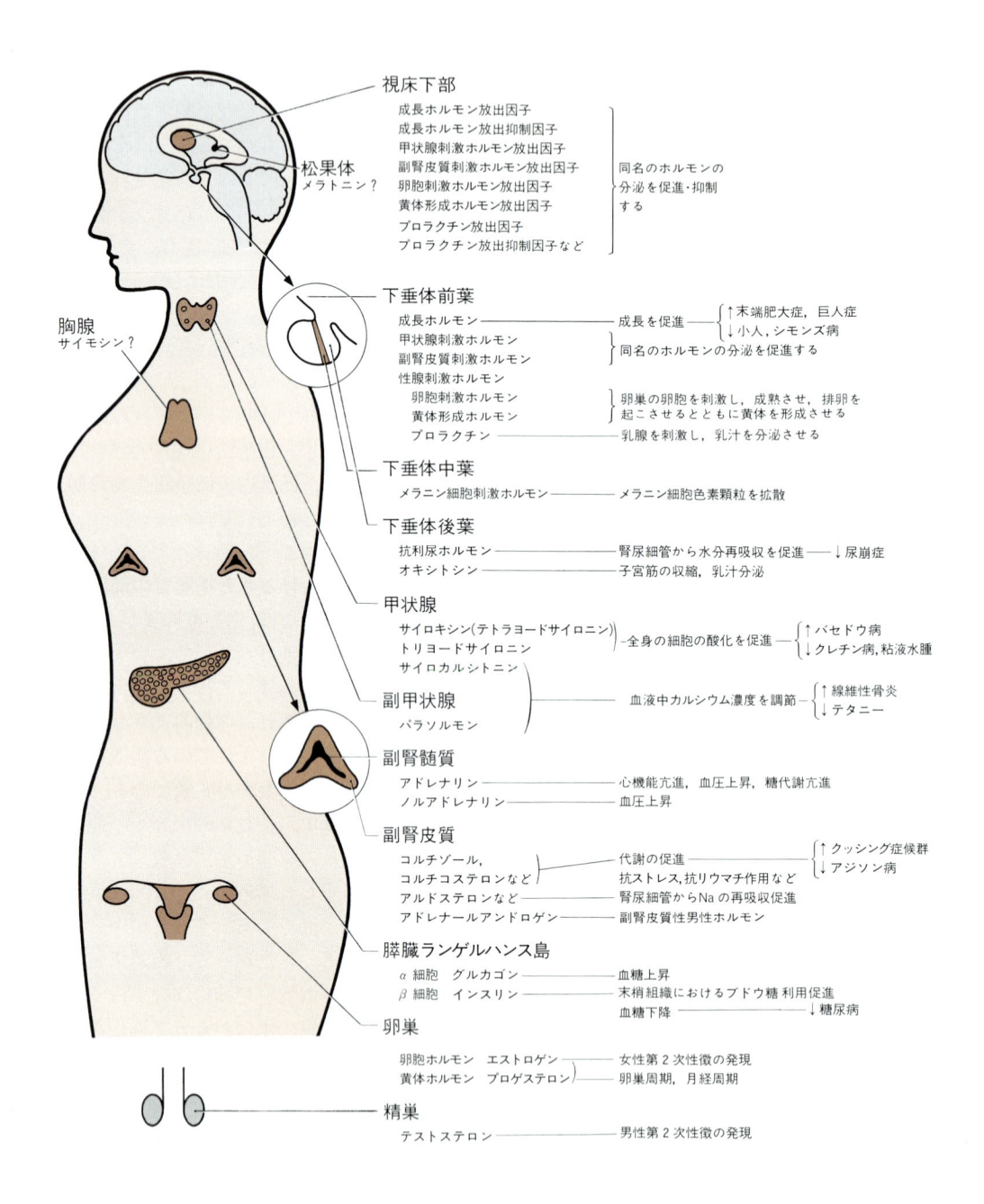

視床下部
　成長ホルモン放出因子
　成長ホルモン放出抑制因子
　甲状腺刺激ホルモン放出因子
　副腎皮質刺激ホルモン放出因子 ─┐ 同名のホルモンの
　卵胞刺激ホルモン放出因子　　　│ 分泌を促進・抑制
　黄体形成ホルモン放出因子　　　│ する
　プロラクチン放出因子　　　　　│
　プロラクチン放出抑制因子など ─┘

松果体
　メラトニン？

下垂体前葉
　成長ホルモン ──────── 成長を促進 ──┬ ↑末端肥大症, 巨人症
　　　　　　　　　　　　　　　　　　　└ ↓小人, シモンズ病
　甲状腺刺激ホルモン　　　　　　　　　┐
　副腎皮質刺激ホルモン　　　　　　　　├ 同名のホルモンの分泌を促進する
　性腺刺激ホルモン　　　　　　　　　　┘
　　卵胞刺激ホルモン　　　　　　　　　┐ 卵巣の卵胞を刺激し, 成熟させ, 排卵を
　　黄体形成ホルモン　　　　　　　　　┘ 起こさせるとともに黄体を形成させる
　　プロラクチン ──────── 乳腺を刺激し, 乳汁を分泌させる

胸腺
　サイモシン？

下垂体中葉
　メラニン細胞刺激ホルモン ──────── メラニン細胞色素顆粒を拡散

下垂体後葉
　抗利尿ホルモン ──────── 腎尿細管から水分再吸収を促進 ──── ↓尿崩症
　オキシトシン ──────── 子宮筋の収縮, 乳汁分泌

甲状腺
　サイロキシン(テトラヨードサイロニン)　┐
　トリヨードサイロニン　　　　　　　　　├ 全身の細胞の酸化を促進 ──┬ ↑バセドウ病
　サイロカルシトニン　　　　　　　　　　┘　　　　　　　　　　　　　└ ↓クレチン病, 粘液水腫

副甲状腺
　パラソルモン ──────── 血液中カルシウム濃度を調節 ──┬ ↑線維性骨炎
　　　　　　　　　　　　　　　　　　　　　　　　　　　└ ↓テタニー

副腎髄質
　アドレナリン ──────── 心機能亢進, 血圧上昇, 糖代謝亢進
　ノルアドレナリン ──────── 血圧上昇

副腎皮質
　コルチゾール,　　　┐
　コルチコステロンなど┘ ─┬── 代謝の促進 ──┬ ↑クッシング症候群
　　　　　　　　　　　　　└── 抗ストレス, 抗リウマチ作用など └ ↓アジソン病
　アルドステロンなど ──────── 腎尿細管からNaの再吸収促進
　アドレナールアンドロゲン ──────── 副腎皮質性男性ホルモン

膵臓ランゲルハンス島
　α細胞　グルカゴン ──────── 血糖上昇
　β細胞　インスリン ──┬── 末梢組織におけるブドウ糖利用促進
　　　　　　　　　　　　└── 血糖下降 ──────── ↓糖尿病

卵巣
　卵胞ホルモン　エストロゲン ──────── 女性第2次性徴の発現
　黄体ホルモン　プロゲステロン ──────── 卵巣周期, 月経周期

精巣
　テストステロン ──────── 男性第2次性徴の発現

5章　運動と内分泌

1．主な内分泌腺とホルモンの種類
(図II-35, 表II-2)

ヒトのからだは，体内の諸臓器，諸器官が互いに連絡し合い，体外あるいは体内から絶えず加えられる種々の刺激に対して適宜連絡し合いながら，からだ全体としての機能を常に最良の状態に保つような機構，いわゆる co-ordination mechanism が働いている．

体内で無意識のうちにこの機構を司っているものは，自律神経による神経性協関と体液を介して行われる液性協関である．

この液性協関の大部分の機能は，主として体内の内分泌系の器官で生成される特殊な化学物質（ホルモン hormone）によって行われ，血行性あるいはリンパ行性に種々の器官の機能を調節している．

さて，ヒトにおける主な内分泌腺の位置とそこから分泌される主なホルモンを示したのが図II-35 である．なお，次頁の表II-2にホルモンの種類とその主な生理作用を示した．

2．ホルモンの機能

1）ホルモンの一般作用
(図II-35, 表II-2)

ホルモンとは，内分泌腺で生成され血行あるいはリンパ行性に体内を移動し，ある特定の器官にのみ作用する微量成分の一群をいう．その作用として，普通，臓器組織の代謝を調節する働きをもっているが，代謝そのものには直接関係せず，その速度を調整していると考えればよい．その一般作用としては，次の3点があげられる．

(1) 発育，成長の調整および生殖器，副性器，骨格などの発達に関係する．

(2) 自律機能，いわゆる本能的行動の調整，たとえば母性行動，性行動，交感神経緊張状態などに関与する．

(3) 内部環境の維持調節，たとえば電解質，栄養素のバランス，蓄積，処理などに関与する．

なお，ホルモンはその化学構造の上から，ⓐ蛋白質，ポリペプチド，アミノ酸の誘導体，ⓑステロイド体，の2つに大別される．

2）恒常性維持に対する内分泌系の役割

ホルモンは前述のように，ヒトが生命を維持していくために必要な機能，たとえば成長，細胞の形態や機能を維持するための水，Na^+, K^+, Ca^{++} などの電解質バランス，エネルギー供給としての血中グルコースの維持など，多くの基本的な機能を司っている．

たとえば，運動によって大量の汗を出し，体内の Na^+ の減少をきたすと，副腎皮質ホルモンの1つであるアルドステロンが分泌され，腎尿細管からの Na 再吸収を促進するとともに，一方では下垂体後葉から抗利尿ホルモンが分泌されて水分の再吸収も盛んとなり，体液の平衡を正常に戻すような努力がなされることになる．

また，筋運動のエネルギー源としてグリコーゲンが消費されれば，血液中のグルコースからの供給が必要となるため，血中グルコースを増量させるように働くアドレナリン，グルカゴン，グルココルチコイド，あるいは下垂体前葉ホルモン，甲状腺ホルモンなどの分泌が考えられる．さらに，この血中グルコースを筋肉中に取り込むためには，膵臓からのインスリン分泌が必要であり，また，余剰のグルコースを処理することにもなる．

もちろんこれらの現象は1つの例としてあげたもので，分泌される個々のホルモンの作用はきわめて多岐にわたっており，実際に体内で起こる現象はこのように単純なものではなく，多くのホルモンの多くの作用が複雑に関与して生体の機能の動的平衡を保ち，正常な機能を常に維持するように働いている．

表II-2 ホルモンの種類および内分泌腺とその主な作用

	内分泌系	腺	ホルモン	化学	作用部位	主要作用・効果・その他
I	下垂体前葉系 成長ホルモン系	視床下部	成長ホルモン放出抑制因子GH ソマトスタチン 成長ホルモン放出因子(GHRF)	蛋白質	下垂体前葉	成長ホルモン分泌刺激
		下垂体前葉	成長ホルモン(GH)	蛋白質	骨・筋・一般体組織	成長促進・同化作用促進・血糖上昇
	甲状腺系	視床下部	甲状腺刺激ホルモン放出因子(TRF)	蛋白質	下垂体前葉	甲状腺刺激ホルモン分泌刺激
		下垂体前葉	甲状腺刺激ホルモン(TSH)	蛋白質	甲状腺	甲状腺ホルモン分泌刺激
		甲状腺	サイロキシン(T₄) トリヨードサイロニン(T₃)	ヨード・アミノ酸	一般体組織	熱量産生・異化促進・血糖上昇・成長(分化)促進・TSH分泌抑制
	副腎皮質系(I) (糖質コルチコイド)	視床下部	副腎皮質刺激ホルモン放出因子(CRF)	蛋白質	下垂体前葉	副腎皮質刺激ホルモン分泌刺激
		下垂体前葉	副腎皮質刺激ホルモン(ACTH)	ポリペプチド	副腎皮質	糖質コルチコイド分泌刺激
		副腎皮質	コルチゾール コルチコステロン コルチゾンなど	ステロイド	一般体組織	ストレスに対する抵抗性の維持,血糖上昇・カテコールアミンに対する許容作用
	性腺系	視床下部	卵胞刺激ホルモン放出因子(FSHRF)	蛋白質	下垂体前葉	卵胞刺激ホルモン分泌刺激
			黄体形成(化)ホルモン放出因子(LRF)	蛋白質	下垂体前葉	黄体形成ホルモン分泌刺激
			プロラクチン放出因子(PRF) プロラクチン抑制因子(PIF)	蛋白質	下垂体前葉	プロラクチン分泌刺激 プロラクチン分泌抑制
		下垂体前葉	卵胞刺激ホルモン(FSH)	蛋白質	卵巣	卵胞の成熟・最終的な成熟にはLHも共働
			精子形成ホルモン		精巣	精子形成を刺激
			黄体形成(化)ホルモン(LH) 〔間質細胞刺激ホルモン(ICSH)〕	蛋白質	卵巣	排卵誘発・黄体の形成と分泌刺激
					精巣	テストステロン分泌刺激
			プロラクチン 〔黄体刺激ホルモン(LTH)〕	蛋白質	乳腺	乳汁分泌刺激
					中枢神経	母性行動を刺激
					卵巣	プロゲステロン,エストロゲン分泌刺激
		卵巣(卵胞)	エストロゲン	ステロイド	一般体組織,子宮内膜	女性2次性徴の発現・発情・機能層の形成
		(黄体)	プロゲストロン	ステロイド	子宮内膜	妊娠前状態に変化させる
			リラキシン(3種)?	蛋白質	子宮,恥骨結合	弛緩
		精巣(Leydig cell)	テストステロン	ステロイド	一般体組織	男性2次性徴の発現・同化作用促進・筋発育・精子形成
II	下垂体中葉系	下垂体中葉	メラニン細胞刺激ホルモン(MSH)	ポリペプチド	皮膚	色素顆粒の拡散

(表II-2の続き)

	内分泌系	腺	ホルモン	化 学	作用部位	主要作用・効果・その他
III	下垂体後葉系	下垂体後葉	抗利尿ホルモン（ADH）（バゾプレシン）	ポリペプチド	尿細管，集合管	体液浸透圧調節・体液量調節・水分の再吸収促進・血圧上昇
			オキシトシン	ポリペプチド	乳腺，子宮	射乳・分娩促進
IV	副甲状腺系	副甲状腺	パラソルモン	ポリペプチド	骨，腎臓	血漿Ca^{2+}濃度増大・血漿リン酸濃度低下・リン酸塩尿誘起・欠乏時に低カルシウム血症・テタニー
			カルシトニン？	ポリペプチド	骨	血漿Ca^{2+}濃度低下
		甲状腺	サイロカルシトニン	ポリペプチド		
V	副腎髄質系	副腎髄質	アドレナリン（エピネフリン）	アミン	循環器系	交感神経類似作用
					肝臓，筋	血糖上昇(A>NA)・遊離脂肪酸レベル増大・熱量産生作用
			ノルアドレナリン（ノルエピネフリン）		中枢神経	alertness増大
VI	副腎皮質系(2)（電解質コルチコイド）	腎臓	レニン	蛋白質	血漿，$α_2$-グロブリン	アンジオテンシンIの産生
		血漿蛋白	アンジオテンシンII	蛋白質	副腎皮質球状帯	アルドステロン分泌刺激
		下垂体前葉	副腎皮質刺激ホルモン(ACTH)	ポリペプチド	副腎皮質球状帯	緊急時のアルドステロン分泌刺激
		副腎皮質球状帯	アルドステロン	ステロイド	尿細管	Na^+再吸収の増大・細胞外液量維持
VII	膵臓系	ランゲルハンス島 β-細胞	インスリン	蛋白質	肝臓，筋，脂肪組織	筋の糖とり込み増大・肝グリコーゲン分解低下・血糖低下・成長促進・脂質代謝の正常化
		α-細胞	グルカゴン	蛋白質	肝臓，脂肪組織	肝グリコーゲン分解上昇・血糖上昇・脂肪分解促進・絶食時の血糖維持
VIII	その他 造血系	腎臓	腎造血因子（REF）	？	血漿グロブリン	エリスロポイエチン生成
			エリスロポイエチン	蛋白質	骨髄	赤血球形成を刺激
	消化管系	胃粘膜	ガストリン	蛋白質	胃腺	胃液分泌刺激
		小腸粘膜	エンテロガストロン（VIP, GIPなど）	？	胃	胃運動抑制・胃腺分泌抑制
			セクレチン	蛋白質	膵臓	膵液(アルカリ性)分泌刺激
			コレチストキニン・パンクレオチミン（CCK-PZ）	蛋白質	膵臓，胆嚢	膵臓の消化酵素分泌刺激・胆嚢収縮、オディ括約筋弛緩
			ビリキニン	？	小腸絨毛	運動刺激
			エンテロクリニン	蛋白質	小腸	消化酵素の分泌刺激
		胃・小腸粘膜	腸性グルカゴン	蛋白質	膵臓β細胞，肝臓	血糖上昇・絶食時の血糖維持，インスリン分泌刺激
	胎盤系	胎盤合胞体栄養膜細胞	ヒト絨毛ゴナドトロピン(HCG)	蛋白質	妊娠黄体	黄体ホルモンの分泌刺激
			プロゲステロン	ステロイド	子宮	妊娠維持と乳腺の発達を促進
			エストロゲン			
			絨毛性成長ホルモン・プロラクチン（CGP）	蛋白質	乳腺	妊娠時の乳腺の発達

図II-36 セリエの汎適応症候群

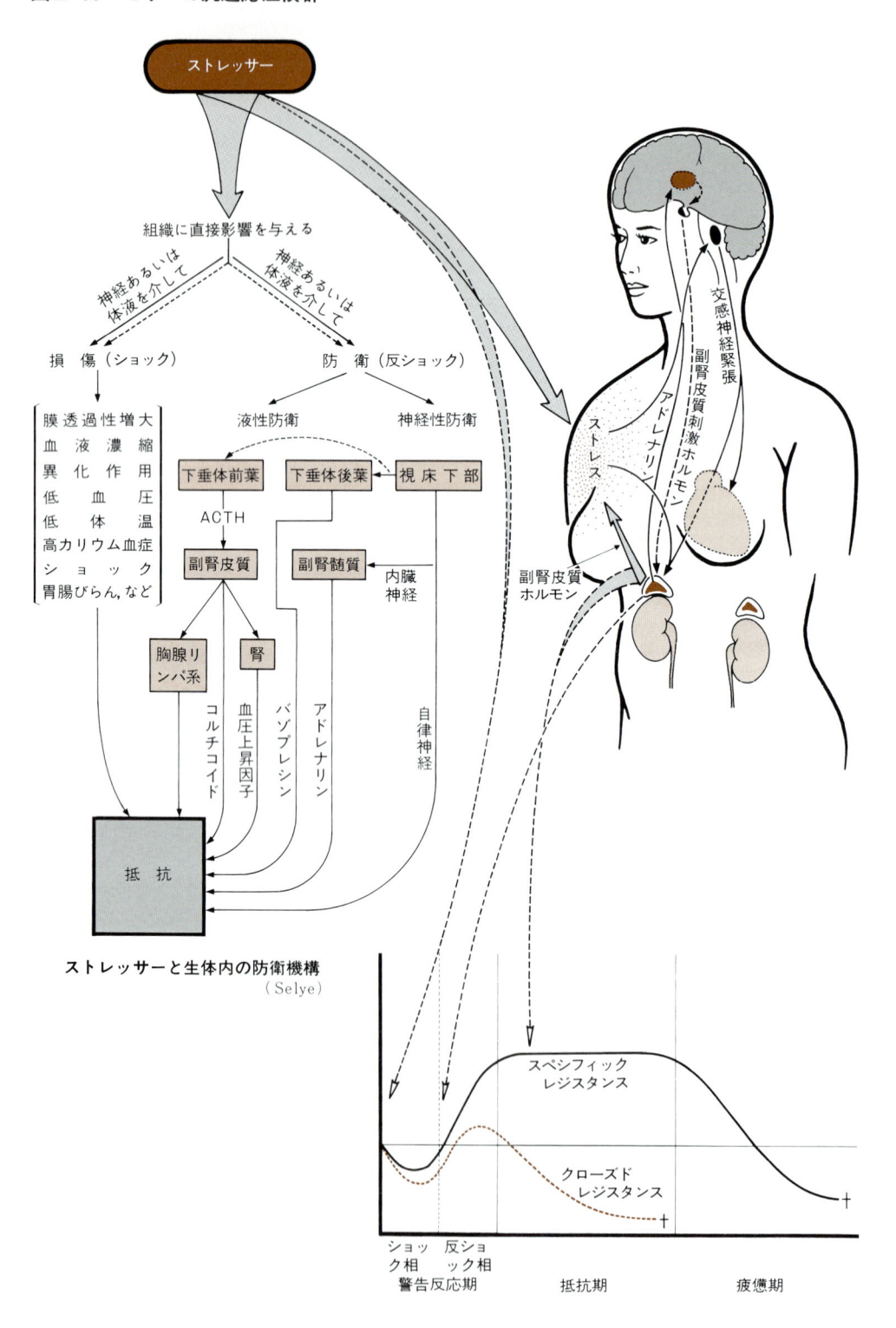

ストレッサーと生体内の防衛機構
(Selye)

3）ストレッサーとしての運動に対応する体内変化の概説——ストレス学説（汎適応症候群） （図II-36）

本項では、スポーツを行うことがからだに対する一種のストレッサー stressor になるうるだろうとの考え方から、セリエ Selye の GAS の概念を、ことに液性協関の面から解説してみたい（GAS の詳細については「図説・病気の成立ちとからだⅠ」を参照）．

(1) GAS とは （図II-36）

セリエは、日常からだに加えられるごく普通の刺激をストレッサーとよび、これらが加わることによって体内で起こるであろう変化を、あたかも外力に対して応力が生じるようにストレイン（適応力）が生じると考え、この反応をストレス stress とよび、その一連の経過を汎適応症候群 general adaptation syndrome, GAS とよんだわけである．

GAS とは、図II-36 の右下図の実線でみられるように、からだにストレッサーが加わった場合の抵抗の経過としての概念を、ショック相と反ショック相の警告反応期、抵抗期および疲憊期の3相に分けて考えている．すなわち、ストレッサーに対して、はじめは無抵抗状態で、からだとしては侵襲を受けるが、それに対する準備態勢が整うと漸次抵抗力を増し、その状態で生活しているというのである．ここで問題となるのは、この抵抗性は加えられたストレッサーのみに有効で、他のストレッサーが加わった場合、その適応エネルギーが同じプールから供給されるというセリエの考え方からすると、破線のように速やかに減弱し死に至ることもあるという点であろう．

(2) ストレスに対応する生理機能の変化 （図II-36）

セリエはストレス状態に対応する生理機能の変化として、図II-36 の左上図のように考えている．すなわち、からだにストレッサーが加わるとまず、左側の損傷（ショック）を受けることになり、膜透過性の増大やその他の変化をきたす．しかし、これらが引き金となって交感神経緊張状態が引き起こされ、神経あるいは体液を介して右側の防衛（反ショック）状態に入るというのである．神経性防衛としての交感神経の緊張が、副腎皮質のアドレナリン、下垂体後葉のバゾプレシン（抗利尿ホルモン）などのホルモンを分泌させる結果となり、液性防衛としても下垂体前葉から ACTH、さらに副腎皮質ホルモンの分泌、また腎からの血圧上昇因子の放出までを促すというのである．

この概念は、1938 年に考えられたもので、現在の知見と異なっている点が多い．しかし、ごく一般的な外来刺激に対するからだの対応策としての概念的な仮説としては、現在でも許容できるところである．

すなわち、からだになんらかのストレッサーが加わった場合、まず、交感神経の緊張、アドレナリン、ノルアドレナリンなどの分泌が引き金となって間脳視床下部を刺激し、CRF(H) の分泌や、あるいは直接下垂体前葉を刺激して ACTH を分泌させる．次に、これが副腎皮質のグルココルチコイドの分泌を促して、このホルモンがからだに生じているストレインの解消に当たる間脳-下垂体-副腎皮質系を発動させると考えれば、容易に理解できよう．

しかし、前述のようにホルモンの作用はかならずしも1つの生理作用に限られたものではなく、多くのホルモンの多くの作用の総合的な結果として、からだとしての抵抗を生じてくるものと考えなければならない．

3．運動と内分泌機能

1）加齢による内分泌機能の変化 （II-37・1）

かならずしも内分泌機能に限ったものではないが、運動と生理機能を論ずる場合、まずそのヒトの年齢が問題となる．ことに内分泌腺の働きは加齢に伴って生理的に変化するものが多く、その変化としては、第1にその内分泌腺自体の退行性変化、たとえば細胞数の減少、組織の萎縮などがあり、第2にはホルモン分泌刺激に対する感受性の低下、さらには標的器官自体の機能低下などが考

図II-37　運動と内分泌機能(1)――副腎髄質ホルモン

1. 内分泌腺の加齢による変化

ホルモン	年齢 20 40 60 80	同化作用	異化作用
胸腺		?	
松果体	?		
下垂体		+	
TSH		+	+
ACTH		+	
GTH		+	
副腎皮質	?		
ミネラルコルチコイド			
グルココルチコイド			+
性腺			
エストロゲン		+	
アンドロゲン		+	
プロゲステロン			
甲状腺		+	+

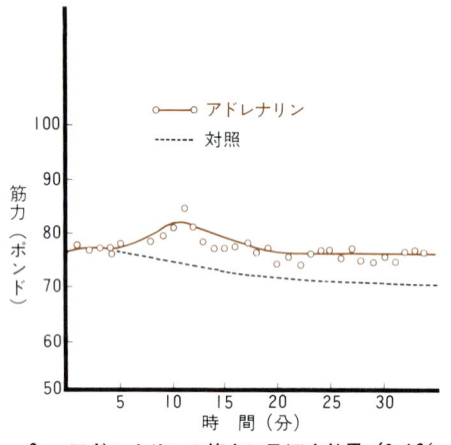

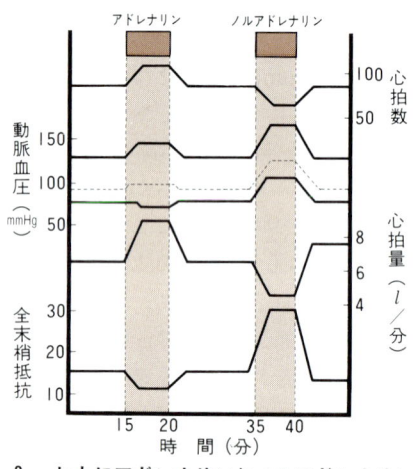

(藤田ら[15])

2. アドレナリンの筋力に及ぼす効果（0.1%アドレナリン0.5ml皮下注射，10人平均）

(猪飼ら)

3. ヒトにアドレナリンとノルアドレナリンを静脈内輸液したときにみられる循環の変化

4. アドレナリンとノルアドレナリンの生理作用

アドレナリン	生理作用	ノルアドレナリン
±	末梢血管循環抵抗の増加	♯
+	血圧上昇作用	♯
♯	脂肪の動員，FFAの放出	♯
♯	心拍出量の増加	±
♯	心拍数の増加	±
♯	肝グリコーゲンの分解	+
♯	血糖値上昇	+
♯	基礎代謝の増加	♯
♯	血中好酸球の減少	+
♯	中枢神経系の興奮	−

えられる．ことにフィードバック機構によって分泌調節を受けているホルモンでは，上位ホルモンを分泌する内分泌腺との関連もあって，そのいずれかの経路に加齢変化を起こせば，その分泌低下を招来することになる．

したがって，同じ年齢でも，その加齢変化を同一視して論じられないのである．

図II-37・1は加齢に伴う各種ホルモンの分泌動態を模式図的に示したもので，年齢によって種種のホルモンの相互作用がそれぞれ異なってくることになる．

また，運動によって体内で起こりうるであろう内分泌機能の変化を，1つのホルモンの消長のみによって論ずることは，からだ全体の恒常性維持という観点からみればなかなか難しいことになる．

2）副腎髄質ホルモンの分泌と運動　(図II-37)

副腎髄質ホルモンには，アドレナリン adrenaline(エピネフリン epinephrine)とノルアドレナリン noradrenaline(ノルエピネフリン norepinephrine)とがある．

(1) 運動のアドレナリン分泌に及ぼす影響
　　　　　　　　　　　　　　　　(図II-37・2)

筋肉運動時にアドレナリンの分泌が増加するという報告は古くから多くの実験で認められており，前述のGAS的考え方からしても，運動を一種のストレッサーと考えるならば当然であるかもしれない．また，アドレナリンを注射したときの生理機能の変化が，運動負荷時のそれと酷似していることもその事実を示唆していよう．

猪飼らは図II-37・2に示すように，0.1％アドレナリン0.5mℓ皮下注射によって最大筋力の増大を認め，これはアドレナリンによる心拍出量の増大，筋血流の増加によるものとし，血流量増加が運動能力を高めるための必要条件であるとしている．

さらに，中間代謝に対する影響も，アドレナリン投与時と運動負荷のそれがよく似ている．すなわち，筋運動時にはそのエネルギー源として筋グリコーゲンが分解し，血中に乳酸を放出する．アドレナリンの作用は，肝および筋グリコーゲンに作用して血中ブドウ糖および乳酸を放出させ，このブドウ糖が筋肉に，乳酸が肝臓で代謝されることになる．もちろん，エネルギー供給の手段はこのような単純なものではないが，その生理作用は少なくとも同じ機構を利用していることになろう．

(2) アドレナリンとノルアドレナリンとの関係
　　　　　　　　　　　　　　　(II-37・3, 4)

その後，ノルアドレナリンが発見され，図II-37・3に示すように，血圧に対する影響ひとつをとってみても，アドレナリンの作用と明らかな差異のあるところから，両ホルモンの関係が再検討されてきている．

図II-37・4にその生理作用を対比して示したが，同じ副腎髄質から神経分泌されるこの両者の作用を個別に論ずることは困難で，多くの説があり，必ずしも一致していない．たとえば，最大酸素摂取量75％以上の運動になるとノルアドレナリンの分泌がある．低血糖に対してはアドレナリンのみの分泌がみられる．これらカテコールアミンの代謝産物であるVMAが運動2時間後に尿中に排泄され，その後運動強度にしたがって増量する，などということである．

いずれにしても，アドレナリンは諸臓器組織の物質代謝に重要な意義をもち，血行動態に対しても特殊な作用を有していること，ノルアドレナリンはとくに循環系のchemodynamicな調節に関与し代謝作用に関係しないこと，また，その分泌刺激がある程度異なっていることなどから考えると，この両者はその必要に応じて個々に分泌されることが考えられ，運動に対する対応としても合目的的な解析が望まれるところである．

3）副腎皮質ホルモンの分泌　(図II-38)

(1) 副腎皮質の重量およびそのホルモン分泌に及ぼす運動の影響　(図II-38・1〜5)

副腎皮質ホルモン，とくにグルコ(糖質)コルチコイドは，生体にストレッサーが加わった場合，その緩解の主役をなすと考えられているもので，運動に際しても当然分泌されることが予想され

図II-38 運動と内分泌機能(2)──副腎皮質ホルモン

1. グルココルチコイドの代謝作用

糖 質 代 謝	蛋 白 代 謝	脂 質 代 謝	水・電解質作用
血糖上昇 肝グリコーゲン増加 血中ピルビン酸増加 血中クエン酸減少	蛋白異化促進 蛋白合成抑制 尿中アミノ酸排泄増加 筋力減退, 筋萎縮 骨基質喪失 発育抑制	脂肪沈着増加 血中遊離脂肪酸増加 脂 肪 肝 血中コレステロール上昇	Na貯留 K排泄増加 糸球体濾過値増加 ヘンレ上行脚Na再吸収増加 ADH抑制〜拮抗

(志田ら)

4. 運動トレーニングによる副腎の変化

トレーニング強度 最大負荷能力に対する負荷の%	0	18	36	70	100
副 腎 重 量	12.0	16.7	17.0	22.7	24.3
副腎重量mg / 体重100g	14.0	18.1	18.5	24.2	27.4
皮 質 / 髄 質	2.5	3.1	3.2	4.8	5.1

(Prokop[16])

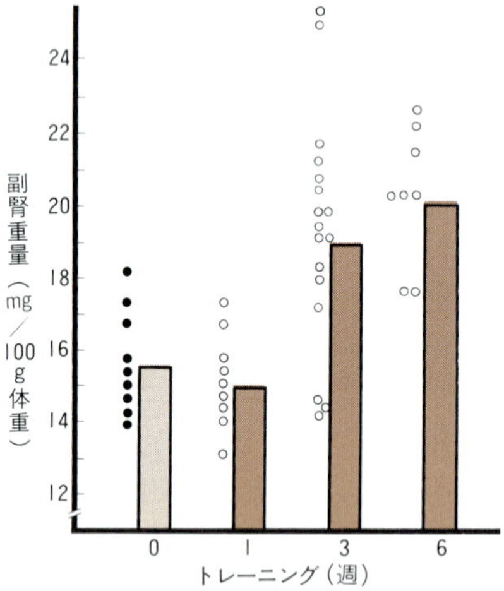

2. 副腎重量に及ぼす水泳トレーニングの効果
(Frenkl, et al.)

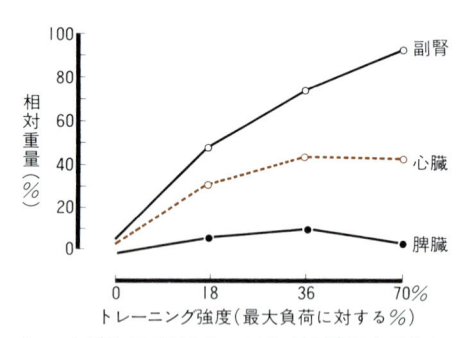

5. ネズミの走行トレーニング実験によるトレーニング強度と副腎, 心臓, 脾臓の重量の変化との関係 (Prokop[16])

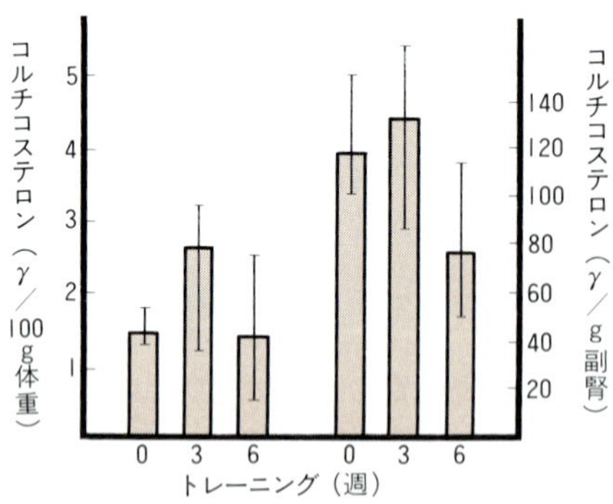

3. 副腎静脈血中のステロイド量の水泳トレーニングによる変化 (Frenkl, et al.)

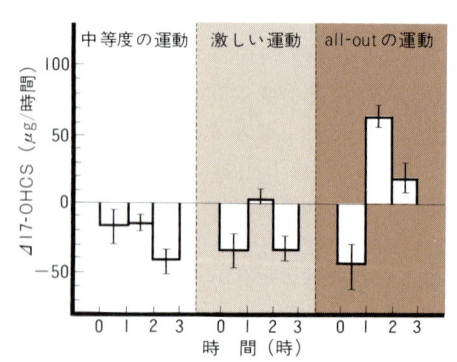

6. 各種運動強度による尿中17-OHCS排出量の変動 (提ら[17])

る．その生理作用は，図II-38・1のように，体内中間代謝に対してきわめて多岐にわたる作用を発揮する．

運動による影響としては，図II-38・2, 3に示すように，ラットに強制遊泳をオールアウトになるまで行わせるトレーニングの場合，3週までは副腎の重量およびコルチコステロンの分泌の増加がみられるのに反し，6週間という過激なトレーニングでは副腎重量は増加するものの，ホルモンの分泌が低下してくるという報告がある．また，図II-38・4のようにトレーニングによって副腎重量が増加し，その増加は主として皮質の増大による．図II-38・5の副腎と心臓の重量比から最大運動能力の37％ぐらいの運動負荷が限度であるなどという報告もある．いずれにしても適度の運動は，ことに副腎皮質の増大とそのホルモン分泌機能を助長するものと考えられている．

(2) 副腎皮質ホルモン代謝産物からみた運動の影響　　　　　　　　　　　（図II-38・6）

一方，副腎皮質ホルモンの代謝産物である17-KS, 17-KGS, 17-OHCSなどの尿中排泄の消長から検討した実験では，図II-38・6に示すようにオールアウトをきたすような運動でその増加がみられるが，中等度以下の運動ではかえって減少したり，変化がみられないなどという報告があり，運動負荷の強度によってそれほど一定の傾向がみられていない．しかし血中17-OHCSの測定では自転車エルゴメーターによる2時間の運動負荷によって初期に上昇し，その後漸次減少することが報告され，概して短時間の激運動で増加し，長時間になるとそれが減少するという報告が多い．いずれにしてもその測定方法の困難さともあいまって，今後の研究にまつところが多いといわなければならない．

4）成長ホルモン，テストステロンおよびインスリンの分泌と運動　　　　　（図II-39）

(1) 成長ホルモン，テストステロンなどの分泌と運動　　　　　　　　（図II-39・1, 2, 6）

成長ホルモンの生理作用は，図II-39・1に示したように，体内中間代謝が主たるもので，当然，インスリンやアドレナリン，グルココルチコイドなどとの相互関連性が問題となる．運動負荷によるヒト成長ホルモンHGHの動向としては，図II-39・2にみられるようにマスター2重負荷試験の1回(a), 3回(b)の運動負荷によって30〜60分後に一時的な上昇のみられることが報告され，この増加はあらかじめブドウ糖を投与しておくと抑制されることが報告されている．この現象が運動に対するエネルギー供給という意味をもつとしても，他のホルモンとの相互作用によるものか，HGH分泌機序に対する単独の刺激なのかは不明である．

なお，HGHが分泌される状態であれば，当然，他の下垂体前葉ホルモン，たとえば，ACTH, TSH, GTHの分泌も考えられ，また，発汗などによって水分あるい酸-塩基平衡に歪みを生じれば，下垂体後葉からのADH，副腎皮質のミネラルコルチコイドの分泌も考えなければならない．なお，GTHが分泌されれば男性の場合，性腺からアンドロゲン，テストステロンなどの分泌も促されることになる．テストステロンはその蛋白同化作用の結果として，図II-39・6のように，トレーニングを行った場合でも行わなかった場合でも，筋力を増大させることが知られている．

(2) インスリン分泌と運動　　（図II-39・3, 5）

さて，運動中にはその運動を円滑に行わせるための中間代謝を合目的的に回転させるため，多くのホルモンの分泌が考えられよう．なかでも，血液中グルコース（血糖）の平衡とその筋肉内取り込みを司る膵臓ランゲルハンス島β細胞から分泌されるインスリンの動向は，筋肉にエネルギーを供給する意味で非常に重要な働きとなる．図II-39・4は，血糖の内分泌的調節の平衡を模型的に示したものであるが，この図にみられるように，体内の末梢組織での糖利用を促進させ，血糖を減少させるように働いているのはインスリンのみである．その主な組織での作用を図II-39・3に示した．したがって，長期にわたる運動では，当然，インスリンの分泌が促進されることになろう．なお，図II-39・5にインスリン不足による糖尿病患者に運動トレーニングを行わせたときの耐糖能の

図II-39　運動と内分泌機能(3)──成長ホルモン・テストステロン・インスリン

1. 成長ホルモンの作用

1) 蛋白代謝
    アミノ酸輸送の促進
    蛋白合成促進
    血中α-アミノ窒素減少,
    BUN, NPN, 尿中窒素排泄低下
    窒素蓄積
2) 脂質代謝
    脂肪異化作用, 血中FFA増加
    FFA酸化促進
3) 糖代謝
    高血糖, 一過性低血糖
    インスリン分泌増加
    インスリン感性低下
4) その他
    血清P増加, 尿中Na, K低下, Ca増加
    Somatomedin(sulfation factor, thymidine factor)生成
    尿hydroxyproline 増加
    腎機能増加

(志田ら)

2. 運動負荷による血中HGHの変動
(↓：運動開始)　　　　　　　(岩坪ら[18])

(a) 健康人　男性
(b) 健康人　女性　ツウステップテスト　ダブル3回

3. 主な組織に対するインスリンの作用

1) 筋肉：糖の膜透過促進, 糖の利用促進, グリコーゲン合成促進, アミノ酸の膜透過促進, 蛋白合成の促進, K⁺の取込み促進, 膜電位の上昇
2) 脂肪組織：糖の膜透過促進, 糖の利用促進, グリコーゲン合成促進, 脂肪の合成促進, 脂肪の分解抑制, 蛋白の合成促進
3) 肝臓：グリコーゲン合成促進, グリコーゲン分解抑制, 糖の利用促進(解糖系 key enzyme の誘導；グルコキナーゼ, ホスホフルクトキナーゼ, ピルビン酸キナーゼ, グルコース-6リン酸デヒドロゲナーゼなど), 糖新生系の抑制(糖新生系 key enzyme の誘導抑制；グルコース-6ホスファターゼ, フルクトース-2ホスファターゼ, ホスホフェノールピルビン酸カルボキシラーゼ, ピルビン酸カルボキシラーゼなど), 蛋白の合成促進.

(志田ら)

4. 血糖の調節に関係するホルモン　(阿部)

血糖上昇性：下垂体前葉, 副腎皮質, 副腎髄質, 甲状線, 膵島
　→下垂体前葉ホルモン, 副腎皮質ホルモン, アドレナリン, サイロキシン, グルカゴン
血糖下降性：膵島 → インスリン

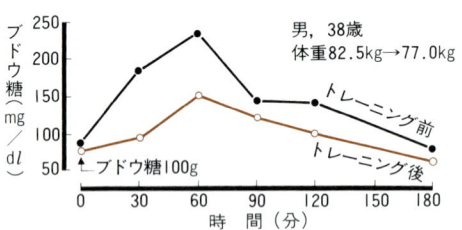

5. 糖尿病患者の身体トレーニングによる耐糖能変化(ブドウ糖100g経口投与)　(井川ら[19])

男, 38歳　体重82.5kg→77.0kg
トレーニング前／トレーニング後

6. 男性ホルモンの筋力増加に及ぼす効果　(Hettinger)

テストステロン／トレーニング／トレーニングなし／(A)／(B)

変化を示してある．耐糖能とは，グルコースを投与したときの血糖値の増減曲線によって体内におけるインスリンの活性を推定するものと考えればよく，この場合トレーニング後，その曲線が低値を示しており，おそらく体内でインスリン分泌が助長されていることを示唆していることになる．

5) 運動に関係する内分泌機能とその役割

以上，二，三のホルモンと運動との関係を述べてみたが，前述のように，ホルモンの作用は何も画然と分離しているものではなく，必要に応じて多くのホルモンが分泌され，その総合作用として生理作用を発揮するものであることはいうまでもない．そこで比較的短期間の筋運動に際して，直接および関接的に関与すると考えられるホルモンの分泌とその作用とについて考えてみたい．

(1) 運動の開始とホルモンの分泌

運動を行おうとすると，まず，その目的をもって大脳皮質，おそらく前頭葉から意志の発動が起こり，頭頂葉の運動野における細胞が興奮し，それが錐体路を下行して脊髄前角細胞に達し，その運動神経を介して筋が収縮させられ，目的の運動を起こすことになる．

この運動の開始に当たって精神的に興奮し，自律機能としての交感神経が緊張し，運動に対応した心拍数増加，血圧の上昇など種々の適応現象を起こしてくる．一方，この交感神経の興奮が同時に副腎髄質に作用してアドレナリン，ノルアドレナリンなどを分泌させ，循環機能をさらに助長し筋血行が促進され，筋運動が円滑に行われるように作用することが考えられる．また，このアドレナリンの分泌が，いわゆる間脳-下垂体-副腎皮質系発動の引き金となることは GAS の項で述べたとおりである．

(2) 運動中および運動後におけるホルモンの分泌

運動がストレッサーとなって，前述の GAS が発動されれば視床下部の CRF 分泌→下垂体前葉の ACTH→副腎皮質ホルモンの主としてグルココルチコイドの分泌が促されることになる．

また，実際に筋肉の収縮弛緩の運動が繰り返されることになると，筋肉内では ATP の分解，Cr. P からのリン酸の補給，さらにはグリコーゲンの分解などによるエネルギーの消費が行われるわけで，この筋肉に対するエネルギーの供給という意味では，アドレナリン，グルカゴン，グルココルチコイド，甲状腺ホルモンなどが協調して，ことに肝臓グリコーゲンの分解を促進し，血中グルコースを増量させ，これをインスリンの作用によって筋肉内に取り込ませることが考えられる．したがって，それらのホルモンの分泌促進，さらにはこれらのホルモンの分泌調節を行っている下垂体前葉，視床下部などの上位ホルモン，あるいは成長ホルモンなども体内の代謝を円滑に行わせ，からだ全体の co-ordination を整えるために分泌されることになろう．

一方，運動によって起こる体熱を放散するという意味で，発汗，水分，塩分などの放出が起これば，これらを改善すべく副腎皮質のアルドステロンあるいは下垂体後葉の ADH の分泌も考えなければならないであろう．

運動後には，からだの co-ordination が正常に整うまで，これらのホルモンの協調作用が持続するわけである．

図II-40 体温と運動

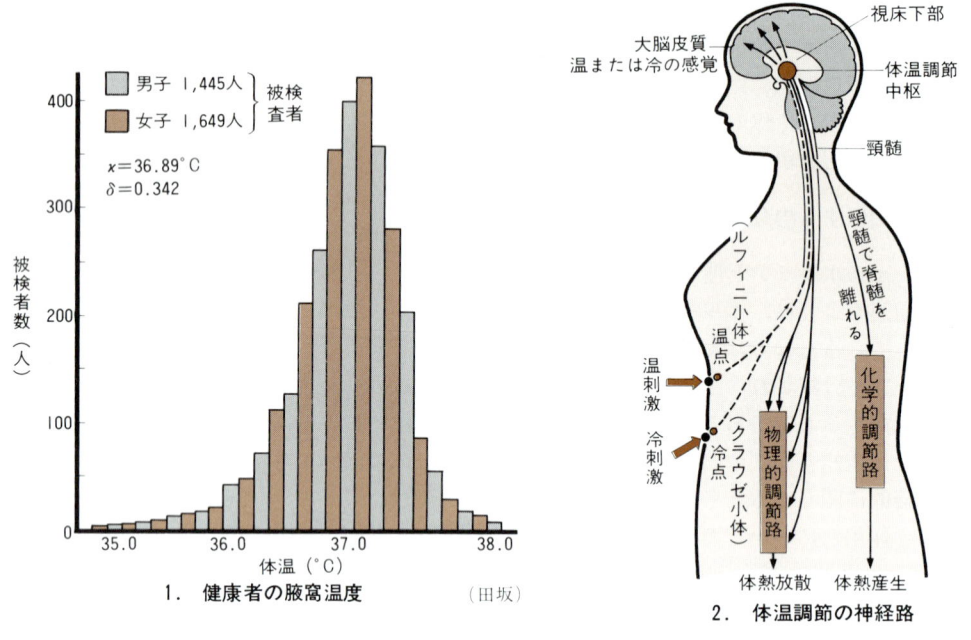

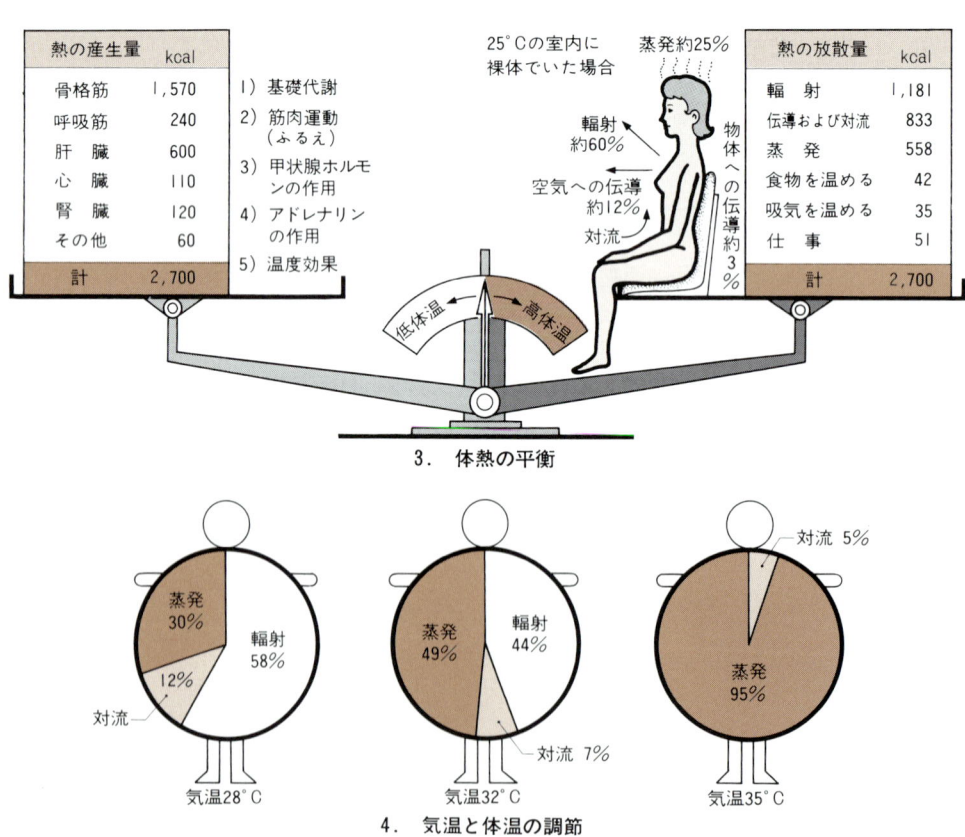

1. 健康者の腋窩温度 （田坂）

2. 体温調節の神経路

3. 体熱の平衡

4. 気温と体温の調節

6章　運動と体温の調節

　私たちのからだは，外気温の変動やからだの中の熱産生の多少などと関係なく，常にほぼ一定の温度に保たれている．これは体内における熱産生とからだからの熱放散との程度が，その環境条件に対応して適宜増減し，常に動的な平衡を保っているためで，これらの機能を維持していくことを体温調節とよんでいる（その詳細については「図説・からだの仕組と働き」を参照）．

1．体温とその調節機能

1）体温の役割と正常体温

(1) 体温を一定に保つ必要性

　私たちが生きていくためには，常にエネルギーを必要とする．このエネルギーの産生は，生体内における栄養素の代謝によってまかなわれているわけである．この中間代謝はすべて化学反応であり，体内の化学反応は温度に敏感な種々の酵素によって行われている．したがって，体温 body temperature を一定に保つことがこれらの反応を円滑に行わせるための第1条件で，これによって私たちの生活，あるいは生命が維持されているといっても過言ではないであろう．

(2) 体温の測定　　　　　（図II-40・1）

　ヒトの体温とは，文字どおりからだの温度を意味しているが，私たちのからだの中では，常に働いている器官とあまり働いていない器官，熱を放散しやすい器官としにくい器官などがあり，恒温動物とよばれるヒトであっても体熱の分布は必ずしも一定していない．そこで体温をどこで測定し，どのように表現すればよいかということになる．理論的には体内で行われる熱の出納の集約された結果として，心臓の左心室から出る大動脈出口の血液の温度が基本となる．

　しかし，日常これを測定することは不可能で，少しでもこの温度に近いと思われる直腸(腟)温，舌下温，腋窩温などが測定され，体温と称せられている．

　図II-40・1は，田坂らが測定した日本人男女の30分間腋窩検温成績である．その平均は36.89℃±0.346℃，その分布は35.2～37.9℃に及んでおり，性別差，人種差はほとんどみられないといわれる．なお，幼児では成人よりも高く，成人への移行は10～16歳までに行われ，高齢者では少し低くなる．

2）体熱の平衡とその調節　（図II-40・2, 3）

　図II-40・3に示すように，体温は体熱の産生と放散の平衡によって成り立っている．図では，そのバランスをとっている臓器組織と，それを調節する生理機能，物理的機転などを模型的に示している．熱産生の調節が化学的機構によって行われているのに反し，熱放散の調節が物理的機構によって行われている点が非常にむずかしいところである．

　この2つの機構の平衡を保たせている仕組みとしては，大脳の視床下部に体温調節中枢が存在し統括していることが考えられている．

　その確実な局在については，まだ論議のあるところであるが，少なくとも前視床下部正中線付近に熱放散の中枢，後視床下部に熱産生の中枢があり，この両中枢の平衡によって体温が設定されていると考えればよい．

　この中枢に刺激を送る仕組みとしては，図II-40・2に示すように，神経性の経路としては皮膚に加えられた温あるいは冷刺激が，求心性の知覚神経を経て視床下部に伝えられ，中枢から末梢に必要な刺激を送ることが考えられている．

　一方，体液性の経路としては，体温調節中枢を流れる血液の温度が直接中枢を刺激することが考えられている．

3）体温が一定に保たれる理由

　2つの体温調節の平衡は，環境と関係なく，そ

図II-41 環境温の影響

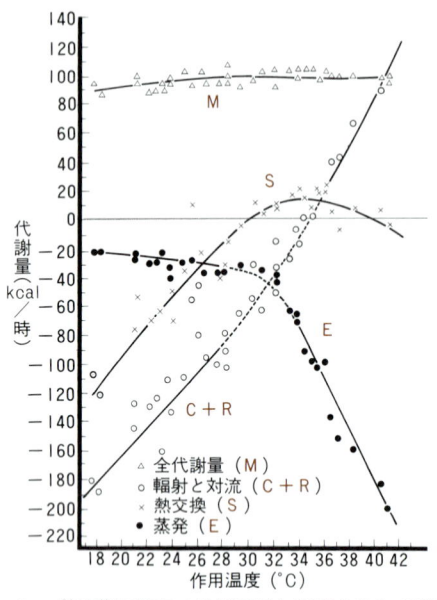

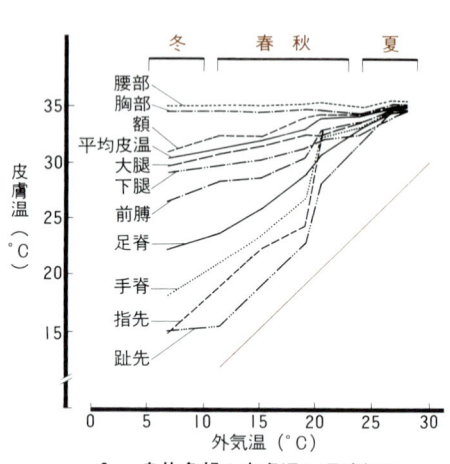

1. 熱平衡に関与する諸因子と環境条件との関係
（被検者は裸体） （Winslow, et al.）

2. 身体各部の皮膚温と環境気温 （吉村）

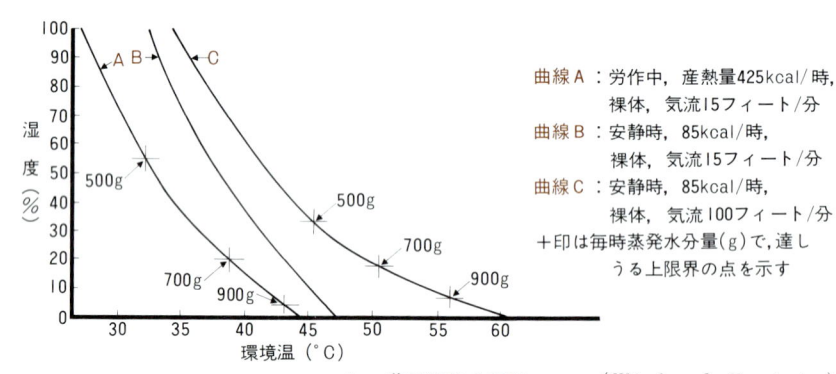

3. 蒸発調節の限界 （Winslow & Herrington）

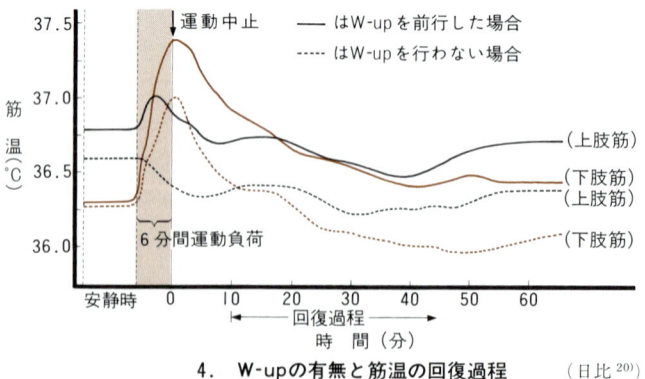

曲線A：労作中，産熱量425kcal/時，
　　　　裸体，気流15フィート/分
曲線B：安静時，85kcal/時，
　　　　裸体，気流15フィート/分
曲線C：安静時，85kcal/時，
　　　　裸体，気流100フィート/分
＋印は毎時蒸発水分量(g)で，達しうる上限界の点を示す

4. W-upの有無と筋温の回復過程 （日比[20]）

のヒトの正常体温レベルに設定され，いわゆるセットポイントが存在している．したがって，外気温や体温が変動すると，中枢は皮膚や血液，その他からくる刺激をそのセットポイント温度と比較し，その差を感受して正常の設定レベルに戻そうとする機構を働かせ，これによって，体温が常に一定に保たれているのである．

また，発熱とは，このセットポイントが病原菌の毒素などによって高温にセットされたときに起こる現象と考えればよいであろう．

2．体温に及ぼす環境温度の影響

1）気温と体温の調節　　（図II-40・1，2，4）

ヒトのからだが一定の体温を保っているのは，前述のように体熱の産生と放散のバランスがよくとられているからである．Winslowらはこの熱平衡と環境条件とを組み合わせて，図II-41・1のようなからだに対する作用温度 operative temperature を考えている．すなわち，裸でいた場合，作用温度が28～32℃ぐらいで，全代謝量と蒸発，輻射，対流などによる熱交換のバランスがとれ，35℃ぐらいまでは蒸発の増加によって熱放散を増加できるが，それ以上になると，逆に輻射，対流によって熱が体内に入り込むようになり，うつ熱の状態となることを意味している．

このことは図II-40・4で示したように，体熱放散の手段の割合は，気温が32℃になると蒸発が約49％を占め，気温35℃では95％に達することが理解できよう．

また，30℃以下に作用温度が下がると相対的に全代謝量が減少して体温の低下をきたすことになるという．

なお，日本の春夏秋冬における外気温の変化とからだの各部の皮膚温との関係を図II-41・2に示した．気温の高いときは皮下の毛細血管網が拡張して血流が増加し，皮膚温が高くなり，熱放散を高めており，気温が下がると四肢末端の皮膚温が急激に下がるものの軀幹部のそれはあまり変化しないという特徴がみられている．

また，末端部の皮膚温は外気温15～20℃ぐらいで著明な変動を示している．このことは，このくらいの外気温のときに末梢血管による調節が大きく作用しているものと考えられる．

2）高温環境と体温　　（図II-41・3）

ヒトの体温は，前述のように，ほぼ37℃に保たれていなければ体内の代謝が円滑に行われない．したがって，環境温度が上昇すれば，当然，体熱を放散する手段として，体内の化学的調節機構であるアドレナリンの分泌抑制，意識的な筋肉緊張の低下などがみられ，物理的調節機構としては，皮膚血管の拡張，皮膚血流量の増加，発汗による水分の蒸発，さらには呼吸促進，唾液分泌の増加などによって熱の放散が計られることになる．

すなわち，熱産生が抑えられるとともに，熱放散としての輻射，伝導，対流，不感蒸泄の手段が最大限に発揮され，それでも間に合わないと発汗が起こるわけである．

発汗による熱の放散は，後述のように，分泌された汗の水分が蒸発して，その気化潜熱をからだから奪うことによって行われる．したがって，この蒸発には，環境の気温，気湿，気流が大きな影響を与えることになる．

図II-41・3は，Winslowらによって報告された皮膚からの蒸発限界を安静時と労作中とで比較して示したものである．たとえば，裸で同じ気流のところで安静にしている場合と，労作をしている場合とでは，曲線BからAに変化し，その限界値が変化することになり，同じ安静条件でも気流が早くなればBからCへと増大することになるわけである．

なお，ヒトの体温が直腸温で41℃を超すようになると脳細胞の障害を起こし，43℃を超すとうわ言，嗜眠，昏睡などの意識障害がみられ，42～44℃の高体温が数時間持続すると死に至るといわれる．

3）低温環境と体温

気温の低い環境では，まず，化学的調節として交感神経が緊張し，副腎髄質のアドレナリン，甲状腺のホルモンなどが分泌され，体細胞の酸化が促進し，また，"ふるえ"による体熱の産生が行わ

図II-42 運動と体温

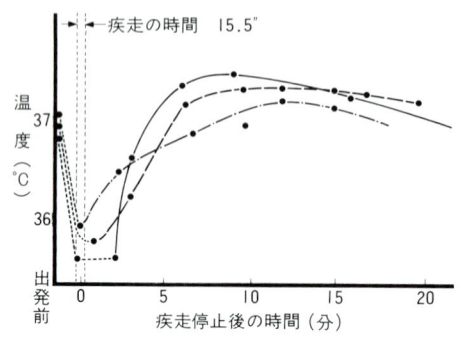

1. 100m全力疾走後の体温の変動(口内舌下温)
(萩原[21])

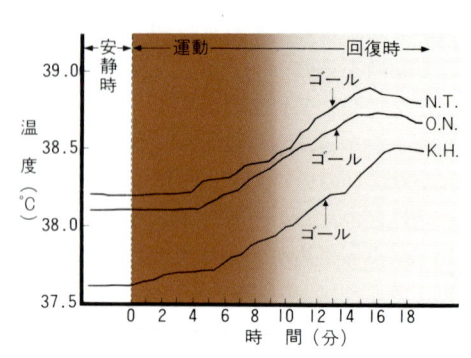

2. 3,000m疾走と体温の変動
(中西, 中川[22])

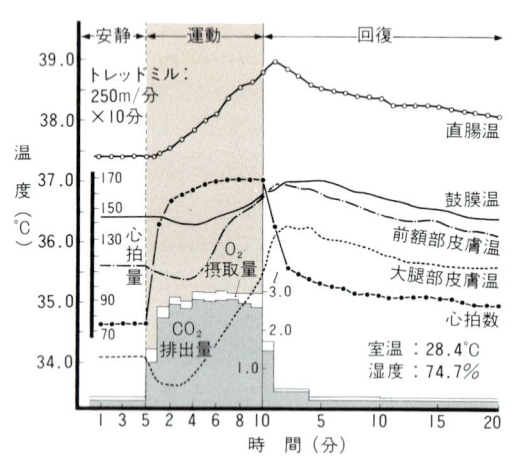

3. 運動時体温変化の一例(24歳の男子が毎分250mの速度でトレッドミル運動中のもの)
(増田[23])

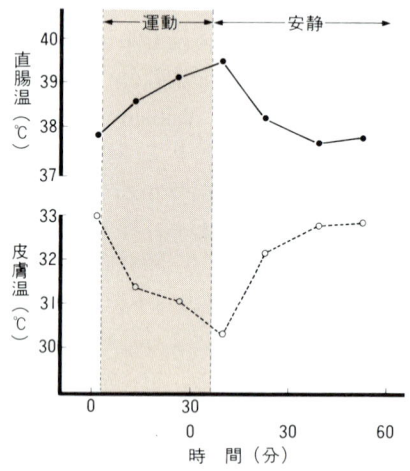

4. 30分間の激しい運動時の直腸温と皮膚温の変化
(Du. Boi)
注:発汗による皮膚温の低下が著しい

5. マラソン走行時の熱平衡　(kcal/時)(露出体表面積60%)

環境気象条件	温　度(℃)	0	5	10	15	20	25	30
	湿　度(%)	70	70	70	70	70	70	70
放熱量	輻　射	20.5	8.8	−3.7	−17.0	−31.0	−46.2	−64.1
	伝導・対流	722.8	625.5	528.2	430.9	333.6	236.3	125.1
	蒸　泄	148.1	154.6	174.6	208.2	267.4	373.2	467.2
	吸気加温	46.6	40.3	34.0	27.7	21.4	15.1	8.8
	呼吸器からの蒸泄	107.5	104.1	99.5	93.4	85.2	74.6	60.8
	総放熱量	1045.5	933.3	832.6	743.2	676.4	653.0	597.8
熱蓄積量 (kcal/時)		−302.8	−190.6	−89.9	−0.5	66.3	89.7	144.9
体温変化度(℃/時)		−7.0	−4.4	−2.1	0.0	+1.5	+2.1	+3.3

(佐々木[24])

れる．一方，物理的手段としては，末梢皮膚血管の収縮，立毛，発汗の抑制などが起こる．したがって，動脈血圧の上昇，末梢血管抵抗の増大，心機能の促進が要求される．

しかし，これらの手段を最大に発揮しても，なお，低体温となるような環境ではかえって体内代謝過程が遅延し，呼吸循環機能も低下して体熱産生の減少をきたす悪循環が起こり，いわゆる凍ває，凍死に至ることになる．ヒトの耐寒性は非常に個人差があり一定していないが，凍死したときの直腸温は26〜30℃ぐらいといわれ，その臨界直腸温はおそらく33〜34℃ぐらいと考えられている．

3．運動と体温の変動

1）ウォーミングアップと筋温・体温の上昇
（図II-23・4, II-41・4）

運動を行うと，その強度，仕事量にもよるが，筋肉その他で行われる熱産生量は安静時の10〜20倍にも達するといわれ，図II-23・4にみられたように，最大運動では大部分の血流が筋肉へ配分されなければその運動を遂行できないわけである．すなわち，筋肉における熱産生はその運動を行う必須条件であるとともに，この運動によって産生された熱をいかに処理するかが問題となる．したがって，あらかじめウォーミングアップW-upを行い，筋温や体温を高めておいて実際の運動に備えるなどの方法もとられるわけである．

図II-41・4はW-upを行って運動を行った場合で，筋温の上昇がすみやかで大きく，しかも上肢筋の温度まで上昇して，全身の代謝が円滑に行われていることを示唆している．

2）全力疾走と体温の変動 （図II-42・1, 2, 3）

図II-42・1は，萩原による100m全力疾走の激しい運動後における舌下温の推移を示したものである．運動終了後一時的低下がみられたあとに増加しているが，運動前値よりそれほど高くなっていない．このことは，筋肉に対して急速に血液を配分する必要上，反射的に皮膚粘膜などの血管が収縮すること，また，疾走中に起こる風によって皮膚表面からの対流，蒸発による熱放散が増大するためと考えられている．

一方，図II-42・2は3,000m疾走時の直腸温の変化であるが，この図にみられるように，運動開始数分後から直腸温が上昇をはじめ，運動終了後もある程度増加したあと，漸次下降する傾向にある．このように全身持久性を必要とする運動では，筋運動による筋温の上昇，呼吸循環機能の促進による体温の増加が体腔温である直腸温に反映し，運動後も代謝促進による老廃物の排出，エネルギーの補給という意味からもなお血流量の増加が予想されるところである．しかし，このような場合でも，皮膚温や舌下温などは運動中低下しているのが常である．

図II-42・3は，増田らが成人男子を250m/分のトレッドミル走行させた場合の体温の変化の1例である．直腸温は運動強度に比例して増加するが，その増加は2℃を上回ることなく，脳温を反映する鼓膜温は運動の開始によって低下したあとに上昇している．この低下の程度は0.03〜0.09℃で運動強度とは関係なく，運動による急速な静脈還流血液の増加による血温の低下に起因すると考えられている．

なお，このような運動時にも，前額部はもとより，運動に直接関係している大腿部の皮膚温まで一時的減少がみられたあとに上昇している．図II-43・4は激運動時の直腸温と皮膚温の推移を示したもので，運動時の体腔温と皮膚温とは，少なくとも運動開始初期にはこのような相対的変化を示すものと考えておけばよいであろう．

3）マラソン走行時の放熱量 （図II-42・5）

図II-42・5は表は，佐々木による一流マラソン選手が2時間20〜30分で全コースを走破したと仮定したときの種々環境条件における熱放散の試算値である．環境温度が15℃，湿度70％の場合，熱蓄積量−0.5 kcal/時，体温変化度0℃/時となり，体熱の平衡がとられている．

それ以下の気温では体温の低下，以上では上昇をみることになる．体温上昇の限界を2℃と考えるならば，気温25℃では1時間の走行がその限度となる．しかし，これらの成績は種々の条件を設

図II-43 運動と発汗

1. 汗と尿の成分の比較（％）

物質	汗	尿	物質	汗	尿
食塩	0.648〜0.987	1.538	アンモニア	0.010〜0.018	0.041
尿素	0.086〜0.173	1.742	尿酸	0.0006〜0.0015	0.129
乳酸	0.034〜0.107	—	クレアチニン	0.0005〜0.002	0.156
硫化物	0.006〜0.025	0.355	アミノ酸	0.013〜0.020	0.073

（久野）

2. 発汗と汗腺の関係

温熱性発汗	部位	精神性発汗
手掌・足底を除く全身	部位	手掌・足蹠・腋窩
温熱	原因	精神的興奮
長い	潜時	短い
夏期に高く冬期に低い	汗腺の興奮性	季節によらない
なし	不断の分泌	多少ともあり
発汗性高まる	睡眠中の分泌	低下する
生後2日〜2週間で現われる	発達	2〜3ヵ月で現われる

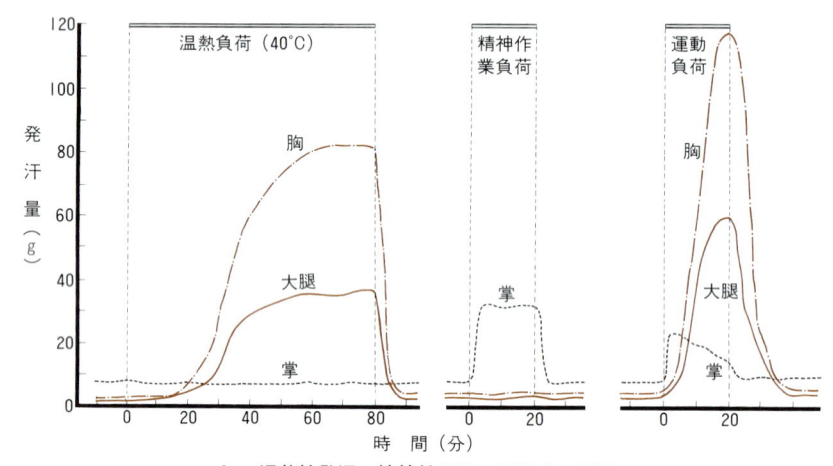

3. 温熱性発汗，精神性発汗，運動時の発汗 （佐々木[25]）

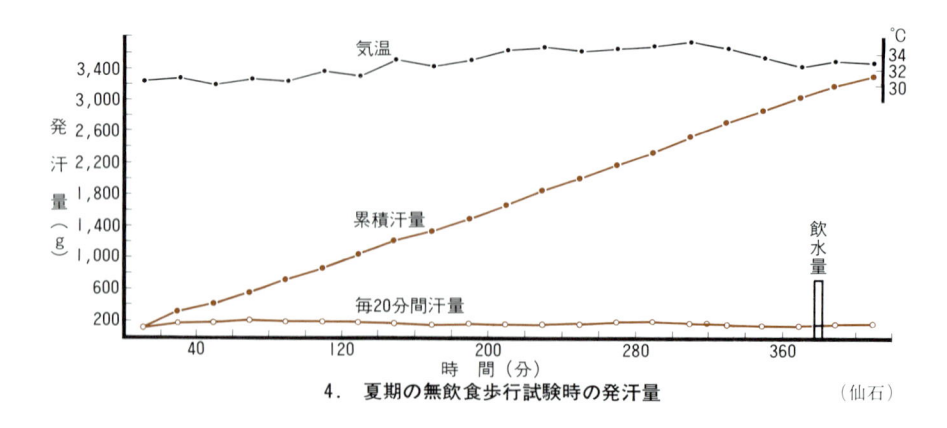

4. 夏期の無飲食歩行試験時の発汗量 （仙石）

定して理論的に算出したもので，実際の生体の運動では種々の調節機構が働き，必ずしもこのような変化を示すとは限らず，この値はあくまで1つの目安にすぎない．

4．運動と発汗

1）発汗と汗腺　　　　　　　（図II-43・1, 2）

体熱放散の手段としての輻射，伝導，対流および不感蒸泄による蒸発では，体熱の放散が間に合わなくなった場合，発汗によって体熱の平衡をはかることになる．汗腺には分泌様式の異なるエクリン腺とアポクリン腺とがあり，後者は腺細胞自体が破壊されるような形で分泌が行われるもので，腋窩，外陰部などに限局して存在し，直接体温調節とは関係がない．

汗腺は全身の皮膚に200～500万個存在するといわれ，実際の能動汗腺は180～280万個ぐらいである．

発汗の様式には，温熱性，精神性発汗，および辛いものを食べたときに前額，鼻の頭などに出る特殊な味覚性発汗がある．汗の成分は図II-43・1の表に示すように，その大部分はNaClで，そのほか尿素，乳酸などが含まれ，尿の成分と類似している．なお，NaClの濃度は発汗量が多くなると増加するといわれる．なお，発汗と汗腺との関係を図II-43・2の表に示した．

2）温熱性発汗，精神性発汗　　（図II-43・3）

図II-43・3は，佐々木らが種々の実験成績から温熱性，精神性および運動負荷時における発汗の推移を模型的に示したものである．この図にもみられるように，温熱性発汗においては，発汗動機があってから数分から10数分，長いときは30分にも達する潜伏時間をおいて全身の皮膚の発汗が開始される．図II-43・3では胸部の発汗量が大腿部のそれよりもはるかに多くなっているが，一般に四肢よりも前額，頸部，体幹部などの発汗量の多いのが常である．

精神性発汗は高温に反応せず，精神性刺激により直ちに手掌，足蹠，腋窩のみの発汗がみられる．

3）運動時の発汗　　　　　　（図II-43・3, 4）

運動時の発汗は，体内の熱を放散する目的で行われるもので，当然，温熱性発汗が主体をなすが，運動開始に当たってその初期には精神的緊張による精神性発汗もみられてくる．運動時の発汗の目的が体熱の放散にあるとするならば，分泌された汗の水分が蒸発して，はじめてからだから1g 0.585 kcalの気化潜熱を奪うわけである．

仮に60 kgのヒトが1 lの汗を出し，その汗がすべて蒸発したとすると約600 kcalの熱が放出されたことになり，ヒトの比熱を0.8として計算すると体温が約12.5℃も引き下げられることになる．もちろん，これは理論的な話で，実際には流れ落ちる汗が多く，皮膚面で蒸発する有効汗量ははるかに少ない．

また，発汗量は，環境条件や服によっても異なるが，暑い家の中で仕事をしているとき毎時100 ml以上，1日およそ2 l近くの汗が出，歩行時で毎時400 mlぐらい，走行で1,100 ml，マラソンで1,300～1,500 mlぐらいといわれ，最高汗量は毎時1,500～2,000 mlぐらい，1日10～15 lが限度と考えられている．

図II-43・4は，30℃以上の気温のときに，何も飲まず食べずで6時間40分間歩行させた場合の発汗量を測定したものである．毎時500 ml以上，その積算量は3,400 ml近くにも達している．

なお，発汗によって水分の喪失があれば，少なくもその水分を補給しなければならない．

この場合，汗に含まれる塩類の喪失，ことにNaClの補給も含めてバランスのとれた補液を行い，体液の正常化をはかる必要がある．この詳細については，「運動時の水分および電解質代謝の仕組みとその動態」の項を参照されたい．

図II-44 中枢神経系と末梢神経系の分類

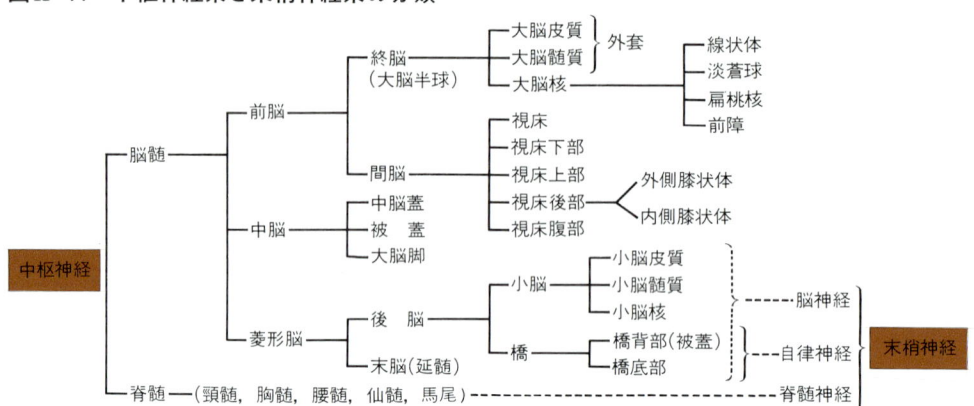

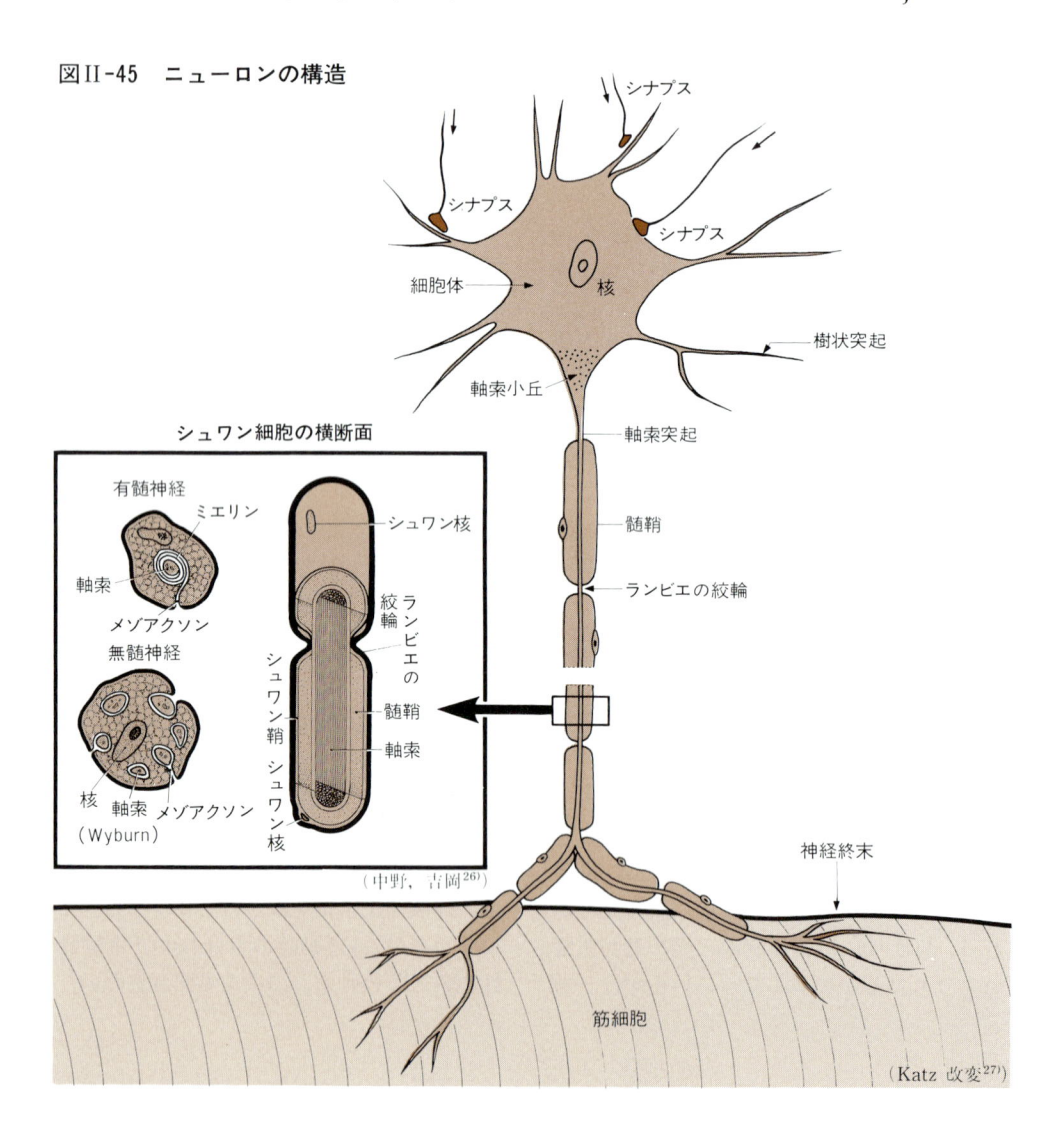

```
                                    ┌ 大脳皮質 ┐外套  ┌ 線状体
                       ┌ 終脳       ├ 大脳髄質 ┘      ├ 淡蒼球
                       │ (大脳半球) └ 大脳核 ─────────┼ 扁桃核
              ┌ 前脳 ─┤                              └ 前障
              │       │           ┌ 視床
              │       │           ├ 視床下部
              │       └ 間脳 ─────┼ 視床上部        ┌ 外側膝状体
              │                   ├ 視床後部 ───────┤
       ┌ 脳髄┤                   └ 視床腹部        └ 内側膝状体
       │     │       ┌ 中脳蓋
中枢神経┤     ├ 中脳 ┼ 被 蓋
       │     │       └ 大脳脚
       │     │                   ┌ 小脳皮質 ┐
       │     │       ┌ 後 脳 ───┬ 小脳髄質 ├─── 脳神経
       │     └ 菱形脳┤           │ 小脳核   │
       │             │           └ 橋 ┬ 橋背部(被蓋) ├── 自律神経  末梢神経
       │             └ 末脳(延髄)      └ 橋底部       │
       └ 脊髄 ─ (頸髄,胸髄,腰髄,仙髄,馬尾) ─────────── 脊髄神経
```

図II-45 ニューロンの構造

7章　運動における神経系の働き

1．神経系の概念
（図II-44，II-45）

ヒトのからだは，外部環境の変化に応じて，内部環境の恒常性を維持（ホメオスターシス homeostasis）するように働いている．これはホルモンによる体液性調節機構と，自律神経系による神経性調節機構によって行われている．

自律神経系のように，無意識下に働いている神経系のほかに，私たちのからだの随意運動や，視・聴覚，皮膚感覚，味覚，嗅覚，平衡感覚，深部感覚などの感覚も神経系（体性神経系）の働きにより行われている．外界の変化はからだの受容器 receptor が受け取り，神経系 nervous system の働きによって中枢に伝えられ，ここで分析，統合が行われる．その結果，中枢からその刺激に応じた命令が出され，再び神経系を介して効果器 effector を刺激し，合目的的な反応を示すことになる．

2．中枢神経系と末梢神係系
（図II-44）

神経系は，解剖学的に，脳と脊髄を含む中枢神経系 central nervous system と，脳および脊髄に出入りする末梢神経系 peripheral nervous system とに分けることができる．脳と脊髄に入る神経を求心性神経といい，脳，脊髄より出る神経を遠心性神経という．遠心性神経のうち，骨格筋を支配して，運動に関与するものを運動神経 motor nerve（motoneuron）といい，平滑筋や心筋，腺などを支配しているのを自律神経 autonomic nerve という．末梢神経系は，脳と脊髄から出る神経で，脳神経と脊髄神経とに分けることができる．また，自律神経は脳および脊髄の一部から出ている．

3．ニューロンとシナプスの構造と働き

1）ニューロンの構造
（図II-45）

(1) ニューロンとは

複雑な神経系も，基本的な構造としては，神経細胞と，その突起である神経線維（軸索）および樹状突起から成り立っており，この基本的単位をニューロン neuron とよんでいる．この場合，神経細胞をとくに細胞体あるいはニューロン体部とよぶことがある．ニューロンの大きさ，形状は一定せず，感覚ニューロン，運動ニューロンなどはそれぞれ特有な形状をしている．

(2) 樹状突起の軸索
（図II-45）

細胞体は，その中に核，ミトコンドリア，ゴルジ装置，小胞体をもっており，細胞体からは多数の樹状突起と1本の軸索 axon が長く伸びている．軸索は，神経突起とか神経線維 nerve fiber とよばれる．細胞体は脳と脊髄，すなわち中枢神経系にのみ存在する．

(3) 有髄線維と無髄線維
（図II-45）

神経線維の周囲は，シュワン細胞 Schwan's cell により取り囲まれており，神経鞘がつくられている．後に軸索と神経鞘との間に髄鞘 myelin が形成されてくるが，髄鞘を有する神経を有髄線維という．また，髄鞘が形成されないものを無髄線維という．

有髄線維は，軸索の横にあるシュワン細胞膜の一部が陥凹して軸索の回りを取り巻き，その細胞膜が互いに接触して2層の膜となる．これをメゾアクソンといい，これが軸索に巻きついて髄鞘が形成される．有髄神経線維では，約2 mm 間隔で髄鞘がくびれて消失しており，この部位をランビエの絞輪 Ranvier node という．

この部は電気抵抗が低く，興奮の伝導の重要な

図II-46 シナプスによる伝達

ミトコンドリア
シナプスボタン
シナプス小胞
シナプス前膜
伝達物質
シナプス間隙
シナプス後膜
受容体

1. シナプスの伝達様式

A 空間的促通
B 時間的促通
C 後抑制シナプス　抑制bニューロン
D 前抑制シナプス　抑制cニューロン

2. シナプスの伝達と抑制

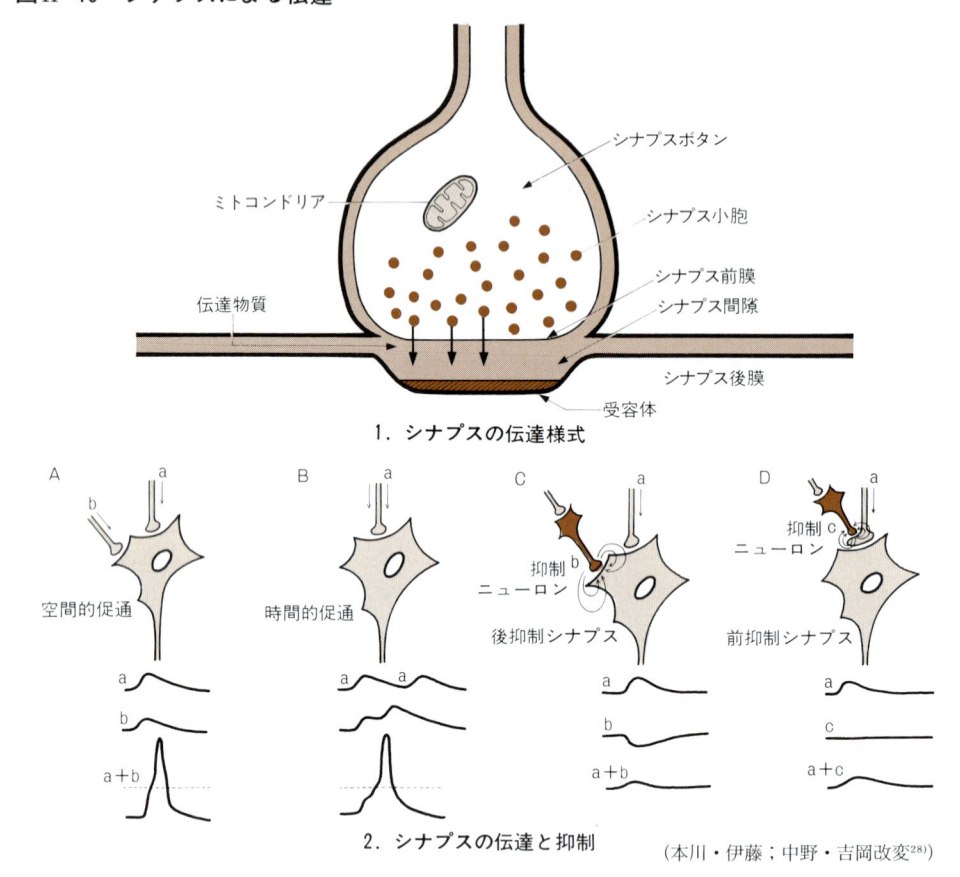

(本川・伊藤；中野・吉岡改変[28])

表II-3 細胞内および血漿のイオン組成と平衡電位

	Na^+	K^+	Cl^-	E_R	E_{Na}	E_K	E_{Cl}
蛙骨格筋線維	13	140	~3	−90	+56	−105	−86
血　漿	110	2.5	90				
人赤血球	19	136	78	−(7 to 14)	+55	−86	−9
血　漿	155	5	112				

図II-47 ドナンの膜平衡

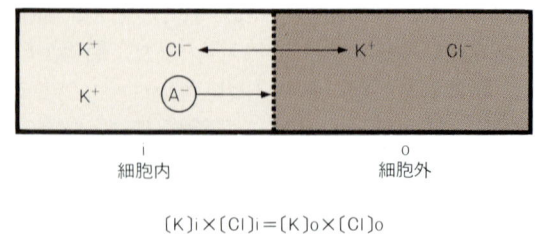

K^+　Cl^-　　K^+　Cl^-
K^+　A^-
i 細胞内　　o 細胞外

$$[K]_i \times [Cl]_i = [K]_o \times [Cl]_o$$

$$E_K = \frac{RT}{F} \ln \frac{[K]_o}{[K]_i}$$

$$E_{Cl} = \frac{-RT}{F} \ln \frac{[Cl]_o}{[Cl]_i}$$

役割を果たしている．

2）シナプスの働き　　（図II-46，表II-3）

1つのニューロンの活動は，シナプス synapse といわれる細胞間の接合部位を介して，他のニューロンや筋細胞，腺細胞に伝達される．シナプスでは一般に，シナプス前線維 presynaptic fiber の末端から伝達物質 transmitter が放出され，これがシナプス間隙（約200～300Å）を経てシナプス後膜 postsynaptic membrane に作用して情報が伝達される．このような伝達物質を媒介として行われる伝達を化学的伝達 chemical transmission といい，多くのシナプスがこの様式で情報伝達を行っている．シナプス伝達には次のような一般的性質がある．

① 一方向性伝達：シナプス前線維を刺激すると，興奮がシナプス後線維に伝達されるが，シナプス後線維を刺激しても，シナプス前線維に興奮は伝達されない．

② シナプス遅延：シナプスでは興奮伝達に時間を要し，これをシナプス遅延という．中枢神経系では約2～5m秒である．

③ 興奮様式の変化：次のようなものがある．
a. 発散と収束，b. 促通，c. 抑制，d. 閉塞．

④ 反復刺激後増強：シナプス前線維に強い反復刺激が与えられると，その後の刺激に対して大きな反応がみられる．

⑤ 疲労しやすい．

⑥ 薬物の影響を受けやすい．

3）シナプスにおける伝達物質

大部分のシナプスでは，伝達物質による化学的伝達が行われており，(1) 興奮性伝達物質，(2) 抑制性伝達物質が知られている．

(1) 興奮性伝達物質

大脳皮質，小脳核，視床などでは，コリンエステラーゼ活性が高いところから，アセチルコリンがその伝達物質である可能性が示唆されている．他方，ある種の特異的な神経路では，グルタメイト，アスパラテート，substance P などが伝達物質であることが示唆されている．

(2) 抑制性伝達物質

抑制性伝達物質として古くから知られているものには，ノルアドレナリン noradrenaline，ドーパミン dopamine，セロトニン serotonin などがある．最近，ガンマアミノ酪酸（GABA）やグリシンも抑制性伝達物質として作用していることが明らかになっている．

4．神経の興奮と伝達の仕組み

ニューロンの機能は情報を伝えることで，情報は電気的興奮として伝導される．興奮の発生の仕組みは，細胞内外の電解質の分布と，細胞膜のイオン透過性が変化することで説明されている（イオン説 ionic theory）．したがって，興奮と伝導の仕組みを理解するには，細胞膜における電位の発生機構を知ることが大切である．

1）静止膜電位とは

静止している神経線維や神経細胞の表面は等電位の状態にあるが，その一部を傷害すると，傷害部位が正常部位に対して負の電位差となる．このことは，神経線維や神経細胞の内部が外部に対して負電位になっていることを示している．これは静止時に神経線維，神経細胞の内外に発生している電位なので静止膜電位 resting membrane potential といわれる．

2）ドナンの膜平衡　　（表II-3，図II-47）

ガラス毛細管を引き伸ばしてつくった微小電極を細胞内に刺入し，細胞外との間の電位差を測定すると，約-70～-90mVの静止膜電位が得られる．静止膜電位は細胞内外のイオン濃度と，膜の各イオンに対する透過性の違いによって発生している．細胞内外の各イオン濃度は，表II-3のようであり，細胞内にはK^+が多く，細胞外にはNa^+やCl^-が多いことからもわかるであろう．

これは細胞内には蛋白質や有機酸のように細胞膜を透過しえない負に荷電した分子が存在していると，たとえ膜がK^+やCl^-に対し高い透過性をもっていても，その平衡状態ではK^+やCl^-の分

図II-48 静止膜電位と活動電位の測定

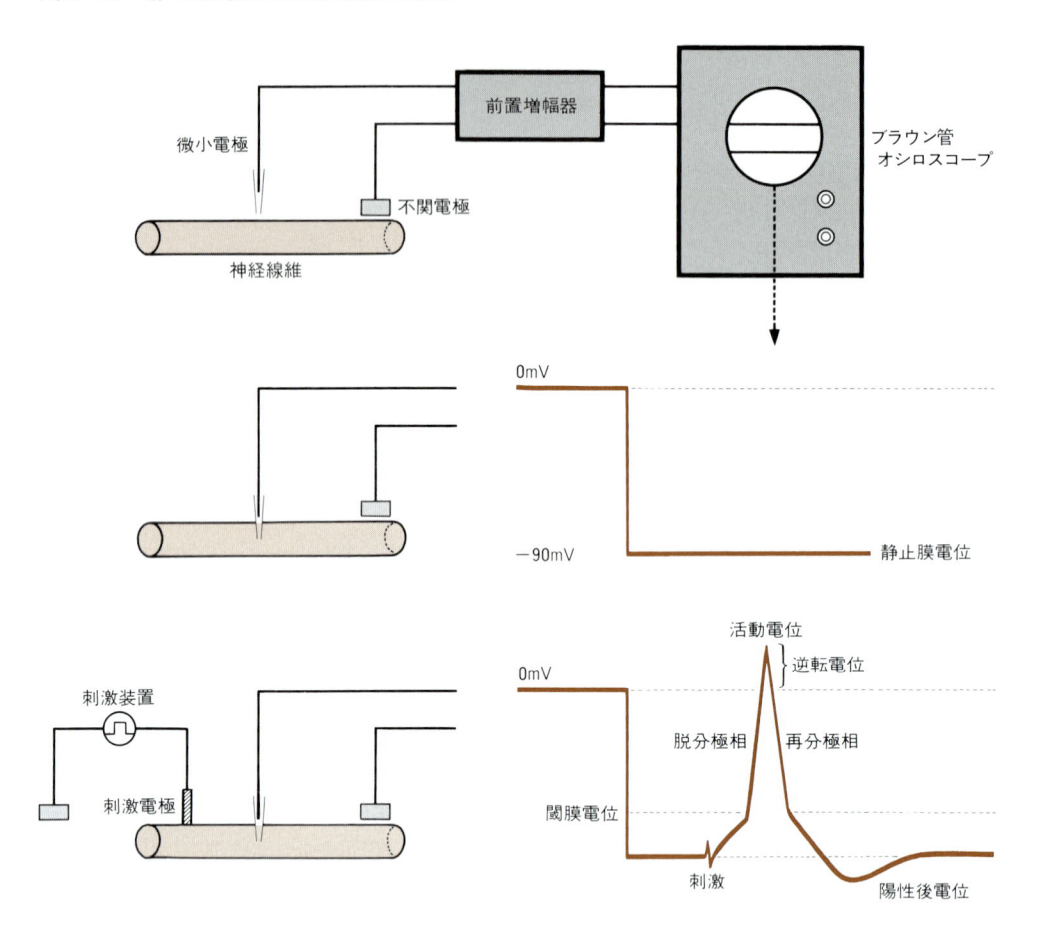

図II-49 Na-Kポンプ

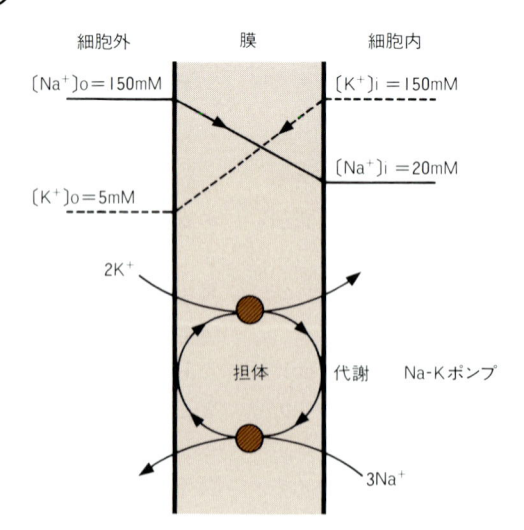

布の不均衡が生じるのである．これをドナンの膜平衡 Donnan equilibrium という．

3) 静止膜電位と活動電位　　（図II-48）

いま，細胞内外のイオンの濃度差から，K^+ により発生している電気化学ポテンシャルを計算してみると，

$$V_k = \frac{RT}{F} \ln \frac{[K]o}{[K]i} \fallingdotseq -90 \text{ mV}$$

R＝気体定数，T＝絶対温度，F＝ファラデー定数

となり，実際に測定した膜電位とよく一致する．この式はネルンストの式 Nernst equation といわれ，この式から得られた電位差を K イオンの平衡電位という．

なお，室温20°Cのときに，$E = 58 \log \frac{[K]o}{[K]i}$ となり，〔K〕o すなわち細胞外液の K^+ 濃度を10倍変化させると，58 mV 膜電位が変化することになる．実験的に〔K〕o を10倍変化させると，膜電位は 58 mV 変化し，実験値と理論値とがよく一致する．この結果，静止膜電位は主に細胞内外の K^+ 濃度勾配と，細胞膜が K^+ に対し高い透過性をもっていることにより規定されていることがわかる．

しかし，細胞膜は Na^+ や Cl^- に対しても透過性をもち，興奮時にはとくに Na^+ に対する透過性が K^+ に対する透過性よりも高くなるので，これらのイオンに対する透過性を考慮した Goldman, Hodgkin, Huxley, Katz の式が導かれた．

$$E_m = \frac{RT}{F} \ln \frac{P_K[K]o + P_{Na}[Na]o P_{Cl}[Cl]i}{P_K[K]i + P_{Na}[Na]i P_{Cl}[Cl]o}$$

P_K，P_{Na}，P_{Cl} はそれぞれ，K^+，Na^+，Cl^- に対する透過係数である．

静止時には，$P_K : P_{Na} : P_{Cl} = 1 : 0.04 : 0.2$ であり，この式の中の Na^+，Cl^- に関する項はほとんど無視することができ，

$$E_m \fallingdotseq \frac{RT}{F} \ln \frac{[K]o}{[K]i}$$

と近似的に置き換えることができる．しかし，細胞膜に刺激が加わり，閾膜電位 threshold membrane potential を超えると興奮 excitation が起こり，活動電位 action potential を発生するようになる．このときには $P_K : P_{Na} : P_{Cl} = 1 : 20 :$ 0.23 となり，P_{Na} が静止時より約500倍ぐらいも上昇していることになる．すなわち，活動電位が発生するときには，細胞膜の Na^+ に対する透過性が上昇し，膜電位が

$$E_m \fallingdotseq \frac{RT}{F} \ln \frac{[Na]o}{[Na]i}$$

に近づくようになる．

実際，活動電位の頂点は，ほぼ

$$E_m = \frac{RT}{F} \ln \frac{[Na]o}{[Na]i}$$

に等しく，0電位を超えて正の電位を示す．これを逆転電位という．膜電位が0電位に近づくことを脱分極 depolarization といい，もとの静止膜電位に戻ることを再分極 repolarization という．活動電位が頂点に達したあと再分極するのは，P_{Na} が低下して再び P_K が高くなるためと考えられている．神経では再分極の過程で一過性に静止膜電位を超えてより深い膜電位に達してからもとに戻ることがある．これを後過分極という．

4) Na-K ポンプ　　（図II-49）

以上のことから，興奮の機序は，細胞膜の Na^+ に対する透過性の一時的増大と，それに引き続いて起こる K^+ に対する一時的増大ということができる．この結果，興奮部では，Na^+ は濃度の高い細胞外から細胞内へ流入し，K^+ は細胞内から細胞外へ流出する．なお活動電位が発生するとイオンの流入，流出が起こるので，膜にはこれを回復させるための機能が備わっている．これをナトリウムポンプ sodium pump（Na-K ポンプ）といい，Na^+ の細胞外への排出と，K^+ の細胞内への取り込みが共通の担体により同時に行われている．ナトリウムポンプはそれぞれのイオンの濃度勾配に逆らってイオンの運搬を行っており，これにはエネルギーを必要としているので能動輸送 active transport の一種である．

図II-50 大脳機能の局在

錐体路系運動野
運動の統合
錐体外路系運動野
中心溝
体性感覚野
眼球運動中枢
知覚，判断，理解
言語感覚中枢（Wernicke）
意志，思考
感情
視覚野
言語運動中枢（Broca）
外側大脳裂（Sylvius）
味覚　記憶　聴覚野

注：数字はBrodmannの分野を示す．

（Brodmann）

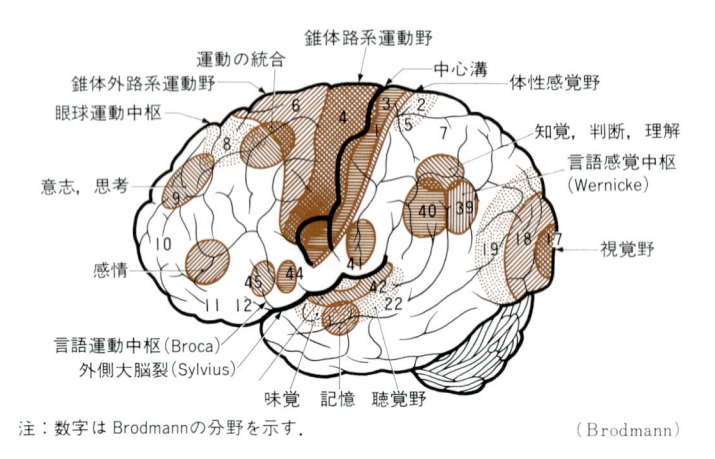

図II-51 錐体路（皮質脊髄路）の構造

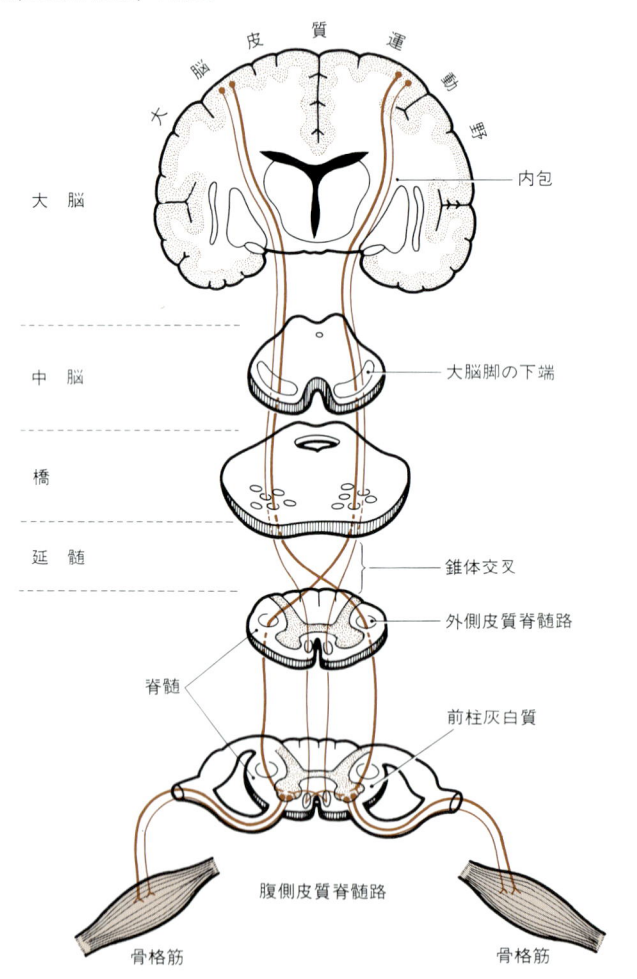

大脳皮質運動野
内包
大脳
中脳
大脳脚の下端
橋
延髄
錐体交叉
外側皮質脊髄路
脊髄
前柱灰白質
腹側皮質脊髄路
骨格筋　骨格筋

（杉，松村，上山ほか[29]）

II 運動に対応する生理機能の変化　101

図II-52(1)　錐体外路系

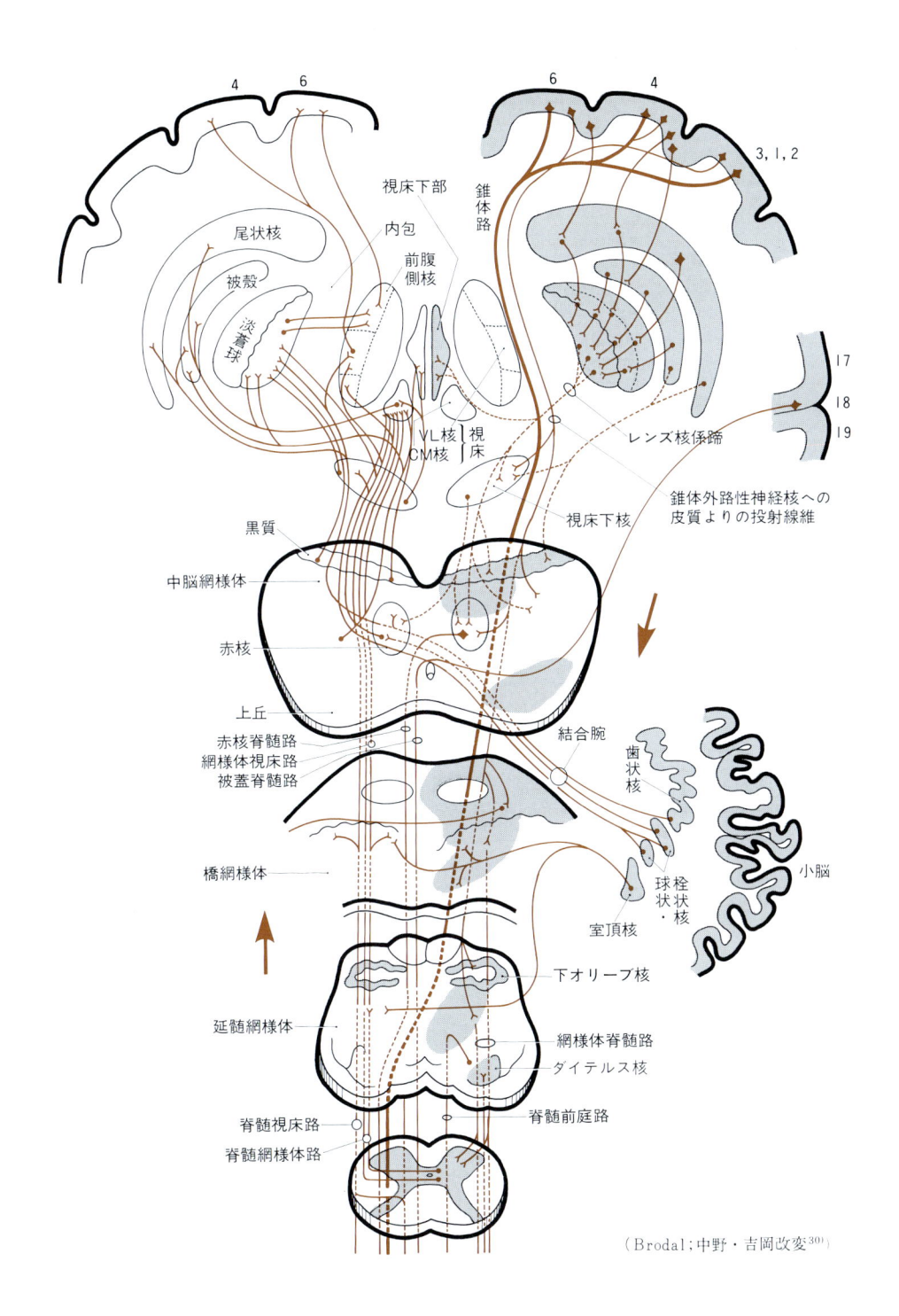

(Brodal；中野・吉岡改変[30])

図II-52(2) 錐体外路系

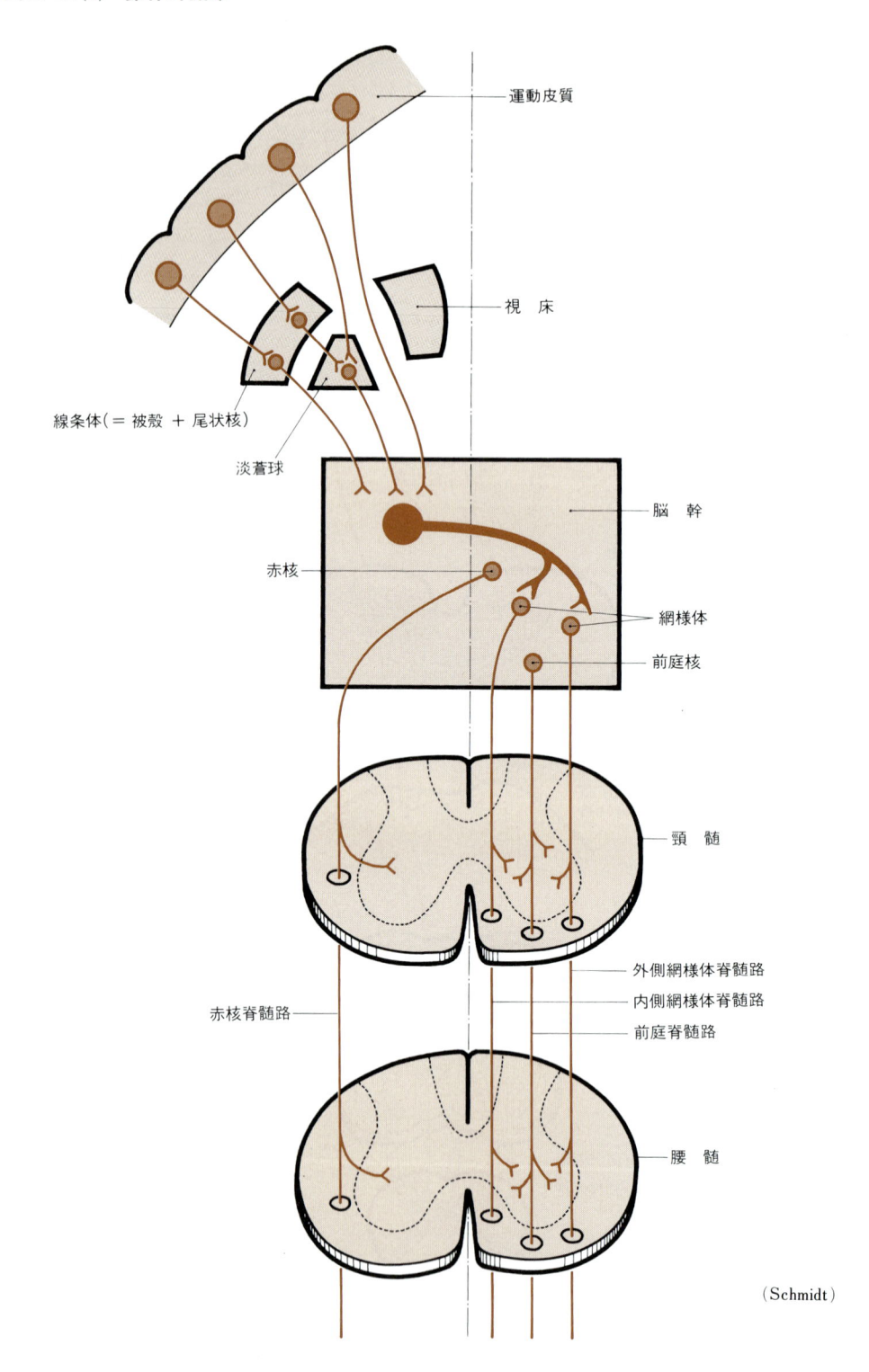

- 運動皮質
- 視床
- 線条体(＝被殻 ＋ 尾状核)
- 淡蒼球
- 脳幹
- 赤核
- 網様体
- 前庭核
- 頸髄
- 外側網様体脊髄路
- 内側網様体脊髄路
- 赤核脊髄路
- 前庭脊髄路
- 腰髄

(Schmidt)

図II-53 終板部における電気的活動

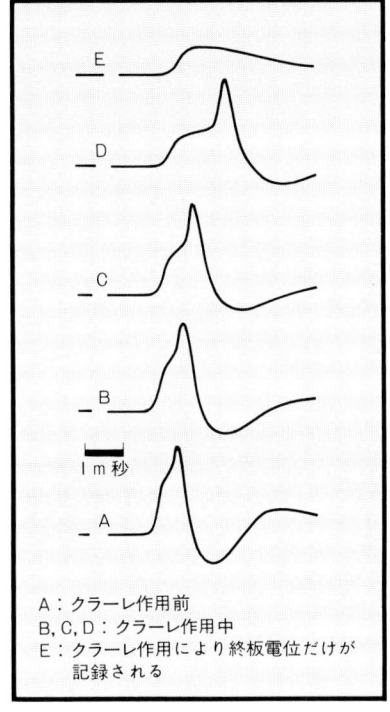

A：クラーレ作用前
B, C, D：クラーレ作用中
E：クラーレ作用により終板電位だけが記録される

1. クラーレの作用
(Kuffler[31])

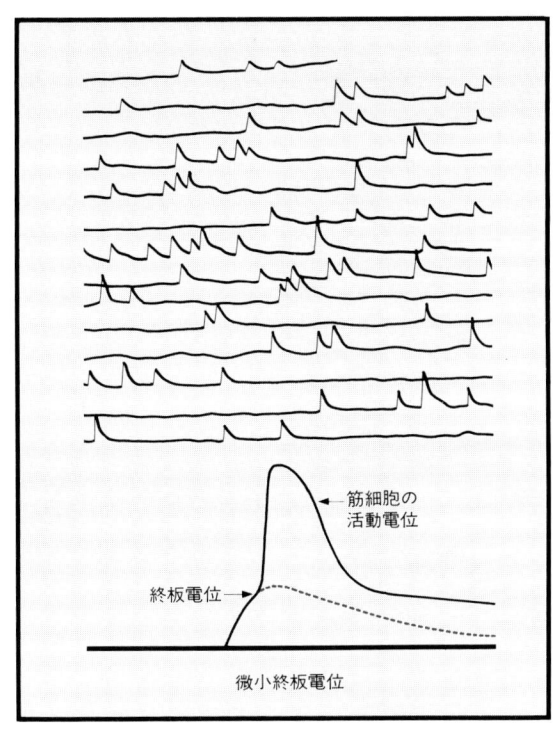

2. 微小終板電位と終板部における活動電位
(del Castillo & Katz[32])

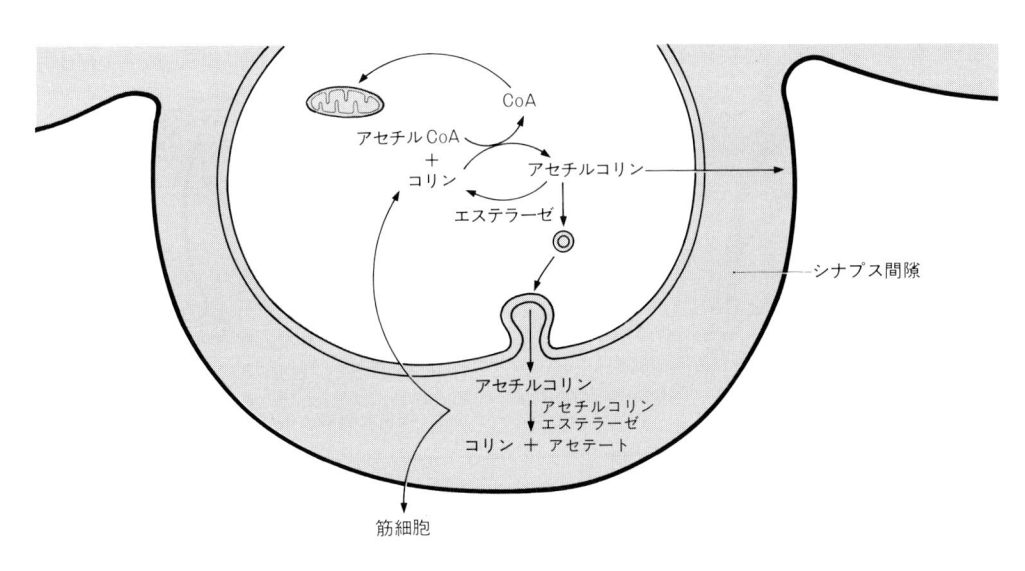

3. 終板部におけるアセチルコリンの作用

図II-54　脊髄の構造と運動神経

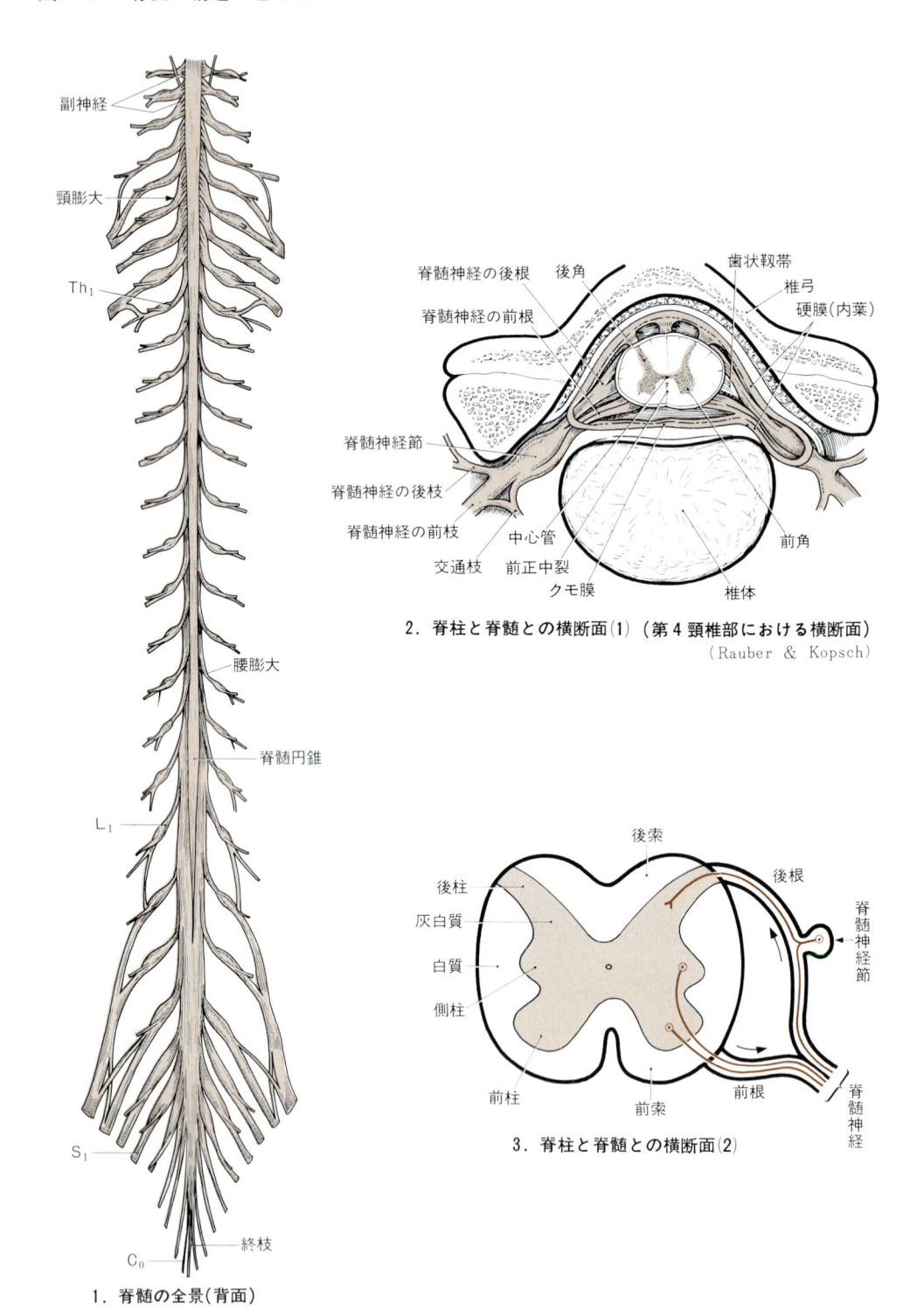

1．脊髄の全景（背面）

副神経
頸膨大
Th_1
腰膨大
脊髄円錐
L_1
S_1
C_0
終枝

2．脊柱と脊髄との横断面(1)（第4頸椎部における横断面）
（Rauber & Kopsch）

脊髄神経の後根
脊髄神経の前根
歯状靱帯
後角
椎弓
硬膜（内葉）
脊髄神経節
脊髄神経の後枝
脊髄神経の前枝
中心管
前正中裂
クモ膜
椎体
前角
交通枝

3．脊柱と脊髄との横断面(2)

後索
後柱
灰白質
白質
側柱
前柱
前索
後根
脊髄神経節
前根
脊髄神経

5．随意運動と運動神経

1）錐体路系と錐体外路系
　　　　　　　　　　（図II-50, II-51, II-52）

　骨格筋の運動は大脳の運動皮質の支配を受けている．狭義の運動性皮質はブロードマン Brodmann の4野（一次運動野）と6野（運動前野）を指す．Brodmann の4野にはベッツ Betz の巨大細胞とよばれる細胞があり，ここを発した神経線維で脊髄に至る神経線維のうち，延髄の腹側の錐体 pyramid といわれるところで，約80％が交叉して皮質脊髄路となる．20％は腹側皮質脊髄路としてそのまま下行し，運動ニューロンを結合する直前で交叉する．錐体を通る中枢神経路を錐体路 pyramidal tract といい，反対側の脊髄側索を下行する．錐体で交叉しなかった少数の線維は同側の脊髄前索を下行するが，頸・胸髄で交叉して反対側の運動ニューロンを支配する．皮質脊髄路を通る神経は，体幹および上・下肢の運動を支配する重要な経路である．また，皮質を発して脳幹の運動核までしか下行しないものを皮質延髄路という．

　運動野の上部約1/4と半球内側面が下肢，胸腹部の運動，中央約1/2が上肢，頸部の運動，そして下約1/4が頭部の運動に関与している．

　このように，錐体交叉を行っている神経線維により支配されている運動では，4野の刺激によりからだの反対側の筋群に運動が起こるが，皮質延髄路による運動（眼球，眼瞼，嚙み砕き，顔の表情筋，舌，嚥下，発声，頭頸部などの運動）は，両側性で左右いずれの4野を刺激しても運動が起こる．

　錐体路以外にも，大脳基底核や脳幹の核を介して下行路があり，脊髄の運動ニューロンに連絡している経路があり，それらはまとめて，錐体外路 extrapyramidal tract と総称される．錐体外路は，円滑な随意運動を行うのに不可欠な補助回路である．下行線維は6野，大脳基底核から発するものが大部分である．

2）脊髄と運動神経
　　　　　　　　　　　　　　　　（図-54）

　錐体路系を下行した神経は，脊髄前角でシナプスを形成し，ここから発した α 運動ニューロンが筋を支配しており，随意運動の命令を伝達する．骨格筋には運動神経のほかに，筋紡錘を支配している γ 運動神経線維および I, II, III 群の求心性線維もあり，α 運動ニューロンはすべての運動性インパルスの最終共通路 final common path となっている．したがって，1本の運動ニューロンが支配する骨格筋線維群がすべての運動の単位と考えられており，運動単位 motor unit または神経筋単位 neuromuscular unit, NMU といわれている．

　1本の運動ニューロンにより支配されている筋線維数を神経支配比といい，この値が小さい筋ほど微細，巧妙な運動ができる．ヒラメ筋の神経支配比は 1：120，長趾伸筋では 1：165 といわれている．

　運動神経は有髄神経であり，跳躍伝導によりインパルス impulse を伝導し，その伝導速度は，120〜60 m/秒といわれている．

6．神経筋接合部

1）神経筋接合部における刺激の特徴
　　　　　　　　　　　　　　（図II-53・1）

　運動神経が筋に接続し，興奮を伝える場所を神経筋接合部 neuromuscular junction という．この部は終板 end plate ともいわれ，運動神経の髄鞘が失われ無髄となり，筋細胞膜との間に約500Å程度の間隙を隔てて接合している．神経筋接合部における興奮の伝達は，アセチルコリンにより行われており，その伝達の特徴としては次の3点があげられる．

(1) 一方向性の伝達である．
(2) 0.5〜1 m秒のシナプスの遅延が認められる．
(3) クラーレのような特殊な薬物により伝達が遮断される．
(4) 疲労しやすく，いわゆる伝達疲労がみられる．

図II-55　最終共通路

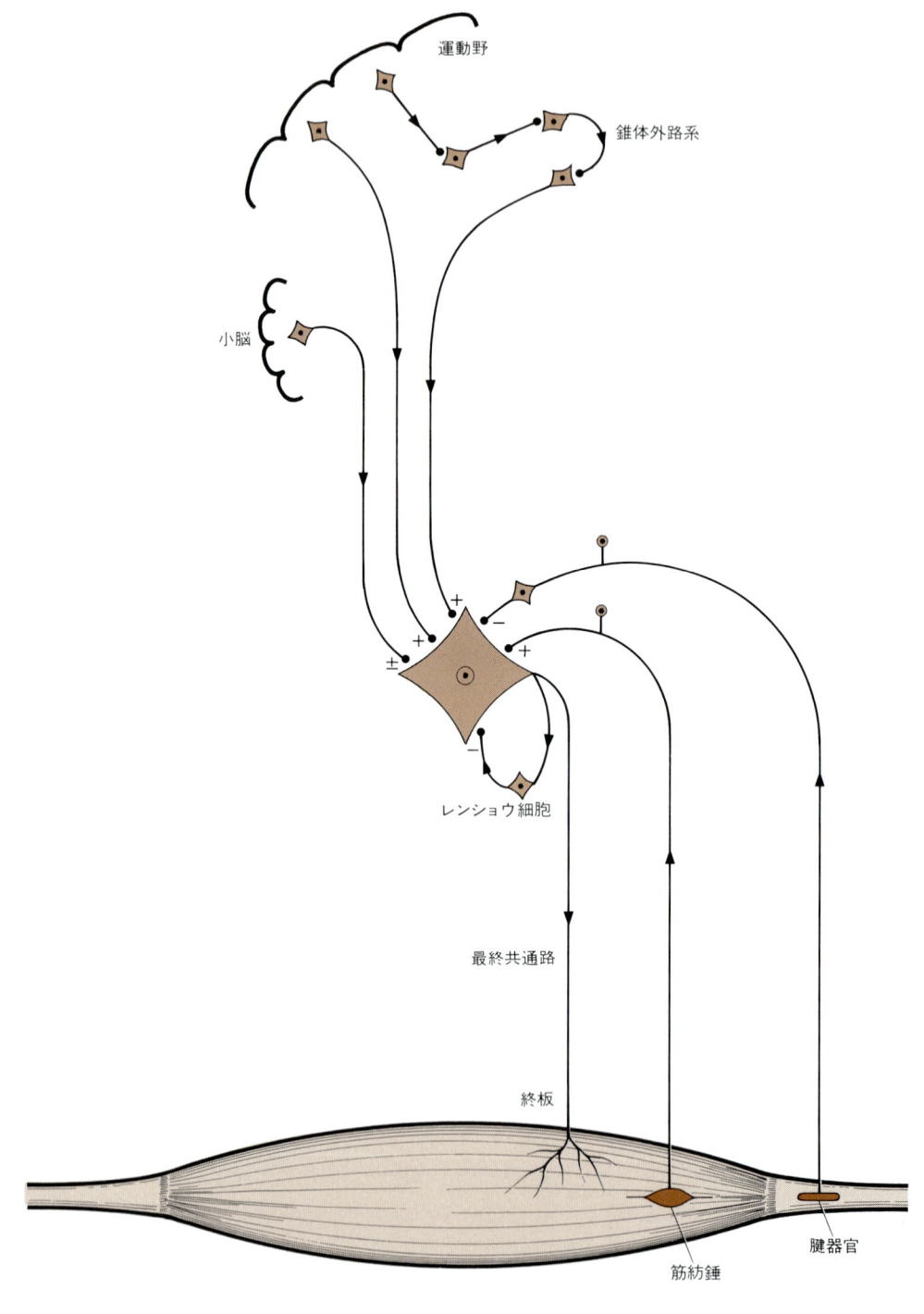

運動野
錐体外路系
小脳
レンショウ細胞
最終共通路
終板
筋紡錘
腱器官

(Davson & Segal[33])

2）終板部における電気的活動
　　　　　　　　　　　　（図II-53・2, 3）

　運動神経から筋に興奮が伝達されると，終板部に特有な電位変化が記録される．これを終板電位という．終板部にクラーレを作用させておくと，運動神経から筋へ興奮が伝達されず，終板電位も小さくなってくる．終板電位は経過が緩徐であり，伝導性がなく，全か無かの法則にしたがわない．終板電位は一種の興奮性シナプス後電位といえる．

　終板部では終板電位が発生していなくても，常時，不規則な微小電位変動が観察され，これを微小終板電位といい，温血動物では 1 Hz 程度の頻度でみられる．微小終板電位は，神経末端から自発的に放出されるアセチルコリンによる電位変化と考えられている．

　アセチルコリンは神経末端にある小胞内に含まれており，興奮が生じると神経末端の Ca^{++} 透過性が増大し，Ca^{++} が神経末端に流入し，それがトリガーとなって放出されると考えられている．アセチルコリンが放出されるときには，小胞が細胞膜と接着し，その部分に小孔ができて放出される．このような放出方法は開口放出（開口分泌）といわれる．

7．運動の調節機構

　人体の随意運動は，大脳皮質の運動野から命令が出されて行われ，その伝達には錘体路系が主な機能を果たしている．しかし，運動を円滑に行うためには，錘体外路系の協力が必要であり，最終的には，脊髄前角の運動神経細胞にすべての情報が集約されて運動が行われていることはすでに述べた．

1）脊髄の機能と反射　　　（図II-54）

　脊髄は長管状をしていて，中央部の灰白質と周囲の白質とからできている．灰白質は前柱，側柱，後柱に区分され，前柱からは前根が，後柱からは後根が出ている．前根には，運動ニューロンと自律神経節前線維が含まれており，後根には感覚神経が含まれている．前根が運動性であり，後根が感覚性であることをベル-マジャンディー Bell-Magendie の法則という．

　感覚刺激が意識を伴わないで，筋の活動や腺分泌を引き起こすとき，これを反射 reflex とよぶ．反射は，受容器，求心性神経，中枢，遠心性神経，効果器により行われるもので反射経路は反射弓とよばれている．

(1) 伸張反射　　　（図II-55, II-56, II-57）

　骨格筋を伸張するとその筋に収縮が起こるが，これは筋に存在する伸張受容器の働きによっている．骨格筋には力を発揮するいわゆる筋（錘外筋）と並列に筋紡錘が存在していて，感覚受容器として機能している．筋紡錘 muscle spindle が伸張されて興奮し，この興奮が求心性神経線維（group Ia 線維）を経て脊髄に伝えられ，脊髄前角の運動ニューロンを興奮させると，その結果，筋収縮が起こる．これを伸張反射 stretch reflex という．

　筋紡錘からの求心性神経線維は運動ニューロンと直接シナプスを形成しているので，伸張反射が中枢神経内で経過するシナプスは 1 個であり，このような反射を単シナプス反射とよんでいる．筋紡錘内にある筋線維（錘内筋線維 intrafusal fiber）は γ 運動ニューロン（γ-motoneuron）の支配を受けており，筋紡錘の感度調節を行っている．

　γ 運動ニューロンが興奮すると錘内線維が収縮して筋紡錘の発射を増加させるので伸張反射によって錘外線維の収縮を引き起こすことになる．γ 運動ニューロンは小脳，網様体，基底核，運動野からの支配を受けており，α 運動ニューロンの活動とともに筋運動が重要な役割を果たしており，この両者の協調作用によって生体運動が円滑に行われているのである．α 運動ニューロンを支配する場合を α 系（α system），γ 運動ニューロンを支配する場合を γ 系（γ system）という．

　腱には腱器官 tendon organ とよばれる伸展受容器が存在しており，腱の伸張によって興奮し，その結果，筋の収縮を抑制するように働いている．これは腱器官から出ている求心性線維（group Ib 線維）が，抑制性ニューロンを介して α 運動ニューロンに連絡するためと考えられている．腱器官

図II-56　錘外筋線維

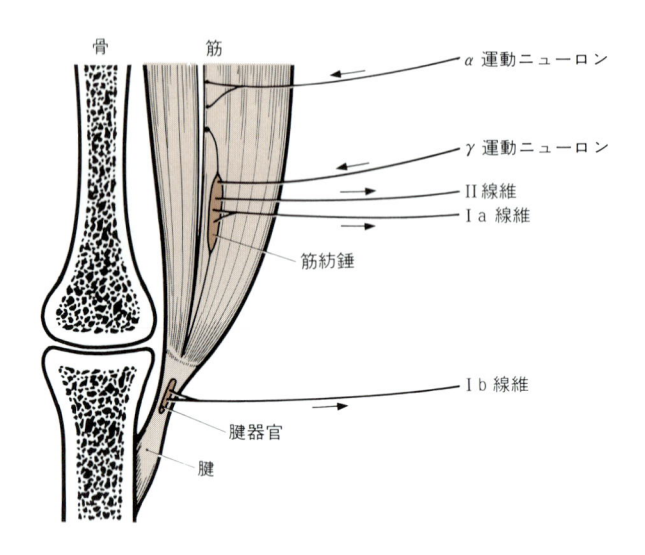

骨　筋
α運動ニューロン
γ運動ニューロン
II線維
Ia線維
筋紡錘
Ib線維
腱器官
腱

図II-57　筋紡錘・腱紡錘の構造とγ系

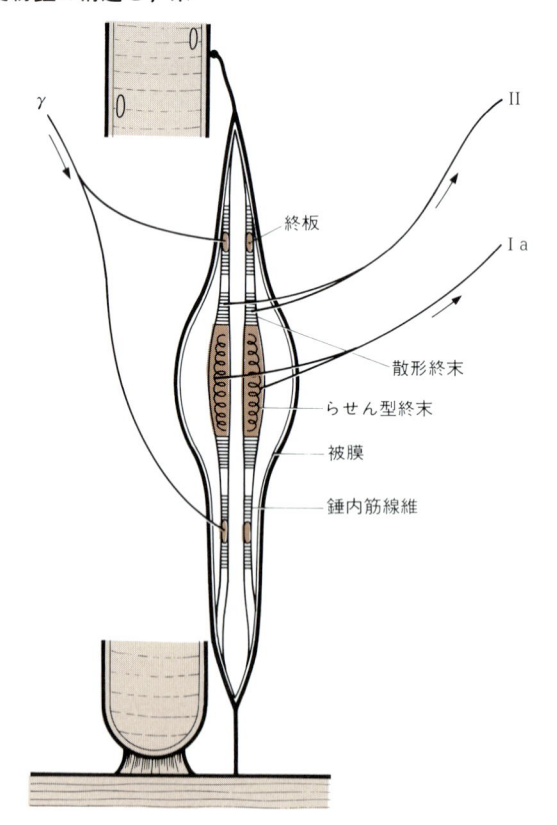

γ
II
Ia
終板
散形終末
らせん型終末
被膜
錘内筋線維

図Ⅱ-58 小脳の構造と反射

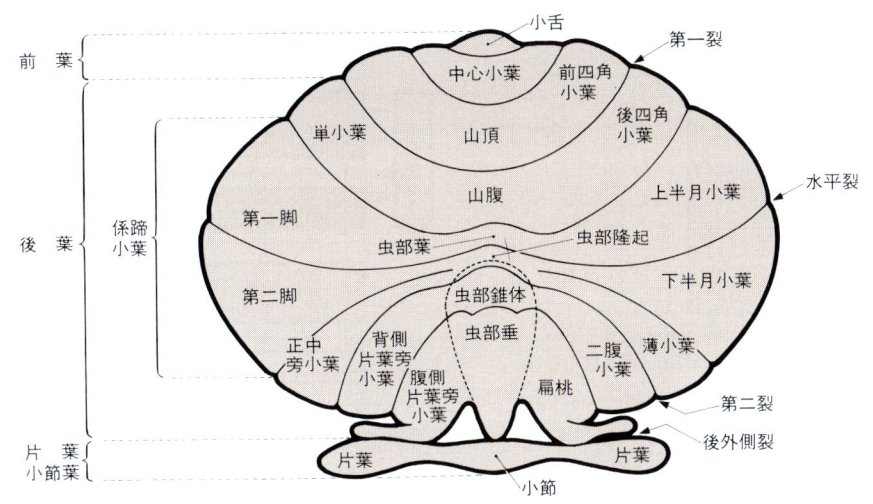

1. 小脳の構造

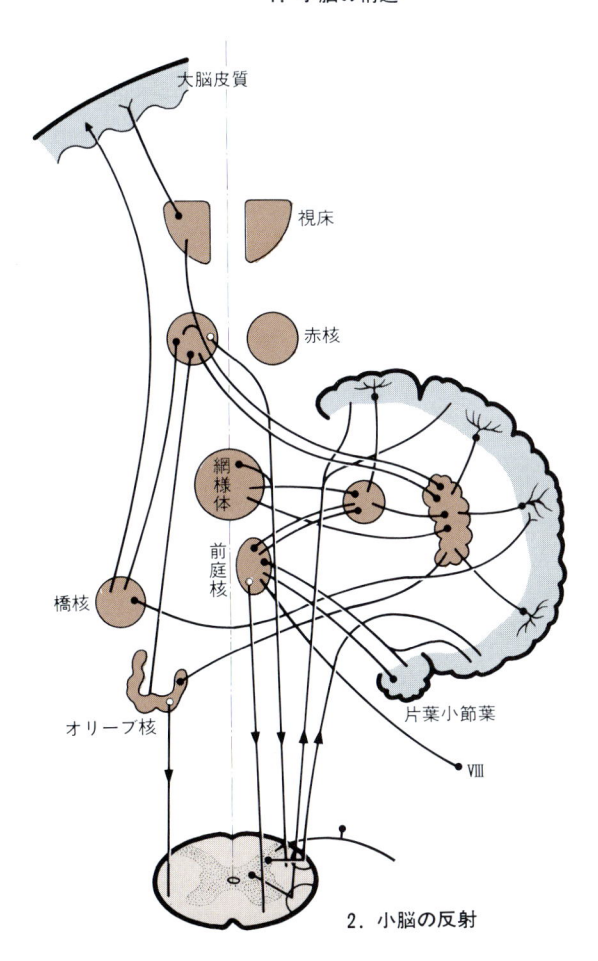

注：右側は人間における名称，左側は実験動物における名称

2. 小脳の反射

図 II-59　運動の調節機構

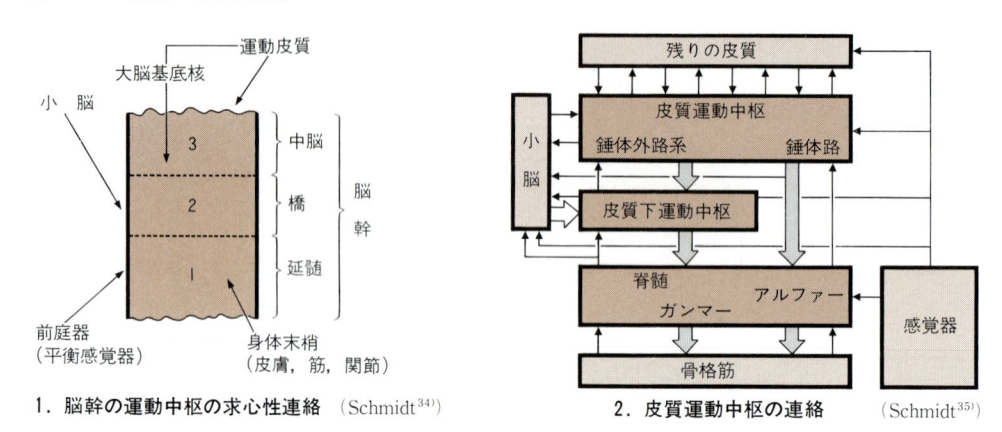

1．脳幹の運動中枢の求心性連絡　（Schmidt[34]）

2．皮質運動中枢の連絡　（Schmidt[35]）

図 II-60　迷路と前庭感覚受容器

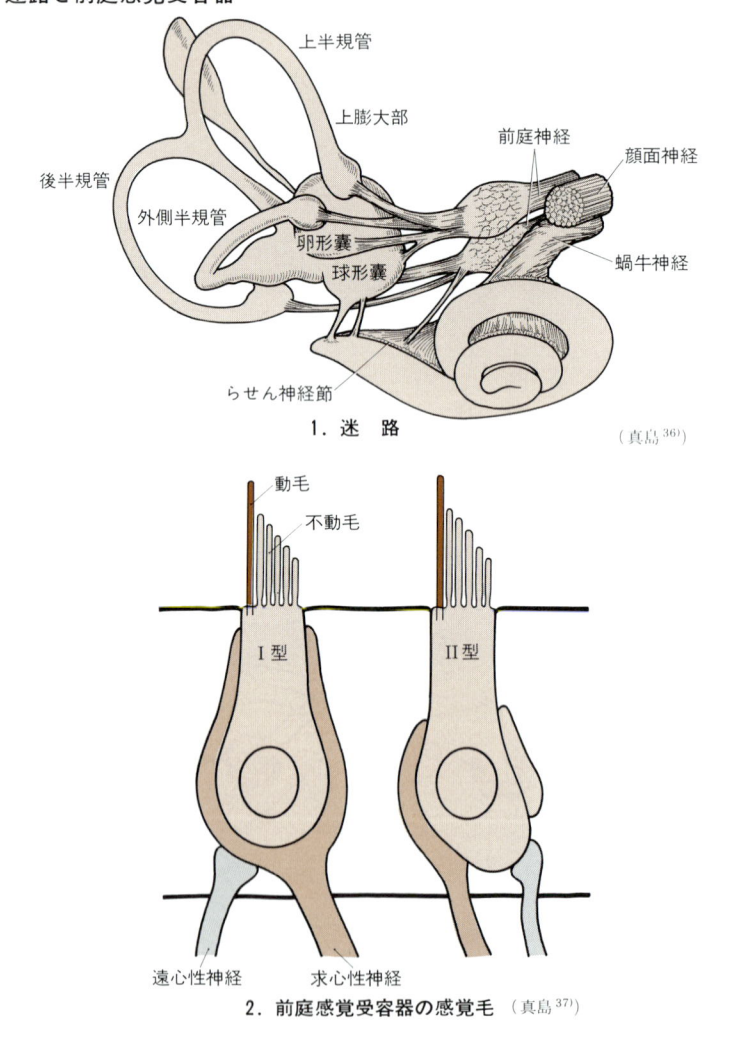

1．迷　路　（真島[36]）

2．前庭感覚受容器の感覚毛　（真島[37]）

は筋収縮が強く起こり，腱に過大な張力がかかったときなどに，筋収縮を抑制して筋の断裂を防止する意味があると考えられている．

(2) 相反性神経支配　　　　（図II-56，II-57）

伸筋に伸張反射を起こさせると，拮抗筋の屈筋には抑制が起こる．逆に屈筋に伸張反射を起こさせると，伸筋に抑制が起こる．この機構によって運動が円滑に行われる．これは，筋紡錘からのIa線維がα運動ニューロンに単シナプス性の連絡をすると同時に，その分枝が拮抗筋を抑制するニューロンに接続しているためであり，このことを相反性神経支配 reciprocal innervation とよんでいる．

(3) 屈曲反射

四肢の疼痛など，からだが強い傷害刺激を受けると，屈筋が収縮して四肢が屈曲する．ある部分の強い傷害刺激は他の部分の屈曲反射をも引き起こし，脊髄の広い範囲が反射中枢として働いている．屈曲反射は多シナプス反射である．傷害刺激に対し四肢を屈曲することは，傷害から四肢を遠ざけることになり，防御的意義があると考えられる．

(4) 自律反射

脊髄には，血管運動，発汗，排尿，排便，生殖器などの自律神経系中枢も存在することから，自律反射の中枢としての機能も果たしている．

2) 小脳による運動の制御機構
　　　　　　　　　　　　（図II-58，II-59）

小脳は随意運動，平衡，姿勢の調節を行っており，運動機能が円滑に行われるように調整している．精密な運動を円滑に行うためには，大脳皮質だけでなく，小脳の参加が必要であり，大脳皮質の発達に伴って小脳半球も発達し，両者の間に線維の連絡のできることが必要であると考えられている．からだの平衡は主に，迷路，前庭神経，前庭神経核などにより保たれているが，小脳もこれの一部に参加してからだの平衡維持にあずかっている．

その他，小脳は筋緊張を減弱あるいは増強して，姿勢を変化させる働きもあることが知られている．

小脳に障害が起こると，平衡障害，筋緊張低下，運動失調，協調運動不能，推尺異常，企図振戦などの症状が出現する．

3) 前庭感覚による姿勢の保持と加速度の感知
　　　　　　　　　　　　（図II-60，II-61）
(1) 迷路と前庭器　　　　　　　（図II-60）

私たちのからだには日常生活や運動を行っているときに，からだの平衡を保持し重心を失わないように常に働いている機能がある．また，直進運動や回転運動を認識し，運動の速度変化(加速度)を感知することもできる．からだの平衡に関与しているものには，視覚，皮膚および深部感覚，前庭感覚，小脳，大脳などがあるが，その中心的な役割を果たしているのは前庭感覚 vestibular sensation で，前庭感覚の受容器は，迷路の三半規管と前庭器（球形嚢および卵形嚢）の有毛細胞である．

迷路は内耳の中にあり，骨迷路と膜迷路とに分けることができ，硬い骨迷路の外リンパ中に，同じ形をした膜迷路が浮かんでおり，膜迷路の中は内リンパによって満たされている．内リンパは硬脳膜中の内リンパ嚢に連絡しており，外リンパはクモ膜下腔に通じている．迷路のうち中耳から内耳に入ったところを前庭といい，卵形嚢，球形嚢という2つの袋が存在し，その中にそれぞれ卵形嚢斑 macula utricula，球形嚢斑 macula sacculi とよばれる感覚細胞がある．

この両者の感覚細胞には，平衡砂（耳石）を上にのせた感覚毛がある．卵形嚢斑，球形嚢斑はからだに対してそれぞれ水平，垂直に付着しており，重力加速度，直線加速度によって平衡砂が動き，平衡毛が移動するとそれが刺激となって卵形嚢神経，球形嚢神経を興奮させる．これらの求心性神経は前庭神経となり，延髄の前庭神経核に興奮を伝えることになる．

(2) 平衡感覚の仕組み　　　　　（図II-61）

迷路の上部には3つの半規管とよばれる器管が

図II-61　平衡感覚の仕組み

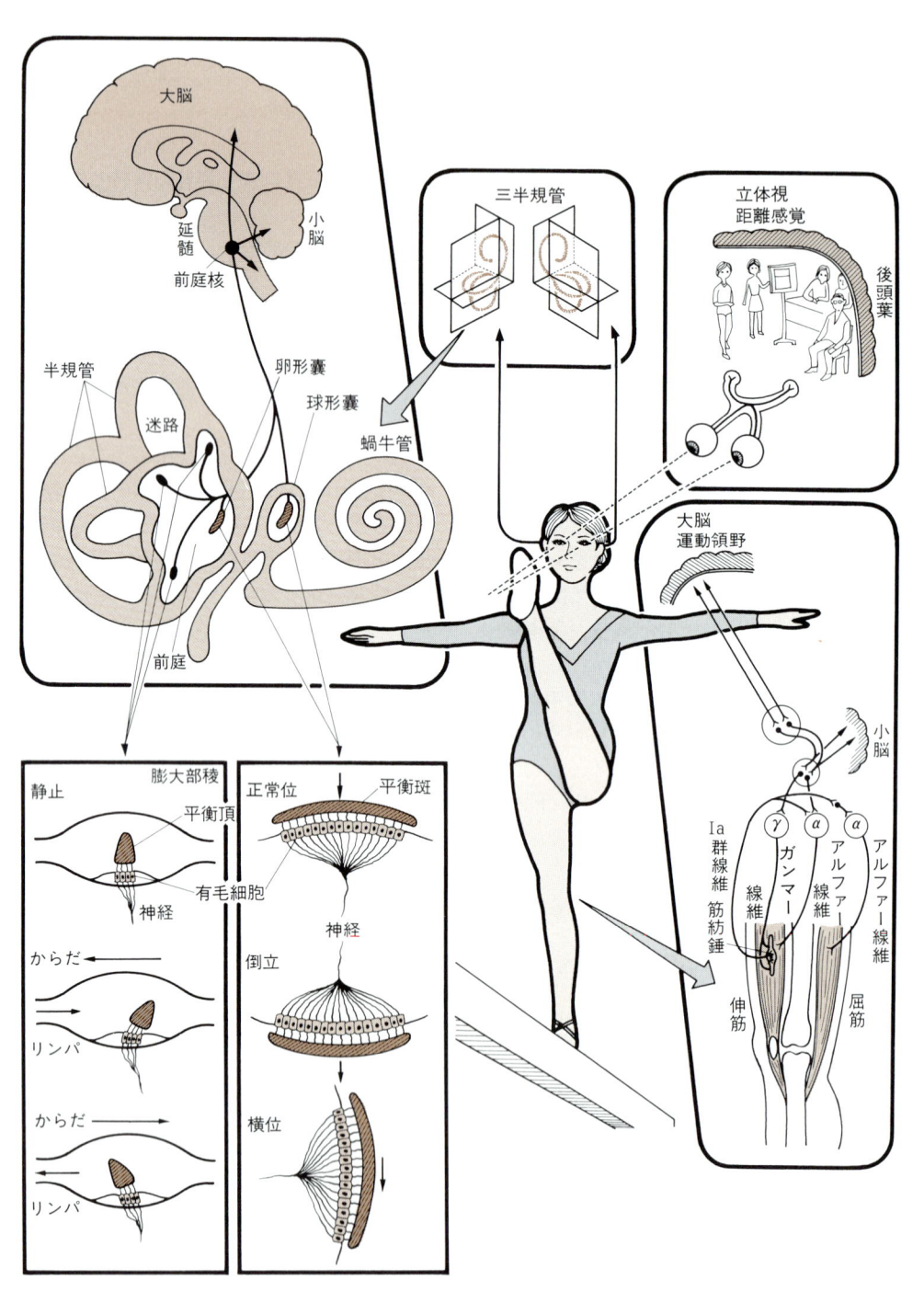

(中野[38])

末梢性めまいと中枢性めまい

末梢性めまい	中枢性めまい
① 高度で定型的なものが多い．	① 軽度で非定型なものが多い．
② 耳鳴り，難聴を伴うことが多い．	② 耳鳴り，難聴を伴わないこともある．
③ 他の脳神経症状を伴わないのを常とする．	③ 他の脳神経症状を伴うことが多い．
④ 体位，頭位によってめまいが軽快したり消失する．	④ 体位，頭位に関係ない場合が多い．
⑤ 数日～10数日で代償され軽快するものが多い．	⑤ 一般に代償されにくい．
⑥ 意識障害を伴わない．	⑥ 意識障害を伴うことがある．
⑦ 自発眼振があれば方向固定性のものが多い．	⑦ 自発眼振があれば，方向転換性である．
⑧ 頭位眼振も一般に方向固定性である	⑧ 頭位眼振も一般に方向転換性あるいは不規則性である．

(猪[55])

存在し，その末端の膨大部に連絡している．3つの半規管は互いに直角に位置しており，上半規管は前外側から後内側に向かう垂直面，外側半規管は水平面，後半規管は後外側面に向かう垂直面に位置している．膨大部の中には膨大部稜という感覚装置があり，ここには，コロイド塊である平衡頂 cupula の下に有毛感覚細胞が存在している．もし，からだが傾斜すると膜半規管内のリンパが動いて，平衡頂を押し，その下の有毛感覚細胞に刺激を伝える．3つの半規管は互いに直角に位置しているために，頭やからだが回転したときに，その回転の強さとからだの立体的な位置の変化およびその速度を感知することができる．

これらの平衡感覚器から出た神経は前庭神経となり，前庭神経核に伝えられるが，一部は小脳，動眼神経核，大脳皮質，脊髄へも伝えられる．

からだの平衡は，これらの前庭感覚および視覚，深部感覚などの調和の上に成り立っており，これらの一部にでも障害が生じると平衡障害を起こしてくる．

4）平衡障害

平衡障害とは，周囲の物体が静止しているにもかかわらず，物質が回転したり，動いたりしてみえる状態をいう．

平衡障害は主に，前庭系，視覚器系，深部感覚系の3つの系統の一部に機能的失調が起こり，これらの系統の調和がとれていないときに発生する．したがって，その障害された部位により平衡障害を，前庭性，非前庭性，あるいは，中枢性，末梢性などに分類することができる．

図II-62 自律神経系の構造

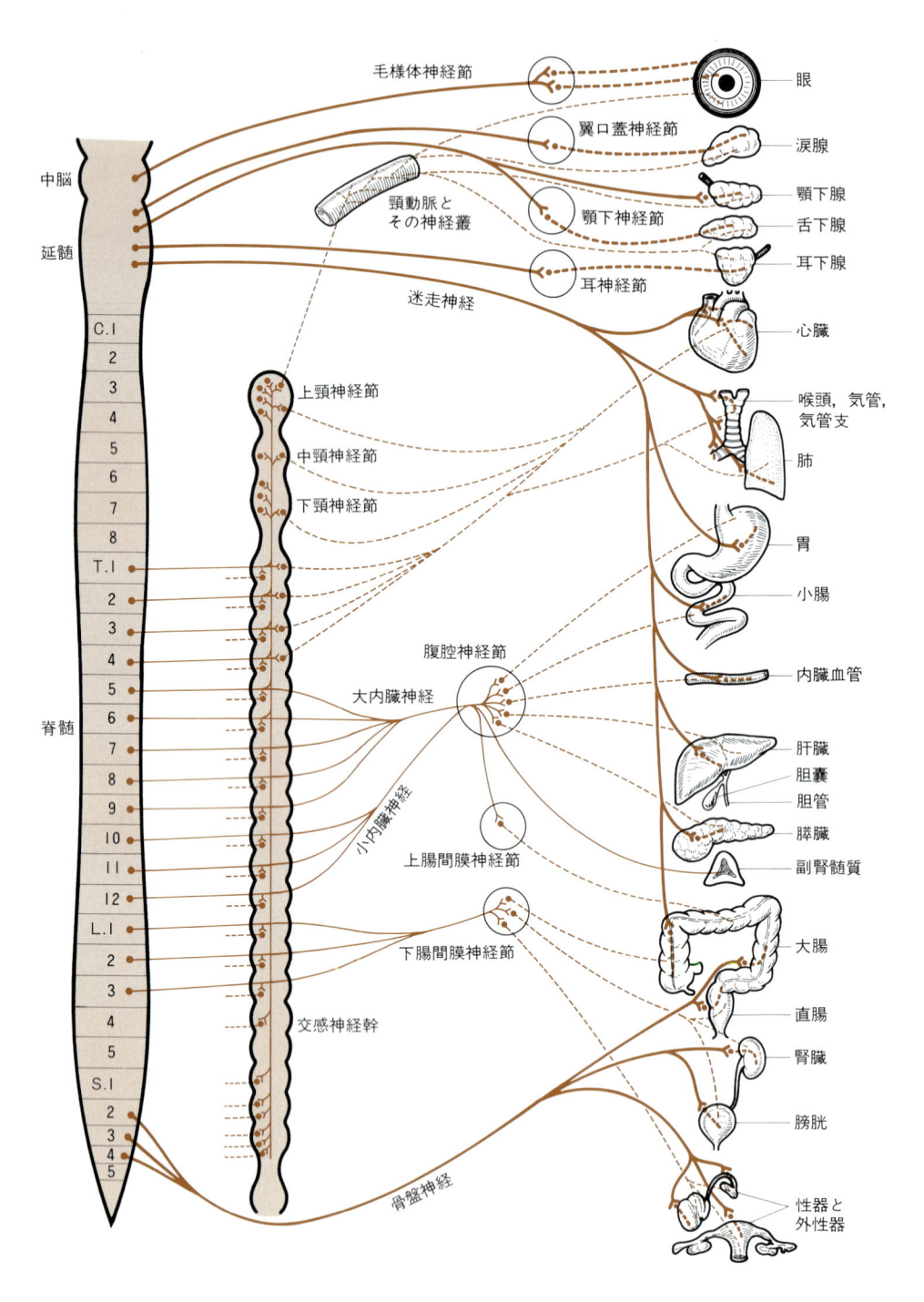

(Ganong[39])

8章　運動における自律神経系の働き

1．自律神経系の概念と構造

1）自律神経系とは

　生体の内部環境の恒常性維持は，自律神経による神経性調節 neural regulation と，ホルモンによる体液性調節 humoral regulation により行われており，自律神経系 autonomic nervous system は無意識のうちに生体の諸機能を調節している．自律神経系は交感神経系 sympathetic nervous system と副交感神経系 parasympathetic nervous system とからなり，この両者のバランスによって，からだの機能が制御されている．
　自律神経系によって支配されている機能は，呼吸，循環，消化，排泄，生殖などで，平滑筋，心筋，腺細胞などが直接その影響を受けている．これらの機能は，植物ももっている機能という意味から植物性機能と呼ばれ，運動・感覚などの動物性機能と対比される．したがって，自律神経系は植物性神経系とも呼ばれることがある．

2）自律神経系の構造　　　　　　　（図II-62）

　自律神経系は，交感神経系と副交感神経系とからなり，その中枢は，脊髄と脳幹にある．中枢から出る遠心性神経は，原則的に1回ニューロンを交代して，標的器官に達している．脊髄・脳幹から神経節に至るニューロンを，節前線維，神経節から標的器官に至るニューロンを節後線維という．節前線維が，中脳，橋，延髄の脳神経核と仙髄の側柱から出ているものを，副交感神経系，また，胸髄，腰髄の側柱から出ているものを交感神経系とよぶ．この両者の神経系は，さらに上位中枢である視床下部によって統括されている．視床下部は，大脳辺縁系や下垂体とも密接な関係があるので，間接的には体液性調節系や大脳皮質，体性神経からの影響も受けていることになる．

(1)　交感神経系　　　　　　　　　（図II-63）

　交感神経系の節前線維は第1胸髄から第2腰髄に至る脊髄側柱から出て，前根を通り白交通枝を経て交感神経幹に入る．交感神経幹は脊柱両側にあり，ヒトでは頸部で3，胸部で10～12，腰部で4～5，仙骨部で4～5，および尾骨部でその神経節を形成している．交感神経系は，その節前線維がすべて交感神経幹に入ったあと，ⓐ交感神経節で節後ニューロンに接続するもの，ⓑ交感神経幹を素通りしたあとに腹腔神経節，上・下腸間膜動脈神経節などに入りニューロンを交代するもの，ⓒ交感神経幹を素通りして節前線維が直接，副腎を支配するものの3種の分布型式がある．

(2)　副交感神経系　　　　　　　　（図II-63）

　副交感神経の中枢は脳幹と脊髄にあり，脳幹にあるものは動眼神経，顔面神経，舌咽神経，迷走神経の脳神経に混在している．また，脊髄から出るものは，第2～第4仙髄の側柱から出ている．副交感神経系の節前線維は長く，支配臓器の付近で節後線維に接続している．また，その神経節は，毛様体神経節のように明確な神経節をつくるものもあるが，内臓壁に散在し，細胞集団をつくっているだけのこともある．

2．自律神経支配の特徴

1）自律性支配

　自律神経系は体性神経とは異なり，自分の意志とは関係なく，不随意に支配器官の機能を調節しており，これを自律性支配という．

2）二重支配

　一般に，自律神経の支配器官は，交感神経系と副交感神経系の両神経系の支配を同時に受けており，両者のバランスによってそれらの諸器官の機

図II-63 自律神経線維の走行

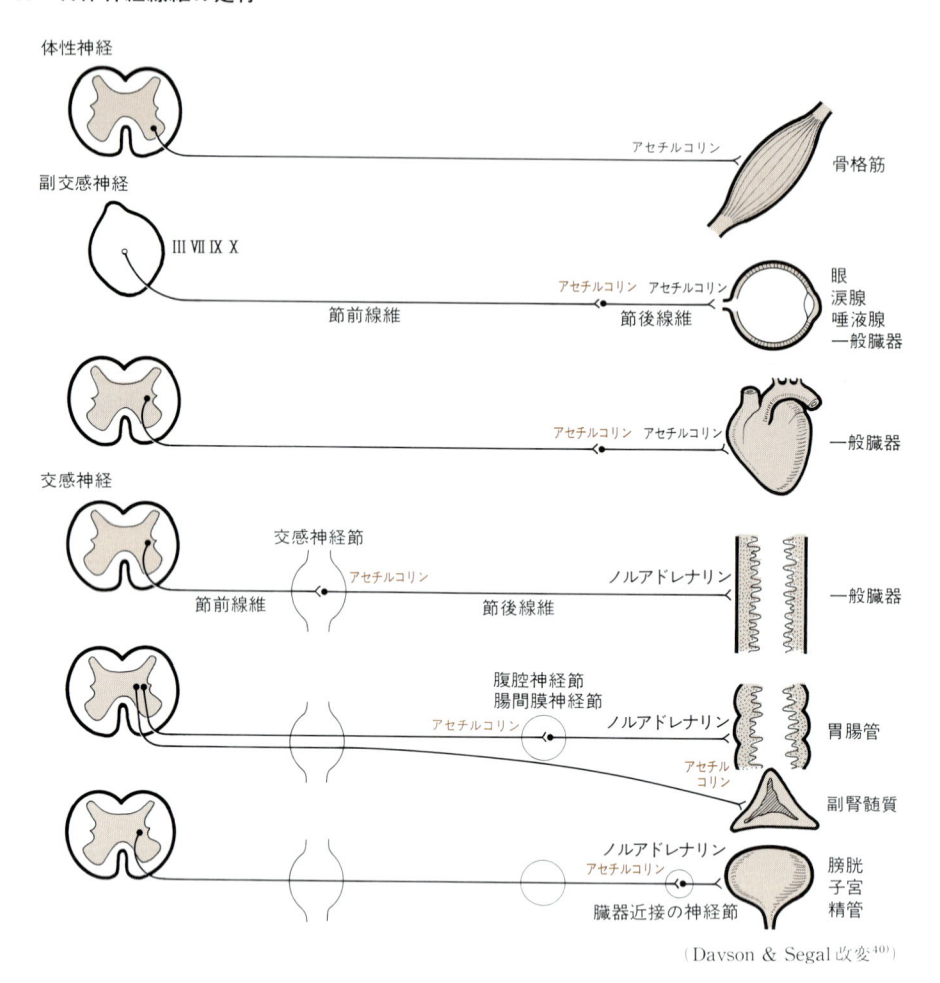

(Davson & Segal 改変[40])

図II-64 コリン作動性ニューロンとアドレナリン作動性ニューロン

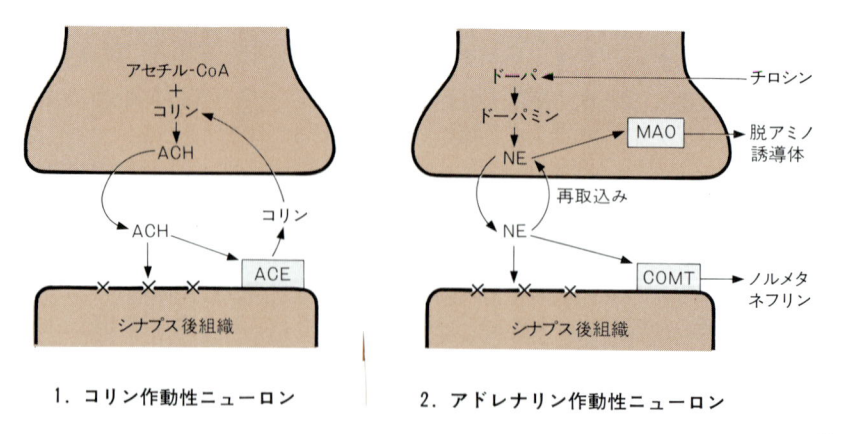

1. コリン作動性ニューロン
2. アドレナリン作動性ニューロン

(Ganong[41])

能を調節している．

3）拮抗性支配

交感神経と副交感神経は，ある器官に対し一方が促進的に働けば，他方が抑制的に働くというように，互いに拮抗的に働いていることが多い．たとえば，交感神経は，心拍数を増加させるが，副交感神経は逆に低下させる．しかし，唾液腺に対しては，交感・副交感両神経とも分泌を促進するというように，協調的に働いている場合もあり，このようなときには，交感神経刺激により粘液に富んだ唾液が，副交感神経刺激により水分に富んだ唾液が分泌され，その目的にしたがって，それぞれの機能を果たしている．また，瞳孔では，交感神経が瞳孔散大筋を，副交感神経が瞳孔括約筋をそれぞれ収縮させ，結果的に，前者では瞳孔が散大し，後者では縮小することになる．

4）相反性神経支配

交感神経の活動が亢進しているときには，副交感神経の活動が抑制され，また，この逆の現象もみられることを相反性神経支配という．

5）緊張性支配

生体における自律神経の活動を記録すると，常に毎秒数回程度のインパルスが記録される．このことは，自律神経系が常時，活動して緊張 tone を保っていることを示すもので，これを緊張性支配という．

3．自律神経における情報の伝達

自律神経系の，節前線維と節後線維，節後線維と効果器との間は，化学物質を媒介とした化学的伝達により情報が伝達されている．

1）自律神経線維の走行とコリン作動性およびアドレナリン作動性神経

（図II-64，表II-4）

副交感神経系における節前線維と節後線維の間，節後線維と効果器との間の伝達物質はアセチルコリン acetylcholine である．交感神経系では，節前線維・節後線維間がアセチルコリン，節後線維と効果器との間がノルアドレナリン noradrenaline，あるいはアドレナリン adrenaline が伝達物質としてのその機能を果たしている．

しかし，例外的に，汗腺，骨格筋の血管を支配している交感神経線維の節後線維末端や，副腎を支配している交感神経末端からは伝達物質としてアセチルコリンが遊離され，その機能を果たしている．アセチルコリンを伝達物質とする神経線維をコリン作動性神経，ノルアドレナリン，アドレナリンを伝達物質とする神経線維をアドレナリン作動性神経といっている．

迷走神経の節後線維末端には，直径約 500 Å の小胞が観察され，この部にアセチルコリンが含有されていると考えられている．一方，交感神経節後線維末端には，直径 700 Å のドーナツ型小胞がみられ，この小胞の中心部にアドレナリン，ノルアドレナリンなどのカテコールアミンが貯蔵されている．伝達物質は常に合成されて神経末端に貯蔵されており，刺激に応じて放出されると，効果器側の受容体 receptor に達し，その効果を発揮したあとに酵素により分解される．

2）ニコチン様作用とムスカリン様作用

アセチルコリンは，コリンと酢酸からコリンアセチラーゼ choline acetylase の作用により合成され，アセチルコリンエステラーゼ acetylcholinesterase の作用によって分解される．また，少量のニコチンが節前・節後線維間に作用し，ムスカリンが節後線維と効果器の間に作用することから，節前・節後線維間の作用をニコチン様作用といっている．ニコチン様作用は，大量のニコチンや，クラーレ curare により遮断され，ムスカリン様作用は，アトロピンにより遮断されることが知られている．

ノルアドレナリン，アドレナリンは，ドーパミンとともにカテコールアミンと総称され，チロシンから合成される．刺激に応じて放出され，効果器細胞膜の受容体に作用したあと，ノルアドレナリンはモノアミンオキシダーゼ monoamine oxidase，MAO により酸化され，さらにカテコール-o-メチルトランスフェラーゼ catechol-o-

表II-4 自律神経インパルスと循環血液中のカテコールアミンに対する効果器の応答

効果器	コリン作動性神経インパルスに対する応答	アドレナリン作動性神経インパルスに対する受容体の型	応答
眼			
散瞳筋	………	α	収縮（散瞳）
縮瞳筋	収縮（縮瞳）		………
毛様体筋	近い所をみるために収縮する	β	遠方視のために弛緩する
心臓			
洞房結節	心拍減少，迷走神経性心停止	β†	心拍増加
心房	収縮性減少，（通常）伝導速度増加	β†	収縮性と伝導速度増加
房室結節と興奮伝導系	伝導速度低下，房室ブロック	β†	伝導速度増加
心室	………	β†	収縮性，伝導速度，自動性および特発性歩調とりの興奮頻度増加
血管			
冠状血管	収縮	α_1, α_2	収縮
		β_2	拡張
皮膚と粘膜	拡張	α_1, α_2	収縮
骨格筋	拡張	α_1	収縮
		β_2	拡張
脳	拡張	α_1	収縮（軽度）
肺	拡張	α_1	収縮
腹部内臓	………	α_1	収縮
		β_2	拡張
腎		α_1, α_2	収縮
唾液腺	拡張	α_1, α_2	収縮
肺			
気管支筋	収縮	β_2	弛緩
気管支腺	刺激	α_1	抑制（？）
胃			
運動と緊張	増加	$\alpha_1, \alpha_2, \beta_2$	減少（通常）
括約筋	弛緩（通常）	α_1	収縮（通常）
分泌	刺激		抑制（？）
腸			
運動と緊張	増加	$\alpha_1, \alpha_2, \beta_2$	減少
括約筋	弛緩（通常）	α_1	収縮（通常）
分泌	刺激	α_2	抑制
胆嚢と胆管	収縮	β_2	弛緩
膀胱			
排尿筋	収縮	β_2	弛緩（通常）
膀胱三角と括約筋	弛緩	α_1	収縮
尿管			
運動と緊張	増加（？）	α_1	増加（通常）

* Goodman & Gilman: The Pharmacological Basis of Therapeutics, 5th ed. Macmillan, 1975 による．
† 心臓のβ受容体はβ_1受容体と分類されている．他のβ受容体はβ_2受容体と分類されている．
‡ 月経周期の時期，血液中のエストロゲンとプロゲステロンの量，その他の因子によって左右される．妊娠子宮の反応は非妊娠子宮の反応とは異なる．
§ 手掌，その他若干の部位（"アドレナリン作動性発汗"）

(表II-4の続き)

効果器	コリン作動性神経インパルスに対する応答	アドレナリン作動性神経インパルスに対する 受容体の型	応答
子宮	不定‡	α_1, β_2	不定‡
男性性器	勃起	α_1	射精
皮膚			
立毛筋	………	α_1	収縮
汗腺	全般的な分泌	α_1	軽度な，局所的な分泌§
脾臓の被膜	………	α_1	収縮
副腎髄質	………		アドレナリンとノルアドレナリンの分泌
肝臓	………	α_1, β_2	グリコーゲン分解
膵臓			
腺	分泌		………
島	インスリン分泌	α_2	インスリン分泌抑制
		β_2	インスリン分泌
唾液腺	多量の，希薄な分泌物	α_1	濃厚，粘稠な分泌物
涙腺	分泌		………
鼻咽腔の腺	分泌		………
脂肪組織	………	β_1, β_2	脂肪分解
腎傍糸球体細胞	………	β_1	レニン分泌

(Ganong[42])

methyltransferase による代謝を受ける．カテコールアミンの受容体は，種々のカテコールアミンの作用の強さから，α 受容体と，β 受容体とに分類され，α，β 受容体はさらに，α_1，α_2，β_1，β_2 受容体とに分けられる．

4．運動時における自律神経系の働き

運動時には，安静状態に比較して，骨格筋，呼吸，循環，肝臓，腎臓などの機能がより活発に働くことが要求される．骨格筋をはじめとする体内諸臓器の代謝が亢進し，酸素需要量が増加するため，呼吸は深くなり，呼吸数が増し，酸素をより摂取するように働く．これに対応し，心臓の活動も活発となり心拍数は増加し，心拍出量が増大する．肝臓ではグリコーゲンの分解が促進される．

これらの身体諸機能の変化を起こすために，自律神経系では交感神経の活動が亢進し，逆に副交感神経の活動が抑制されると考えられる．

交感神経の機能亢進は交感神経節後線維末端から放出されるカテコールアミンが気管支平滑筋の弛緩をもたらし，気道を拡張して，肺におけるガス交換を助けるように作用し，洞房結節に対しては心拍数を増加するように働く．心筋自体に対してもその収縮力を増強するように作用する．すなわち，冠動脈を拡張して，心筋への酸素供給を促進し，心筋活動が十分に発揮できるように働く．心筋収縮力の増加によって心拍出量が増し，血圧が上昇する一方，骨格筋の血管が拡張し，筋肉に十分な酸素供給が行われるようになる．

副腎髄質より分泌されるアドレナリンは，肝臓グリコーゲンに作用して解糖 glycolysis を促進し，血中ブドウ糖の増量をはかるとともに筋グリコーゲンも分解し，エネルギーを供給する．その結果，血中乳酸が増量する．また，脂肪分解も亢進し，脂肪酸が骨格筋，心筋に取り込まれ酸化されてエネルギー源となる．このように，交感神経の機能亢進は，生体内の諸機能を，運動に対応できるように働いていると考えればよいであろう．

他方，胃腸管運動，消化・吸収，排泄など，直接，運動に関係のない機能は，交感神経機能の亢進によって相対的に抑制される．しかも，副交感神経自体の機能も低下するため，これらの諸機能がさらに抑制されることとなる．

図II-65　筋の構造

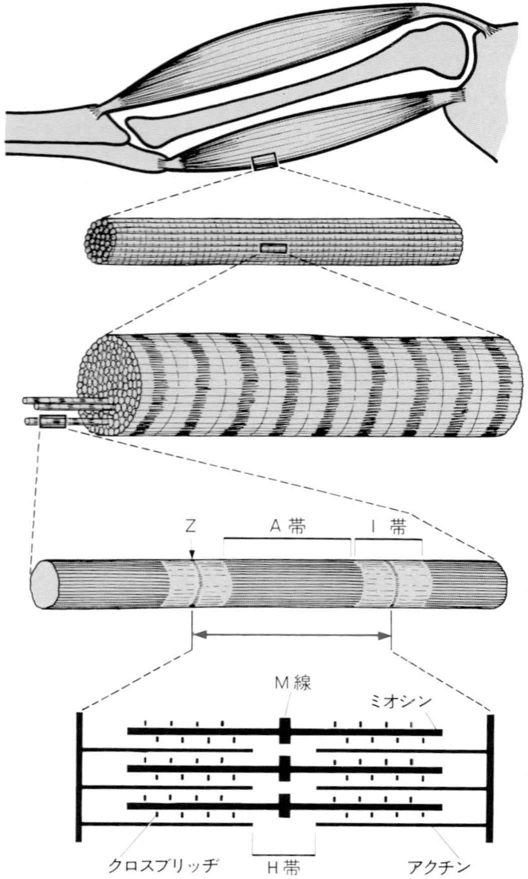

(Bloom & Fawcett 改変[43])

図II-66　T 管，筋小胞体の構造

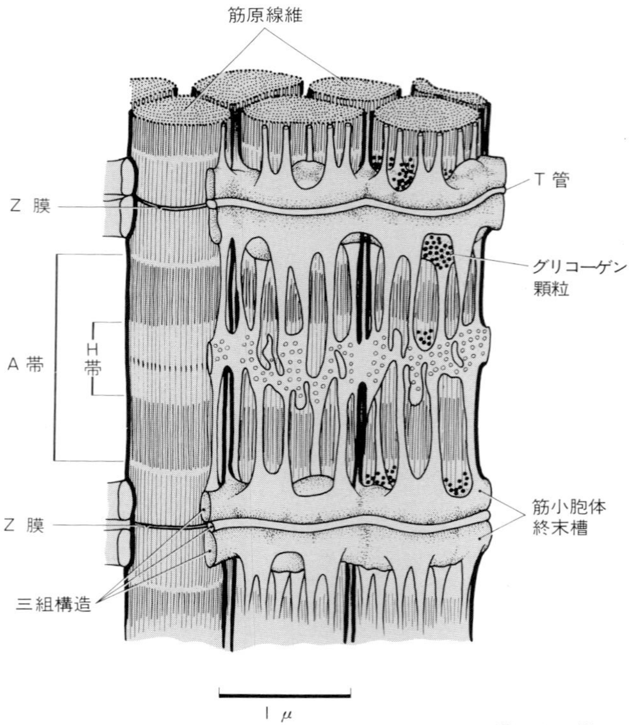

(Peachey[44])

9章　運動における筋肉の働き

1．筋肉の構造

1）横紋筋と平滑筋

人体の運動はすべて筋肉組織により行われている．組織学的には横紋構造のある横紋筋 striated muscle と，それのない平滑筋 smooth muscle とに分けることができる．随意運動に関係する骨格筋 skeletal muscle と，血液の駆出を司る心筋 cardiac muscle は前者に，消化管，血管，膀胱などの内臓筋は後者に属している．また，神経支配の上からも骨格筋は体性神経支配を受け，心筋と平滑筋は自律神経支配を受けているという差異がある．

2）骨格筋と骨格筋細胞の特徴　　　（図II-65）

人体の骨格筋は約400個あり，体重の約50％を占める．

骨格筋をその形状から分類すると，ⓐ 紡錘状筋，ⓑ 翔状筋，ⓒ 羽状筋，ⓓ 二頭筋，ⓔ 多腹筋，ⓕ 鋸筋，ⓖ 二腹筋などに分けられる．

また，筋の収縮の方向性から分類すると，ⓐ 屈筋，ⓑ 伸筋，ⓒ 内転筋，ⓓ 外転筋，ⓔ 回内筋，ⓕ 回外筋，ⓖ 括約筋，ⓗ 散大筋，ⓘ 挙筋，ⓙ 輪筋などに分けられる．

骨格筋細胞は，細長型をしているので筋線維ともよばれ，その表面は筋鞘ともいわれる細胞膜によって覆われている．筋線維内部には，筋原線維が縦方向に並んでいて，筋原線維間は，筋形質によって満たされている．筋形質には，ミトコンドリア，グリコーゲン顆粒，リソゾーム，リボゾーム，脂肪球，酵素などが存在する．

3）筋細胞の特徴　　　　　　　　（図II-65）

筋細胞の特徴的な構造としては，細胞膜が細胞内部に陥入してできた横行小管系があり，細胞内部では筋小胞体 sarcoplasmic reticulum の一部である終末槽によって両側から囲まれている．

横行小管（T管）が終末槽にはさまれていることから，三組構造 triad の状態が観察される．筋小胞体には，Ca^{++} により活性化される Ca-ATP-ase が存在していて，Ca^{++} を取り込む性質があるので，筋収縮を誘起するときの Ca^{++} の貯蔵部位と考えられている．

4）筋原線維の特徴　　　　　（図II-65, 66）

筋原線維を観察すると，線維の長軸に沿って交互に繰り返される明るい帯と暗い帯の縞がみられ，いわゆる横紋構造を呈している．明るい帯は明帯 isotropic band（I帯），暗い帯は，暗帯 anisotropic band（A帯）とよばれている．A帯の中央部にやや明るい部分があり，H帯とよばれ，さらにH帯の中央にはM線といわれる暗い帯が認められる．I帯中央部にははっきりとした暗い部分がみられ，Z膜といわれている．Z膜から隣接するZ膜までを機能的単位として，筋節 sarcomere という．筋を引っ張り，筋長を変えると筋節長も変化する．

筋原線維は，さらに太い筋フィラメント thick filament と，細い筋フィラメント thin filament の2種のフィラメントからなり，1本の太い筋フィラメントの周囲を6本の細い筋フィラメントが整然と取り巻いている．太い筋フィラメントは直径約150Å，長さ1.65 μm で，ミオシン myosin とよばれる分子量約50万の蛋白分子が重合したものである．

ミオシンをトリプシン（蛋白分解酵素）で処理すると，ATPを分解（ATPase）してアクチン actin と結合するH-メロミオシンと，これより軽いL-メロミオシンとに分けることができる．ミオシン分子の頭部はフィラメントの周囲に突出しており，クロスブリッジ cross-bridge という．細いフィラメントは直径約80Å，長さ約1 μm で球状アクチン（分子量約5万）が重合した線維状アクチン2本がより合わさったものである．細いフィ

表II-5　各筋線維タイプの比較

	I (SO)	IIA (FOG)	IIB (FG)
(神経支配の特徴)			
運動神経細胞径	小	大	大
運動神経細胞動員閾値	低い	高い	高い
運動神経伝導速度	遅い	速い	速い
(形態的特徴)			
筋線維径	小	大	大
ミトコンドリア密度	高い	高い	低い
ミオグロビン含有量	高い	中間	低い
毛細血管密度	高い	中間	低い
(エネルギー基質)			
クレアチンリン酸貯蔵量	低い	高い	高い
グリコーゲン含有量	低い	高い	高い
トリグリセライド含有量	高い	中間	低い
(酵素の特徴)			
解糖系酸素活性	低い	高い	高い
酸化系酵素活性	高い	高い	低い
(機能的特徴)			
収縮時間（単収縮）	遅い	速い	速い
弛緩時間	遅い	速い	速い
収縮力	弱い	強い	強い
易疲労性	疲労しにくい	疲労しやすい	疲労しやすい
持久的運動選手	多い	中間又は多い	少ない
スプリント運動選手	中間又は少ない	中間または多い	多い

図II-67　種々の筋線維タイプと運動単位との関係

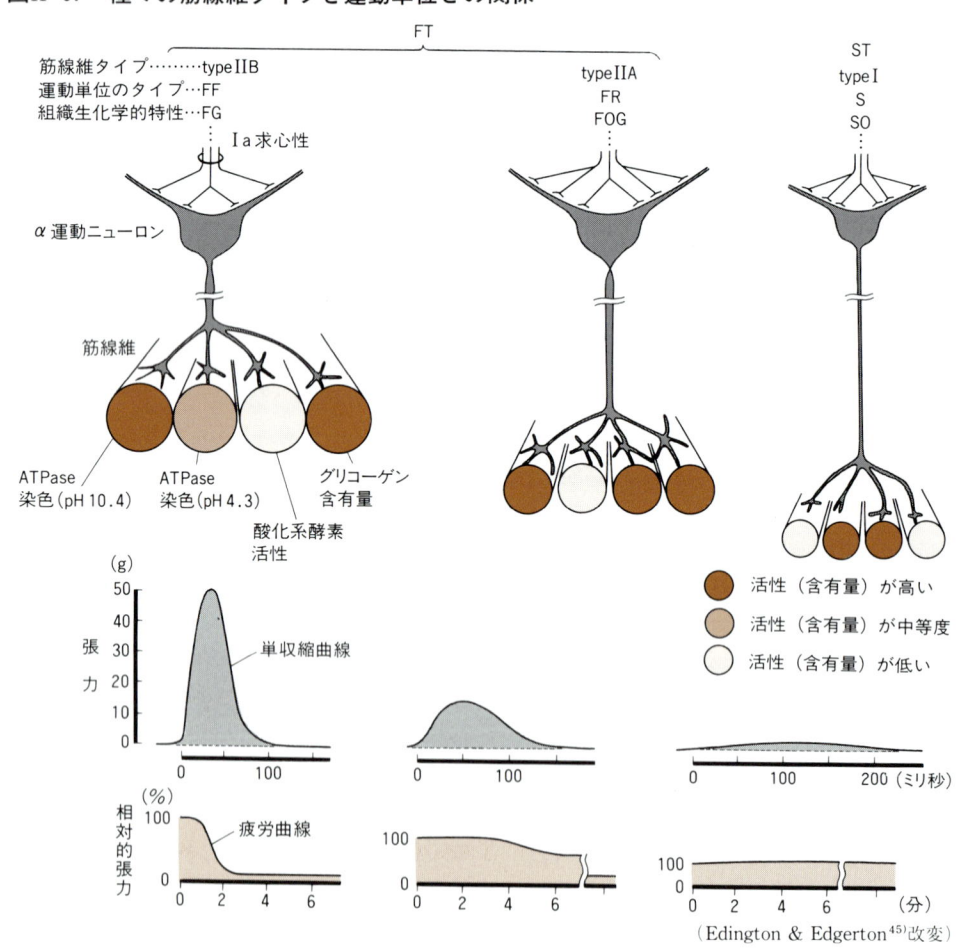

（Edington & Edgerton[45]改変）

ラメントは，アクチンのほかに，トロポニン（分子量約8万），トロポミオシン（分子量約5万）が存在しており，筋の収縮-弛緩を制御している．

5）筋のタイプ　　　　（表II-5, 図II-67）

筋線維は形態，収縮特性，組織化学的方法により，大きく3つのタイプに分類されている．収縮の遅い筋は，I型の筋線維，あるいは slow twitch fiber（ST線維）とよばれる．収縮の速い筋は，II型の筋線維あるいは，fast twitch fiber（FT線維）とよばれる．II型の筋線維はさらに，IIA型およびIIB型の2つのタイプに分類される．（表II-5）．

I型の筋線維は直径が小さく，収縮速度は遅い．グリコーゲンの含有量は少ないが，ミオグロビンの含有量が多い．解糖系の酵素活性は低いが酸化系の酵素活性は高い．SO線維（slow-twitch oxidative fiber）ともいわれる．

II型の筋線維のうち，IIB型の線維は直径が太く，グリコーゲンを多く含むが，ミオグロビンの含有量は低い．解糖系酵素活性が高く，酸化系酵素活性が低い，IIB型筋線維はFG線維（fast-twitch glycolytic fiber）ともいわれる．IIA型の筋線維はIおよびII型の筋線維の中間の性質をも，FOG線維（fast-twitch oxidative glycolytic fiber）ともいわれる．これらの筋線維の占有する割合により，その筋の収縮特性が決まる．持久的運動ではI型の筋線維の占有する割合の大きい筋が主に働き，瞬発力を要する運動ではIIB型の筋線維の占有する割合の大きい筋が主に働く．

また，これらの筋線維を支配している，α運動ニューロンの性質も異なる．FF型（fast-twitch fatigable unit，易疲労性型）とよばれる運動神経細胞はIIB型の筋線維を，FR型（fast-twitch fatigue-resistant unit，疲労抵抗性型）とよばれるものはIIA型の筋線維を，S型（slow-twitch fatigue-resistant unit，緩徐性型）とよばれるものはI型の筋線維を支配している．

2．筋収縮の仕組み

1）筋の電気的活動　　　（図II-68, II-69, II-70）

筋線維の細胞膜は，$-70 \sim -90$ mVの静止電位をもち，閾値以上の刺激により活動電位が発生すると細胞膜全体に伝導する．生体内では，運動神経の興奮が，神経筋接合部を介して，筋細胞膜の興奮を誘起し伝導することになる．神経の活動電位とは異なり，陰性後電位をもっている．

活動電位の発生機序は，イオン説で説明されており，活動電位の立ち上りでは，Na^+に対する膜の透過性が高まり，下降相では再びK^+に対する透過性が高まると考えられる．活動電位はT管にも伝わり，なんらかの機構を介して収縮を催起する．興奮という電気的現象が，収縮を引き起こす一連の過程を，興奮-収縮連関機構 excitation-contraction coupling（E-C coupling）という．膜電位が-58 mVを超えると，収縮が起こり始め，-40 mVになるとほぼ最大の収縮が得られる．

2）興奮-収縮連関機構　　　　　（図II-68）

細胞膜の興奮がT管に伝わると，T管膜上の電位センサー voltage sensor を介して，筋小胞体のCa^{++}放出チャネルに伝達される．電位センサーはジヒドロピリジン dihydropyridine（DHP）構造をもつCa拮抗薬を結合するので，DHPレセプターともいわれる．電位センサーはCa^{++}を通すCa^{++}チャネルとしても機能しているが，骨格筋ではCa^{++}電流は収縮を誘起するのに重要な働きをしていないと考えられている．

電位センサーに電位変化が伝わると，その変化が，筋小胞体のCa^{++}放出チャネルを開口させ，筋小胞体内に貯蔵されているCa^{++}が細胞質へと放出される．電位センサーとCa^{++}放出チャネル間の情報伝達機構はよくわかっていないが，両者の間に機械的な結合があり，Ca^{++}放出チャネルが開口するものと考えられている．Ca^{++}放出チャネルはリアノジン ryanodine を特異的に結合する性質があり，リアノジンが結合するとチャネルが開

図II-68 興奮-収縮関連

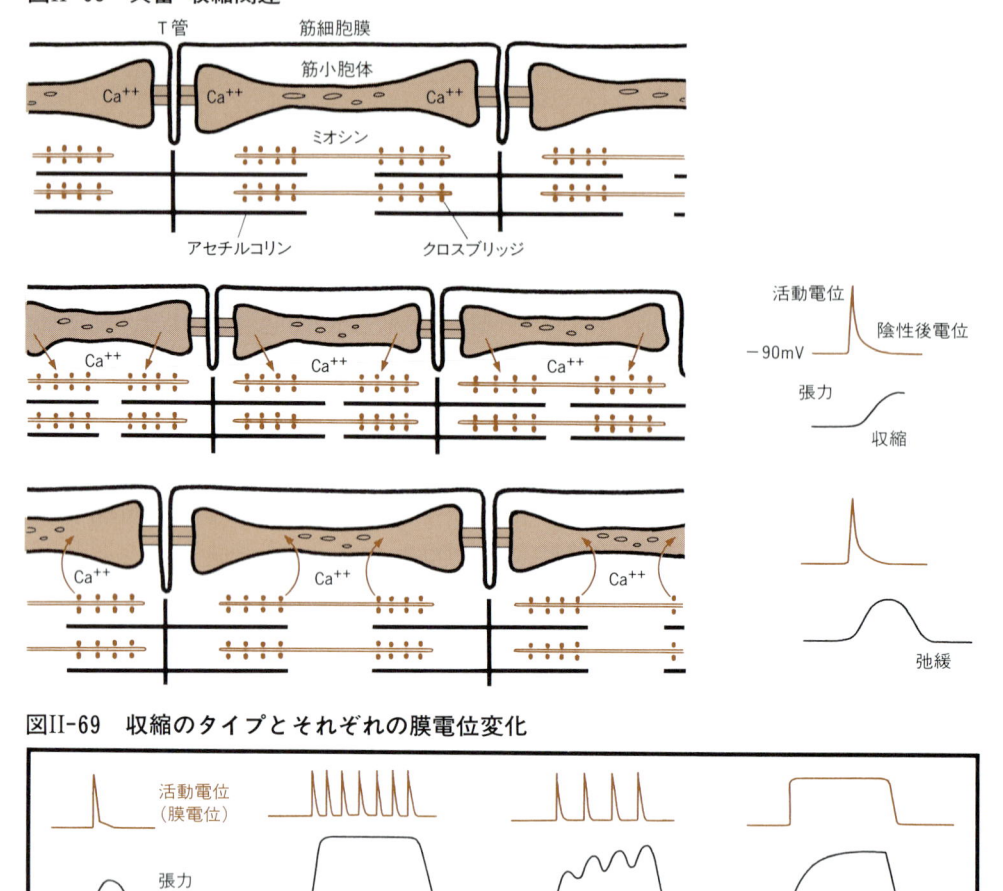

T管　筋細胞膜
筋小胞体
Ca++　Ca++　Ca++
ミオシン
アセチルコリン　クロスブリッジ

Ca++

活動電位
陰性後電位
-90mV
張力
収縮

弛緩

図II-69 収縮のタイプとそれぞれの膜電位変化

活動電位
（膜電位）
張力
単収縮　完全強縮　不完全強縮　拘縮

図II-70 等尺性収縮と等張性収縮

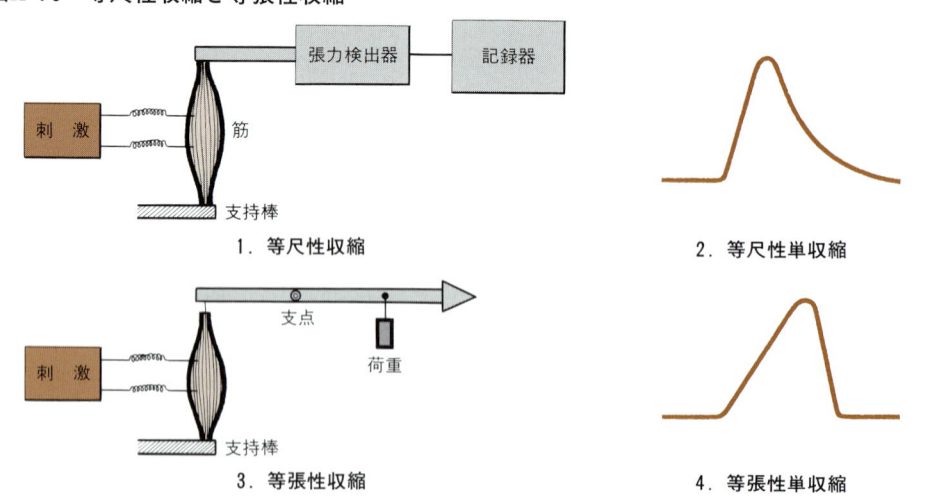

刺激　張力検出器　記録器
筋
支持棒

1．等尺性収縮

2．等尺性単収縮

刺激
支点　荷重
支持棒

3．等張性収縮

4．等張性単収縮

口したままになる（開口固定）．

筋の弛緩状態では，Ca^{++} を受容する蛋白であるトロポニンが，トロポミオシンと協同して，アクチンとミオシンの収縮反応を抑制しているが，細胞内 Ca^{++} 濃度が上昇すると，トロポニンに Ca^{++} が結合し，トロポミオシンに伝えられ，アクチンとミオシンの収縮反応が開始される．

Ca^{++} が筋小胞体に取り込まれ，細胞内 Ca^{++} 濃度が低下すると，トロポニンから Ca^{++} が離れ，トロポミオシンは元の状態に戻り，再びアクチンとミオシンの反応が抑制され，弛緩状態となる．トロポニンは，トロポニンC，トロポニンI，トロポニンTの3つの蛋白が集合したもので，トロポニンCは Ca^{++} と結合し，トロポニンIは直接アクチンとミオシンの収縮反応を抑制し，トロポニンTはトロポミオシンと結合している．

Ca^{++} は収縮の調節因子といわれ，静止時の筋細胞内の Ca^{++} 濃度は $0.5 \sim 1 \times 10^{-7}$ M 程度で，10^{-6} M 程度の Ca^{++} で収縮が起こり，10^{-5} M の Ca^{++} で，収縮は，ほぼ最大になることが知られている．

3）滑走説

筋節内に存在する大小2種の筋フィラメントは，筋が収縮しているときでもその長さが変わらず，細いフィラメントが太いフィラメントの間に入り込み滑走していくために，筋節全体として短縮していくというのが，滑走説 sliding theory である．滑走が起こるときには，太いフィラメントの突出している部分はクロスブリッジといわれ，細いフィラメントとの間で実際に反応をする場所である．この運動により収縮が起こると考えられている．張力と架橋の数との関係を調べると，張力が架橋の数に比例しており，短縮の速度は架橋の数に無関係であることから，一般に滑走説が広く信じられている．

3．収縮の型
（図II-69, 70）

① **単収縮** twitch：単一の活動電位により，発生する生理的収縮をいう．

② **強縮** tetanus：反復性の活動電位による生理的収縮を強縮といい，完全に単収縮が融合したものを完全強縮という．融合が不完全な場合，不完全強縮という．

③ **局所収縮** local contraction：一過性，非伝導性の脱分極による収縮をいう．

④ **拘縮** contracture：持続的な非伝導性脱分極によるか，膜電位変化を伴わない収縮をいう．

⑤ **硬直** rigor：非可逆的な収縮．死硬直，水硬直，熱硬直などがある．

収縮を観察する方法としては次の2つがある．その1つは筋の一端を固定した支持棒に固定し，他端を筋が収縮しても変位が起こらないような張力トランスデューサー（張力変換器）に接続して，筋の張力を測定する方法で，このときの収縮を等尺性収縮という．

もう1つは，筋の一端を支持棒に固定し，他端に荷重（おもり）をかけて，筋が収縮して荷重が持ち上がるときに起こる変位（短縮）を記録する方法で，このときの収縮を等張性収縮という．等尺性収縮と等張性収縮との時間経過を比較してみると，等尺性収縮のほうが，等張性収縮よりも最大値に達する時間が短く，全体の持続時間も長い．

4．筋収縮の力学
（図II-71）

筋の発生する張力や長さの変化は，力学的模型によって説明することができる．一般的に用いられる模型は，力を発生する収縮要素と，それに関係している弾性要素とからなるもので，この弾性要素は直列および並列弾性要素とに分けることができる．並列弾性要素は，あとで述べる静止張力に関係するもので，筋鞘，筋小胞体などがこれに関与していると考えられている．

直列弾性要素は，腱や筋を記録器につなぐときに用いる糸などが関与するほか，筋フィラメントそのものにもその要素の存在していることが示唆されている．

1）長さ―張力関係
（図II-72）

筋を等尺性収縮の記録装置に装着し，その張力を観察すると，筋の両端が固定されているために，収縮に際して収縮要素がわずかに短縮し，直列弾

図II-71　筋の力学模型

1．力学模型 I

直列弾性要素
収縮要素

伸展／負荷
速度／負荷

2．力学模型 II

直列弾性要素
収縮要素
並列弾性要素

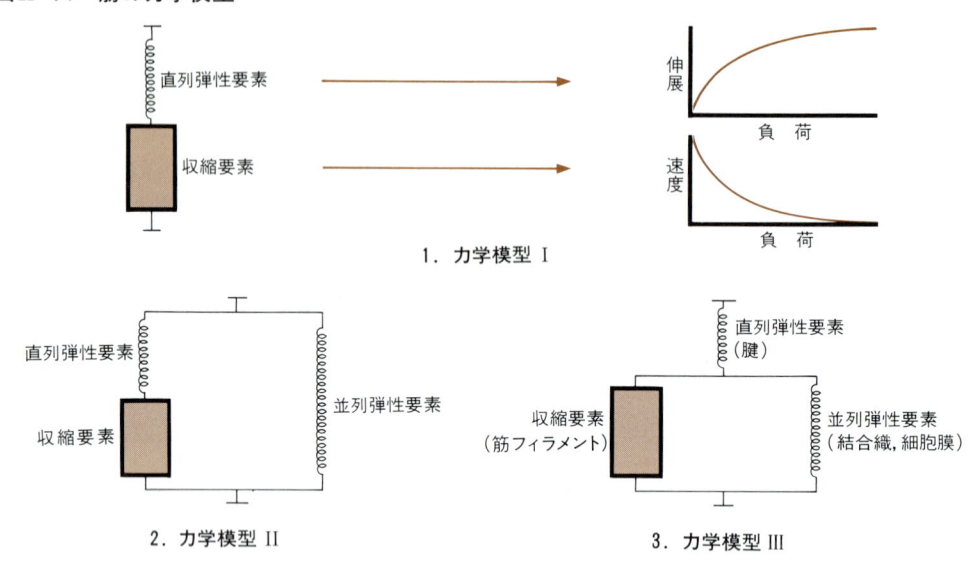

3．力学模型 III

直列弾性要素（腱）
収縮要素（筋フィラメント）
並列弾性要素（結合織，細胞膜）

図II-72　長さ-張力関係

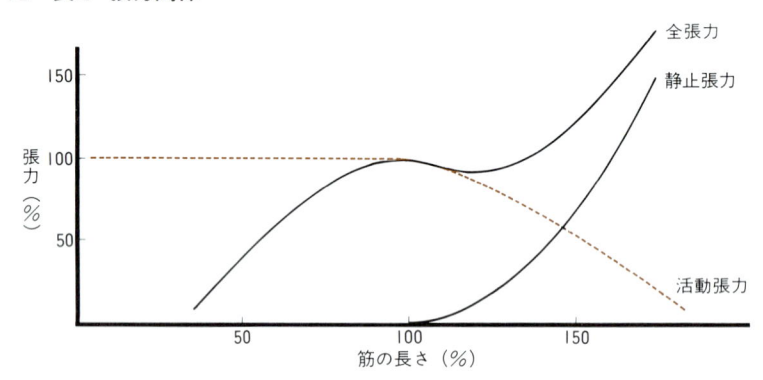

全張力
静止張力
活動張力

張力（％）
筋の長さ（％）

図II-73　負荷-速度関係と負荷-仕事関係

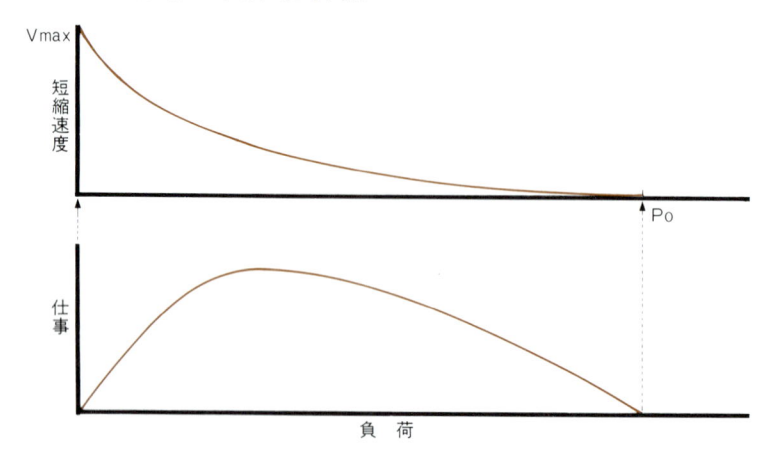

Vmax
短縮速度
Po

仕事
負荷

性要素がそれに伴って引き伸ばされ，張力を発生し，記録される．

いま，筋の長さを生体長(生体内で関節が可動中位にあるときの筋の長さ)より，引き伸ばした状態で固定し，その張力を測定すると，静止状態でもわずかな張力を発生(静止張力)しており，その張力の上にさらに収縮張力が発生する．すなわち，全張力は静止張力と収縮による活動張力との和になるわけである．筋長を生体長よりも短くすると，静止張力の発生はみられず，活動張力のみが測定される．しかし，筋長が短くなればなるほど発生張力が小さくなる．活動張力はちょうど生体長ぐらいの長さのところで最大値をとり，これより短くても長くても，張力が減少する．このような筋の長さと発生張力の関係を，長さ-張力関係(length-tension relation)という．

活動張力が筋長により変化することは，前述の滑走説からも理解できるところで，生体長よりも伸展すると静止張力の増加がみられるのは，並列弾性要素の存在を示唆しているものと考えられている．至適筋長における張力(最大筋力)は筋の横断面積に比例し，カエルで 3 kg/cm²，ヒトでは 5〜10 kg/cm² である．

2) 負荷-速度関係　　　　　　(図II-73)

筋の一端に一定の荷重をかけて短縮させると，筋の発生張力が常に荷重と等しくなり一定に保たれる．したがってこの場合，直列弾性要素は，収縮期間中一定であり，筋の短縮は，収縮要素だけの短縮となり，収縮要素の性質を調べるのに適している．この方法を用いると，収縮要素の短縮速度と，荷重との関係を求めることができる．これを負荷-速度関係(load-velocity relation)といい，直角双曲線を呈する．

A.V.Hill はこの関係を，

(P+a)(V+b)=b(Po+a)=constant

という式で示した．Po は最大等尺性強縮張力，P は荷重，V は短縮速度，a と b は定数である．なおこれをヒル Hill の特性式という．この関係は，等尺性収縮の場合，短縮速度が最小値をとり，無負荷の場合，最大短縮速度(Vmax)が得られることを示している．

5．筋の仕事と熱産生

筋が収縮するときに遊離するエネルギーは，機械的仕事と遊離した熱量との和であり，次式によって表される．

E＝W＋H

(E：全エネルギー，W：機械的仕事，H：遊離した熱量)

したがって，エネルギーの問題を考える場合には，仕事と産熱量とを考慮する必要がある．

1) 仕　事

筋の仕事量は，ⓐ 負荷量，ⓑ 短縮速度，ⓒ 初期長(刺激前の筋長)，などによって異なってくる．仕事には最適な負荷量，速度の最適値があり，その値までは，負荷量が大きく，速度が遅いほど仕事量が大きくなる．

筋が活動するときには常に熱産生(heat production)を伴うので，使われた全エネルギーと仕事に使われたエネルギーとから，その効率を求めることができる．普通の運動(自転車エルゴメーター，階段昇りなど)では 20〜25 %で，75〜80 %は熱として放出される．

2) 熱産生

筋が単収縮するときに産生される熱は，次のように分けられている．

(1) 初期熱 initial heat
　① 収縮熱 contraction heat
　　活動化熱 activation heat
　　短縮熱 shortening heat
　② 弛緩熱 relaxation heat
(2) 回復熱 recovery heat

短縮熱は，筋が短縮する距離に比例してみられる熱産生であるが，これに先立って活動化熱が約 1 mkcal/g ぐらい発生する．活動化熱は，Ca^{++} が筋小胞体から遊離され，トロポニンと結合するときの結合熱と考えられている．なお，筋に強縮を起こさせると，負荷を支えるための維持熱がみられる．しかし，強縮中に筋の短縮を起こさせると短縮熱が発生する．また，筋が弛緩するときに

図II-74 筋収縮とエネルギー供給の代謝

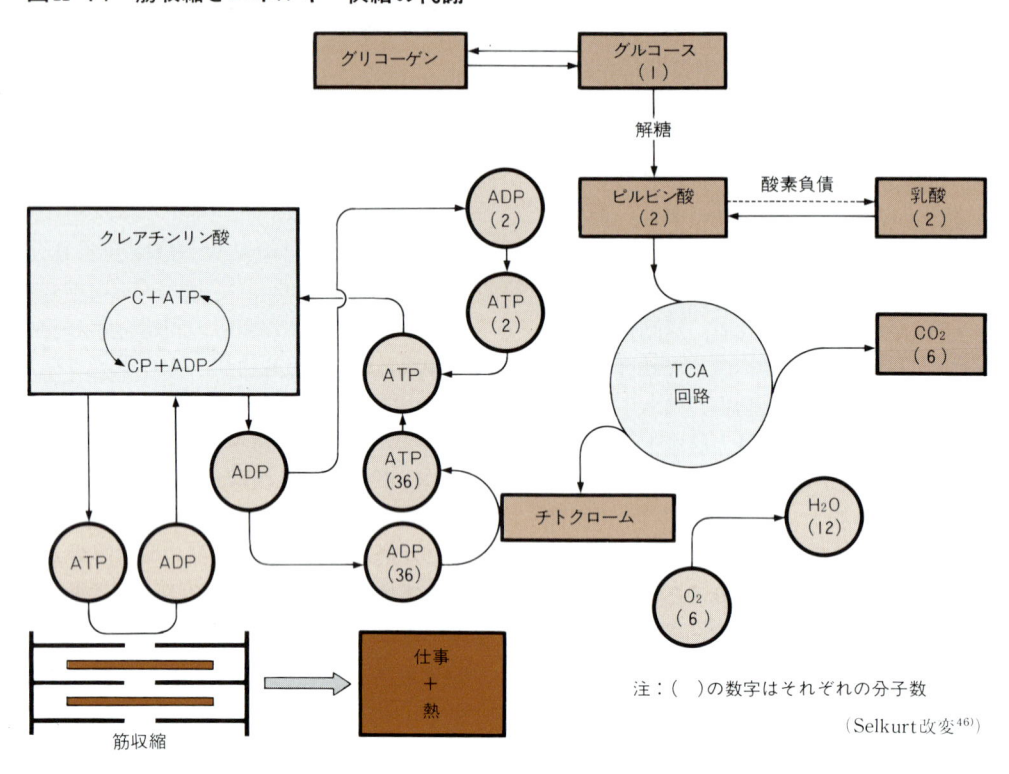

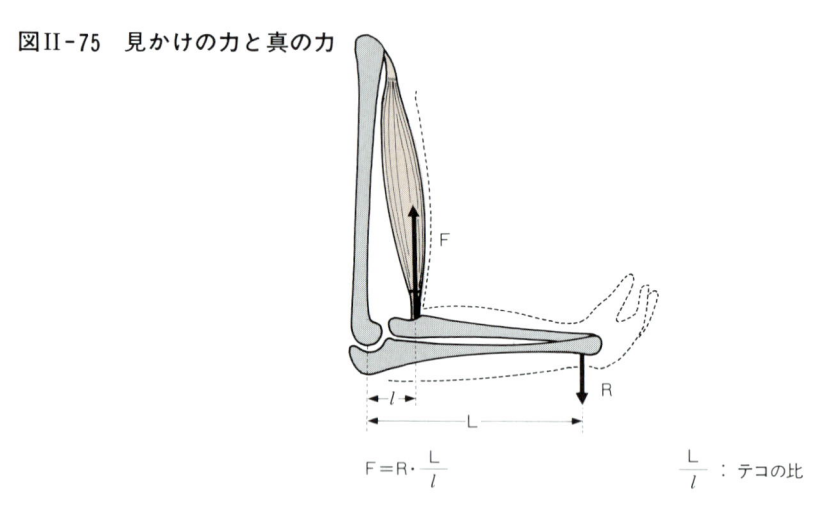

注：( )の数字はそれぞれの分子数

(Selkurt改変[46])

図II-75 見かけの力と真の力

$F = R \cdot \dfrac{L}{l}$ 　$\dfrac{L}{l}$：テコの比

(福永[47])

肘関節屈曲筋のテコ比

年　齢	被検者数	テコの比＝$\dfrac{L}{l}$
男　子　13歳	5	5.08±0.10(平均±S.D.)
成人男子　20～30歳	10	4.81±0.32(平均±S.D.)

(Ikai, Fukunaga[48])

も熱産生がある．これは筋が負荷によって受動的に引き伸ばされるものと考えられている．

回復熱は弛緩過程が終了したあとにみられる熱産生で，有酸素時には初期熱と同等の値を示す．

筋が短縮して仕事をするときは，等尺性収縮で仕事をしないときよりも熱産生量が多い，これをフェン Fenn の効果という．

6．筋収縮の化学
(図II-74)

1）筋収縮における ATP の分解と再合成

筋が収縮するときに最初に起こる反応は，ATP の分解で，ATP 1 モルにつき約 10〜12 kcal のエネルギーが遊離される．ATP が分解されると ADP になるが，同時に行われているクレアチンリン酸 creatine phosphate (Cr.P) の分解によるリン酸によって直ちに ATP に再合成される．すなわち，

$$ATP \rightleftharpoons ADP + 無機リン酸 + エネルギー$$
$$ADP + Cr.P \rightleftharpoons ATP + Cr.$$

となる．この反応はローマン Lohman 反応といわれ，ADP と Cr.P の反応を触媒するのがクレアチンキナーゼ creatine kinase といわれる酵素である．

ATP の再合成は，組織呼吸の酸化的リン酸化，解糖過程，クレブス回路と密接な関係があり，有酸素環境下と無酸素環境下では，そのエネルギーの供給過程が異なっている．

有酸素条件下では，解糖過程によって生じるピルビン酸がクレブス回路に入り，ブドウ糖 1 分子から 38 分子の ATP を生じる．無酸素条件下では，解糖過程によってブドウ糖 1 分子から 2 分子の ATP を生成する．これらの過程で生じた ATP は，収縮のエネルギーとして利用されるとともに，その過剰分は Cr.P として蓄積される．

2）ATP を維持している機構

前述のように，筋収縮に直接関与するエネルギー源は ATP であるが，この ATP レベルを常に維持している機構は，ⓐ クレアチンリン酸，ⓑ 有酸素的な酸化過程（グリコーゲン，アミノ酸，脂質），ⓒ 無酸素下に乳酸を生成する解糖系などである．これらの ATP 再生系が働いて，ATP を供給しないと，筋肉は非可逆的な硬直に陥る．しかし，収縮時の筋肉組織内における ATP 濃度があまり変化しないように，たえずその再生産が行われていると考えられている．

3）ATP を得るためのエネルギー源

筋の活動に実際に利用されるのは ATP であることを述べた．筋細胞内に貯蔵されている ATP 量はわずかであるため，運動を継続するには ATP の供給が必要となる．ATP の供給源は，次の 3 つに分けて考えることができる．

(1) クレアチンリン酸からの供給
(2) 解糖系による供給
(3) 酸化系による供給

クレアチンリン酸による ATP の供給はごく短時間のうちに行われる．しかし，クレアチンリン酸の含有量はグリコーゲンの含有量に比較して少ないので，長時間にわたる ATP の供給はできない．クレアチンリン酸による ATP の供給は，短時間でしかも，高いパワーを発揮するような運動のときに主に働いている．

最大下の運動強度で持続されるような運動では，クレアチンリン酸による ATP 供給では不十分である．このようなときには，グリコーゲンやグルコースが分解されて ATP が供給される．この過程は解糖系とよばれ，酸素がなくても反応が進行する．解糖系の反応が進むと，ピルビン酸が産生される．酸素の供給が十分にあると，ピルビン酸はアセチル-CoA に変換されたのち多くの ATP を産生する（有酸素的解糖）．酸素の供給がないと，ピルビン酸は乳酸に変換される（無酸素的解糖）．乳酸はさらに酸化され脂肪酸などと同じように，ミトコンドリアで酸化されることが明らかにされつつある．解糖系による ATP の供給は数十秒にわたる運動時には十分であるが，さらに長時間に及ぶ運動を行うためのエネルギー供給には不十分である．

運動強度が低く長時間にわたる持久的運動のときには，酸素供給がある状態で ATP の産生が行われる．この酸化系による反応は，ミトコンドリ

図II-76　筋における負荷-速度関係と負荷

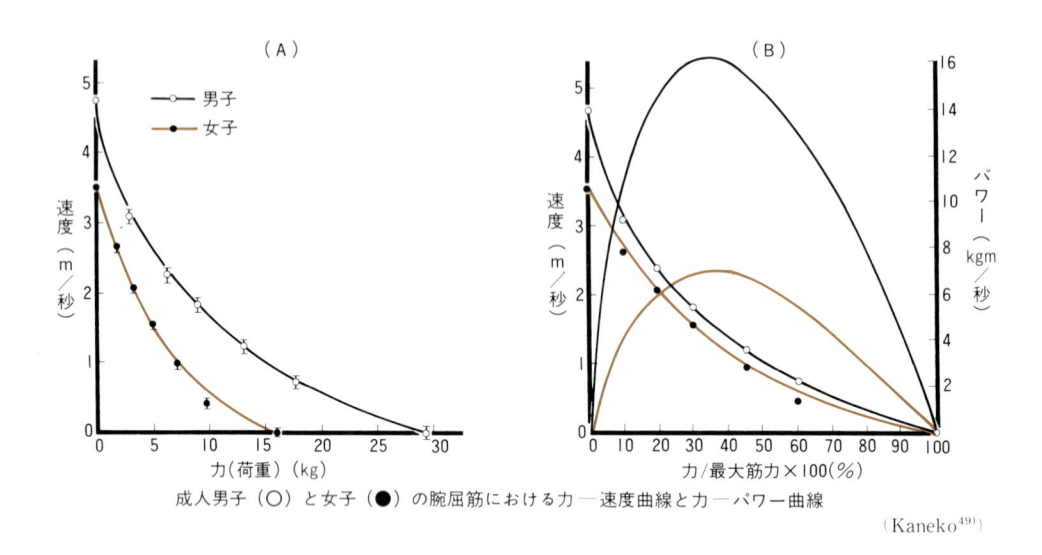

成人男子（○）と女子（●）の腕屈筋における力―速度曲線と力―パワー曲線

(Kaneko[49])

図II-77　K曲線とT曲線

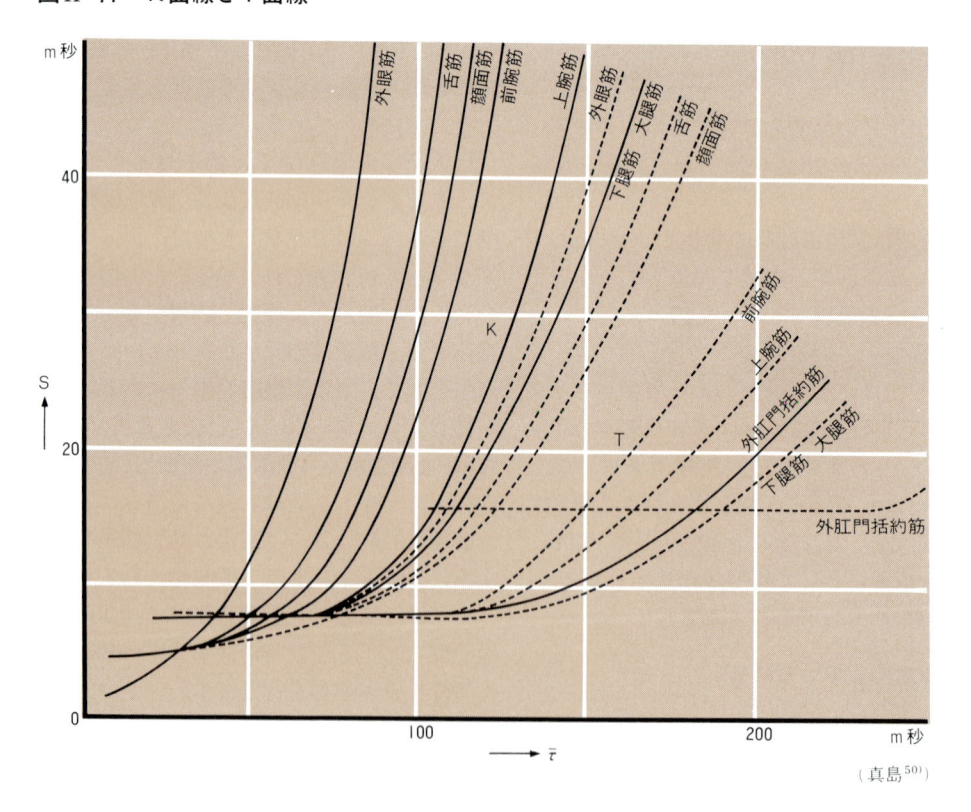

(真島[50])

ア内で行われ，ピルビン酸や脂肪酸が使われ，TCA サイクルと電子伝達系により ATP の産生が行われることになる．

7．身体運動と筋肉の特性

1）筋収縮の名称

一般に筋生理学では，筋収縮の型を等尺性収縮と等張性収縮とに分類している．しかし，運動生理学の分野では次の3つに分類することが多い．
(1) 等尺性収縮 isometric contraction
(2) 短縮性収縮 concentric contraction
(3) 伸張性収縮 eccentric contraction

伸張性収縮とは，等尺性収縮中に筋を外部からの力で伸張させると，等尺性の条件を保ちながら，さらに筋力を発揮するような場合である．

2）見かけの力と真の力　　　　（図II-75）

ヒトの筋力測定は，関節を介して筋力を測定することになるので，関節がテコの役割をしていることを考慮しなければならない．すなわち，図II-75 に示すように，上腕屈筋力を測定する場合には肘関節を中心にして前腕運動が行われる．したがって，見かけの筋力 R（測定された筋力）と，上腕屈筋の真の筋力（F）との間には，

$$F = R \cdot L/l$$

なる関係が成立する．L/l はテコ比とよばれ，およそ 4.90 ± 0.29 である．

3）筋長と筋力

生体内の筋でも，摘出筋と同様な長さ-張力関係がみられ，生体長（筋が付着している関節を可動範囲の中位にしたときの筋長）付近で最大張力を発揮し，筋長が生体長の $100 \pm 60\%$ のところで張力が 0 となる．ヒトの筋力測定には，関節角度と，そのときの筋力とが計測される．肘関節の場合には，肘関節角度が 100 度付近で，伸張性収縮，等尺性収縮が最大値を示し，120 度付近で，短縮性収縮が最大となる．

最大筋力は筋の横断面積に比例し，およそ 6〜10 kg/cm² であることが知られている．しかし，ヒトの最大筋力を決定する要因には，断面積のほかに，筋を支配する運動単位の興奮状態も重要である．

4）パワー　　　　　　　　　　（図II-76）

実際の運動における筋の収縮は動的なものであり，単位時間内にどれだけの仕事をする力（パワー power）があるかが問題となる．

$$パワー = \frac{仕事}{時間} = \frac{力 \times 距離}{時間} = 力 \times 速度$$

摘出筋で求められた力-速度関係が図II-75のように，生体内の筋にも当てはめることができ，この関係から，パワーと筋力の関係を求めることができる．最大パワーは最大筋力の約 35% のときに発揮され，そのときの短縮速度は最大短縮速度の約 35% である．最大パワーは男子の場合，力が 16.3 kg，速度が 1.55 m/秒のとき，女子の場合，力が 7.0 kg，速度が 1.19 m/秒のときに出現する．女子の最大パワーは男子のそれの 43% である．

5）速い運動と遅い運動

(1) 筋のタイプと運動

ヒトの筋は他の哺乳動物と同様に，組織化学的方法により分類されることはすでに述べた．一般に，収縮速度が遅い I 型の筋線維は持久性があり，疲労しにくいので長時間に及ぶ持続的運動のときに主に働く．一方，IIB 型の筋線維は発揮する筋力も大きく，速く収縮するが，疲労しやすい．したがって，瞬発力が要求されるような運動に適している．

(2) 活動電位とスパイク電位

筋肉を体外に摘出することなく，生体内にある状態で測定される筋の活動電位を筋電図 electromyogram という．筋電図は神経筋単位 neuromuscular unit, NMU の活動を記録したもので，筋肉がまったく弛緩している状態では活動電位が現れない．しかし，運動ニューロンが興奮して筋肉に収縮が起こると，スパイク電位がみられてくる．このスパイク電位は筋肉から得られるものであるが，実際には運動神経からのインパルスの伝

図II-78 筋力トレーニングをしたときの筋力，筋肥大および神経系の適応の時間的関係

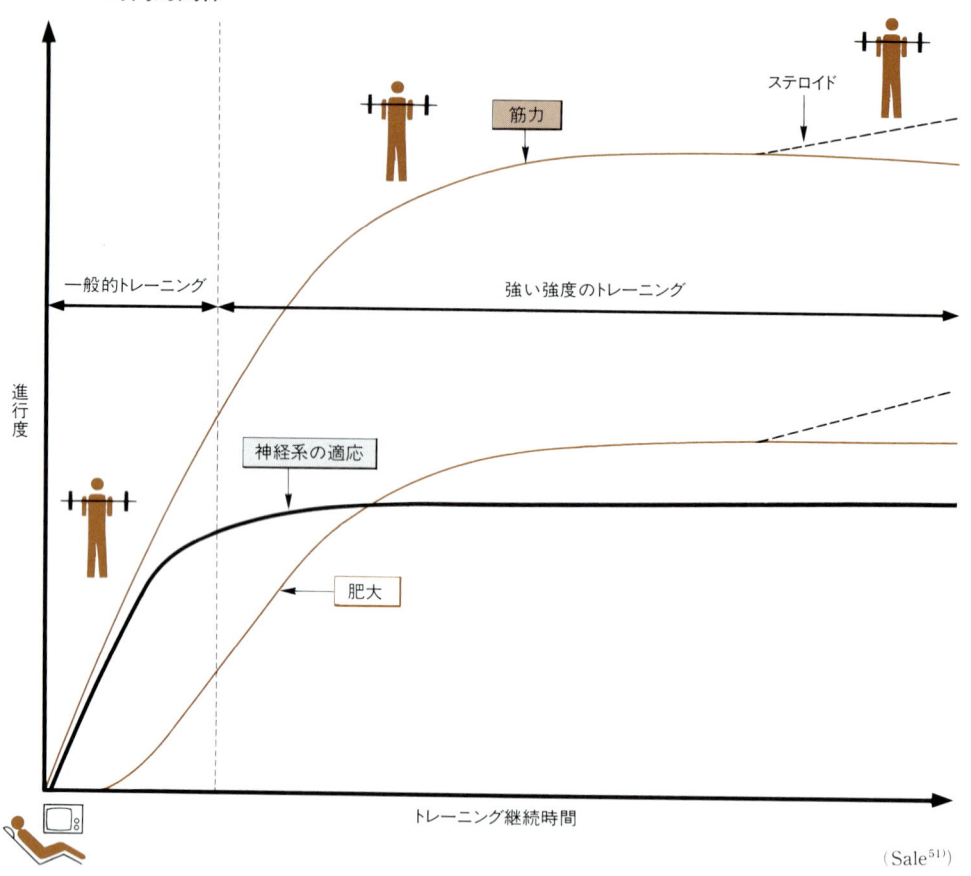

(Sale[51])

図II-79 持久的およびスプリントトレーニングをネズミに負荷したときの各筋線維の酵素活性の変化

		持久的	スプリント
SO	解糖系酵素活性	―	―
	酸化系酵素活性	↑↑↑	↑
	ミトコンドリア容量	↑↑↑	↓
FOG	解糖系酵素活性	―	↑↑↑
	酸化系酵素活性	↑↑	↑
	ミトコンドリア容量	↓	↑↑↑
	解糖系酵活性	↓	↑↑↑
FG	酸化系酵素活性	↑	―
	ミトコンドリア容量	↑↑	↑

SO：I 型筋線維，slow-twitch oxidative fiber
FOG：IIA 型筋線維，fast-twitch oxidative glycolytic fiber
FG：IIB 型筋線維，fast-twitch glycolytic fiber
↑：増加，↓：減少．
（矢印の数は程度を表す：↑↑↑＞↑↑＞↑，↓↓↓＞↓↓＞↓）

（万木, 栗原, 他[52]）

達によって出現するもので，運動ニューロンの活動を反映しているものである．

(3) K曲線とT曲線　　　　　　　（図II-77）

個々のスパイクの間隔は一定でなく，正規分布にしたがう分布を示すので，そのスパイク間隔の分散（または標準偏差）Sと，平均スパイク間隔τとを計算して，τ-S曲線を得ることができる．

このτ-S曲線を多くの筋について調べてみると，τ=70 m秒（15 Hz）ぐらいのスパイク間隔までは，規則正しい放電がみられ，筋肉の収縮も円滑であるK曲線と，τ=130 m秒（8 Hz）ぐらいのスパイク間隔まで規則的な放電を示し，それより放電間隔が伸びると不規則になるT曲線とのあることがわかっている．K曲線を示すNMUは速動性NMU（kinetic NMU）とよばれ，強い急速な収縮に関与し，T曲線を示すNMUは持続性NMU（tonic NMU）とよばれ，長い持続的な運動に関与するものと考えられている．一般に，速動性NMUは表層の筋に多く，持続性NMUは深層の筋に多い．

一方，脊髄のα-運動ニューロンには，速動的なものと，持続的なものの2種類が知られており，それぞれ速動性NMU，持続性NMUを支配している．

6）緩徐筋と速動筋の分化

生後間もない動物の筋を調べてみると，速動筋がなく，緩徐筋だけであるが，生後数週から10週の間に，速動筋が分化してくる．緩徐筋から速動筋へ分化させる機構についてはまだ不明の点が多い．しかし，たえず10 Hz程度の刺激を筋に与えていると，緩徐筋線維から速動筋線維への分化がみられないといわれており，低頻度の持続的刺激が筋の速動化を抑制しているらしいと考えられている．また，神経線維を介してなんらかの栄養的物質が筋線維に流れ，筋線維のタイプを決定している可能性が，神経の切断実験，交叉神経支配などの実験から考えられている．

7）運動が筋に及ぼす影響　　　　（図II-78, 79）

適度な運動を繰り返し行うことによって筋力の増大することが知られている．その主な要因に筋蛋白の合成促進があり，これは筋断面積が増加することによる．一方，その影響としてはいかに多くの筋を動員し，円滑な運動ができるかということも重要な因子となろう．これには当然，神経系による協応性が問題となってくる．

等張性運動を継続すると，運動単位（motor unit）の動員の増加と協調性（coordination）の向上により，発揮される筋力が増加する．ついで，筋肥大が起こり，筋力が増す．とくに，等張性運動は筋を顕著に肥大させる．一般的に最大筋力の40％以上の負荷を継続的に加えると，骨格筋は肥大して筋力の増強がもたらされるといわれている（図II-78）．

等張性運動による筋力の増大は，筋の横断面積が増加することによる．とくにIIA線維の横断面積が増加する．しかし，筋細胞内の酵素活性は変わらない．

最近，筋肥大では1本の筋線維の直径が大きくなるとともに，筋線維の数が増加するという知見もあるが，基本的には筋線維の直径の増加が起こり，特殊な場合に，筋線維の数が増加することもあると考えたほうがよいとおもわれる．

持久力トレーニングを継続すると有酸素能力の指標である体重当りの最大酸素摂取量が増加する．筋細胞内のミトコンドリアが大きくなったり，cytochrome oxidase活性が上昇する．また，succinic dehydrogenaseの活性が高まる．おもに，タイプIおよびタイプIIA線維の有酸素能が高まるが，筋線維のタイプが変化することはないと考えられている．トレーニングの結果，筋細胞の脂肪酸利用増加と，グリコーゲン利用低下がみられる．

スプリントトレーニングを継続すると，ミトコンドリアの径は大きくなり，cytochrome oxidase活性が増す．タイプII線維の解糖系酵素活性が上昇する．また，タイプI線維の酸化的能力がやや増大する．筋細胞内のグリコーゲンの含有量も増える（図II-79）．

図II-80　腎臓の構造

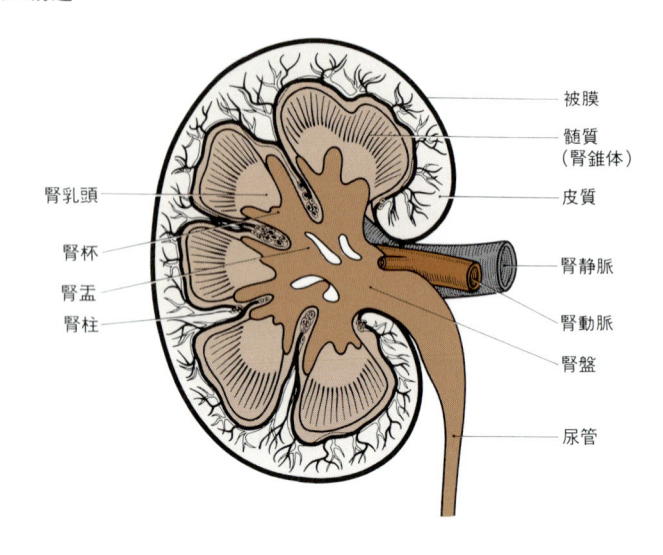

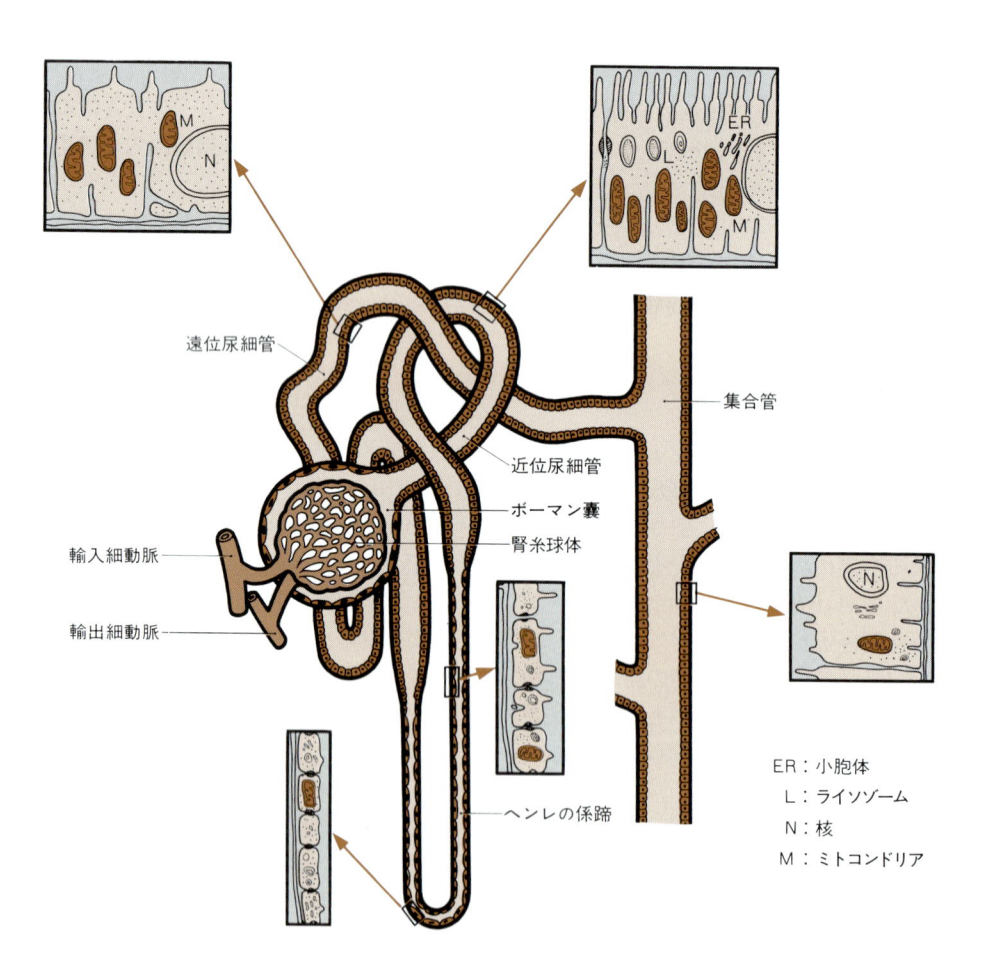

10章　運動と排泄の機能

1．腎臓の役割

　私たちが摂取した栄養素は，体内において同化作用，異化作用などの物質代謝を受け，生体に必要なエネルギーを産出している．その結果，物質代謝によって体内に生じた生体に不要な物質を，体外に排泄しなければならない．これらの排泄に携わる器官を排泄系といい，呼吸器系，消化器系，皮膚などの諸器官が，その機能を営んでいる．しかし，その主たるものは腎臓 kidney で，水溶性の代謝産物を尿として排泄する重要な働きをしている．
　腎臓の主な機能は，次のとおりであり，生体内の恒常性維持に重要な働きをしている．
　(1) 代謝産物や生体に有毒な物質を尿として排泄する．
　(2) 体液量を正常に維持する．
　(3) 血液の pH を一定に保持する．
　(4) 体液のイオン組成，浸透圧を一定に保つ．
　(5) レニン renin を分泌し血圧の調節を行う．
　(6) 赤血球生成因子（エリスロポイエチン，erythropoietin）の分泌を行う．
　(7) ビタミン D_3 を介した Ca^{++} 代謝の調節を行う．
　腎臓から排泄される水溶性物質を尿 urine といい，尿管 ureter を通り，膀胱 urinary bladder に蓄積されてから生体外に排出される．これを排尿 micturition という．尿の性状変化は，血液性状の変化とともに病気の検索や，生体内の変化を知るための重要な指標である．

2．腎臓の構造

（図II-80）

1）腎小体

　腎臓を切割してその内面を観察すると，被膜の内側に赤褐色顆粒状にみえる外層の皮質と，淡紅色の放射状構造を呈している内層の髄質とを区別することができる．皮質を顕微鏡で観察すると，直径約 200 μm ぐらいの腎小体（またはマルピギー小体）とよばれる小さい球状構造がみられる．その数は一側の腎で約 100 万ぐらいといわれている．腎小体は，糸球体嚢 glomerular capsule（ボーマン嚢 Bowman's capsule）と，糸球体 glomerulus からできている．ボーマン嚢は，図のように袋の中央が陥凹して二層の球状をした特殊な形態をしており，内葉と外葉とが区別される．内葉は基底膜 basement membrane を介して糸球体血管に密着している．内外両葉間には腔（ボーマン腔）があり，その腔がさらに尿細管へと連絡している．

2）糸球体

　腎小体内で，糸球体嚢内にある血管を糸球体といい，糸球体は腎動脈から枝分かれした小葉間動脈の枝である輸入細動脈が 20〜40 本の細い動脈の球をつくっているものである．この血管は輸出細動脈となって腎小体を出ると，尿細管周囲の毛細血管網を形成している．その後，この輸出細動脈が集合して腎静脈となり，腹部大静脈に合流する．

3）髄　質

　髄質には，8〜18 個の腎錐体があり，腎盂に突出している．その部分を腎乳頭という．

4）尿細管

　腎小体の，ボーマン嚢腔に続く尿細管は，腎小体を離れると，迂曲した近位尿細管となり，引き続き髄質内を下行し（下行脚），ついでヘアピンのように曲がって（ヘンレの係蹄，Henle's loop），上行し（上行脚），再び皮質内を迂曲して走る遠位尿細管となる．なお遠位尿細管はその何本か集まって集合管となり，腎盂に開口する．腎小体から

図II-81 ネフロン各部における物質の輸送

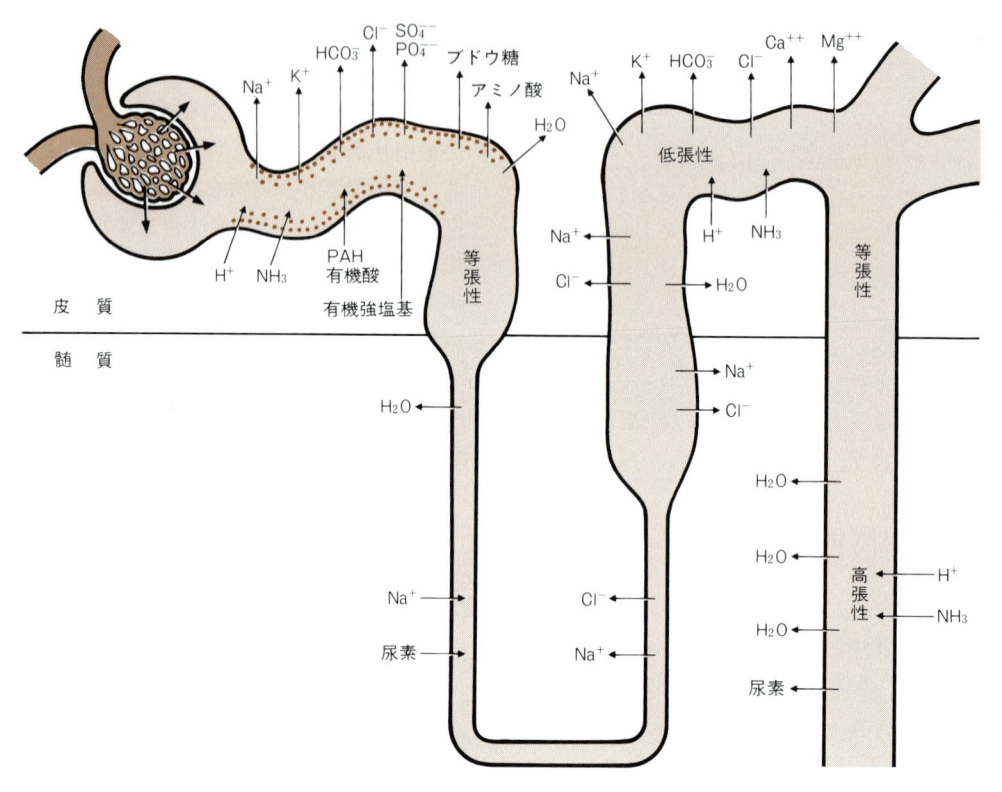

(Smith；中野改変[55])

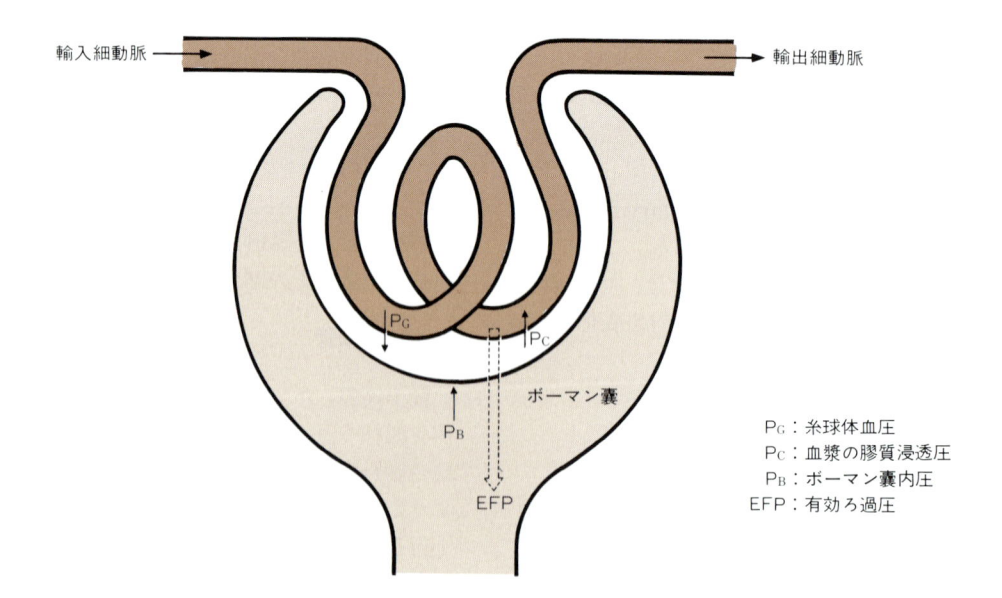

P_G：糸球体血圧
P_C：血漿の膠質浸透圧
P_B：ボーマン嚢内圧
EFP：有効ろ過圧

遠位尿細管までを腎臓の1つの機能的単位としてみることができるので，一般にこれをネフロン nephron とよんでいる．

3．腎の機能

(図II-81, 82, 83, 84)

腎の主要な機能は，糸球体におけるろ過 filtration，尿細管における再吸収 reabsorption および分泌 secretion などである．それぞれの部位で種々の物質が特異的に，ろ過，再吸収あるいは分泌が行われている．

1）腎小体の働き

(1) 糸球体ろ過量とは

糸球体では，血漿成分の中から分子量の小さいものがろ過され，ボーマン嚢腔に放出される．腎の血流量（腎血流量 renal blood flow）は $1,160 \pm 220\ ml$/分ぐらい（腎血漿流量はこの 55％に相当する）で，常に一定に保たれている．血漿から糸球体でろ過される尿量を糸球体ろ過量 glomerular filtration rate，GFR といい，個人差があるものの成人男子で $120\ ml$/分，成人女子で $100\ ml$/分といわれている．

(2) 糸球体ろ過量の求め方

糸球体ろ過量を求めるためには，糸球体でろ過され，尿細管では分泌も再吸収も行われない物質を静脈内に投与し，そのクリアランス値 clearance（清掃率，浄化値）を求めればよい．

仮に，これに該当する代表的な物質としてイヌリン inulin という分子量 5,500 の多糖体を用いてクリアランス値を求めてみると，次のごとくになる．

すなわち，単位時間に糸球体でろ過されるろ過量を C とすると，糸球体ろ液中のイヌリン濃度と血漿中のイヌリン濃度 P inulin が等しいので，単位時間内に糸球体よりろ過されるイヌリン量は，$C \times P$ inulin となる．イヌリンは尿細管で分泌も再吸収も行われないため，そのまま尿中に現れることになる．したがって，その量は単位時間内の尿量 V と，尿中濃度 U inulin の積に等しいため，次式によって計算することができる．

$$C \times P\ \text{inulin} = V \times U\ \text{inulin}$$
$$C = \frac{V \times U\ \text{inulin}}{P\ \text{inulin}}$$

V は ml，U は mg/ml，P は mg/ml で表されるので，C は ml/分となる．C をクリアランスといい，毎分何 ml の血漿が完全に清掃（抜き取られて尿中に排泄）されるかを示している．イヌリンと同様，糸球体でろ過されるが，尿細管では分泌も再吸収も受けない．チオ硫酸ナトリウム，マンニット，クレアチニンを用いても同様にそのクリアランスを求めることができ，糸球体ろ過量を知ることができる．一般にこのクリアランスは体表面積当たりで表される．これは糸球体の数が体重よりも体表面積と関連しているためである．

(3) ろ過率と有効ろ過圧

腎血漿流量に対する糸球体ろ過量の比をろ過率 filtration rate，FR といい，ヒトでおよそ 15～25％である．なお，ある程度の血圧の変動があっても，GFR や RPF はほとんど変化せず，尿量もわずかしか変動しないので，腎臓では血流の自家調節作用が行われているものと考えられている．

糸球体におけるろ過の駆動力は，糸球体の血圧 (P_G)，ボーマン嚢腔の内圧 (P_B)，および血漿の膠質浸透圧 (P_C) の相互関係によって規定されている．実際のろ過に関係している圧差は，$(P_G - P_B) - P_C$ で表され，これを有効ろ過圧 effective filtration pressure といい，正常の場合，約 40 mmHg ぐらいである．

2）尿細管の働き
(図II-81)

糸球体ろ過量を GFR（$120\ ml$/分）から計算すると，$120\ ml \times 60$ 分 $\times 24$ 時間 $\fallingdotseq 173\ l$/日となる．しかし，実際の尿量は $1.5\ l$/日であるから大部分の水分はろ過されたあとに尿細管で再吸収 reabsorption されていることになる．なお，水ばかりでなく，Na^+，K^+，Cl^-，Ca^{++}，重炭酸塩，リン酸塩，アミノ酸，ブドウ糖，クレアチニン，尿素なども尿細管で再吸収される．一方，K^+，H^+，アンモニアなどは尿細管から分泌される．したがっ

図II-82　近位尿細管におけるイオンの移動

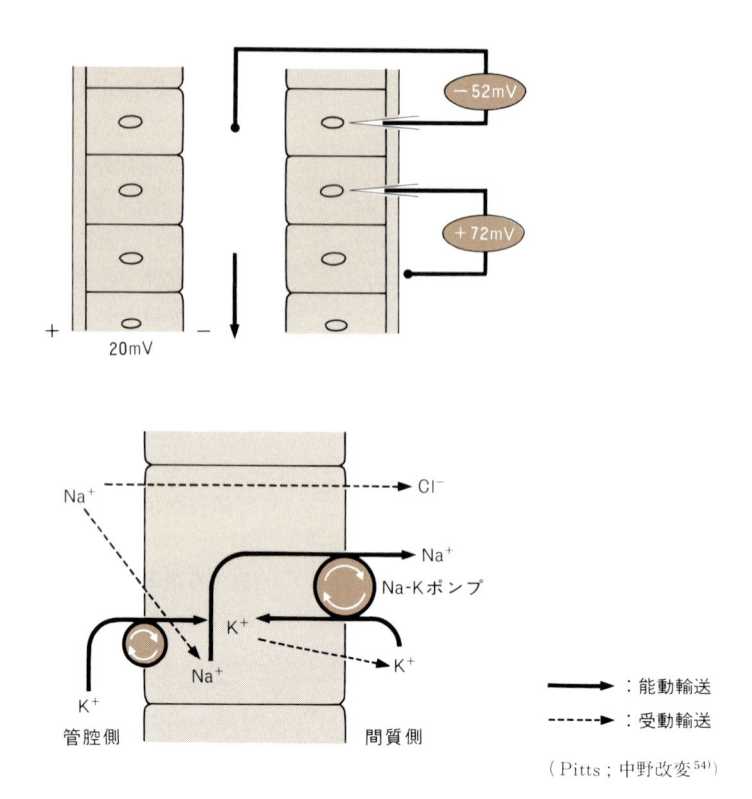

──→：能動輸送
----→：受動輸送

(Pitts；中野改変[54])

図II-83　ブドウ糖の輸送

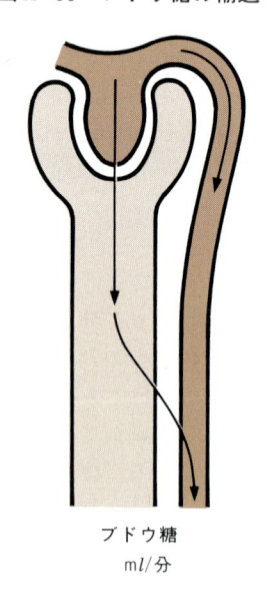

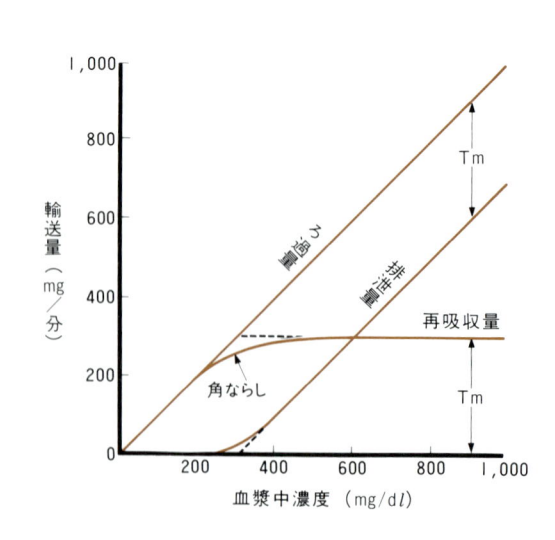

て尿細管では物質の種類によって，それぞれ特異的な部位で物質の再吸収および分泌を行っているわけである．

(1) 近位尿細管の働き　（図II-82, II-83）

近位尿細管では，水分，Na^+，Cl^-，ブドウ糖アミノ酸などの再吸収や，パラアミノ馬尿酸などの分泌が行われている．

① イオンの移動：近位尿細管では，Na^+ が能動的に再吸収され，それに伴って Cl^- や水分が受動的に再吸収される機構が働いている．近位尿細管の間質側の細胞膜には，尿細管細胞内から Na^+ を間質側に排出して，それと交換に細胞内へ K^+ を取り込む Na^+-K^+ ポンプがあり，能動的に Na^+ を輸送している．その結果，尿細管の管腔側と，尿細管細胞内との間に Na^+ の濃度勾配ができる．

尿細管細胞内は管腔側に対して，約 52 mV 負電位となるので，Na^+ が電気的化学的にポテンシャルにしたがって細胞内に入る．間質側は尿細管細胞内に対し約 72 mV 正電位となるので，Na^+ の濃度も高くなるが，Na^+-K^+ ポンプによる能動輸送によって Na^+ が間質側に輸送され，全体としては管腔側から間質側に Na^+ が再吸収されることになる．再吸収に関係する NaCl の量は，糸球体でろ過された NaCl の 2/3 に相当し，この NaCl の再吸収に伴って水分も受動的に輸送される．

② ブドウ糖の輸送：ブドウ糖は，血漿中の濃度は 80〜100 mg/dl で，糸球体ろ液中のブドウ糖濃度もほぼこれに等しい．ブドウ糖濃度がこの程度であれば，近位尿細管で 100 % 再吸収され，尿中に糖が出現しない．しかし，血漿ブドウ糖濃度が，300 mg/dl 以上になると，この再吸収量が限界に達して尿中に糖の出現をみるようになる（糖尿, glycosuria）．1 分間当たりの最大の再吸収量を Tm (transport maximum) といい，正常成人男子で約 375 mg/分，女子で約 303 mg/分である．このように尿細管における再吸収量に限界があるとき，Tm 制限性の再吸収という．

蛋白質の代謝産物である尿素は，老廃物として糸球体でろ過されたのち，尿細管で約 60 % が再吸収される．尿素の再吸収は水の再吸収に伴って起こる受動的な移送である．

一方，パラアミノ馬尿酸，ダイオドラスト diodrast のような物質，体内で生成されるクレアチニンなどは近位尿細管から分泌されている．

(2) ヘンレの係蹄の働き　（図II-84）

ヘンレの係蹄は，近位尿細管に続き，皮質から髄質へ下行し，髄質でヘアピンのように曲がって再び皮質へ向かい遠位尿細管へと続く．腎臓の皮質では，間質液の浸透圧が血漿のそれとほぼ等しい（300 mOsm/kgH$_2$O）が，髄質ではしだいに浸透圧が高まり約 4 倍（1,200 mOsm/kgH$_2$O）になっている．これは，ヘンレの係蹄の上行脚で Na^+ が能動的に管腔側から間質側へ輸送され，水分が透過できないためである．したがって尿がヘンレの係蹄を下行する間に，NaCl が尿細管中に移行し，尿の浸透圧が上昇する．ついで上行脚を上行する間に，NaCl が尿細管腔から間質側に移動し，尿の浸透圧が再び低下して血漿のそれの約 70 % ぐらいまでに下がる（低張尿）ことになる．

ヘンレの係蹄のように，下行脚と上行脚が隣接して存在し，その中に尿の流れの方向が逆向きになっているために，Na^+ の能動輸送を 1 つの手段として間質内の濃度勾配が維持される仕組みを対向流増幅系 counter-current multiplier system という．ヘンレの係蹄と並んで直血管系も対向流を行っており，ヘンレの係蹄から間質側に出された水分を受動的に血流中に取り入れ，間質における浸透圧の維持を助けている．このような対向流の仕組みを対向流交換系 counter-current exchanger system という．

(3) 遠位尿細管の働き

糸球体でろ過された尿は，遠位尿細管に至るまでにその水分の約 85 % ぐらいが再吸収され，残りの約 8 % の水分が遠位尿細管で再吸収される．遠位尿細管における水分の再吸収は，Na^+ の能動輸送に伴って起こる受動的再吸収のほかに，一部は，下垂体後葉ホルモンである抗利尿ホルモン antidiuretic hormone，ADH の作用によって Na^+ の輸送を伴うことなく，水分が選択的に再吸収される．ADH の分泌は血漿の浸透圧が 290 mOsm/kgH$_2$O 以下のときには起こらない．しか

図II-84 尿濃縮と対向流系

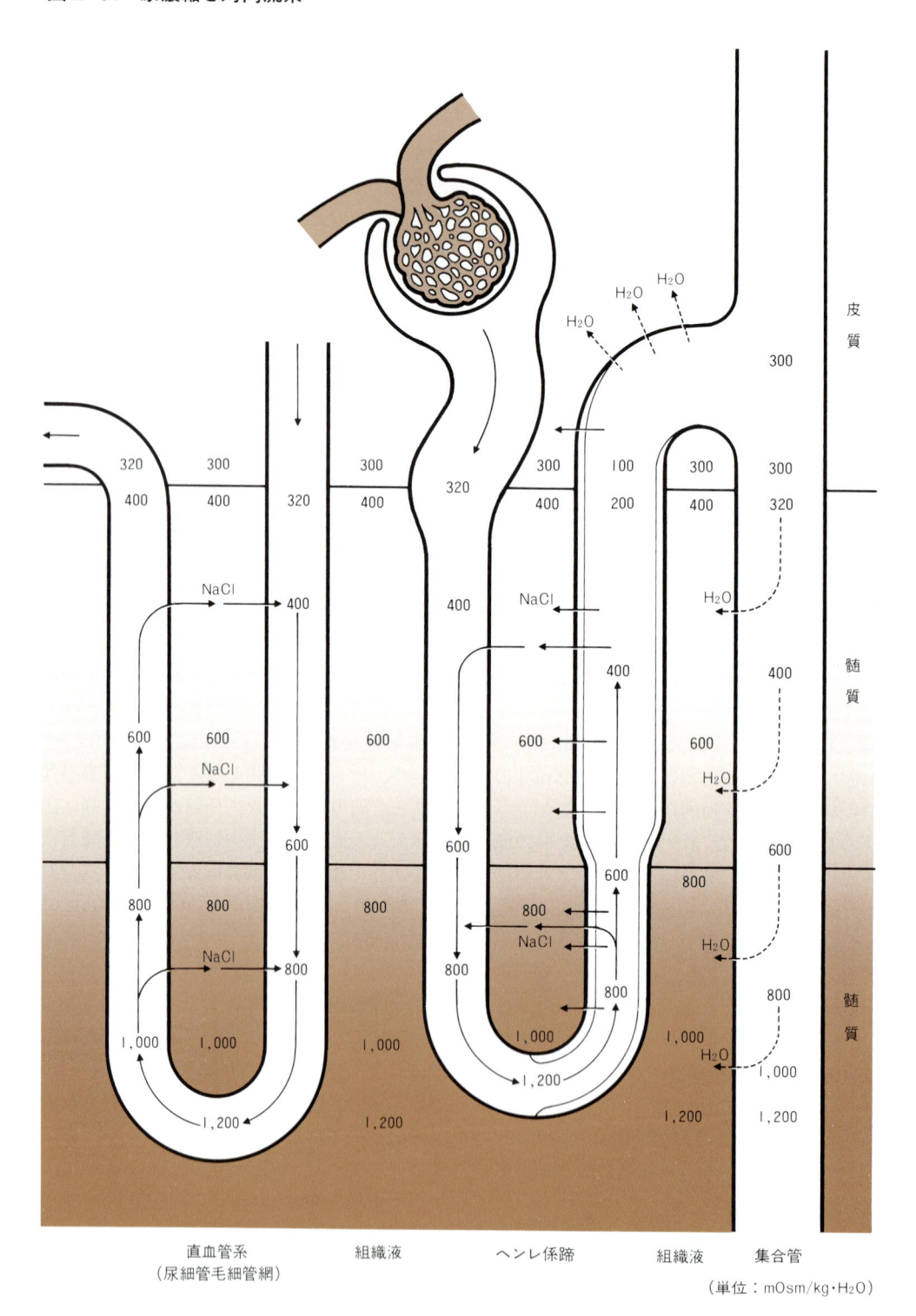

直血管系　　組織液　　ヘンレ係蹄　　組織液　集合管
（尿細管毛細管網）
（単位：mOsm/kg・H₂O）

し，それ以上に上昇すると視床下部にある浸透圧受容器 osmoreceptor がそれを感受して下垂体後葉より ADH の分泌を起こさせることになる．

遠位尿細管の上皮細胞にも近位尿細管と同じように，Na^+-K^+ ポンプが存在し，尿細管腔から間質側へ Na^+ を機能的に輸送している．このポンプは K^+ の輸送と常にカップルしており，細胞内の K^+ 濃度を一定に保つ働きもしている．遠位尿細管の上皮細胞と尿細管腔の間には Na^+-H^+ 交換系が存在していて，Na^+ を上皮細胞内に取り入れると同時に H^+ を尿細管腔内へ排出している．この H^+ が尿を酸性にしていることになる．

また，管腔側に存在するポンプは，副腎皮質ホルモンの1つであるアルドステロン aldosterone の影響を受けている．アルドステロンにより再吸収される Na^+ は，遠位尿細管の全 Na^+ 再吸収量の約 10〜20％で，腎臓全体の Na^+ 再吸収の約1〜2％ぐらいを受けもっている．

(4) 集合管の働き

遠位尿細管が集まって形成される集合管は，皮質を下行し，髄質錐体から腎盂に開口している．集合管では，ADH の働きにより水分の再吸収が行われる．その結果，集合管終末部の尿の浸透圧は約 1,200 mOsm/kg・H_2O にまで濃縮される．集合管で再吸収される水分量は糸球体ろ過量の3〜4％にすぎない．しかし，全体としての尿の濃縮あるいは希釈はこの部で行われていると考えられ，尿生成に対して重要な役割を演じていることになる．

4．腎臓の血流

腎臓はほかの臓器に比べて，単位重量当たりの血流量が非常に大きい．腎動脈の血圧を上昇させていってもその血流量はそれほど増加せず，糸球体ろ過量も増加しない．この機構についてはまだ解明されていないが，腎臓自体に血流量を一定に保持する機構があるものと考えられており，これを腎血流量の自己制御といっている．

一方，腎動脈を圧迫し，腎血流量を減少させると，糸球体に入る輸入細動脈の壁に存在する傍糸球体装置よりレニン renin という物質が分泌され，これが血漿蛋白中の $α_2$-グロブリン分画にあるアンジオテンシノーゲンに作用し，アンジオテンシンⅠを遊離させ，アンジオテンシンⅠは血中の交換酵素 converting enzyme の作用によってアンジオテンシンⅡに変換される．

これは，その名のようにそれ自体昇圧作用をもっており，血圧を上昇させる．このため，腎血流量が減少しても，糸球体ろ過圧が一定に保たれ，糸球体ろ過量が減少することなく，尿の生成が行われ，とくに障害が起こらない．また，レニンが分泌された結果，生じるアンジオテンシンⅡは，副腎皮質よりアルドステロンを分泌させる作用があり，これは内分泌の項でも述べてあるように，遠位尿細管に作用して Na^+ の再吸収を促進するため全身の循環血流量が増加し，血圧を上昇させる働きがある．

5．排尿の機構

（図Ⅱ-85）

腎臓で生成された尿は，尿管を経て膀胱に運ばれ蓄積される．膀胱にある一定量の尿が貯留され，膀胱内圧が一定値に達すると，尿意を感じ，排尿反射が起こり，体外に排尿される．

排尿に関与している筋は，膀胱壁を構成しているいわゆる排尿筋と内・外の尿道括約筋である．外尿道括約筋は体性神経（陰部神経）の支配下にある随意筋であるが，その他の筋は自律神経支配を受けている平滑筋である．

排尿反射に関係している自律神経系のうち，交感神経は腰髄 L_1-L_4 から起こり，下腹神経節，膀胱神経叢を経由して内尿道括約筋，排尿筋に分布している．副交感神経は仙髄 S_2-S_4 より起こり，骨盤神経，膀胱神経叢を経由して内尿道括約筋，排尿筋に分布している．

さて，膀胱内圧が 15〜20 cmH_2O に上昇すると，求心性に刺激が大脳に伝えられ尿意が起こり，大脳は交感神経を経て排尿抑制のインパルスを送る．この刺激により，排尿筋が弛緩し，内尿道括約筋が収縮するために排尿が抑制される．貯留した尿量が多くなると，膀胱内圧がさらに上昇し，排尿の準備ができていると意識的に外括約筋の緊

図II-85　膀胱の神経支配

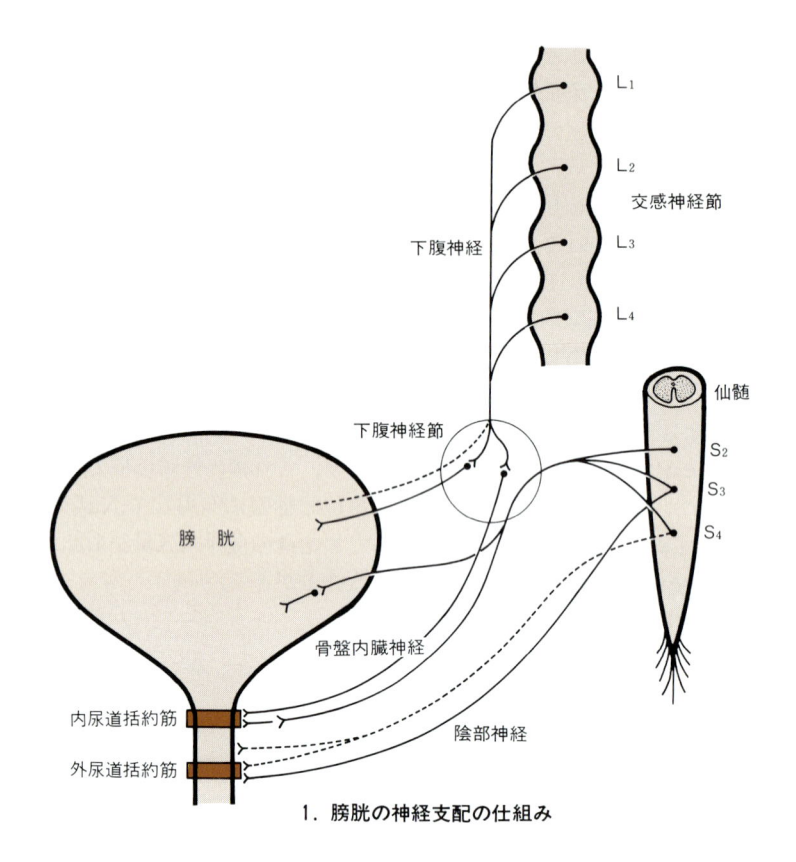

1. 膀胱の神経支配の仕組み

2. 排尿に関する諸筋の神経支配

神経系の名称(脊髄から臓器まで)	膀胱排尿筋	内括約筋	外括約筋
交感神経系(下腹神経叢)	弛緩	収縮	なし
副交感神経系(骨盤内臓神経)	収縮	弛緩	なし
体性神経系(陰部神経)	なし	なし	収縮

3. 運動の腎血漿流量および糸球体ろ過量に及ぼす影響

運動の種類	RPF	GFR
400m全力走	61	53
6.4〜11.3km/時, 10〜15分走	54	58
階段上昇12分間	72	82
階段上昇20〜25分		
疲憊無（男子）	63	94
疲憊有（女子）	30	38
自転車　仰臥　酸素消費量0.95〜1.0 l /分	79	86
4.8km/時　歩行　5%		
21°C	58	100
50°C	64	83

注：運動前値に対する運動中または直後値の百分率

張をゆるめ，副交感神経が働いて，排尿筋の収縮と，内括約筋の弛緩を起こさせ排尿が行われる．

尿意は大脳で感じるために注意が他に集中していると，膀胱内圧が相当上昇しても尿意を感じないことがある．また，排尿反射を意識的に誘発することもできる．

6．運動時における腎機能の変化

運動時には，交感神経系が優位に働いており，血圧の上昇，心拍出量の増大，筋血流量の増加などが招来されているため，腎臓でも，腎血漿流量（RPF），糸球体ろ過量（GFR）が影響を受ける．その結果，尿量や Na^+，K^+，Cl^-，H^+ の排泄が変化する[1,2]．

1）腎血漿流量と糸球体ろ過量の変化

軽運動では，腎血漿流量（RPF）も，糸球体ろ過量（GFR）もほとんど変化しないが，運動強度が増加するにつれて，両者の低下がみられてくる．これは運動によって交感神経系の働きが優位になり，副腎髄質からアドレナリンの分泌が増加するためと考えられ，その結果，輸入細動脈，輸出細動脈の収縮が起こり，腎血漿流量と，糸球体ろ過量が減少するものと考えられている．

---

[1] 鈴木政登：運動負荷時の腎機能判定法．慈恵医大雑誌，**102**：89〜105，1987．

[2] 鈴木政登，井川幸雄：運動性蛋白尿出現機序．日本腎臓学会誌，**33**：357〜364，1991．

2）尿量の変化

尿量は，糸球体ろ過量の影響を受けやすいために，糸球体ろ過量と同様の傾向を示す．運動時には尿量が減少し，運動後に回復するが，運動後一過性に尿量が増加（後運動性利尿）してから回復する場合もある．

3）電解質の排泄

運動時には腎血流量や糸球体ろ過量が低下し，その結果，電解質排泄量も減少する．しかし，激しい運動後では，Na^+ よりも Cl^- のほうがより排泄が抑制されることが指摘されている．また，無機リン酸や有機酸（乳酸，ピルビン酸）の排泄が著しく増加することも明らかになっている．これは，運動負荷による酸-塩基平衡の乱れを，腎が積極的に補正しているためと考えられている．

腎機能の変化は，水中および陸上運動により異なる．水中運動では尿量や電解質の排泄が増加するので，陸上運動に比較して水中運動は腎機能への負担を軽くしていることが考えられる．

4）蛋白尿と血色素尿

運動時には糸球体膜の透過性が高まって，尿中に蛋白質の排泄をきたすことがある．アルブミン，α_1 ミクログロブリンおよび β_2 ミクログロブリンが排泄される．このときには糸球体ろ過量も亢進している．運動強度が高まると，血色素も尿中に排出され，血色素尿をみることがある．

「II 運動に対応する生理機能の変化」の図表に引用(または改変)した文献

1) 江上信雄, 寺沢瑩訳:ティミラス生理学—発育と老化のしくみ—. 丸善, 1978, p. 278, 図15・10.
2) 厚生省公衆衛生局栄養課編:第5次改定・日本人の栄養所要量. 第一出版, 1994, p. 41, 表I-15.
3) 朝比奈一男, 中川功哉:運動生理学. 朝比奈ら監修, 現代保健体育学大系7. 大修館, 1973, p. 198. 図VII-9.
4) 鈴木慎次郎:栄養と体力. 吉利和・三辺謙・和田武雄監修, からだの科学, No. **39**:62, 図2, 1971.
5) 広田公一, 猪飼道夫:スポーツ科学講座3, 運動の生理. 大修館, 1966, p. 244, 図122.
6) Knuttgen, H. G. & Saltin, B.:Muscle metabolites and oxygen uptake in short-term submaximal exercise in man. *J. Appl. Physiol.,* **32**:690〜694, 1972.
7) 坪井実:II-5 呼吸器. 阿部正和・小野三嗣編, 運動療法. 朝倉書店, 1978, p. 155, 図II-32.
8) 同上. p. 155, 図II-33.
9) 同上. p. 156, 図II-34.
10) 猪飼道夫, 吉沢茂弘, 中川功哉:トレッドミル法による全身持久性の評価について. 体力科学, **10**(4):227〜238, 1962.
11) 八木舎四:II-4 心臓, 阿部正和・小野三嗣編, 運動療法. 朝倉書店, 1978, p. 134, 図II-24.
12) 宇佐見暢久:II-4 心臓機能. 小野三嗣・塩川優一編, 運動と寿命. 1981, p. 60, 図II-15.
13) Hellebrandt, F. A., E. Brogdon & S. L. Hoopers: The disappearance of digestive inhibition with the repetition of exercise. *Am. J. Dig. Dis. & Nutrition,* **2**:402〜408, 1935.
14) Hellebrandt, F. A. & R. H. Tepper:Studies in the influence of exercise on the digestive work of the stomach. II. Its effect on emptying time. *Am. J. Physiol.,* **107**:355〜363, 1934.
15) 藤田拓男:内分泌系. 古川政己・江上信雄・山田正篤編, 老化制御. 朝倉書店, 1977.
16) Prokop, L.:Rhythm of performance in sports health and fitness in the modern world. The Athletic Institute, p. 181〜187, 1961.
17) 堤達也, 黒沢和江, 後藤芳雄:運動選手の副腎皮質ホルモン並びにカテコールアミン分泌について. 体力研究, **10**:74〜79, 1966.
18) 岩坪治雄, 岡田義昭:成長ホルモンの分泌調節とその異常. 臨床科学, **5**:4〜15, 1969.
19) 井川幸雄, 鈴木政登:小野三嗣・塩川優一編, 運動と寿命. 朝倉書店, 1981, p. 126, 図II-34.
20) 日比敬行:体温の変動と運動時の酸素消費量に及ぼすWarming-upの影響. 体力科学, **13**(4):205〜209, 1964.
21) 萩原郡次:運動と体温. 体育の科学, **4**(5):353〜355, 1954.
22) 中西光雄, 中川功哉:セカンドウインドの研究(3) 呼吸と直腸温について. 体育学研究, **5**(1):195, 1960.
23) 増田允:運動に対する生体反応2. 体温. 阿部正和・小野三嗣編. 運動療法, 朝倉書店, 1978, p. 40, 図I-20.
24) 佐々木隆:石河利寛・松井秀治編, スポーツ医学. 杏林書院, 1978, p. 109, 表I-34.
25) 同上. p. 108, 図I-99.
26) 中野昭一, 吉岡利忠:図解生理学. 医学書院, 1981. p. 388, 図194.
27) B. Katz:佐藤昌康監訳, 千葉元永, 山田和廣訳:神経節シナプス. 医歯薬出版, p. 4, 図I. (改変)
28) 中野昭一, 吉岡利忠:図解生理学. 医学書院, 1981, p. 398, 図199.
29) 杉晴夫, 松村幹郎, 上山章光, 渡辺士郎, 中野昭一, 斉藤望, 林秀生, 新井康允:人体機能生理学. 南光堂, 1985, p. 294, 図11-1.
30) 中野昭一, 吉岡利忠:図解生理学. 医学書院, 1981, p. 424, 図212.
31) S. W. Kuffler:*J. Neurophysiol.,* **5**:18〜26, 1942.
32) J. del Castillo. & B. Katz:Biophysical aspects of neuromuscular transmission. *Progr. Biophys. Chem.,* **6**:121〜170, 1956.
33) H. Davson & M. B. Segal:Introduction to Physiology. vol. 2. Academic Press, 1975.
34) R. F. Schmidt:内薗耕二, 佐藤昭夫訳:神経生理学. 医歯薬出版, 1973, p. 53, 図26-5.
35) 同上. p. 55, 図27-30.
36) 真島英信:生理学. 文光堂, 1978, p. 218, 図8-34.
37) 同上. p. 218, 図8-35.
38) 中野昭一編:図説・からだの仕組と働き. 医歯薬出版, 1979, p. 54, 図I-39.
39) W. F. Ganong;松田幸次郎ら訳:医学生理学展望. 丸善, 1978, p. 162, 図13-2.
40) Davson, H. S. & Segal, M. B.:Introduction to Physiology. vol. 2. Academic, Press, 1975. (改変)
41) W. F. Ganong;松田幸次郎ら訳:医科生理学展望. 丸善, 1990, p. 207, 図13-2.

42) 同上, p. 209, 表 13-2.
43) W. Bloom & D. W. Fawcett: A Text Book of Histology. Philadelphia, Saunders, 1968. (改変)
44) L. D. Peachey: J. Cell, Biol., **25**: 209, 1965.
45) D. W. Edington & V. R. Edgerton, The Biology of Physical Activity. Coughton Co., 1976. 万木良平監修; 栗原敏, 村山正博, 大畠裏編: スポーツ医学の基礎. 朝倉書店, 1993 年, p. 47. (改変).
46) E. E. Selkurt: Physiology. Little Brown & Co. Boston, 1971, p. 101, 3B-15 fig. (改変)
47) 福永哲夫ら: 運動生理学概論. 大修館書店, 1975.
48) Ikai, M. & Fukunaga, T.: Calculation of muscle strength per unit cross-sectional area of human muscle by means of ultrasonic measurement. *Inf. Z. anzew, physiol. einschl. Arbeits physiol.*, **26**: 26〜32, 1968.
49) Kaneko, M.: The relation between force, velocity and mechanical power in human muscle. Res. *J. Physical. Ed.*, **14**(3): 143〜147, 1970.
50) 真島英信: 生理学. 文光堂, 1979, p. 259, 図 9-9.
51) D. G. Sale: *Med. Sci. Sports Excer.*, **20**: 135, 1988.
52) 栗原敏, 村山正博, 大島裏編: スポーツ医学の基礎. 万木良平監修, 朝倉書店, 1993 年, p. 8.
53) 中野昭一, 吉岡利忠: 図解生理学. 医学書院, 1981. p. 284, 図 142.
54) 中野昭一・吉岡利忠: 図解生理学. 医学書院, 1981, p. 284, 図 142.
55) 猪 初男: めまい―診断と治療. 第 2 版. 文光堂, 1971.

III 運動時のからだの生化学的仕組みとその動態

1章 運動時のからだの生化学的仕組みとその基礎知識/ 149
2章 運動時のエネルギー産生と消費の仕組み/ 153
3章 運動時の糖質代謝の仕組みとその動態/ 157
4章 運動時の脂質代謝の仕組みとその動態/ 161
5章 運動時の蛋白質代謝の仕組みとその動態/ 165
6章 運動時のプリン体代謝の仕組みとその動態/ 169
7章 運動時の水分および電解質代謝の仕組みとその動態/ 173
8章 運動時の酵素の働きとその動態/ 177
9章 運動時のホルモンの働きとその動態/ 181
10章 運動時の酸・塩基平衡の仕組みとその動態/ 185

表III-1　電解質の血漿, 尿および人体含量

	血　漿* (mEq/l)	尿排泄量* (mEq/日)	人体含量** (%)
Na	138〜145	40〜186	0.15
K	4.0〜5.0	53〜91	0.35
Ca	4.5〜5.5	2〜18	1.5〜2.2
Mg	1.5〜2.5	6〜16	0.05
Cl	98〜104	58〜250	0.15
HCO_3	24〜30	0〜36	—
P	2.2〜3.8 (mg/dl)	22〜54	0.8〜1.2
S	0.55〜0.70 (mg/dl)	11〜56	0.25

(*飯田[1], **H.C. Sherman；改変)

図III-1　体水分量[2]

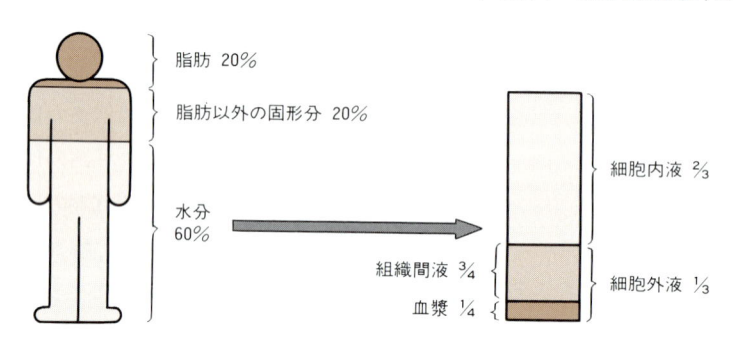

脂肪 20%
脂肪以外の固形分 20%
水分 60%

細胞内液 2/3
組織間液 3/4
血漿 1/4
細胞外液 1/3

表III-2　単位の表現法[2]

m	l	g	mol	Eq			l
mm	ml	mg	m mol	mEq	ミリ(milli)m	$10^{-3×1}$	0.001
μm	μl	μg	μmol	μEq	マイクロ(micro)μ	$10^{-3×2}$	0.000 001
n m	nl	n g	n mol	n Eq	ナノ(nano)n	$10^{-3×3}$	0.000 000 001
pm	pl	pg	p mol	p Ep	ピコ(pico)p	$10^{-3×4}$	0.000 000 000 001
f m	fl	f g	f mol	f Eq	フェト(femto)f	$10^{-3×5}$	0.000 000 000 000 001
a m	al	a g	a mol	a Eq	アト(atto)a	$10^{-3×6}$	0.000 000 000 000 000 001

注) cm:mの10^{-2}, 1mは100cm, 1cmは10mm, dl:lの10^{-1}, 1lは10dl, 1dlは100ml, cc:mlのこと　生化学ではあまり用いない.

表III-3　各物質1gのM, Eq, Osmへの換算[2]

	分子量	mM	mEq	mOsm
NaCl	58.5	17.1	34.2	34.2
NaH_2CO_3	84	11.9	23.8	23.8
Na-lactate	112	8.9	17.9	17.9
Na_2HPO_4	142	7.0	28.1	21.0
NaH_2PO_4	120	8.3	16.7	16.7
KCl	74.5	13.5	26.9	26.9
K-aspartate	171	5.8	11.7	11.7
Mg-aspartate	288.5	3.5	14.0	10.5
$CaCl_2$	111	9.0	36.0	27.0
NH_4Cl	51.5	19.6	39.2	39.2
glucose	180	5.6	/	5.6

表III-4　血清中のイオン濃度[2]

陽イオン	mEq/l	mg/dl	陰イオン	mEq/l	mg/dl
Na^+	142	327	HCO_3^-	27	165
K^+	5	20	Cl^-	103	366
Ca^+	5	10	HPO_4^-	2	10
Mg^{++}	3	4	SO_4^-	1	5
			有機酸	6	?
			蛋白質	16	7,100

注) lactate, aspartateは体内でHCO_3^-を発生するので電解質として計算.

1章　運動時のからだの生化学的仕組みとその基礎知識

1．運動時の生化学的仕組み

運動時の生化学的な仕組みとは，からだの中の物質の代謝，つまり物質の出入りに関する仕組みで，いわばからだの経済的な面を担っていることになる．

運動はダイナミックな現象であり，ダイナミズムそのものに興味を示すのは当然であり，筋肉，心臓，肺臓などの活躍などといった生理学的な面に関心が先にくるのはそのためである．

しかし，運動を支える生化学的な経済面を忘れては，運動の仕組みは理解できない．

2．人体を構成する元素

（表III-1～3，図III-1）

人体の構成元素は32種類である．主なものは約12種類で，構成比がもっとも多いのはO_2で62.2％，2番目がC 18.0％，3番目がH 9.4％，この3元素だけで89.6％に達する．4番目がNで2.6％，S 0.14％でともに蛋白質を構成している．

人体の約60％を占める水はHとOから成り，糖質や脂質も3元素のみから成り，代謝によりH_2OとCO_2となる．蛋白質はNを含有しているためにNの排泄は腎臓に頼らざるをえなくなってくる．

電解質の中では，Caがもっとも多く2.4％，P（1.0％）とともに骨や歯を構成している．Na（0.1％），Cl（0.16％），K（0.1％），Mg（0.06％），Fe（0.01％）などは微量であるが，運動時には非常に重要な働きをしている．

3．活性酸素の理解に必要な知識

1）活性酸素とは

（図III-2～5）

活性酸素の理解には酸素の原子核と電子の関係の理解が必要であり，初心者向きにくだいて説明する．

大気中の酸素は，分子（O_2）で存在し，原子核2個，その周りを自転する電子が16個ある（図III-2）．電子は（地球のように）自転しながら原子核（太陽）の周りを公転している．この自転と公転の理解には「遊園地のジェットコースターの軌道と乗客」の例がよい．

ジェットコースターの公転軌道（軌道と略）（図III-3）は9個あり，各軌道には電子が2個しか乗れない．小型の楕円型軌道は，①$\sigma 1_s$と②$\sigma^* 1_s$の2個があり，これらの左右対称の位置に駅があると仮定する．左駅には電子が1個上向きに乗り，下から見ると右まわりに自転し，右駅にも電子1個下向きに乗り，上から見ると左まわりに自転し，これで均衡がとれ安定して軌道を公転している．この均衡のとれたペアーの電子を対電子という．

中型の軌道は，①$\sigma 2_s$，②$L\sigma^* 2_s$，③$\sigma 2_P$，④$\pi 2_P$，⑤$\pi 2_P$があり，1軌道に電子2個が，1個は上向きに，1個は下向きに乗って自転し，均衡がとれ安定して公転している（対電子）．

大型の軌道には，①$\pi^* 2_P$，②$\pi^* 2_P$があるが，残りの電子は2個で，各軌道に上向きに1個しか乗ることが許されず，向かいは空席で不安定である（図III-3）．実はこの2軌道2個の空席が他の物質から2個の電子を迎えて安定しようとする（還元）．また2軌道2個乗席の電子が不安定なため，他の物質に2個の電子を与えて安定化しようとする（酸化）．このペアで均衡のとれない不安定な電子を不対電子といい，この分子をラジカルという．

大気中の酸素分子は，三重項酸素（$^3O_2$）といい，もっともエネルギーの弱い状態（基底状態，0 kcal）にあり，吸入しても他の物質の電子を奪ったりしない．炭素（C）からは2個の電子を奪って$^3O_2 + C \rightarrow CO_2$となるが，悪さをほとんどしないので「善玉の酸素」と呼べる（図III-4）．

しかし，$^3O_2$を過剰に取り込むと，細胞内物質から1個の電子を奪って不安定なスーパーオキシド・アニオン・ラジカル（O_2^-）活性酸素となる．

図III-2　酸素分子の原子核と電子の公転軌道[3]
①〜⑯が電子数，◎原子核

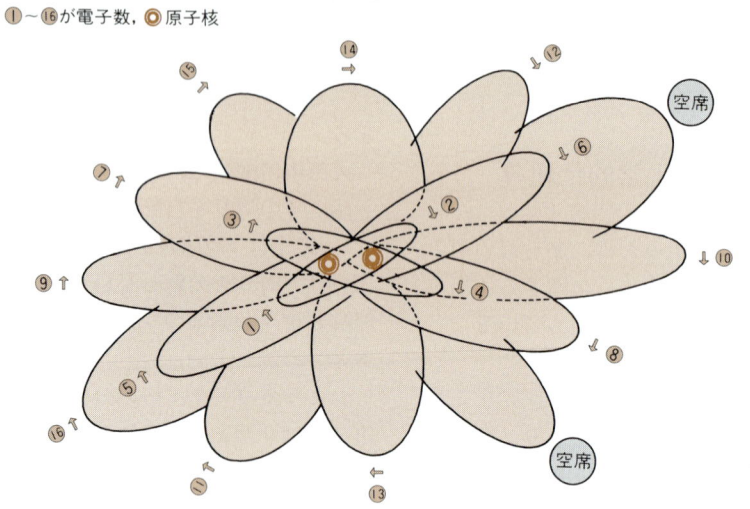

図III-3　三重項酸素の公転軌道と電子[3]

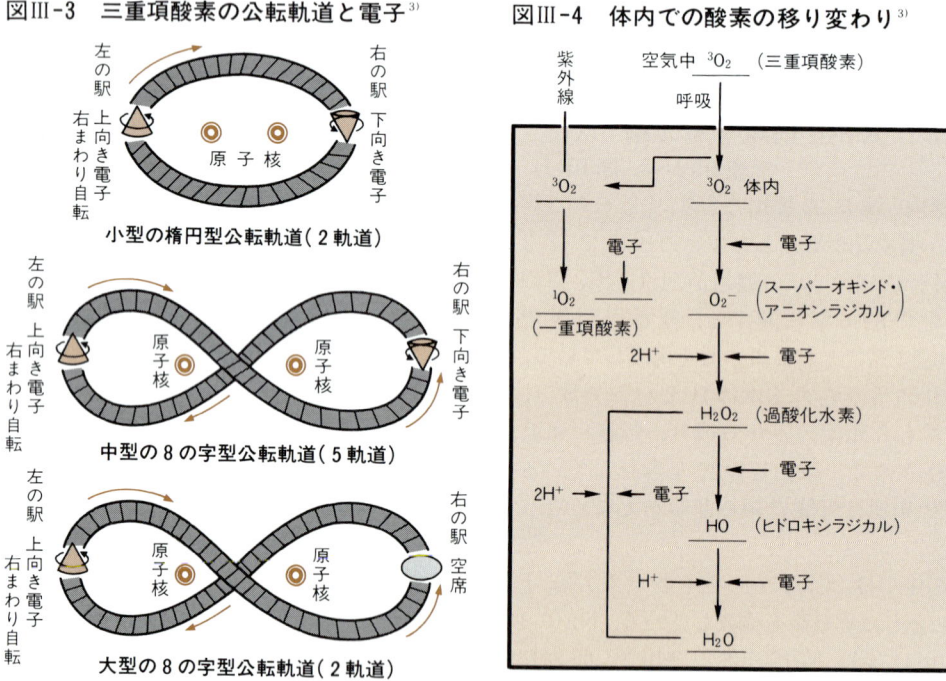

小型の楕円型公転軌道（2軌道）
左の駅　上向き電子　右まわり自転
右の駅　下向き電子
原子核

中型の8の字型公転軌道（5軌道）
左の駅　上向き電子　右まわり自転
右の駅　下向き電子
原子核

大型の8の字型公転軌道（2軌道）
左の駅　上向き電子　右まわり自転
右の駅　空席
原子核

図III-4　体内での酸素の移り変わり[3]

紫外線　空気中 $^3O_2$（三重項酸素）
呼吸
$^3O_2$ ← $^3O_2$ 体内
電子 ← 電子
$^1O_2$（一重項酸素）　O_2^-（スーパーオキシド・アニオンラジカル）
$2H^+$ ← 電子
H_2O_2（過酸化水素）
$2H^+$ ← 電子
HO（ヒドロキシラジカル）
H^+ ← 電子
H_2O

図III-5　紫外線に当たりすぎると善玉酸素（三重項酸素）から悪玉酸素（一重項酸素）に変わる原理[3]

　　　　↓紫外線

16　空席　　　　　16　空席　　　　　16　15
空席　15　　　　　空席　15　　　　　空席　空席

三重項酸素　　　　一重項酸素　　　　一重項酸素

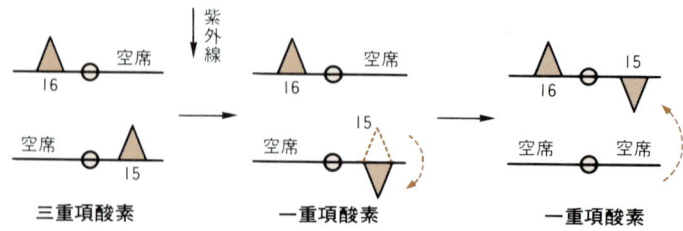

これは安定化しようと手近な物質に手を出して悪さをするので「悪玉酸素」と呼べる．もし，手近に獲物がないと水素イオン（2H$^+$）に手を出し，$O_2^- + 2H^+ \rightarrow H_2O_2$（過酸化水素）となる．$H_2O_2$は反応性が弱く，酵素の助けを借りて2H$^+$と2個の電子をもらい2分子の水と安定する（$H_2O_2 + 2H^+ + 2$電子$\rightarrow 2H_2O$）．しかし，水になりそこねた$H_2O_2$は，手近な物質から電子をもらい，もっとも反応性の強いヒドロキシラジカル（HO）になる．これは連鎖的に酸化反応を起こすので問題である（図III-4）．

$^3O_2$に紫外線が当たると，光エネルギーが三重項酸素の外側の① π^*2_p，② π^*2_pの軌道の電子に与えられ，①の軌道の上向きの電子がジャンプして下向きに変わり，37.5 kcalに励起する（図III-5）．この励起状態は長く続かず，①の軌道の下向きの電子が，②の軌道の向かいの空席にジャンプして左右均衡のとれた対電子となる．したがって，①の軌道は両座席とも空席になり，エネルギーが22.5 kcalに減じられる（図III-5）．この高いエネルギー状態に励起した酸素分子は，一重項酸素（$^1O_2$）といわれる．

一重項酸素は，細胞内の不飽和な物質と反応しやすく，連鎖反応とはならないが，電子を受け取ると本物の悪玉酸素スーパーオキシド・アニオンラジカルになる．

活性酸素のほか，同類と思われる「悪玉物質」としては，①過酸化脂質，②一酸化窒素，③二酸化窒素，④オゾンなどが存在する．

2）運動による活性酸素の増加

(1) 運動の仕方によっては，酸素の摂取量が多くなり，活性酸素の①一重項酸素，②スーパーオキシド・アニオンラジカル，③過酸化水素，④ヒドロキシラジカルなどの量が増加する場合がある．また，運動の仕方によっては，全身の血液(酸素)を筋肉に多量に集中させ，逆に消化器，肝臓，腎臓などの流れを悪くする(酸素不足)．そして，運動終了後は，これらの臓器に速やかに血液(酸素)が戻り，活性酸素を生じ臓器を痛めつける場合がある．さらに運動の仕方によっては，筋や関節を酷使し炎症を起こしやすくし，白血球が集まり，活性酸素を生成して痛みの原因物質を分解しようとする．しかし，白血球が集合しすぎて，活性酸素の生成も過剰になり，炎症を促進し悪化させる場合がある．

(2) 激しい運動は，自律神経を強く興奮させ，副腎皮質ホルモンの分泌を促す．このホルモンは，異物分解のために活性酸素を発生させるが，過剰になると消化管に潰瘍を生じる場合もある．

(3) 屋外の運動は紫外線の過剰照射と運動の影響が相加され酸素の活性化を促進する．紫外線には，A，B，Cの3種あるが(Bがもっとも活性化作用が強い)，皮下の三重項酸素を一重項酸素に変化させ，活性酸素を増やし，核酸を破壊し，細胞に突然変異を起こし，皮膚癌のもとをつくる場合もある．また細胞の老化や細胞死の原因になる場合もある．

(4) 活性酸素は，不安定な不飽和脂肪酸(リノール酸など)や高度不飽和脂肪酸（エイコサペンタエン酸など）を連鎖反応的に酸化して，過酸化脂質に仕立てあげる．①〜④の活性酸素のどれが脂質過酸化反応に関与しているかはっきりしないが，④が連鎖反応のスタートのきっかけになっているようである．また一重項酸素は，皮膚や皮下の細胞膜の脂質に反応して過酸化脂質へと改悪し，皮膚や細胞膜を破壊する．

3）抗酸化酵素・物質

細胞内には，活性酸素から身を守る抗酸化酵素が3種ほど存在し，活性酸素を消去する．

①カタラーゼ，②グルタチオン・ペルオキシダーゼ，③スーパーオキシド・ジスムターゼなどであり，①のカタラーゼと②のグルタチオン・ペルオキシダーゼは過酸化水素に作用し，また③のスーパーオキシド・ジスムターゼ(SOD)はスーパーオキシド・アニオン・ラジカルに作用して消去する．さらに，悪玉酸素から身を守る抗酸化物質として，①ビタミンE，②β－カロチン，③ビタミンC，④尿酸などがある．

図III-6 激運動時のエネルギー供給源の想定[4]

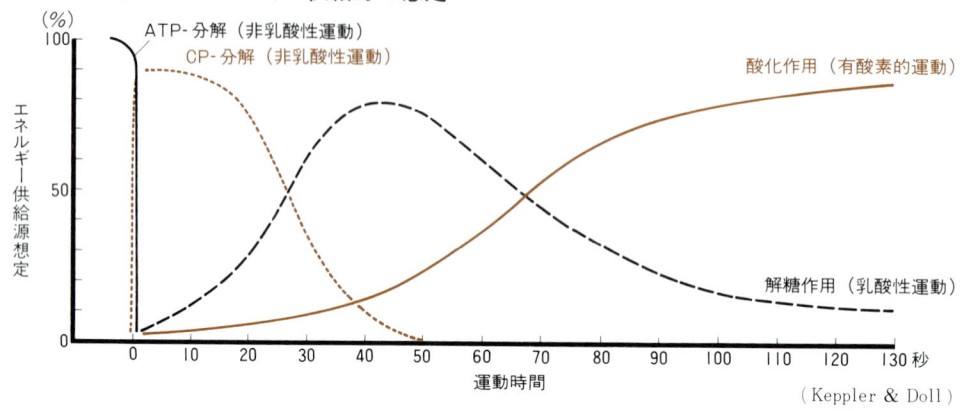

（Keppler & Doll）

図III-7 無酸素エネルギー産生[4]

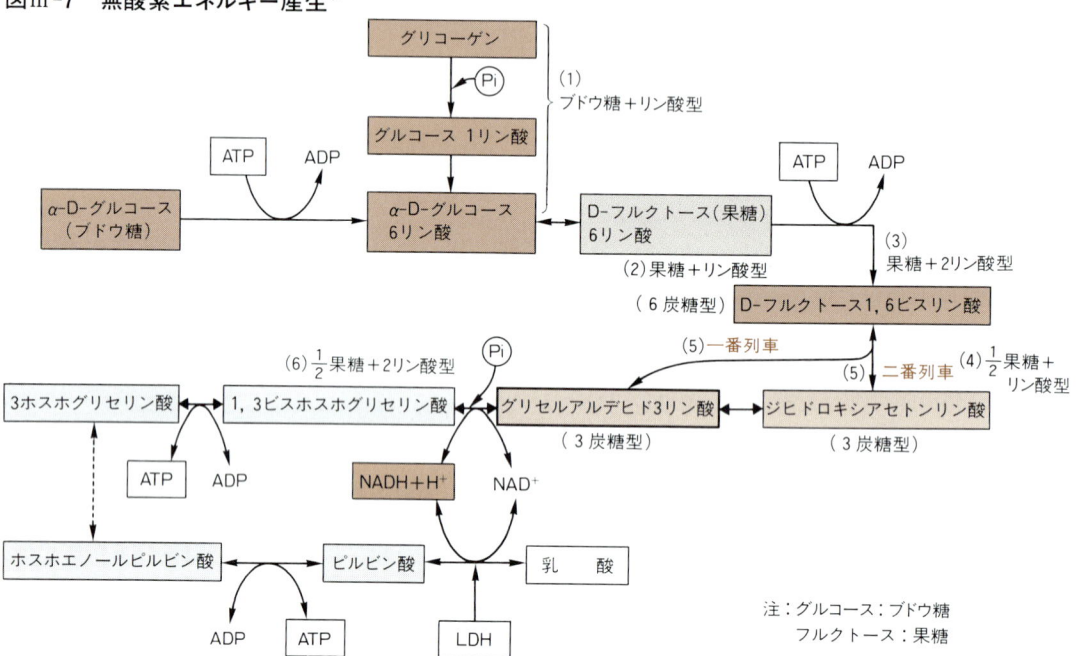

注：グルコース：ブドウ糖
　　フルクトース：果糖

図III-8 呼吸酵素による連鎖的酸化反応の概略

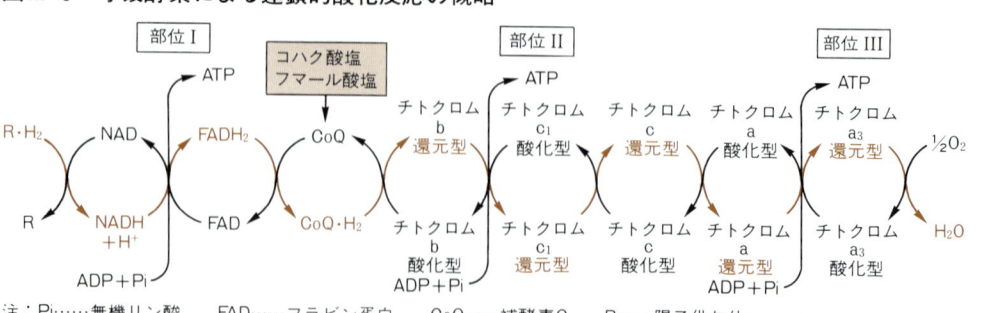

注：Pi……無機リン酸　　FAD……フラビン蛋白　　CoQ……補酵素Q　　R……陽子供与体

（William F. Ganong[5]）

2章　運動時のエネルギー産生と消費の仕組み

1．運動に必要なエネルギー源

1）運動に必要なエネルギー源の種類と産生量

運動にもっとも必要なエネルギー源は糖質，次いで脂質，蛋白質である．各1gのエネルギー産生量は，糖質4.1，脂質9.3，蛋白質4.1 kcalである．軽運動日のエネルギー産生量を2,700 kcalとすると，糖質1,600，脂質700，蛋白質400 kcal程度である．各器官別の産生量は，骨格筋1,570，肝臓600，呼吸筋240，肝臓120，心臓110，その他60 kcalである．

2）運動に必要なエネルギー源の貯蔵

糖質の貯蔵量は過大視されがちであるが，70 kgの体重のヒトでは全身で210 g，840 kcalにすぎず，内訳は筋肉中に120 g，肝臓70 g，血液・体液20 gである．脂質の貯蔵量は15 kg，135,000 kcalに，また蛋白質は約6 kg，約24,000 kcalに相当する．

3）運動で消費したエネルギー源の計算法

呼吸商（RQ：respiratory quotient）を用いる．RQは，摂取された酸素と排泄された二酸化炭素の割合を調べることによって，消費した糖質と脂質の割合や量を知ろうとするものである．

糖質のRQは，ブドウ糖（グルコース）の燃焼式 $C_6H_{12}O_6+6O_2=6CO_2+6H_2O$ を用いる．ブドウ糖の燃焼には6MのO₂が必要で，その結果6MのCO₂が排出され，その割合は $6CO_2/6O_2=1$ となり，糖質100％の燃焼を意味する．

脂質のRQはトリオレイン酸の燃焼式 $C_{57}H_{104}O_6+80O_2 \rightarrow 57CO_2+52H_2O$，つまり80MのO₂を摂取して57MのCO₂が排出され，その割合は $57CO_2/80O_2=0.71$ となり，脂質100％燃焼を意味する．

通常，早朝の空腹仰臥安静時のRQは0.82とされている．この場合，O_2消費量が1 lであったと仮定すると4.825 kcalを産生し，糖質は38.8％，脂質は61.2％燃焼したことになる．

短時間の激運動ではRQは1で，糖質は100％燃焼し（過換気になると，RQは1を超えるが1として計算する），運動時間が長くなると脂質が燃焼しRQは徐々に低下し，0.71に近づいていく．

2．運動時のエネルギー産生

1）無酸素エネルギー産生

(1) 非乳酸性エネルギー産生　　　（図Ⅲ-6）

あらかじめ産生され貯蔵された①アデノシン3リン酸（ATP）と，②クレアチンリン酸（CP）のエネルギーを使用し，運動後に産生して返還する．

① **ATP**：アデニンという塩基に3個のリン酸が高エネルギーをもって結合し（〜Pi）エネルギーを貯蔵している．3個のリン酸を1個切り離してエネルギーを遊離し（ATP → ADP＋Pi），アデノシン2リン酸（ADP）となる．このADPはADP＋ADP → ATP＋AMPとなり，アデノシン1リン酸（AMP）となる．このAMPはアミノ基をはずし，IMP（イノシン酸）になる．

② **CP**：エネルギーを使わないときにATPは1個のリン酸（〜Pi）をクレアチンに置換し，そのエネルギーを貯蔵しておく（ATP＋C → ADP＋CP）．ATPが枯渇するとCPをADPと反応させてATPを産生利用する．

（CP＋ADP → ATP＋C → ADP＋Pi＋C）

CPは，ATP（4.6 mM/kg）の約3倍（13.8 mM/kg）筋に貯蔵されている．

①と②のエネルギーは激運動で約5秒，中等度運動で20秒以内で枯渇すると考えられている．

ATPとCPの貯蔵能力が優れている者は，非乳酸性運動の潜在能力の所有者である．

(2) 乳酸性エネルギー産生　　　（図Ⅲ-7）

筋細胞中でO₂を使わないで解糖によりエネル

図III-9　有酸素エネルギー産生の仕組み ——TCAサイクルとATPの産生——

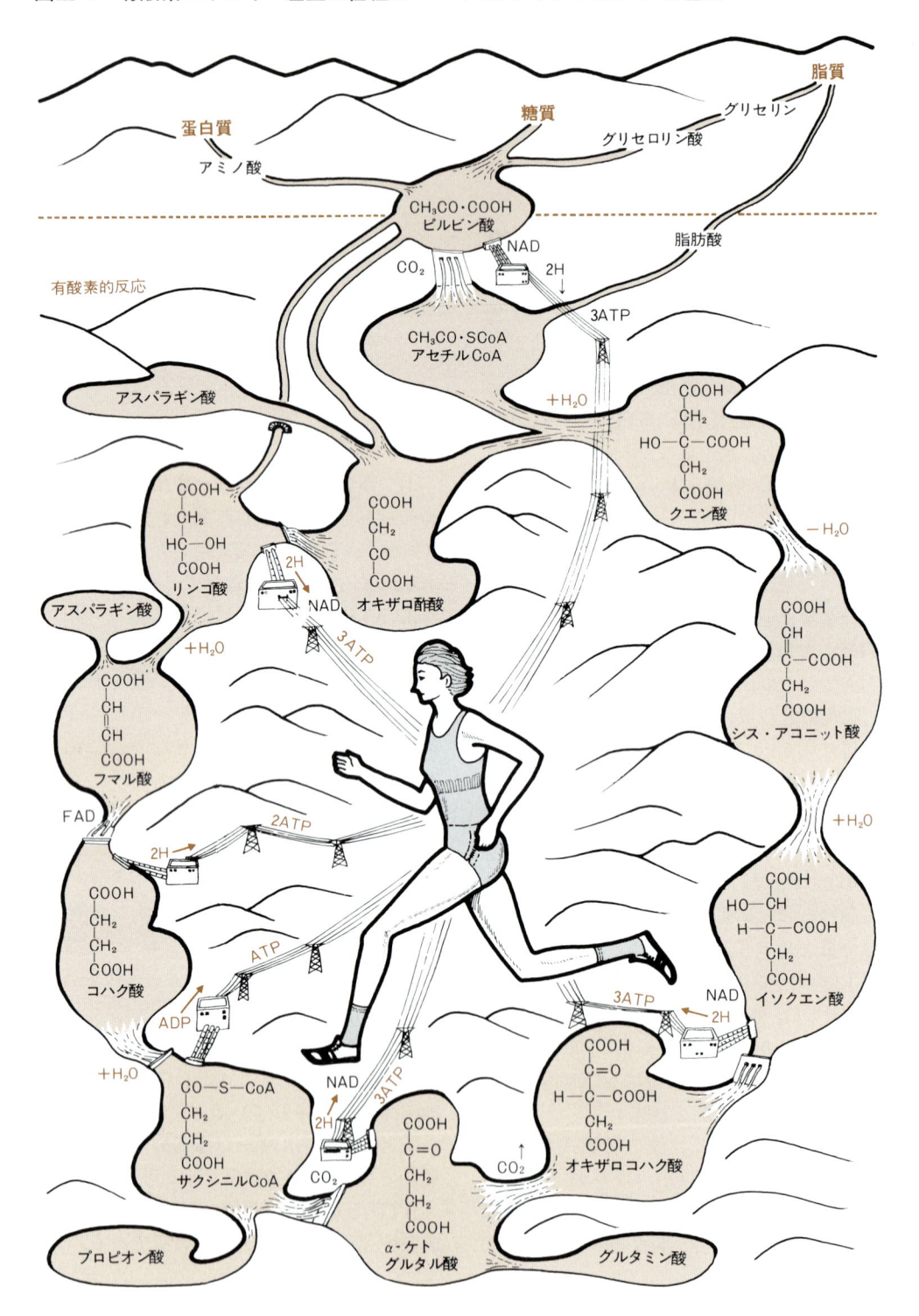

ギーを産生する．このエネルギー源は主に糖質のグリコーゲンである（若干ブドウ糖とグリセリンが関与）．反応は概略以下のとおりである．

(1) グリコーゲンはリン酸をつけてブドウ糖＋リン酸型（グルコース6－リン酸）に変わる．

(2) ［ブドウ糖＋リン酸］型は［果糖＋リン酸］型に変わる．

(3) ［果糖＋リン酸］型はATPを使ってリン酸を受け取り，［果糖＋2リン酸］型に変わる．

(4) ［果糖＋2リン酸］型は2つに分割し，1/2［果糖＋1リン酸］型2個になる．2つの1/2［果糖＋1リン酸］以後それぞれ別に（一番列車，二番列車に例える）反応回路に入る．

(5) 以下の反応は2回繰り返される（一番列車の反応，二番列車の反応）．
1/2［果糖＋1リン酸］型は，さらにリン酸をつけて1/2［果糖＋2リン酸］型に変わる．

(6) 1/2［果糖＋2リン酸］型は，ADPが2回作用してATPを2個つくり，ピルビン酸ができる．ピルビン酸は，乳酸に還元され筋中に蓄積される．
$C_3H_4O_3$＋$NADH_2$＋LDH → $C_3H_6O_3$＋NAD＋LDH

*LDH（乳酸脱水素酵素），*NAD（補酵素）

反応は2過程ある（一番列車，二番列車）のでATPは4個産生されるが，途中(3)の反応でATPを1個喪失しているので，実際に使えるATPは3個である．

(1)の反応のスタートの材料がブドウ糖の場合は，初期が異なり，ブドウ糖はATPを1個使用して［ブドウ糖＋リン酸］型に変わる．以後の反応はグリコーゲンが材料の場合と変わりなく，ATPは4個産生されるが，使えるATPは1個少なく2個のATPとなる．

2) 有酸素性エネルギー産生　　（図Ⅲ-7～9）

原料は糖質，脂質，蛋白質で，細胞のミトコンドリアの中で十分な酸素摂取のもと，トリカルボン酸サイクル（TCA回路），チトクロム系で産生される．この仕組みを糖質を例に説明すると以下のようになる．

ピルビン酸に至る反応までは，乳酸性エネルギー産生の(1)と(2)はほとんど変わらない．しかし，グリセルアルデヒド3リン酸から，1,3ビスホスホグリセリン酸の反応の途中で酸素があると$NADH_2$がH_2をチトクロム系に渡し，図Ⅲ-8のごとく還元・酸化を繰り返し，まるで土地転がしのように水素(H_2)を転がし，最後に呼吸で得た1/2 O_2と反応してH_2Oとなる．その間3個のATPを2回産生し（一番列車と二番列車），都合6ATPが産生される．ゆえにグリコーゲンが材料の場合計9ATPが産生され，ブドウ糖が材料の場合は都合8ATPが産生される．ピルビン酸以後の反応は以下のとおりである．

(1) ピルビン酸＋NAD→アセチルCoA＋$NADH_2$

(2) イソクエン酸＋NAD→オキザロコハク酸＋$NADH_2$

(3) α-ケトグルタル酸＋NAD→オキザロコハク酸＋$NADH_2$

(4) サクシニルCoA＋ADP→コハク酸＋ATP

(5) コハク酸＋FAD→フマル酸＋$FADH_2$

(6) リンゴ酸＋NAD→オキザロ酢酸＋$NADH_2$

TCA回路を一巡する間に$NADH_2$が4個，$FADH_2$が1個，ATPが1個生成される．

$NADH_2$と$FADH_2$はチトクロム系にH_2を渡し，還元・酸化を繰り返して最後に呼吸による酸素と反応しH_2Oとなり，その間$NADH_2$の場合3個のATPを，$FADH_2$の場合は2個のATPを産生する．

ピルビン酸以後の反応も一番列車と二番列車の2過程あり，TCA回路を2巡するので30個のATPが産生される．ブドウ糖が材料の場合TCA回路前のピルビン酸までの反応でATPが8個産生され合計38ATPとなる．グリコーゲンが材料の場合，TCA回路前のピルビン酸までの反応でATPが9個産生され合計39ATPとなる．

脂質は，グリセリンと3個の脂肪酸からなり，グリセリンはピルビン酸から，脂肪酸はアセチルCoAからTCA回路に入り，ATPを産生する．

蛋白質は，アミノ酸となり，それぞれピルビン酸，α-ケトグルタル酸，サクシニルCoA，フマル酸，オキザロ酢酸などからTCA回路に入り，ATPを産生する．

図III-10 糖質の種類[4]

1. 単糖類
ブドウ糖　果糖　（六炭糖）
デオキシリボース　リボース　（五炭糖）

2. 二糖類
麦芽糖 ⇌ ブドウ糖（単糖類）＋ ブドウ糖
ショ糖 ⇌ ブドウ糖 ＋ 果糖

3. 多糖類
（例）デンプン　グリコーゲン
ブドウ糖

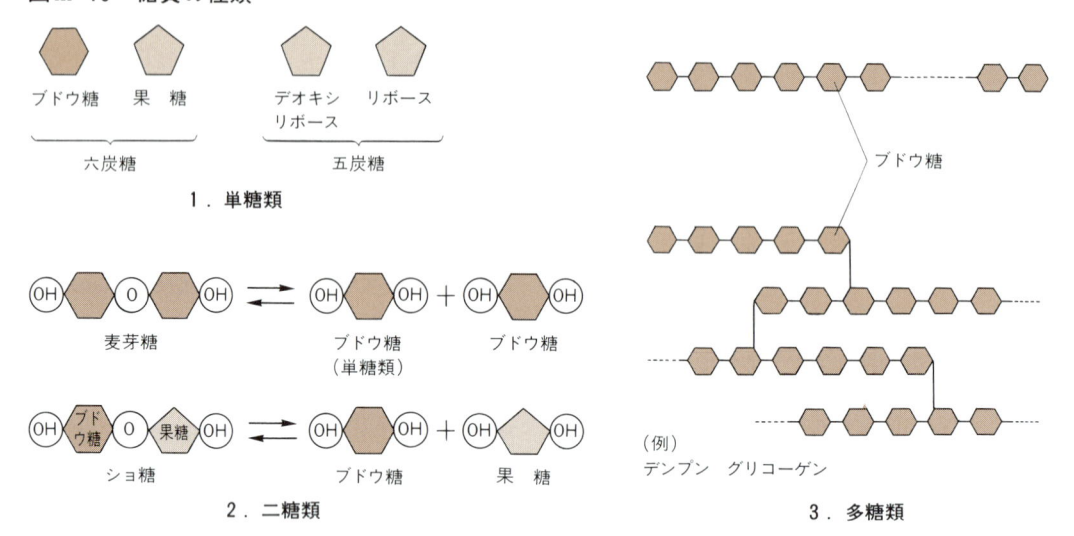

表III-5 体重70kgのヒトのエネルギー貯蔵

利用しうるエネルギー源	主な貯蔵場所	貯蔵量(g)	体重に対する割合	エネルギー換算(kcal)
糖質	血液・体液	20 ⎫		
	肝臓	70 ⎬ 210	0.3%	840
	筋肉	120 ⎭		
蛋白質	筋肉	6,000	8.6%	24,000
脂質	脂肪組織	15,000	21.4%	135,000
合計		21,210	30.3%	159,840

表III-6 混合酸化(非蛋白呼吸商時)における炭水化物および脂肪の割合

非蛋白質呼吸商 R.Q.	1 l 全熱量発生に関与する割合		1 l の酸素に対する熱量	非蛋白質呼吸商 R.Q.	1 l 全熱量発生に関与する割合		1 l の酸素に対する熱量
	炭水化物	脂肪			炭水化物	脂肪	
0.707	0	100	4.686	0.86	54.1	45.9	4.875
0.71	1.10	98.9	4.690	0.87	57.5	42.5	4.887
0.72	4.76	95.2	4.702	0.88	60.8	39.2	4.899
0.73	8.40	91.6	4.714	0.89	64.2	35.8	4.911
0.74	12.0	88.0	4.727	0.90	67.5	32.5	4.924
0.75	15.6	84.4	4.739	0.91	70.8	29.2	4.936
0.76	19.2	80.8	4.751	0.92	74.1	25.9	4.948
0.77	22.8	77.2	4.764	0.93	77.4	22.6	4.961
0.78	26.3	73.7	4.776	0.94	80.7	19.3	4.973
0.79	29.9	70.1	4.788	0.95	84.0	16.0	4.985
0.80	33.4	66.6	4.801	0.96	87.2	12.8	4.998
0.81	36.9	63.1	4.813	0.97	90.4	9.58	5.010
0.82	40.3	59.7	4.825	0.98	93.6	6.37	5.022
0.83	43.8	56.2	4.838	0.99	96.8	3.18	5.035
0.84	47.2	52.8	4.850	1.00	100.0	0	5.047
0.85	50.7	49.3	4.862				

(Lusk, J[6])

3章　運動時の糖質代謝の仕組みとその動態

1．糖質の種類
　　　　　　　　　　　　（図Ⅲ-10，表Ⅲ-5）

　糖質には，①単糖類，②二糖類，③多糖類などがあり，分子は C, H, O の3元素のみで構成されている．

　①　**単糖類**：分子構成が最小の糖で，ブドウ糖（グルコース）や果糖（フルクトース）などがある．これらを摂取すると消化不要で吸収され，エネルギー源として利用できる．血液中に存在するグルコースは血糖と呼ばれている．

　②　**二糖類**：単糖類が2つ結合した糖で，ショ糖（グルコース＋フルクトース），麦芽糖（グルコース＋グルコース）などがある．摂取した二糖類は消化して単糖類にしないとエネルギー源として利用できない．

　③　**多糖類**：単糖類が多く結合した糖で，デンプン（グルコースが 100〜3,000）やグリコーゲンなどである．デンプンは摂取後消化してグルコースにしないとエネルギー源にならないが，体内グリコーゲンは，そのまま代謝されて単糖類型になりエネルギー源となる．

2．糖質の消化と吸収

　詳細は，「Ⅱ．運動に対応する生理機能の変化」糖質の消化(p.65)，糖質の吸収(p.69)参照．

3．糖質代謝の仕組み

　詳細は，「2章　運動時のエネルギー産生と消費の仕組み」(p.153) 参照．

4．糖質エネルギー源の利用
　　　　　　　　　　　　（表Ⅲ-5〜7）

　運動時の糖質エネルギー源の利用について例をあげて説明する．あるスポーツで 500 l の O_2 を摂取し，CO_2 を 380 l，尿中窒素を 10 g 排泄したとする．多くのアミノ酸は肝で代謝されるが，筋中にも分岐鎖アミノ酸トランスアミナーゼがあり，分岐鎖アミノ酸であるロイシン，イソロイシン，バリンを代謝して筋にエネルギーを供給している．

　(1) 蛋白質の消費重量は，尿中窒素1gが **6.25** gの蛋白質の利用を示すため 6.25×10＝62.5 g である．エネルギー発生量は，蛋白質1gが4.1 kcal のため 62.5×4.1＝256.3 kcal となる．燃焼に要した O_2 量は，尿中窒素1gが **5.94** l の O_2 摂取量に相当するため 5.94×10＝59.4 l となる．CO_2 排泄量は，尿中窒素1gが **4.76** l の CO_2 排泄に相当するため 4.76×10＝47.6 l である．

　(2) 糖質と脂質の燃焼のみに要した O_2 量は，500－**59.4**＝440.6 l である．CO_2 排泄量は，380－**47.6**＝332.4 l となる．非蛋白呼吸商は，332.4÷440.6＝0.75 となる．

　(3) 糖質と脂質合計のエネルギー量は，表Ⅲ-6より非蛋白呼吸商が 0.75 の際の O_2 1 l 当たりのエネルギー産生量を求めると **4.739** kcal であるから，440.6×4.739＝2,088 kcal となる．

　(4) スポーツ全体に要した総エネルギー量は 256＋2,088＝2,344 kcal となる．

　(5) 脂肪の発生エネルギーは**表Ⅲ-6**より非蛋白呼吸商が 0.75 のときの脂肪の燃焼割合を求めると **84.4**％で 2,088×0.844＝1,762 kcal である．消費重量は，脂肪1gの発生エネルギーは 9.4 kcal であるから 1,762÷9.4＝187.4 g である．

　(6) 糖質の発生エネルギー量は**表Ⅲ-6**より非蛋白呼吸商が 0.75 のときの糖質の燃焼割合を求めると **15.6**％で 2,088×0.156＝326 kcal となる．消費重量は，糖質1gの発生エネルギーは 4.1 kcal であるから 326÷4.1＝79.5 g となる．

　(7) このスポーツ時の蛋白質・脂質・糖質の合計消費量は，62.5＋187.4＋79.5＝329.4 g となる．

5．糖質摂取と血糖値の動態

　早朝空腹安静時における正常血糖値は，70〜100

表III-7 運動性特異高血糖（200mg/dl以上）の年代別出現率（5,000m全力疾走後）[2]

	検査人数	出現人数	出現率(%)
20歳代	109	8	7.3
30歳代	76	13	17.1
40歳代	49	7	14.3
50歳代	39	7	17.9
60歳代	23	2	8.7
小　計	187	29	15.5
合　計	296	37	12.2

注：小計は30〜60歳代

図III-11　ヘモグロビン分画[4]

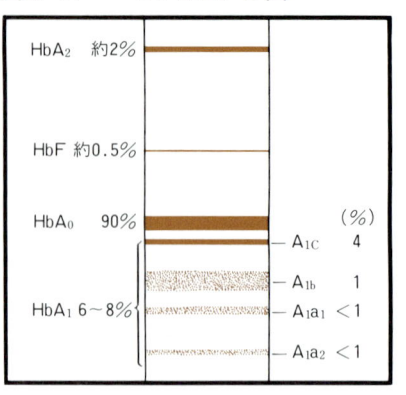

- HbA_2　約2%
- HbF　約0.5%
- HbA_0　90%
- HbA_1　6〜8%
  - A_{1C}　4 (%)
  - A_{1b}　1
  - A_{1a1}　<1
  - A_{1a2}　<1

図III-12　糖投与後に各種運動強度を負荷した場合の血糖値の変化[2]

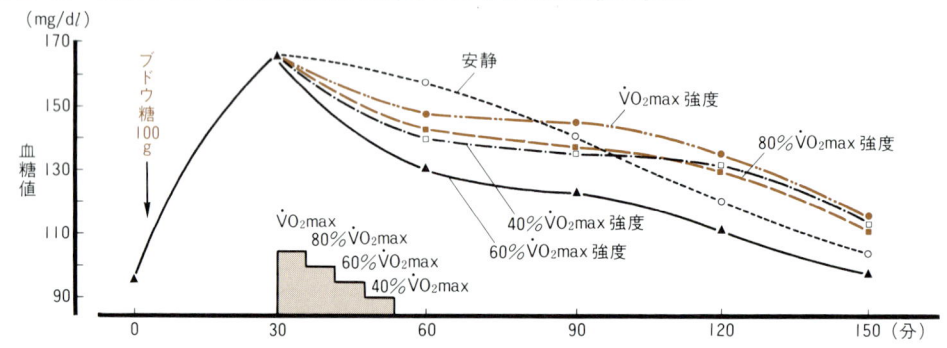

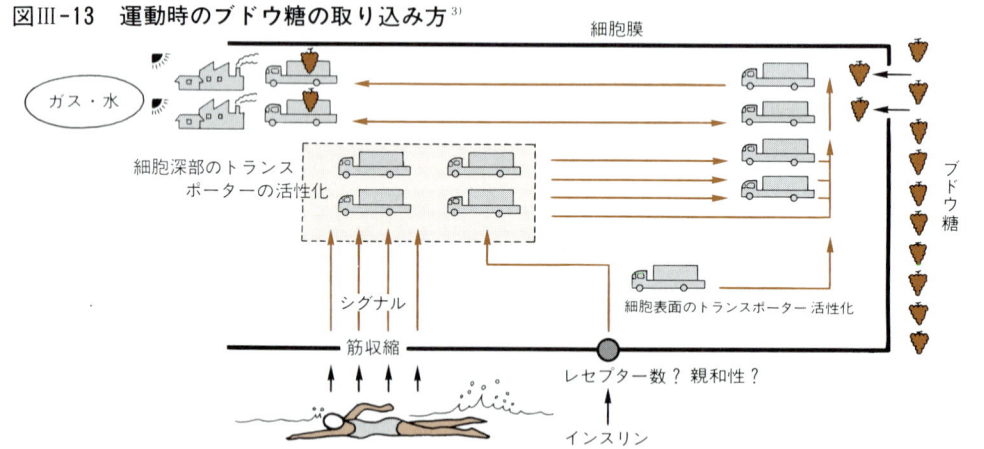

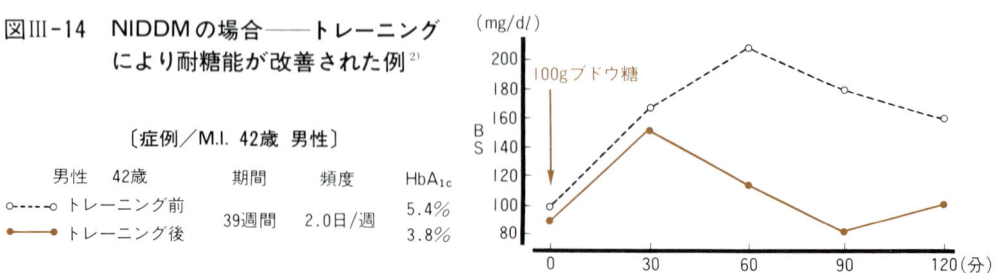

図III-13　運動時のブドウ糖の取り込み方[3]

図III-14　NIDDMの場合——トレーニングにより耐糖能が改善された例[2]

〔症例／M.I. 42歳 男性〕

	男性	期間	頻度	HbA_{1c}
トレーニング前	42歳	39週間	2.0日/週	5.4%
トレーニング後				3.8%

mg/dlである．糖質食で健康人は30～60分後に約150 mg/dlまで上昇し90分後には前値に戻るが，糖代謝能低下者では180 mg/dlを超えて上昇し90分後も前値に戻らない．糖尿病患者ではさらに高血糖になり回復も著しく遅延する．この時のインスリンはやや遅延した動態を示す．尿糖は，健康人にはみられないが，一般的には血糖値が170 mg/dl以上になるとみられる．

運動と血糖値の関係は，糖代謝能低下・糖尿病患者に40～60％$\dot{V}O_2$max強度の一過性の全身的な運動を20分以上行うと，インスリンの分泌が少なくて血糖値が低下し，尿糖はみられなくなる．しかし，70％$\dot{V}O_2$max強度以上の運動を行うと，健康人でも，200 mg/dl（いかなる食事でも上昇しえない）以上の高血糖値になることがありインスリンも上昇をきたす．同じ運動で糖代謝能低下・糖尿病患者は，さらに高血糖・高インスリン現象をきたし回復が遅延する．著者はこの現象を運動性特異高血糖現象とした．

HbA_{1c}（図III-11）は，ヘモグロビンのアミノ酸のβ鎖のNの末端のバリン残基にブドウ糖が結合したもので，約1カ月間血中に存在する．血糖値は，定期検診前の3～4日間の食事や運動によるコントロールで一時的な改善がみられ，長期のコントロール状態を把握するのにまぎらわしい．これに比し，HbA_{1c}（HbA_1もほぼ同様）値は，現時点より約1カ月間さかのぼった血糖の動態を把握できるので，最近は盛んに用いられるようになった．

HbA_{1c}の正常値は3.5～5.5％，HbA_1の正常値は5.5～8.0％である．

6．糖質摂取後の各種強度の運動が血糖値に及ぼす影響

(図III-12, 13)

体内に貯蔵されている糖質はわずか210 g，840 kcalにすぎない．したがって，空腹状態で運動させると低血糖という危険な状態に陥りかねない．運動前に糖質を摂取し十分に消化吸収した状態（約30分後）で運動を開始することが望ましい．また，糖代謝能低下者や糖尿病患者の場合には，運動が血糖値にどのような影響を与えるか運動負荷検査をしておくことが，その運動療法を考える上からも非常に重要である．

図III-12は，グルコース100 gの経口投与30分経過後に，自転車エルゴメーターによる運動を，$\dot{V}O_2$max（オールアウトテスト）を100％として，その80％，60％，40％，運動しない，それぞれの場合の血糖値の動態を示したものである．この図から60％$\dot{V}O_2$max強度の運動が，もっとも血糖値の低下をきたすとが示唆される．しかし，運動時間が短いとその回復過程で逆に上昇する傾向にあり，血糖値を下げるためには少なくとも60分間（20分間ずつ3セットでも可）以上実施する必要がある．

7．運動時の血糖値の動員

(図III-13)

血液中のグルコース（血糖）は，全体で約17～20 g，約70～80 kcal程度とわずかである．したがって，運動によって消費された場合には，ただちに肝臓から動員され補給される仕組みになっている．この動員に関与するのは，交感神経とアドレナリン，グルココルチコイド，グルカゴンなどのホルモンである．

8．食事療法および運動療法と耐糖能

(図III-14)

図III-14は，耐糖能が著しく低下し，インスリンの分泌も低下している糖尿病患者に1日1,600 kcalの低エネルギー食を実施した場合のHbA_{1c}と血糖曲線の結果である．当初の体重が87 kgであったが，わずか1カ月あまりで7.5 kgの減量となり，100 gのグルコース負荷試験でもインスリンの分泌が正常となり，耐糖能が著しく改善され，正常者の動態に近づいている．

このように糖尿病の場合，食事を減らすことで血糖値を下げ，膵臓の負担を軽減させ，また体重を減らすことによってインスリンの相対的な不足を解消するような処置がとられるわけである．

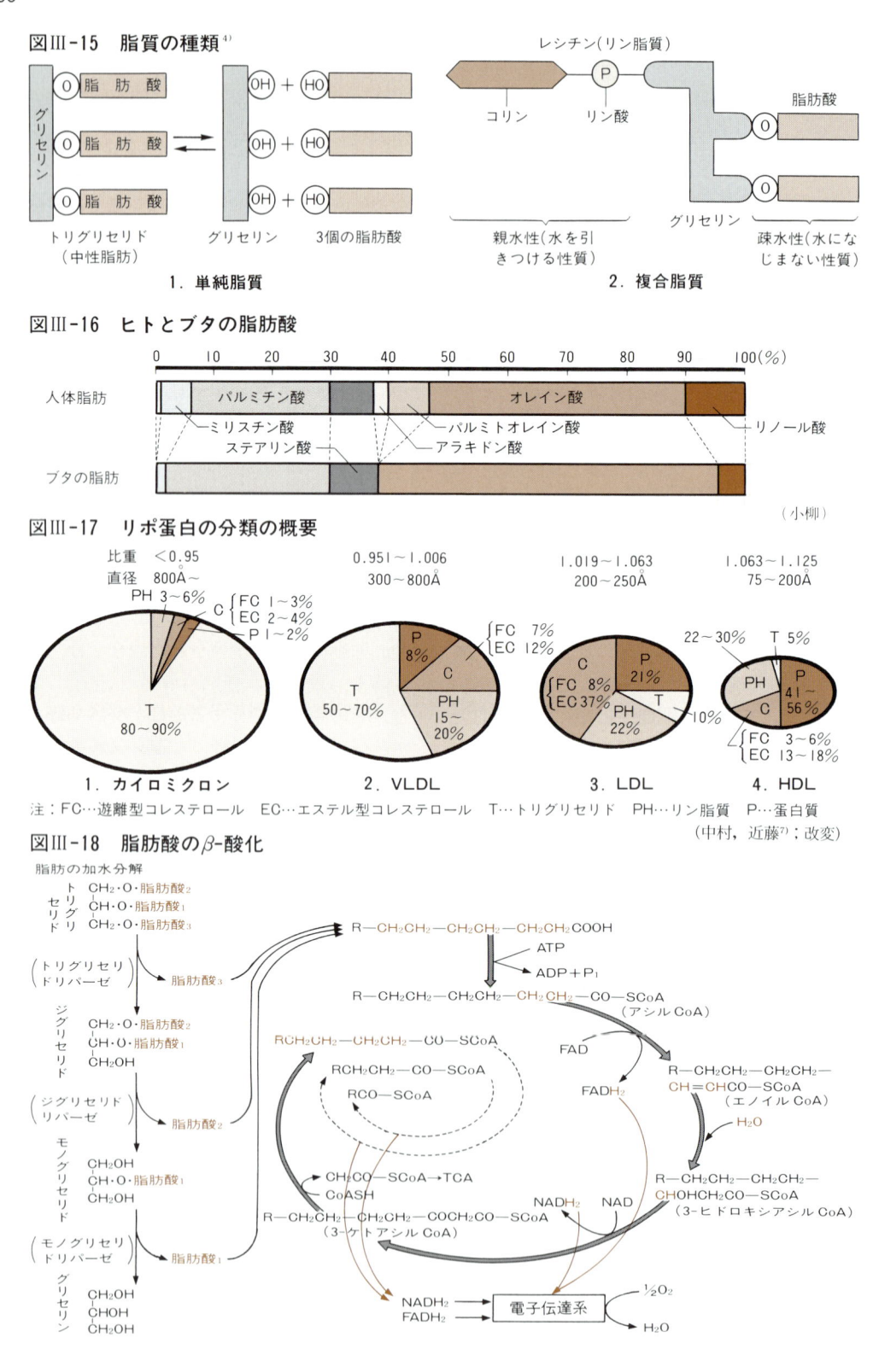

図III-15 脂質の種類[4]

1. 単純脂質

トリグリセリド（中性脂肪） ⇌ グリセリン ＋ 3個の脂肪酸

2. 複合脂質

レシチン（リン脂質）：コリン—リン酸—グリセリン—脂肪酸

親水性（水を引きつける性質）／疎水性（水になじまない性質）

図III-16 ヒトとブタの脂肪酸

人体脂肪：ミリスチン酸、パルミチン酸、ステアリン酸、パルミトオレイン酸、オレイン酸、アラキドン酸、リノール酸

ブタの脂肪

図III-17 リポ蛋白の分類の概要

1. カイロミクロン
比重 <0.95　直径 800Å〜
PH 3〜6%　C{FC 1〜3%, EC 2〜4%}　P 1〜2%
T 80〜90%

2. VLDL
0.951〜1.006　300〜800Å
P 8%　C{FC 7%, EC 12%}　PH 15〜20%　T 50〜70%

3. LDL
1.019〜1.063　200〜250Å
P 21%　C{FC 8%, EC 37%}　PH 22%　T 10%

4. HDL
1.063〜1.125　75〜200Å
T 5%　P 41〜56%　PH 22〜30%　C{FC 3〜6%, EC 13〜18%}

注：FC…遊離型コレステロール　EC…エステル型コレステロール　T…トリグリセリド　PH…リン脂質　P…蛋白質

（中村，近藤[7]；改変）

図III-18 脂肪酸のβ-酸化

脂肪の加水分解

トリグリセリド：CH$_2$・O・脂肪酸$_2$／CH・O・脂肪酸$_1$／CH$_2$・O・脂肪酸$_3$

（トリグリセリドリパーゼ）→ 脂肪酸$_3$

ジグリセリド：CH$_2$・O・脂肪酸$_2$／CH・O・脂肪酸$_1$／CH$_2$OH

（ジグリセリドリパーゼ）→ 脂肪酸$_2$

モノグリセリド：CH$_2$OH／CH・O・脂肪酸$_1$／CH$_2$OH

（モノグリセリドリパーゼ）→ 脂肪酸$_1$

グリセリン：CH$_2$OH／CHOH／CH$_2$OH

R—CH$_2$CH$_2$—CH$_2$CH$_2$—CH$_2$CH$_2$COOH
　↓ ATP → ADP+P$_i$
R—CH$_2$CH$_2$—CH$_2$CH$_2$—CH$_2$CH$_2$—CO—SCoA（アシルCoA）
　↓ FAD → FADH$_2$
R—CH$_2$CH$_2$—CH$_2$CH$_2$—CH=CHCO—SCoA（エノイルCoA）
　↓ H$_2$O
R—CH$_2$CH$_2$—CH$_2$CH$_2$—CHOHCH$_2$CO—SCoA（3-ヒドロキシアシルCoA）
　↓ NAD → NADH$_2$
R—CH$_2$CH$_2$—CH$_2$CH$_2$—COCH$_2$CO—SCoA（3-ケトアシルCoA）
　↓ CoASH
RCH$_2$CH$_2$—CH$_2$CH$_2$—CO—SCoA ＋ CH$_3$CO—SCoA → TCA
RCH$_2$CH$_2$—CO—SCoA
RCO—SCoA

NADH$_2$、FADH$_2$ → 電子伝達系 → 1/2 O$_2$ → H$_2$O

4章　運動時の脂質代謝の仕組みとその動態

1. 脂質の種類
(図III-15〜17)

脂質は，①単純脂質，②複合脂質，③誘導脂質などに分類されている．

① **単純脂質**：体脂肪などを構成する中性脂肪（トリグリセリド）などで1個のグリセリンに3個の脂肪酸が結合したもで主にエネルギー源となる．体脂肪の約43％を占めるトリオレイン酸（グリセリン＋3個のオレイン酸），約25％のトリパルミチン酸，トリリノール酸，トリステアリン酸などがある．トリオレイン酸は$C_{57}H_{10}O_6$でHとOの比が約17：1で酸素が少ない．それゆえエネルギー産生には多くの酸素が必要である．

② **複合脂質（リン脂質や糖脂質など）**：リン脂質は脳神経や肝臓などに含まれ，加水分解でリン酸を生じる．中性脂肪の3個の脂肪酸のうち1個の脂肪酸がリン酸とコリンに置換されたものであり，脂肪とも水とも結合する．代表例は卵黄油のレシチンでマヨネーズになる．糖脂質はリン脂質のリン酸の代わりにガラクトースが結合し，脳神経などに存在する．

③ **誘導脂質**：脂肪の加水分解で誘導されたジグリセリド（グリセリン＋2個の脂肪酸），モノグリセリド（グリセリン＋1個の脂肪酸），脂肪酸，ステロイド（コレステロール，胆汁酸，ビタミンD）などがある．コレステロールは，細胞膜，性・副腎皮質ホルモン，胆汁などの材料となる．

血中脂質は，中性脂肪，コレステロール，リン脂質，遊離脂肪酸（FFA）や脂溶性ビタミンなどである．脂質は疎水性なので，血中脂質は親水基のある蛋白が取り囲んだリポ蛋白で存在する．リポ蛋白は，カイロミクロン（最大，直径50〜1,000 nm，80〜90％中性脂肪を含む），超低比重リポ蛋白（VLDL），低比重リポ蛋白（LDL），中比重リポ蛋白（IDL），高比重リポ蛋白（HDL），超高比重リポ蛋白（VHDL）などである．

2. 脂質の消化と吸収

詳細は，「II．運動に対応する生理機能の変化」脂肪の消化（p.67），脂肪の吸収（p.69）参照．

3. 脂質代謝の仕組み
(図III-18)

中性脂肪には，トリグリセリドリパーゼ，ジグリセリドリパーゼ，モノグリセリドリパーゼが作用し脂肪酸を離して下記のようにβ-酸化する．

(1) まず脂肪酸の活性化から始まり，アシルCoAと脂肪酸がATPの消費下で脂肪酸アシルCoA（活性脂肪酸）となる．

(2) ついで，第1番目（α位）の$-CH_2$と第2番目（β位）の$-CH_2$からH_2をFADが受け取ってFADH$_2$となり，H_2を電子伝達系にもちこんで2 ATPを産生する．

(3) さらに，3-ヒドロキシアシルCoAからH_2をNADが受け取ってNADH$_2$となり，H_2を電子伝達系にもちこんで3 ATPを産生する．

(4) 残りはアセチルCoAとなってTCA回路に入り，12 ATPを産生する．これで1クールのβ-酸化が終了し，炭素（C）数を2個失う．脂肪酸アシルCoAは(2)〜(4)の反応を繰り返し，次々と，$-CH_2\cdot CH_2-$を2個（β位ごと）ずつ失い終了する．たとえばパルミチン酸のβ-酸化は，$-CH_2\cdot CH_2-$を7カップル有する．

① 脂肪酸活性化でATPを1個失う．② 7カップルが7クール反応するので7個のFADH$_2$がH_2を電子伝達系に転がし$7\times 2=14$ ATPを生じる．③ ②と同様に7個のNADH$_2$がH_2を電子伝達系に転がし，$7\times 3=21$ ATPを生じる．④ 8個のアセチルCoAがつくられTCA回路に入り，H_2を電子伝達系に転がす．1個のアセチルCoAは12個のATPをつくるため$8\times 12=96$ ATPを生じる．ATPは全部で$-1+14+21+96=130$個である．

図III-19 コレステロールの産生[3]

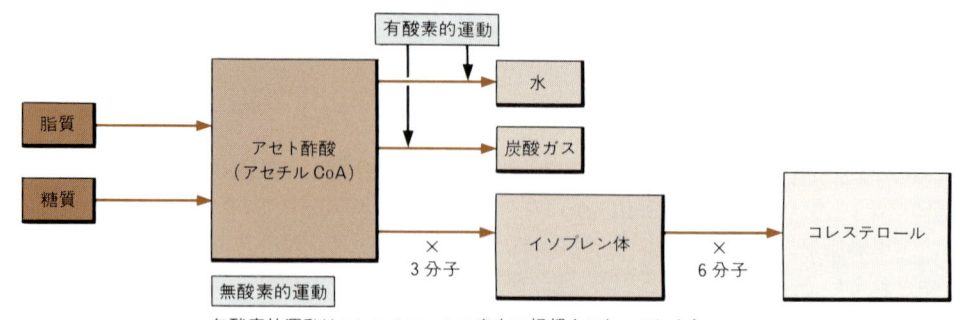

脂質 / 糖質 → アセト酢酸（アセチルCoA） → 水 / 炭酸ガス（有酸素的運動）
アセト酢酸 ×3分子 → イソプレン体 ×6分子 → コレステロール
無酸素的運動
無酸素的運動はコレステロールの産生に好都合になってしまう

図III-20 脂質投与後，各種運動強度を負荷した場合の血中中性脂肪値の変化

バター50g

コントロール
80% $\dot{V}O_2$max.
100% $\dot{V}O_2$max.
40% $\dot{V}O_2$max.
60% $\dot{V}O_2$max.

（％）血中中性脂肪値
横軸：0〜6（時）

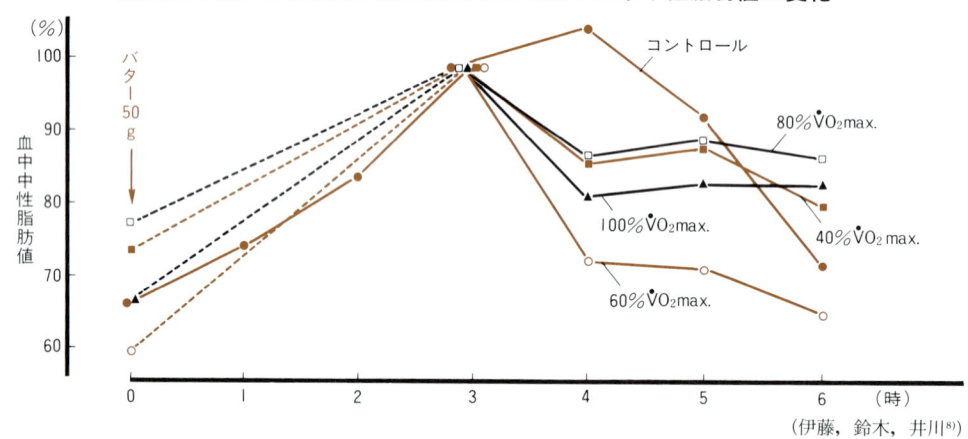

（伊藤，鈴木，井川[8]）

図III-21 食事摂取と脂質代謝のリズム

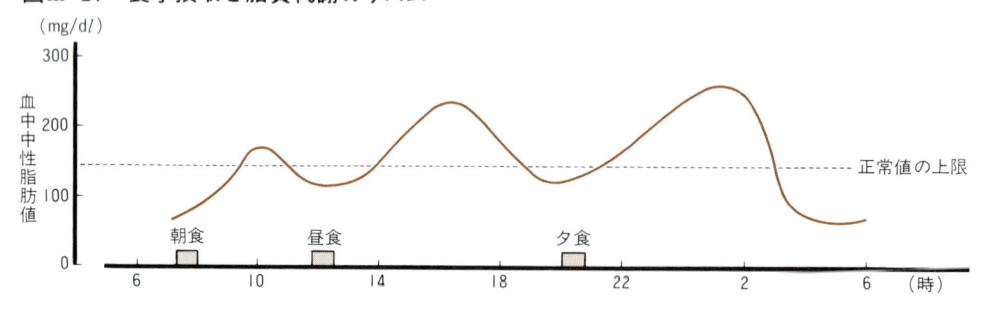

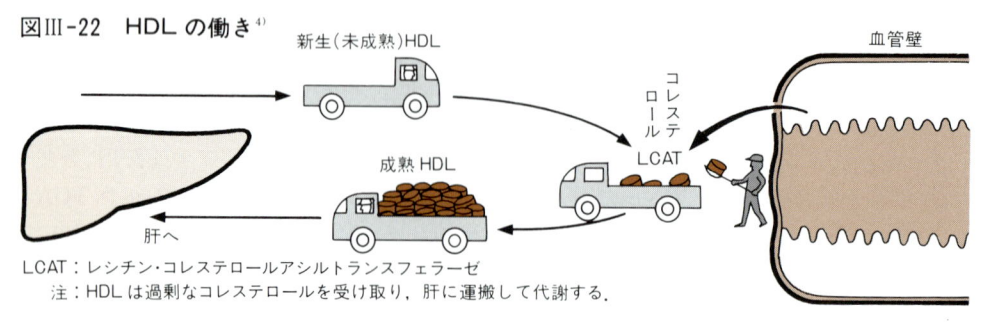

（mg/dℓ）血中中性脂肪値
朝食　昼食　夕食
正常値の上限
6　10　14　18　22　2　6（時）

図III-22 HDLの働き[4]

新生（未成熟）HDL　成熟HDL　血管壁
コレステロール　LCAT
肝へ

LCAT：レシチン・コレステロールアシルトランスフェラーゼ
注：HDLは過剰なコレステロールを受け取り，肝に運搬して代謝する．

グリセリンは，NAD の反応で $NADH_2$ となり H_2 を電子伝達系に転がして 3 ATP を産生し，またリン酸化されてグリセルアルデヒド 3 リン酸となりピルビン酸に至る無酸素反応で 2 ATP を産生する．有酸素反応で TCA 回路に入ると H_2 を電子伝達系に転がし，12 ATP をつくる．

4．体脂肪と血中脂質

体脂肪は，エネルギー効率がよく備蓄 15 kg で食事なしで計算上約 135 日生きられる．また脂肪は軽いため運動に便利である．例えばフルマラソンは約 2,400 kcal 必要であるが，糖質で充足すると約 600 g 必要，脂質では約 267 g で足りる．その他，脂肪は重要な役割を果たしているが血中脂質が高くなると種々の合併症を併発する．

1）血中脂質の動態

(1) 血中中性脂肪値の動態

高中性脂肪血症は，遺伝，加齢，脂質・糖質過食，β-酸化停滞，合成・貯蔵の不円滑化などに起因している．また欧米人に比し日本人は発症が少ないといわれる．脂肪は，消化吸収して血中に最大拡散するのは約 3 時間，食前値に復するまでに約 6 時間を要する．したがって 1 日 3 食脂肪摂取すると，20 時間も高値を示していることになり，1 日の平均値では高脂血症状態にあることになる．

2）血中コレステロールの動態 (図 III-19)

体内コレステロールは，全体の 1 割が食物摂取によるもの，9 割は肝臓で生合成されたものである（脂肪酸→3 個のアセト酢酸→6 個のイソプレン体→コレステロール）．無酸素的運動では不完全燃焼するため，アセト酢酸がたまり，生産に好都合となる．

VLDL・LDL は，コレステロールを末梢へ運ぶ役目，HDL は末梢のコレステロールを肝臓へ運び処理する．血中 HDL 値は，加齢，肥満，体重減少，高糖質食，高脂肪食，アルコールなどの影響を受けるが，一過性の負荷では変化しない．運動(走行距離)と，血中 HDL 値との相関係数は，0.554 ($p<0.05$) で有意である．

3）血中遊離脂肪酸（FFA）値の動態 (図 III-20)

血中 FFA 値は血糖値との関連が深く，ブドウ糖摂取で血糖値が上昇すると，FFA 値が低下し，血糖値が低下すると FFA 値が上昇する．肥満者では絶食で血糖値が低下すると FFA 値が上昇するが，上昇が遅延する．

運動と血中 FFA 値の動態は，運動が長時間に及ぶと上昇が著しくなる．この場合，血糖値と血中中性脂肪がともに低下してくる．

4）脂質摂取後の運動と血中中性脂肪(TG)値

血中 TG は，食事や生活活動などの影響を受けやすく日内変動が大きい．運動処方の研究では常に問題となる．例えば 60％ $\dot{V}O_2max$. 強度の運動を 20 分間実施させても，空腹時で血中 TG が低値の状態で運動負荷すると中性脂肪が血中に動員される．血中 TG が高値のときの同種の運動では低下する．つまり運動負荷前値を常に一定値にしてから運動負荷しないと検討できない．血中 TG 値を一定に保つためには，前もってバターを 50 g 程度経口投与しておくとよい．

5）高脂血症と運動との関係 (図 III-21, 22)

WHO は高脂血症を I 型（高カイロミクロン血症），II 型（高コレステロール血症），III 型（高コレステロール・高中性脂肪血症），IV 型（高中性脂肪血症），V 型（高カイロミクロン・高中性脂肪血症）に分類している．高脂血症は，脂肪肝や肝硬変，動脈硬化，心筋や脳梗塞，黄色腫や肝脾腫，膵炎，耐糖能低下，高尿酸血症や痛風などの合併症の誘因とされている．高脂血症の症状は重症でない限りみられない．発見は定期的血液検査が頼みとなる．

図III-20 は，外因性血中 TG を一過性に低下させるのに 60％ $\dot{V}O_2max$ 強度の全身的運動が適切であることを示唆している．

表III-8 主な食品アミノ酸パターン（過不足率%）

食品名	蛋白質 g/100g	おもな食品可食部の全窒素 1 g 当たり mg(FAO)に対する過不足率(%) 理想的アミノ酸組成を100%として								アミノ酸価 (%)
		イソロイシン	ロイシン	リジン	含硫アミノ酸	芳香族アミノ酸	スレオニン	トリプトファン	バリン	
理想的アミノ酸組成		250	440	340	220	380	250	60	310	100
鶏卵（全部）	12.3	+36.00	+25.00	+32.35	+68.18	+52.63	+16.00	+56.67	+35.48	100↑
（卵白）	10.4	+40.00	+27.27	+26.47	+104.5	+65.79	+12.00	+63.33	+48.39	100↑
牛乳	2.9	+36.00	+40.91	+52.94	+ 4.55	+42.11	+ 4.00	+38.33	+32.26	100↑
豚ロース	19.7	+24.00	+15.91	+67.65	+13.64	+23.68	+16.00	+26.67	+ 6.45	100↑
牛サーロイン	18.4	+20.00	+22.73	+73.53	+18.18	+23.68	+20.00	+18.33	0.00	100
まいわし	19.2	+16.00	+11.36	+64.71	+ 9.09	+23.68	+16.00	+16.67	+ 6.45	100
うなぎ	16.4	+16.00	+ 6.82	+64.71	+13.64	+18.42	+ 4.00	+13.33	0.00	100
かつお	25.8	+ 8.00	+ 2.27	+52.94	+22.73	+10.53	0.00	+31.67	0.00	100
さけ	20.7	+12.00	+ 6.82	+61.76	+18.19	+21.05	+16.00	+16.67	+ 6.45	100↑
まぐろ赤身	28.3	+12.00	+ 6.82	+58.82	+ 9.09	+13.16	+ 8.00	+16.67	0.00	100
大豆	35.3	+16.00	+ 6.82	+14.71	−13.64	+42.11	− 8.00	+31.67	− 3.23	86S
粉末大豆たんぱく	78.0	+20.00	+11.36	+11.76	−27.27	+47.37	−12.00	+38.33	− 3.23	73S
精白米	6.8	0.00	+13.64	−35.29	+31.82	+52.63	−16.00	+45.00	+22.58	65L
パン	8.4	− 0.08	+ 2.27	−55.88	+ 9.09	+23.68	−28.00	+ 8.33	−12.90	44L
さつまいも	1.2	+ 4.00	−11.36	−11.76	+ 4.55	+26.32	+44.00	+31.67	+19.35	88L
じゃがいも	2.0	−20.00	−31.82	0.00	−18.18	+13.16	−20.00	+25.00	+16.45	68Le
ほうれんそう	3.3	−28.00	−27.27	−32.35	−50.00	+ 5.26	−32.00	+66.67	−25.81	50S
りんご	0.2	−24.00	−34.09	−23.53	− 4.55	−42.11	−24.00	−23.33	−29.03	58A

*L：リジン，Le：ロイシン，S：含硫アミノ酸（メチオニン，シスチン），A：芳香族アミノ酸（チロシン，フェニルアラニン），アミノ酸価はもっとも不足しているアミノ酸を基準とした充足率．

(伊藤作表)

図III-23 分岐鎖アミノ酸の代謝経路[2]

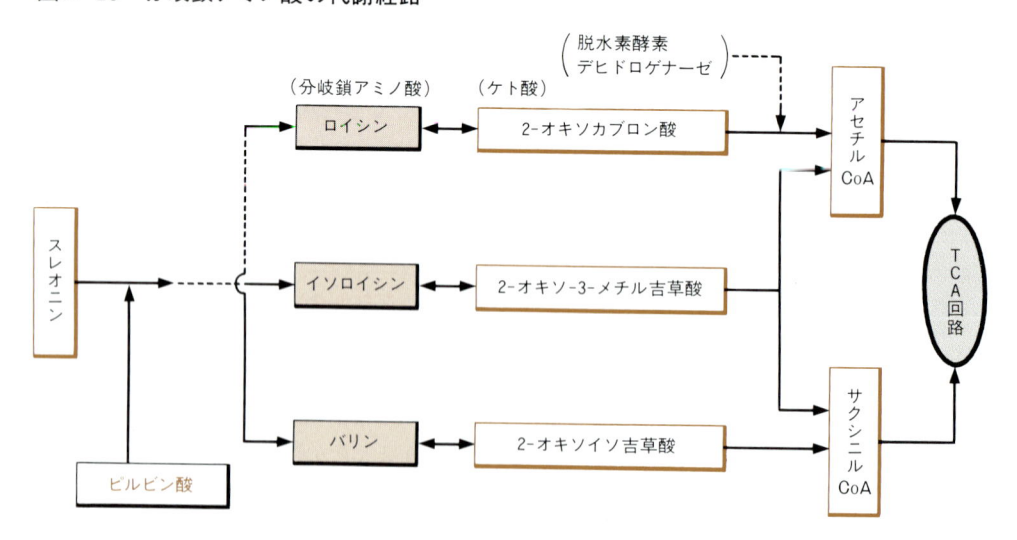

5章　運動時の蛋白質代謝の仕組みとその動態

1．蛋白質およびアミノ酸の種類

1）蛋白質の種類

蛋白質はアミノ酸が重合した巨大分子である．蛋白質は糖・脂質と異なり窒素(N)を含有(14〜20％)するため，窒素代謝産物を腎臓から排泄しなければならない．蛋白質の種類には，①アミノ酸のみでできている単純蛋白質，②色素，リン，金属，糖，脂質などが結合した複合蛋白質，③熱，光，化学的方法で変化した誘導蛋白質がある．血漿蛋白質はアルブミン，$\alpha_1 \cdot \alpha_2 \cdot \beta \cdot \gamma$などのグロブリンに大別できる．また，免疫電気泳動法分画では43種類の蛋白体が認められている．

2）アミノ酸の種類　　（表III-7，図III-23）

アミノ酸は蛋白質の最小単位で，アミノ基($-NH_2$)とカルボキシル基($-COOH$)をもち，そこにつく側鎖(R)により性状が異なる．

$$
(R)-\underset{NH_2}{\overset{H}{C}}-COOH
$$

血漿や尿で定量できるアミノ酸は31種類，大部分が細胞内で生成されるが，①フェニルアラニン，②トリプトファン，③メチオニン，④ロイシン，⑤バリン，⑥スレオニン，⑦リジン，⑧イソロイシン（覚え方，フトメノロバスリイ）の8種類は，体内合成できないか，合成速度が極めて遅く，1種類でも不足すると成長，発育や種々の生理機能に障害を呈するので必須アミノ酸（幼児では，アルギニン，ヒスチジンを加え10種）という．血漿中に多いアミノ酸は，①グルタミン，②アラニン，③グリシン，④バリン，⑤リジン．尿中に多いのは，①グリシン，②ヒスチジン，③1-メチルヒスチジン，④タウリン，⑤グルタミンである．

アミノ酸を$-NH_3$離脱後の炭素骨格で分類すると（図III-25），①ケトン体となるケト原性アミノ酸(トリプトファン，リジン，ロイシン)，②ブドウ糖となる糖原性アミノ酸（アスパラギン，アスパラギン酸，アラニン，システイン，セリン，グリシン，スレオニン，アルギニン，プロリン，ヒスチジン，グルタミン，グルタミン酸，メチオニン，バリン），③ケト原性・糖原性アミノ酸（フェニルアラニン，チロシン，イソロイシン）がある．

分岐鎖アミノ酸は（図III-23），一般のアミノ酸が肝臓で代謝するのに対し，筋中で代謝しエネルギーを発生するアミノ酸でロイシン・バリン・イソロイシンがある．

3）アミノ酸価

1973年，国際連合食料農業機関(FAO)とWHOの合同特別委員会は，必須アミノ酸の理想的パターンの基準を示し，各種食品のアミノ酸価（アミノ酸スコア）の概念を示した（表III-8）．しかし，アミノ酸価を満たしていれば合理的食品とは限らず，蛋白質所要量（1kg当たり1.08g）を満たすのに好都合でなければならない．

動物性蛋白質の消化吸収率は75〜10％に達し，大部分がアミノ酸になる．植物性蛋白質の消化吸収率は38〜75％である．

2．蛋白質の消化と吸収

詳細は，「II．運動に対応する生理機能の変化」蛋白質の消化(p.65)，蛋白質の吸収(p.69)参照．

3．蛋白質代謝の仕組み

蛋白質代謝は，蛋白質分解，蛋白質合成，アミノ酸分解，アミノ酸合成，ホルモン，プリン体，ヘム蛋白質合成の5つに大別できる．

1）蛋白質分解

蛋白質は蛋白質分解酵素の作用でアミノ酸に分

図Ⅲ-24　アミノ酸が筋肉につくり変えられる過程

（伊藤作図）

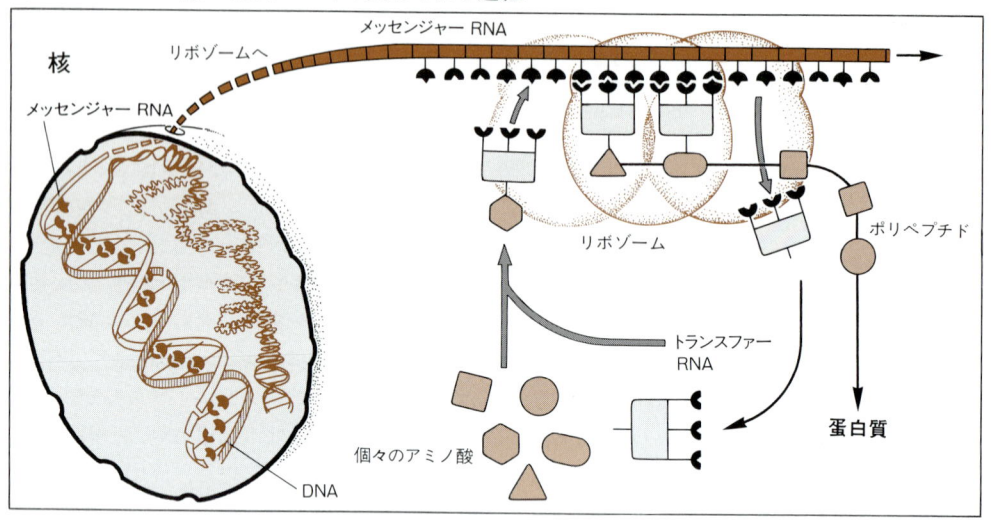

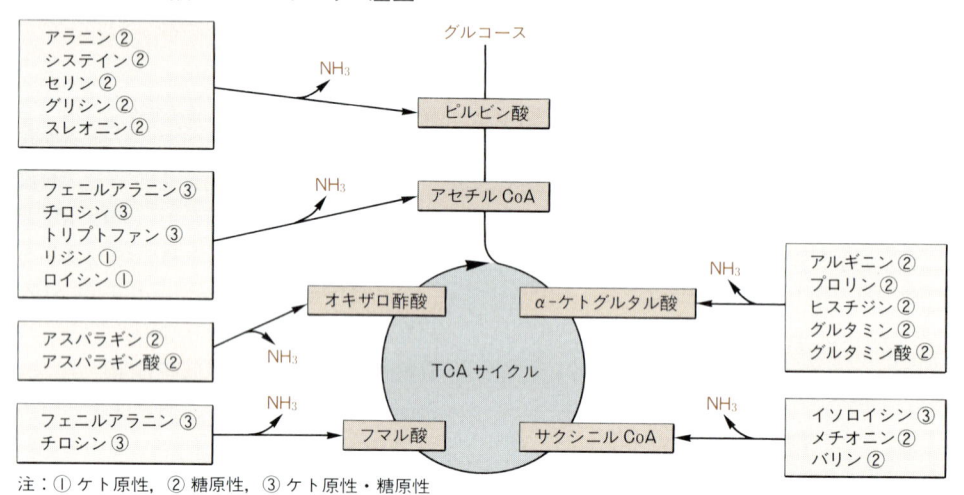

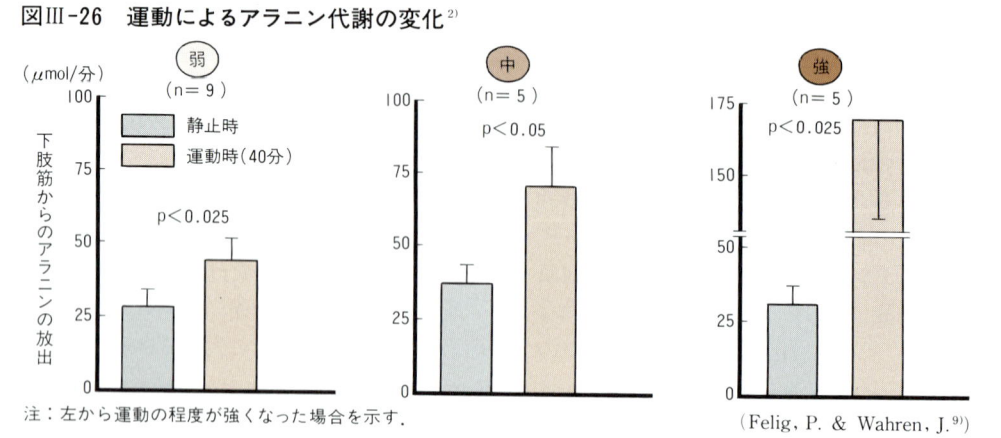

図Ⅲ-25　アミノ酸によるエネルギー産生[2]

注：① ケト原性，② 糖原性，③ ケト原性・糖原性

図Ⅲ-26　運動によるアラニン代謝の変化[2]

弱 (n=9)　中 (n=5)　強 (n=5)

静止時
運動時(40分)

$p<0.025$　$p<0.05$　$p<0.025$

下肢筋からのアラニンの放出 (μmol/分)

注：左から運動の程度が強くなった場合を示す．

(Felig, P. & Wahren, J.[9])

解される．蛋白質分解の亢進は心身のストレスによってみられ，尿中窒素排泄量が増加する．

激運動は，筋蛋白の合成を促進し筋肥大をきたす．そのために蛋白必要量が増すが，食事からの供給が十分でないと，赤血球を崩壊し，その蛋白を筋肉に供給することがあり，運動性貧血を生じる．スポーツ選手の蛋白質所要量は，1日に男子で130g以上，女子で120g以上は必要であろう．

2）蛋白質合成　　　　　　　　（図III-24）

アミノ酸は，筋細胞の蛋白質製造機（細胞質の小胞体とリボゾーム）に入り，筋肉などにつくり変えられる．どんなアミノ酸を，どんな順番で，いくつつなぎ，どんな蛋白質を製造すべきかは蛋白質製造機には不明である．この「かぎ」をにぎっているのはDNAであり，この情報をコピーして製造機に伝えるのはメッセンジャーのRNA（mRNA）の役目である．そして製造機に情報どおりにアミノ酸を運んでくるのがトランスファーRNA（tRNA）である．

製造機はtRNAが運んできたアミノ酸を次々とつなぎ，蛋白質を合成する．筋蛋白の合成には「運動の刺激が必要」であり，筋肉の緊張と弛緩を繰り返し，また筋線維自身に，アミノ酸の必要性を認識させ，ついでその情報を中枢に伝え，肝臓や血中のアミノ酸を筋に多量に運搬し，合成に好都合な条件を構築しなければならない．

3）アミノ酸分解　　　　　　　（図III-25）

TCA回路でアミノ酸の酸化的リン酸化反応が行われるには，アミノ基転移酵素の反応によりアミノ基（$-NH_2$）を離脱しなければならない．その結果，①ピルビン酸，②アセチルCoA，③α-ケトグルタル酸，④サクシニルCoA，⑤フマール酸，⑥オキザロ酢酸などが生成され，エネルギーを産生する．

一般のアミノ酸が肝臓で代謝するのに対し，筋中には多量の分岐鎖アミノ酸トランスアミナーゼがあり，分岐鎖アミノ酸（ロイシン，バリン，イソロイシン）を代謝しエネルギーを発生する．

4）アミノ酸合成

非必須アミノ酸は，グルタミン酸デヒドロゲナーゼと$NADH_2$の補酵素の助けで，α-ケトグルタル酸にアミノ基（$-NH_2$）を転移しグルタミン酸を合成する．グルタミン酸はアミノ基のキャリアでケト酸にアミノ基を渡しアミノ酸を合成する．

運動で増加した乳酸がピルビン酸となった場合，グルタミン酸からピリドキサールリン酸の助けによりGPTの触媒でアラニンに合成される．

5）ホルモン，ヘム蛋白合成

甲状腺や副腎随質のホルモンはチロシンというアミノ酸が原料である．成長ホルモンは191個，副腎皮質刺激ホルモンは39個のアミノ酸残基が原料である．甲状腺や性腺などの刺激ホルモンや卵胞ホルモンは糖蛋白が原料で合成される．

トランスフェリンという蛋白は，1mgで約1.3μgの鉄と結合して肝臓に運ばれ，鉄とグロビン（蛋白）を結合してヘモグロビン，ミオグロビン，チトクロムなどを合成している．

4．運動時の血漿アミノ酸の動態
（図III-26）

運動時の血漿アミノ酸値は，その種類により変動の仕方が異なる．一般的には運動前の血中糖・脂質が高値な場合には変動が少なく，低値な場合には運動強度や時間の影響を受け変動する．

激運動では，分岐鎖アミノ酸の上昇がみられるが，長時間の運動負荷では減少を示す．その他，必須アミノ酸では，メチオニン，フェニルアラニンなども同様の傾向を示す．アミノ酸では，アラニンが運動の影響を受けやすく，運動強度に従って増加し，ピルビン酸と相関する．この関係は筋中のアラニンではむずかしく，筋中のピルビン酸と$-NH_2$から生成されたアラニンにみられる．

筋蛋白のアクチンやミオシンが分解されると3メチルヒスチジンが生じる．これは再利用されないため筋蛋白の崩壊を知る指標となる．

尿中窒素1gは5.94lの酸素を消費し4.76lのCO_2を生じる．これを用いると，運動による蛋白の燃焼量を計算できる．

図III-27 尿酸代謝の仕組み模式図[2]

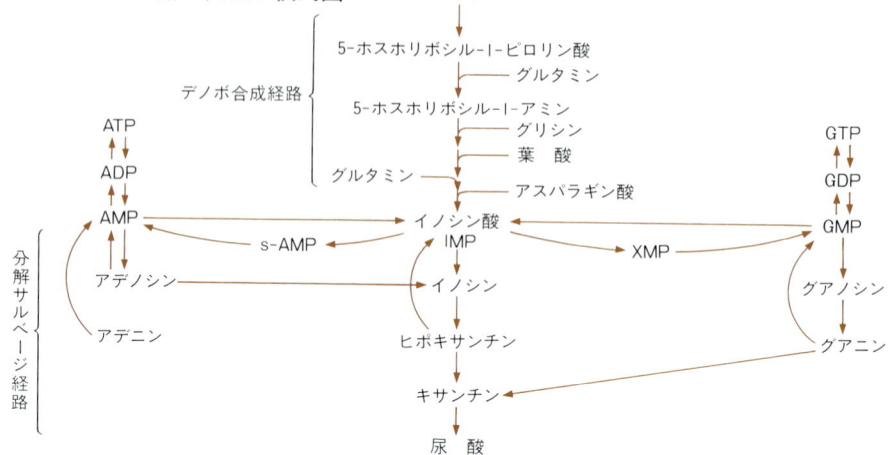

図III-28 体内での尿酸の動態

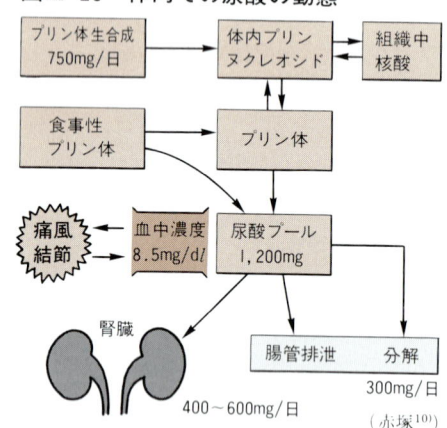

表III-9 一流スポーツ選手の高尿酸血症および痛風発生率(一流以下との比較において)

	調査人員	高尿酸血症率	痛風率
プロ野球選手*	91	34.0	3.2
大学野球部員****	29	24.1	—
柔道世界選手権代表**	11	63.5	—
大学柔道部員****	14	7.1	—
関取***	72	34.7	11.1
関取以下***	501	7.4	1.4
親方***	22	13.6	9.1
重量挙オリンピック候補**	16	62.5	—

(*西岡[11], **日本体育協会[12], ***林[13], ****伊藤より作表)

図III-29 各種運動後の血清尿酸値の上昇率[2]

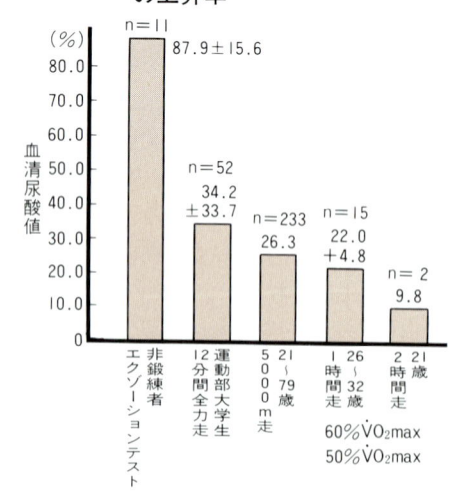

図III-30 高尿酸血症者(7.8mg/dl)の血清尿酸値の日内リズム[2]

朝食…糖質41g・蛋白質90g・脂質54g, 昼食…69g・11g・2g, 夕食…145g・44g・70g

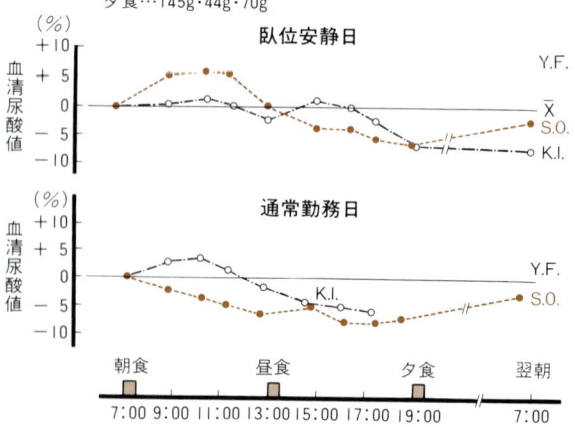

6章　運動時のプリン体代謝の仕組みとその動態

1．プリン体の種類

　プリン体は，プリン核をもったプリン塩基の総称である．プリン塩基には，アデニン，イノシンやグアニンなどがある．デオキシリボ核酸(DNA)は，プリン塩基のアデニンとグアニンに，ピリミジン塩基のチミンとシトシンを加えた4種が，糖やリン酸と交互に結合したプリン体である．リボ核酸(RNA)はDNAの4種の塩基にピリミジン塩基のウラシルを加えた5種が，糖やリン酸と交互に結合したプリン体である．またATP(アデニンに糖が結合したアデノシンに3個のリン酸が結合)，ADP，AMPやcAMPはプリン体であり，グアノシン3リン酸(GTP：グアニンに糖が結合したグアノシンに3個のリン酸が結合)，GDPやGMPなどもプリン体である．

2．プリン体の合成と分解
(図Ⅲ-27)

　デノボ合成経路は，リボース(五炭糖)とリン酸とグルタミンが結合し，さらにグリシン，葉酸，グルタミン，アスパラギン酸が結合しプリン体を新生する．また分解サルベージ経路は，アデニンからATPを合成したり，グアニンからGTPを合成する．

　体細胞は絶えず新陳代謝しており，古い細胞は壊される．その際，核蛋白は蛋白分解酵素により核酸と蛋白に分解され，核酸はさらに種々の酵素によりヌクレオシド(プリン体)に分解され，腸管から吸収され，キサンチンオキシダーゼの作用で尿酸となる．ATPはエネルギーを放出して分解し，最後に尿酸となる．

　分解サルベージ経路は，ATP → ADP → AMP → IMP →イノシン→ヒポキサンチン→キサンチン→尿酸への代謝経路と，GTP → GDP → GMP →グアノシン→グアニン→キサンチン→尿酸への代謝経路がある．

3．プリン体代謝の問題点

　プリン体代謝の問題点は，最終産物の尿酸が痛風や高尿酸血症を発症することである．また高尿酸血症の問題点は，痛風の原因のみでなく，心臓や脳の動脈硬化，心筋梗塞や脳卒中，腎盂腎炎や腎硬化症などの誘因，腎結石や尿管結石などの原因になり，最悪の場合は腎不全となることである．

　高尿酸血症は自覚症状が全くないので，日頃から健康診断を受けて管理する手だてしかない．高尿酸血症の判定基準は，1963年にWHOが男性7.0 mg/dl，女性6.0 mg/dl以上と定めている．

4．高尿酸血症の原因と誘因
(表Ⅲ-10，図Ⅲ-28, 33, 34)

　体内の尿酸は約1,200 mg存在し，毎日約600 mgが出入りしている．600 mg中，約500 mgが体内生成され，約100 mgが食事から摂取．排泄は尿から約450 mg，腸や汗から約150 mgである．

　高尿酸血症の原因は誘因を含めて以下のように整理できる．①高プリン食の過食，②体内産生過剰，③激運動，④ストレス，⑤肥満，⑥男性ホルモン，⑦他の疾患の合併症，⑧アルコール多飲，⑨腎からの排泄不全，⑩薬の副作用などである．

　①〜⑥は主に尿酸産生と摂取過剰が，⑦〜⑩は主に尿酸の排泄減少が関係している．

　① **高プリン食**：高尿酸血症の予防には，以前は高プリン食制限が重視されたが，最近は体内産生の抑制と排泄高進が重視されている．しかし，肥満者に高尿酸血症が多く，肥満食との関係が考えられ，一流スポーツ選手にも高尿酸血症が多く，彼らの高プリン食も否定できない．

　② **排泄抑制と過剰産生**：極端な食制限は，脂肪の燃焼を高進しケトン体を生じて血液を酸性に傾け，腎の排泄能力を低下させて高尿酸血症にする．また筋蛋白が燃焼され，その際に核酸も分解されてプリン体が増加し，これが代謝されて，尿酸が

図Ⅲ-31 エクゾーションテスト時の血清尿酸値および増減率[2]

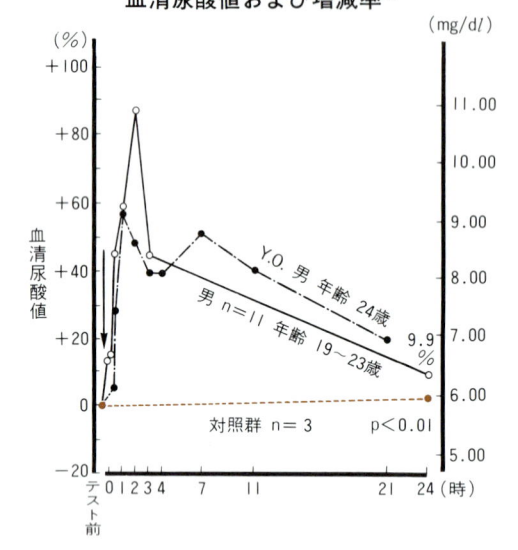

図Ⅲ-32 高尿酸血症者に各種強度の運動を負荷したさいの血清尿酸値の動態[2]

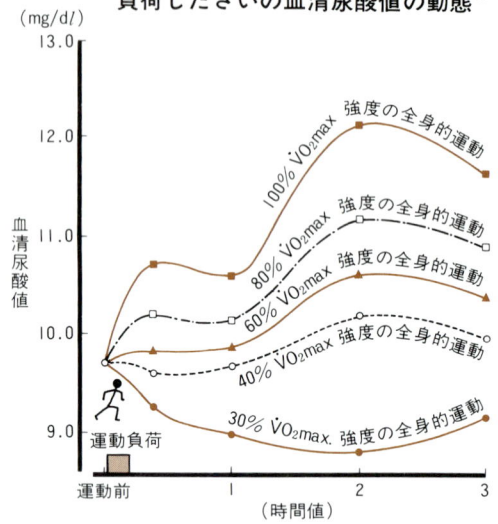

図Ⅲ-33 濾過と再吸収と分泌作用[2]
（例：尿酸）

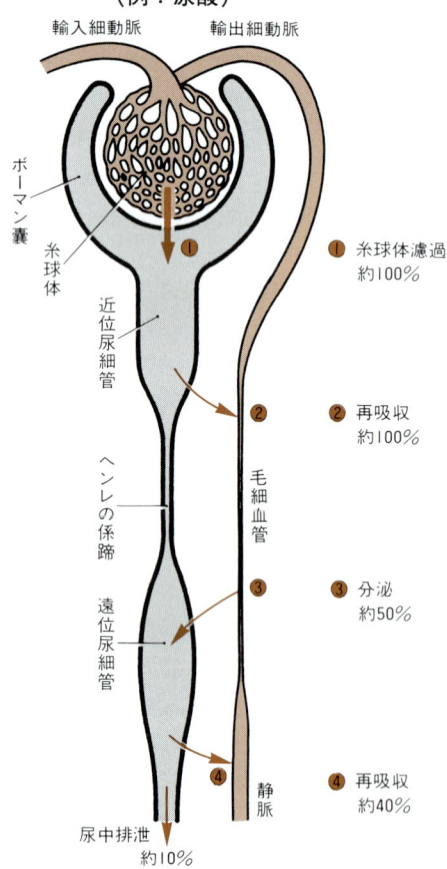

- 輸入細動脈
- 輸出細動脈
- ボーマン嚢
- 糸球体
- 近位尿細管
- ヘンレの係蹄
- 遠位尿細管
- 毛細血管
- 静脈
- 尿中排泄 約10%

❶ 糸球体濾過 約100%
❷ 再吸収 約100%
❸ 分泌 約50%
❹ 再吸収 約40%

表Ⅲ-10 食品のプリン体窒素含有量

順位	食品名	100g中含有量
1位	にぼし	339
2	かつおぶし	213
3	とりの肝臓	148±7.9
4	まいわし（干）	133±23.6
5	豚の肝臓	123±18.8
6	大正えび	112±7.6
7	まあじ（干）	109±7.2
8	おきあみ	107
9	牛の肝臓	102±21.2
10	さんま	93±13.6

（科学技術庁資源調査会[14]）

図Ⅲ-34 高尿酸血症の運動と食事療法の効果
（32～49歳 男性7名）[2]

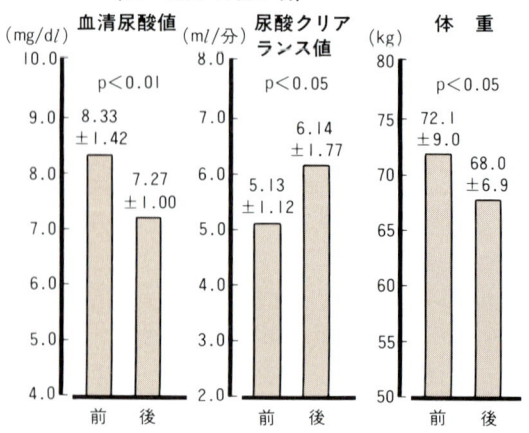

血清尿酸値 (mg/dℓ) p<0.01
前 8.33±1.42　後 7.27±1.00

尿酸クリアランス値 (mℓ/分) p<0.05
前 5.13±1.12　後 6.14±1.77

体重 (kg) p<0.05
前 72.1±9.0　後 68.0±6.9

増加する．

③ **運動**：運動は体内尿酸の均衡を崩しやすく，表III-9のようにスポーツ選手や元スポーツ選手は高尿酸血症者や痛風の発症率が高い．

各種の運動を負荷して血清尿酸値を検討した結果（図III-29），①短時間の全身的激運動後は上昇が著しい，②長時間の全身的持久運動後は①に比べて上昇は少ない，③筋力トレーニングでは負荷重量が大であっても運動時間が短かいと上昇は少なく，負荷重量が小であっても運動時間が長いと上昇が著しい．④大部分の運動で血清尿酸値は上昇するなどの結果を得た．

5．運動性高尿酸現象とその発現機序

1）運動性高尿酸現象とは

運動後に血清尿酸値が一過性に高くなるが，運動を2～3日中止すると前値に復する現象を運動性高尿酸現象，運動に起因した血清尿酸値の上昇が恒久化した場合を運動性高尿酸血症という．

2）運動性高尿酸現象の発現機序

①身体活動はATPを分解し尿酸を生成する．②激運動は，筋細胞を壊し，中の核酸が分解されて産生が高まる．③激運動は，腎血流量を低下し尿量が減少し，尿酸の排泄を減少させる．④激運動は乳酸を増加し，血液を酸性化し腎の排泄を低下させる．

3）血中尿酸値の日内リズム　（図III-30, 31）

安静日の血清尿酸値の日内リズムは，午前中に高値傾向，午後に低値傾向，夕刻から翌朝にかけて再び上昇傾向を示す．電車通勤と座業勤務日の日内リズムは，安静日に比べ午前中より低値を示し，夜間わずかに上昇傾向を示す．午前中に激運動を実施すると終了直後にわずかの上昇を示すのみで，その後徐々に増加して約1～2時間後に最高値を示し，その後回復が遅れ，翌朝でも前値に回復しないのが一般的である．

4）各種運動強度と血中尿酸値　（図III-32）

各種強度の全身的運動を負荷し，血清尿酸値を検討すると，100％$\dot{V}O_2$max強度が最高値を示し，80％$\dot{V}O_2$max，60％$\dot{V}O_2$max，40％$\dot{V}O_2$max運動強度の順となるが，30％$\dot{V}O_2$maxの場合には運動終了後に低下傾向を示した（ただし運動前値が低値では低下を示さない）．また100％$\dot{V}O_2$max強度運動後に軽運動を実施すると，実施しない場合に比し低値傾向を示した．この成績は激しいスポーツ実施後の整理運動の重要性を示唆するものである．

6．高尿酸血症の予防と改善法

運動もやり方によっては血中尿酸値を下げることができる．①運動の種類：全身的でリズミカルなリラックス運動，②運動強度：30％$\dot{V}O_2$max（もの足りなく感じる強度），③運動時間：1回20分～40分，④運動回数：週3～4回，⑤運動実施上の注意：運動強度の順守などに注意する．

30％$\dot{V}O_2$maxの運動がよい理由は以下のとおりである．

① 血液循環がよく，腎血流量が増し，腎機能が高進する．

② 酸素摂取効率がよく，血中乳酸値が低下し，血液の酸性化を回復し腎機能を高進する．

③ ATPの消耗が少なく，分解してADPになっても速やかにATPに戻り，尿酸にまで代謝しない．

運動を行うと，発汗して血液水分が減少し，尿量も減少する．尿量減少は腎の尿酸排泄を低下させる．速やかに水分を十分補給し尿量を確保する．水に重曹をわずか加えると血液をアルカリ化し尿酸の排泄を高進する．しかし，運動後のビールの多飲は，乳酸を生成して血液を酸性化し，腎機能が低下し尿酸排泄が悪くなる．

食事療法の注意点は，①プリン体の多い食品（表III 3-10）を控える，②肥満の予防と改善のために摂取量を控える．極端な食制限はケトン体を生じ血液を酸性化し，腎の尿酸排泄を低下，また筋蛋白を燃焼し，核酸を分解し尿酸を増加させる．

図Ⅲ-35 水分代謝[2]

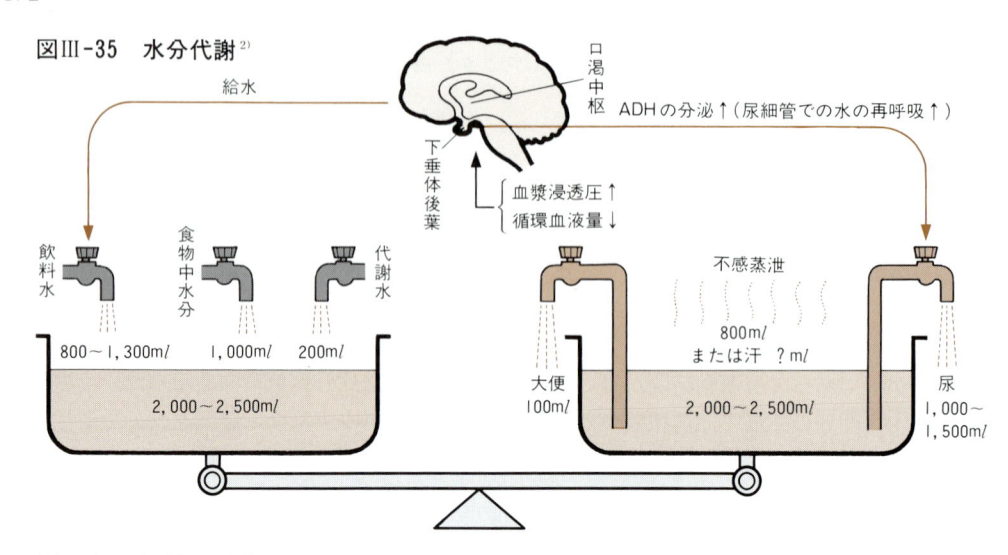

図Ⅲ-36 汗腺の構造[4]

表Ⅲ-11 水欠乏性脱水症

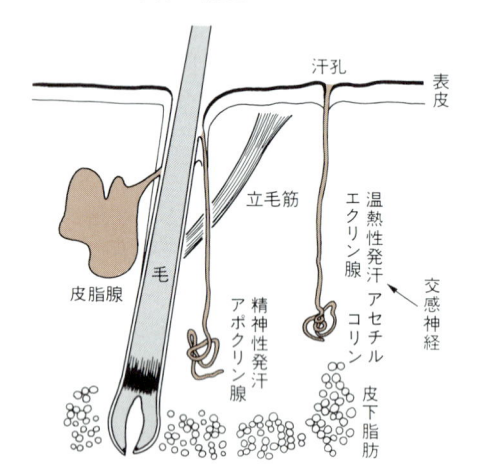

	軽度	中等度	高度
体重減少率	2〜4%	4〜8%	8%以上
水欠乏量	1〜2ℓ	2〜4ℓ	4ℓ以上
口渇	＋	＋＋	＋＋＋
尿量減少	＋	＋＋	＋＋＋
眼のくぼみ		＋	＋＋
舌の乾燥		＋	＋＋
全身衰弱		＋	＋＋
精神障害			＋＋
身体活動不能			＋＋

(飯田[15])

図Ⅲ-37 体温調節のセットポイント説（模式）[4]

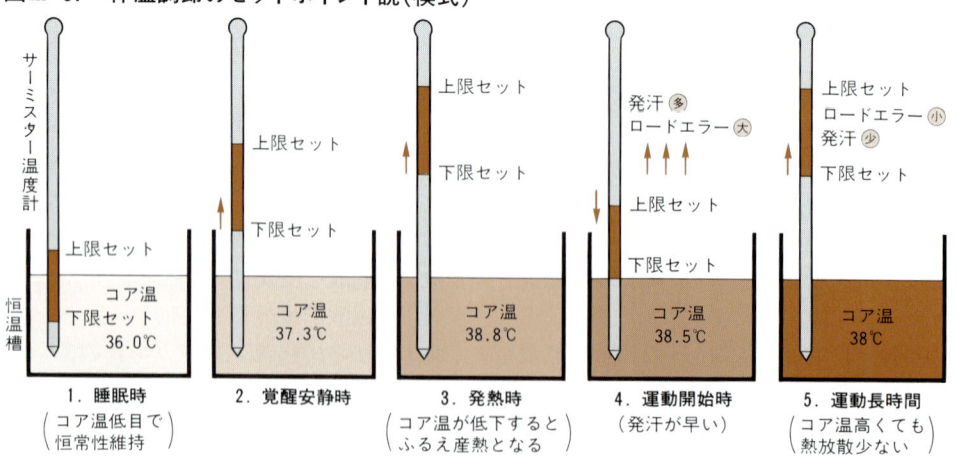

1. 睡眠時
（コア温低目で恒常性維持）

2. 覚醒安静時

3. 発熱時
（コア温が低下するとふるえ産熱となる）

4. 運動開始時
（発汗が早い）

5. 運動長時間
（コア温高くても熱放散少ない）

7章 運動時の水分および電解質代謝の仕組みとその動態

1. 体水分量, 体水分の補給と排泄

1) 体水分量

身体の水分量は, 乳児のときが体重の約80％で最高であり, 成長に伴い減少し成人男子では約60％となり, 女子では約55％になる. この体水分量の性差は体脂肪量に起因し, 肥満成人では約40％と少ない. スポーツ選手は男女とも一般人より体脂肪量が少なく, 体水分量は多めである.

2) 体水分の補給と排泄 (図Ⅲ-35)

1日の摂取水分量は2,000〜2,500 ml で, その内訳は飲料水 800〜1,300 ml, 食物水分約1,000 ml である. 体内生成水分(代謝水)は約200 ml である. 代謝水の内訳は, 脂質代謝水が102 ml で, 糖質代謝水 (55.5 ml) や蛋白質代謝水 (43.3 ml) の約2倍である.

1日の水分排泄量も2,000〜2,500 ml で, 摂取と均衡が保たれている. 排泄量の内訳は, 尿1,000〜1,500 ml, 糞便中約100 ml, 不感蒸泄は約800 ml (皮膚約455 ml, 呼吸器約345 ml) である.

2. 運動と水分

1) 運動時の体温調節と発汗 (図Ⅲ-36, 37)

汗は体温上昇で発汗中枢が興奮し汗腺から反射的に分泌される. 体温上昇は汗 1 ml の気化で 0.58 kcal の潜熱を奪い抑えられる (流れ落ちる無効汗量は無関係). 気化熱冷却効果は, 70 kg の体重で120 ml 気化すると体温が約 1℃低下する. 温熱性発汗はエクリン腺(広く分布), 精神性発汗はアポクリン腺(腋窩など)からなされる.

運動時の汗量は, 運動強度と時間, 環境条件により異なる. 汗量に伴う身体の諸症状は, 体重の 2〜4％減で口渇, 4〜8％減で全身衰弱など, 8％以上減で精神障害などを生じる.

汗量は, 発汗状態から推定可能で, 腋窩やそけい部の断続的軽度発汗は約300 ml/日, Na^+ は10〜20 mEq/日, 頭部や顔面の断続的中等度発汗は約600 ml/日, Na^+ は20〜40 mEq/日, 全身の断続的高度発汗は, 1,000 ml/日, Na は約40 mEq/日. 全身の持続的高度発汗は 2〜5 l/日, Na^+ 約40 mEq/日である. 高度発汗は, K^+, Cl^- の喪失も多く, 筋肉痙攣の誘因となることが多い.

女子は発汗開始時の深部体温が高く, 汗量も少なく, 黄体期は発汗開始が遅れ汗量も少ない. また高齢者は汗量が少ない. しかし, 運動量の差を考慮すると性・年齢差はみられない.

2) スポーツ選手の1日の体水分の出納 (図Ⅲ-38)

1日の体水分の出納は, 約2.5 l で均衡が保たれている. しかし, トレーニング日の汗量は2〜3 l で非運動日の約2倍, フルマラソンは4〜5 l で非運動日の約3倍となる. これに見合う水分補給がなければ体水分はマイナスになる.

3) 運動時の脱水 (表Ⅲ-11)

1次脱水では(体液減少, 塩分保持), 激しい口渇, 血液濃縮, 脱力・倦怠感, 皮膚温や深部体温が若干上昇し, 2次脱水では(血漿中 Na^+ や Cl^- 減少, 浸透圧低下), 筋肉の疼痛や痙攣がみられる. この場合, 水分のみを補給すると血漿浸透圧がさらに低下し, その後発汗が増加して血液は濃縮されるが, 塩分濃度は増大せず, 症状は一層悪化し, 筋痙攣は平滑筋におよび全身の強い倦怠感, 脱力感, めまいなどが生じてくる.

4) 運動時の腎機能

運動時の発汗高進は腎の糸球体濾過量や尿細管での再吸収量に影響を及ぼして, 尿排泄を抑制し体水分を確保している. また, 含有窒素成分排泄を高進し, 電解質, 浸透圧, 酸・塩基平衡などの調節を行っている.

図III-38　マラソン走行時の環境温度（湿度70%）と体温変化度

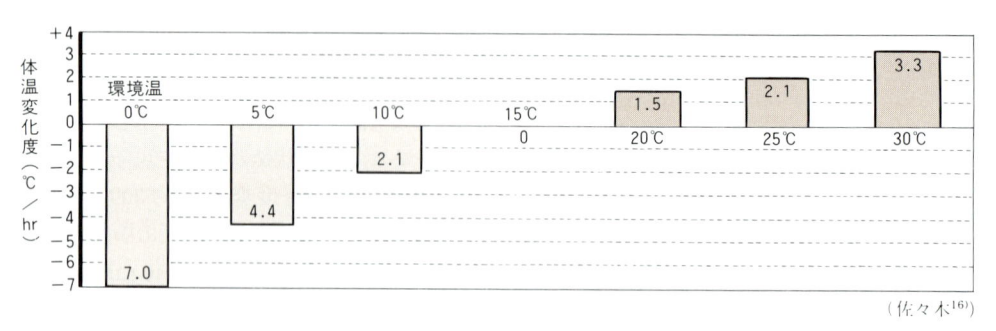

(佐々木[16])

図III-39　体液の種類と組成*，浸透圧**

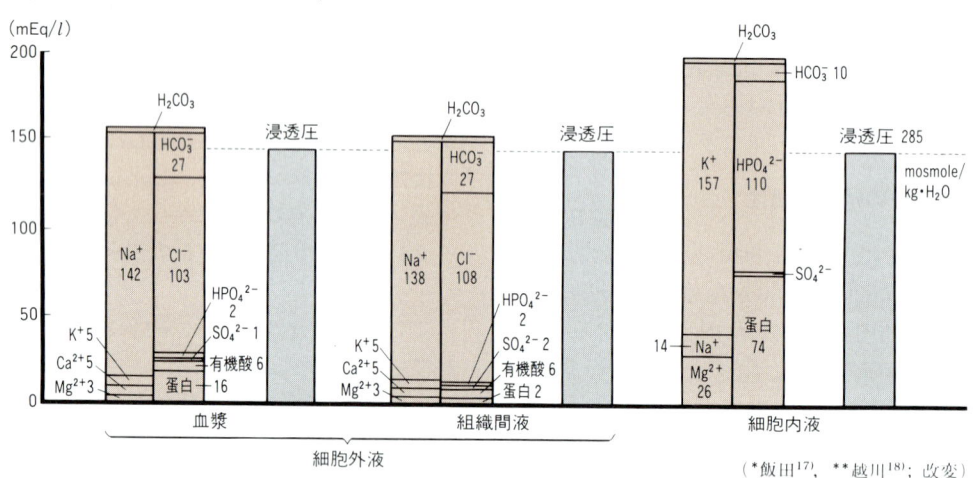

(*飯田[17]，**越川[18]；改変)

図III-40　体重減少量と汗中Na，K排泄量
（40分間の運動を含む2時間の値）

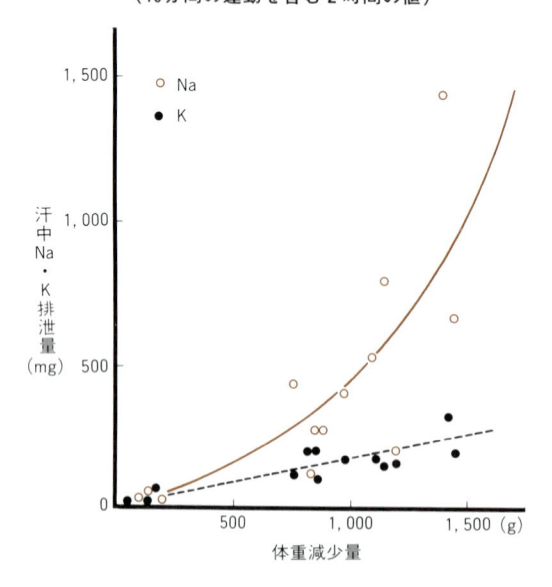

図III-41　運動後の水・電解質の補給の基本的考え方[2]

（日常生活においてバランスのとれた望ましい食事をとっている場合に限る）

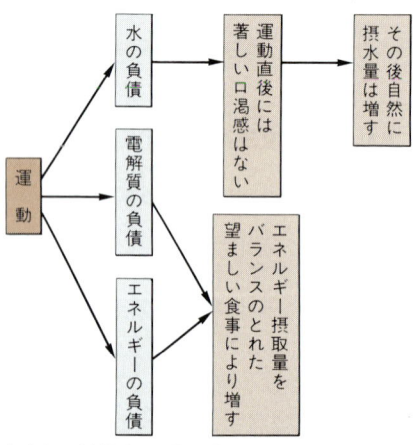

運動 → 水の負債 → 運動直後には著しい口渇感はない → その後自然に摂水量は増す

運動 → 電解質の負債 → エネルギー摂取量をバランスのとれた望ましい食事により増す

運動 → エネルギーの負債 → エネルギー摂取量をバランスのとれた望ましい食事により増す

ただし，減量時には電解質の特別な補給が必要な場合も考えられる．水摂取の制限は好ましくない．

激運動は腎への酸素供給を低下し腎血流量を低下させる．中等度運動は当初腎血流量を一時的に低下し，その後回復し運動前と大差なくなる．軽運動は酸素の摂取効率が運動前よりよくなり，腎血流量もほとんど低下せず，むしろ高進傾向を示すことが多い．

5）運動時の血中水分

血中水分は，出生と同時に急激に増加し，その後徐々に減少，第二次性徴発現後は性差が生じ女性は約25歳で再増加，以後一定値を維持．男性は25～35歳に最低値以後は増加して漸次男女差がなくなる．血中水分は，環境，飲水，体位，労働，睡眠などの影響を受ける．運動時の血中水分は，発汗を伴う場合 0.77～1.90％の減少を示す．

6）運動時の耐暑・耐水性への適応

運動時の耐暑・耐水性の閾値は，トレーニングによる運動適性の向上によりある程度まで高めることができ，暑熱下の運動でも汗量が少なく，汗中塩分濃度も低い．非鍛練者は，鍛練者と同等の体温上昇時でも発汗開始が遅れ，日射病になりやすい．能動汗腺の機能が不活発な6月期の運動は無理しないことである．

3．練習時と試合時の水分補給

水分補給の目的は，練習中は①体温上昇の抑制，②喪失量補給，③塩分補給，④栄養源補給などであり，試合中との違いは②～④の吸収を急ぐことであり，試合展開と身体的変化に応じて，いつ，何を，どのくらい摂取すべきか予想し，飲み分けできるよう工夫する必要がある．

1）水分量と含有成分 　　　（図III-39～41）

補給水分量は，汗量を目安にする．実際には体重減少量でよい．過剰摂取は，低ナトリウム血症となり，いわゆる水中毒になることもある．

補給水分中の含有成分は，目的に応じて，塩分やグルコースなどを汗中濃度に見合うよう添加する．試合中は吸収を急ぐのでやや低張液がよく，Fox は 2～2.5％を推奨している（スポーツドリンクは 4～11％）．練習中は，若干水分吸収速度が低下しても栄養源の濃度を高める．栄養源は，グルコースが一般的であるが，インスリン分泌を促進し低血糖と脂質代謝を抑制するため，試合中の多量摂取は望ましくないとの見解もある．最近，果糖とアルギニンの併用が脂質代謝抑制なしに糖質を補給できるとされ，注目されている．

Na^+ は細胞外液，K^+ は細胞内液の浸透圧を保つため，これらの喪失は運動遂行に支障をきたす．汗中 Na^+ 喪失は，腎での Na^+ 再吸収を K^+ との交換により高進するため，細胞内 K^+ 不足をきたす．また Na^+ 過剰摂取は K^+ の細胞内不足をきたすため，Na^+ と K^+ を混合し等張以下にすることが望ましい．Ca, P, ビタミン類の試合中摂取は意義不明であるが，練習中は不足の可能性もある．

スポーツドリンクには，ビタミン B_1, B_2, C, ナイアシン，Ca, Na, K, P などが含まれているものもある．

2）補給水分の温度と味

補給水分の温度は体温に関与し，温かい場合は発汗を促進し，冷たい場合は抑制するが，冷えてなくても体温上昇抑制に効果がある．しかし，試合中で体温上昇が著しい場合には，補給水分は約10℃が効果的である．急冷が必要な場合は，飲水では不十分で，頭部からかける．

水分の味は，種々の精神的効果が期待されるので不快感はよくない．温度も味に関係する．

3）環境条件，個人差と補給水分

気温の上昇は汗量を増し，湿度の上昇は気化を悪くする．環境条件に応じて飲水量や水温を調節し，また水温を保持する容器も重要となる．

個人差は鍛練度，馴化度，発汗の仕方・量，水や成分の吸収速度・率などを考慮する．

4）練習終了後と試合終了後の水分補給

練習や試合終了後は尿量が減少する．尿量は腎からの尿酸等の老廃物の排泄に影響する．終了後は，水分を速やかに，十分に補給し尿量を確保する必要がある．水分には，若干重曹を溶かすと尿酸の排泄がよくなる（高血圧症は不可）．

図III-42 血清逸脱酵素[2]

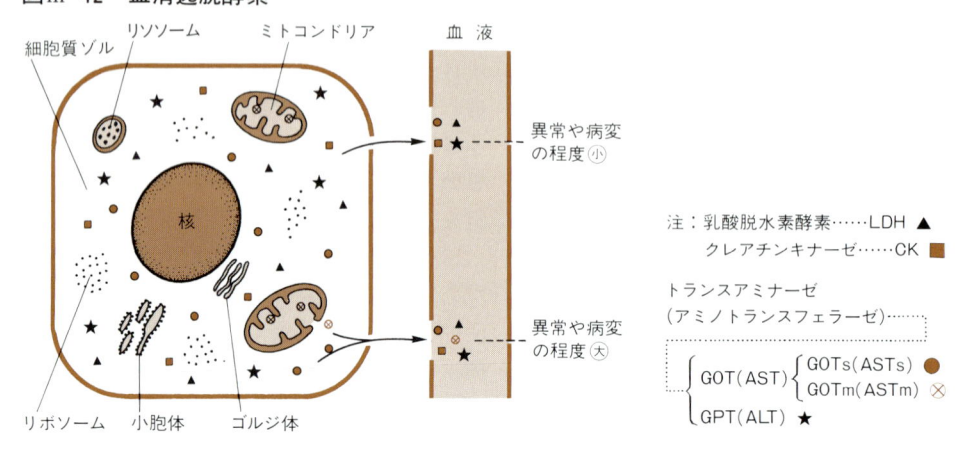

細胞質ゾル　リソソーム　ミトコンドリア　　血液

異常や病変の程度(小)

異常や病変の程度(大)

核

リボソーム　小胞体　ゴルジ体

注：乳酸脱水素酵素……LDH ▲
　　クレアチンキナーゼ……CK ■
トランスアミナーゼ
（アミノトランスフェラーゼ）……
{ GOT(AST) { GOTs(ASTs) ●
　　　　　　 GOTm(ASTm) ⊗
  GPT(ALT) ★

図III-43　LDHの働き[2]

COOH　　　　　　　　　　COOH
|　　NADH+H⁺ NAD⁺　　|
C=O　　→　　　　　　H−C−OH
|　　　LDH　　　　　　|
CH₃　　←　　　　　　　CH₃
　　　NADH+H⁺ NAD⁺

ピルビン酸　　　　　　L-乳酸

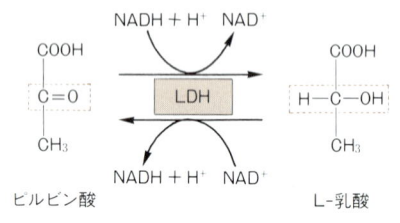

図III-44　電気泳動法による血清LDH
　　　　　アイソザイムのパターン(上)と
　　　　　LDHアイソザイム(下)[2]

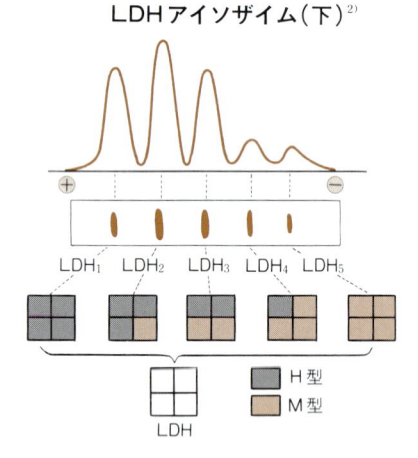

LDH₁　LDH₂　LDH₃　LDH₄　LDH₅

LDH　　■ H型　　■ M型

図III-45　運動による血清LDH活性値の変化[2]

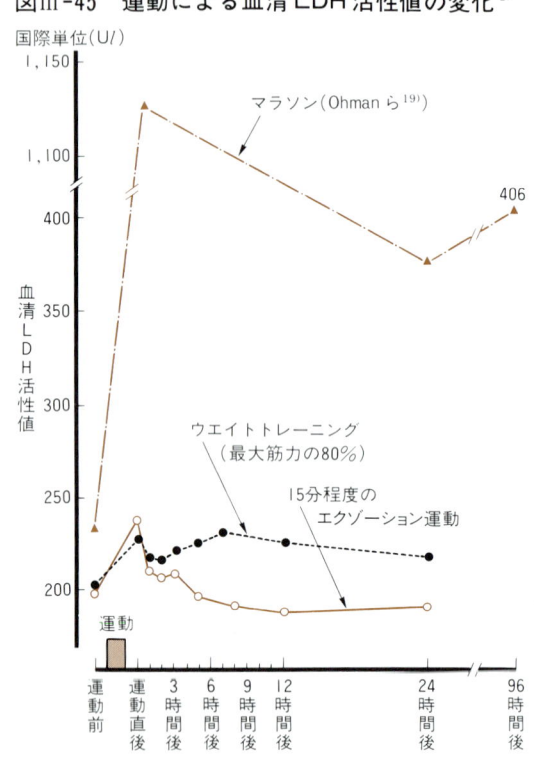

国際単位(U/l)

マラソン(Ohmanら[19])

406

ウエイトトレーニング
（最大筋力の80％）

15分程度の
エクゾーション運動

運動

運動前　運動直後　3時間後　6時間後　9時間後　12時間後　24時間後　96時間後

図III-46　運動による血清LDHアイソザイムの変化

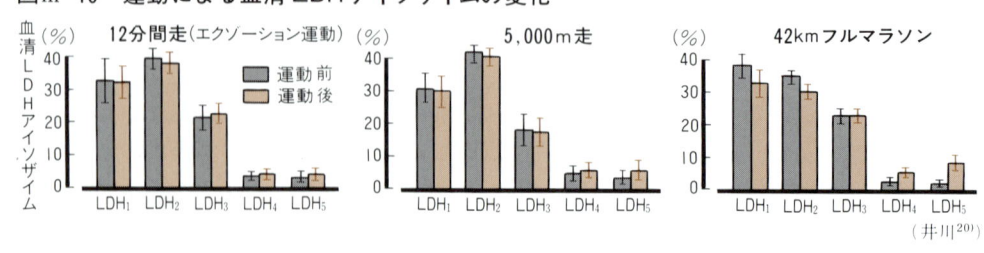

12分間走(エクゾーション運動)　　5,000m走　　42kmフルマラソン

■ 運動前　■ 運動後

LDH₁ LDH₂ LDH₃ LDH₄ LDH₅

(井川[20])

8章　運動時の酵素の働きとその動態

1．酵素の働きと種類

(図III-42)

　酵素は主に蛋白質からなり，種々の化学反応を触媒する．その作用はpH，温度，基質濃度などに依存し，基質特異性により唯一の反応のみに作用するため，他の化学反応と異なり，円滑で速やかである．

　血中酵素は，リポ蛋白リパーゼ，LCAT(レシチンコレステロールアシルトランスフェラーゼ)などが血中脂質代謝に関与しているにすぎず，多くは細胞から逸脱したもので，一定レベル存在するが，作用はほとんどみられない．細胞異常，病変などの損傷や壊死，また運動などで膜透過性が亢進すると逸脱量が増し，正常域を超えることがある．

　運動時の酵素の検討は，動物では細胞内酵素の検討が可能であるが，ヒト対象の場合は血清逸脱酵素を検討せざるをえない．

　酵素を分類すると，①酸化還元酵素：チトクロムオキシダーゼや乳酸脱水素酵素(LDH)など，②転移酵素：トランスアミナーゼ(GOT, GPT)，③加水分解酵素：エステラーゼ，ペプチダーゼ，④除去付加酵素：アルドラーゼ，デカルボキシラーゼ，⑤異性化酵素：シス-トランスイソメラーゼ，⑥合成酵素：NADシンテターゼなどである．

　補酵素(助酵素)は非蛋白性有機化合物で酵素の蛋白部分(アポ酵素)と特異・可逆的にホロ酵素を形成し活性を示す．

　例：$NADH_2 + 2A^n \rightarrow NAD + 2A^{n-1} + 2H^+$ で $2H^+$，$FADH_2 + 2A^n \rightarrow FAD + 2A^{n-1} + 2H^+$ で $2H^+$ をチトクロム系に渡しATP産生反応を触媒する．

2．運動とLDH

(図III-43, 45, 46)

　乳酸脱水素酵素(lactic dehydrogenase，LDH)は，解糖系にあってNADを補酵素とし，ピルビン酸↔乳酸の反応の酸化還元酵素として作用している．体内分布は，腎臓，心臓，骨格筋，脾臓，肝臓，肺などに多く含まれ，赤血球中にも血清の150～200倍ぐらい存在している．1955年Neilandsらは，性質の異なる2種類のLDHを発見し，その1つが心臓に多いところからH型，他方は骨格筋に多いところからM型と名づけた．この2種はそれぞれ4つのサブユニットからなり，$LDH_1 = HHHH$，$LDH_2 = HHHM$，$LDH_3 = HHMM$，$LDH_4 = HMMM$，$LDH_5 = MMMM$ の5種のアイソザイムが存在している．

　血清LDH活性値は，心筋梗塞，悪性腫瘍，肝疾患，溶血性疾患，筋ジストロフィー症などの場合に変動し，その診断の資料となる．

　運動に際しても血液中に逸脱し，短時間激運動では著しい上昇を示すがその分画値のLDH_5の上昇が少なく運動強度との相関は認められない．長時間運動では，20 km前後の歩行までは上昇が認められず，30 km前後で上昇が著しくなる．さらに50 kmや100 kmの歩行になると上昇が著しくなり，その回復が非常に悪くなる．その際の分画値をみると，LDH_1・LDH_3は運動前に比し運動後が相対的に低値を示し，LDH_4は回復60分で2.0％($p<0.05$)の上昇，LDH_5は回復3分で6.7％($p<0.05$)，回復60分では8.5％($p<0.001$)の上昇がみられる．この筋タイプLDH_5の著しい上昇は，長時間運動が筋組織に相当な侵襲となったことを示唆している．

3．運動とCPK

(図III-47, 48, 49)

　CPK(creatine phosphokinase)は，1934年ローマンLohmannが骨格筋中から発見した酵素である．筋収縮時は，エネルギー源のATPが必要であるが，貯蔵ATP量が不足するとクレアチンリン酸(CP)から活性リン酸を分離し，ADPに結合しATPを再合成する．逆に休息時は余剰のATP

図III-47　CPKの働き[2]

図III-48　運動による血清CK活性値の変化

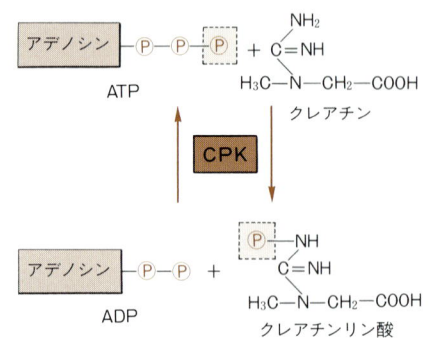

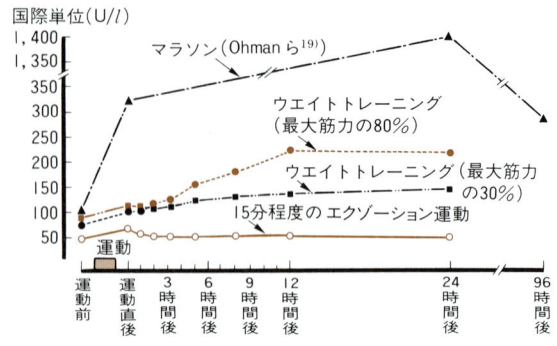

図III-49　CPKの体内分布(左)＊とCPKアイソザイムの臓器特異性(右)

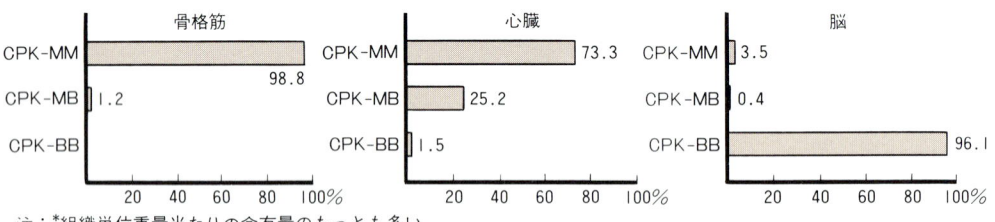

骨格筋
- CPK-MM　98.8
- CPK-MB　1.2
- CPK-BB

心臓
- CPK-MM　73.3
- CPK-MB　25.2
- CPK-BB　1.5

脳
- CPK-MM　3.5
- CPK-MB　0.4
- CPK-BB　96.1

注：＊組織単位重量当たりの含有量のもっとも多い臓器を100％にしたときの相対値

(尤他[21]，嵯峨[22]，三好他[23]の結果を改変作図)

図III-50　GOT(AST)の働き[2]

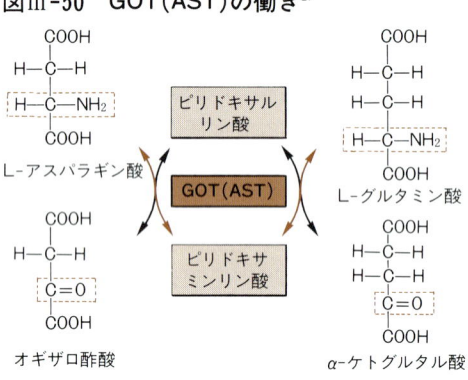

L-アスパラギン酸　⇄　L-グルタミン酸
オギザロ酢酸　⇄　α-ケトグルタル酸
ピリドキサルリン酸／ピリドキサミンリン酸

図III-51　GPT(ALT)の働き

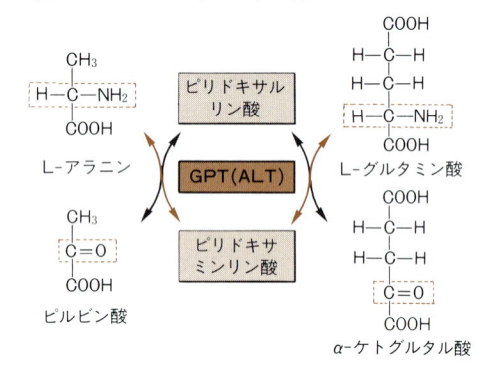

L-アラニン　⇄　L-グルタミン酸
ピルビン酸　⇄　α-ケトグルタル酸
ピリドキサルリン酸／ピリドキサミンリン酸

図III-52　運動による血清GOT(AST)(左)およびGPT(ALT)(右)活性値の変化[2]

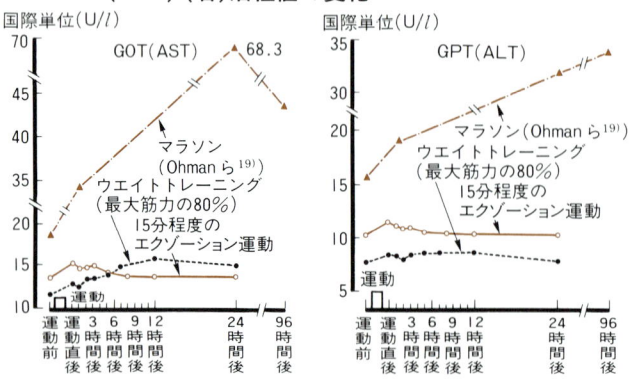

GOT(AST)　マラソン(Ohmanら[19]) 68.3
ウエイトトレーニング(最大筋力の80％)
15分程度のエクゾーション運動

GPT(ALT)　マラソン(Ohmanら[19])
ウエイトトレーニング(最大筋力の80％)
15分程度のエクゾーション運動

図III-53　運動による血清GOTm(ASTm)活性値の変化[2]

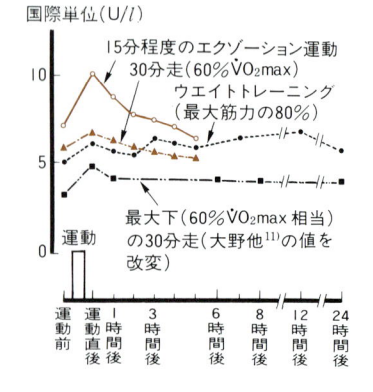

15分程度のエクゾーション運動
30分走(60％VO₂max)
ウエイトトレーニング(最大筋力の80％)
最大下(60％VO₂max相当)の30分走(大野他[11]の値を改変)

の活性リン酸(P)を分離しクレアチン(C)と結合し，クレアチンリン酸として貯蔵する．この一連の反応をローマン反応といい，CPK はこの反応を触媒する．体内分布は骨格筋に非常に多く，心筋，胃，脳の順で肝臓，腎臓や赤血球にはほとんど存在しない．

各種運動強度における血清 CPK 活性値の動態は，$\dot{V}O_2$max 時に 10.3 IU/l 程度であるが個人差が大きい．強度が弱くなるにしたがい上昇率が低下する．長時間運動は上昇が著しく 100 km 歩行では約 6 倍になり回復が悪い．フルマラソンでは約 16.9 倍に増加し，その回復には約 1 週間の休息が必要である．したがって血清 CPK 活性値は，安静生活時は著しく低値となるが，活動生活時は上昇する．そのため日内変動が著しく個人差も大きい．

血清 CPK のアイソザイムは臓器特異性があり，骨格筋は MM 98.8％，MB 1.2％，BB 0％，心筋は MM 73.3％，MB 25.2％，BB 1.5％と多く，脳は BB 96.1％，MM 3.5％，MB 0.4％が存在する．運動による上昇のほとんどが MM によるものであるが，長時間の走運動では MM のみでなく MB の上昇が認められる．

4．運動と GOT, GPT

(図 III-49, 50)

両酵素は，アミノ酸と α-ケトグルタル酸との間で $-NH_2$ の転移作用をしている転移酵素である．GOT(glutamic oxaloacetic transaminase)はアスパラギン酸の $-NH_2$ を α-ケトグルタル酸に転移してグルタミン酸とし，GPT(glutamic pyruvic transaminase)はアラニンの $-NH_3$ を α-ケトグルタル酸に転移してグルタミン酸とする．GOT は心筋に最多，ついで肝臓，骨格筋，腎臓，膵臓，脾臓，肺の順に分布する．GPT は肝臓に最多，ついで腎臓，心筋，骨格筋，膵臓，脾臓，肺の順に分布する．

血清 GOT 活性値の上昇は，心筋梗塞発作で著しく，また肝疾患では GPT の著しい増加を示す．一方，慢性肝炎，肝硬変，肝癌，貧血性疾患などでは GPT より GOT が高値となる．LDH のアイソザイムと対比して考えれば，その起因の判別に有効な手段となる．

両酵素の活性値動態は，短時間の運動の場合には強度との相関がよく，$\dot{V}O_2$max 強度の場合は 25～30 KU/l の上昇が，長時間の運動では LDH や CPK 活性値のように著しい上昇を認めない．フルマラソンでは約 2.6 倍の増加がみられる．一般に鍛練者はその上昇が少ないが，運動を繰り返し負荷していくと著しい増加を示してくる．これらの成績は，LDH アイソザイムや CPK などの変動と合わせて考えると，短時間の激運動では GOT, GPT は肝臓からの逸脱が大きく，長時間の運動では筋肉からの逸脱が大きいことが推察できる．

GOT のアイソザイムは臓器特異性がみられない．しかし，細胞内局在を異にする 2 種類が存在する．1 つは細胞可溶分画に，他はミトコンドリアに局在する．運動との関連では，Critz らは減少する，Halonen らは変化なし，Fowler, 大野，河井らは増加すると報告し，必ずしもその成績は一致していない．しかし，著者らの成績では運動の質，強度によって異なると考えられ，今後の研究が期待されるところである．

5．運動とその他の血清酵素活性値

運動時のその他の血清酵素活性値としては，血清アルドラーゼ（解糖系酵素）が $\dot{V}O_2$max では終了直後に 30～40％上昇，1 時間後に前値回復，フルマラソンや長時間歩行は直後に 100～200％上昇し，その後数日間回復しない．安静時値は鍛練者が高値である．運動時の上昇は骨格筋由来のものが多いと考えられている．

アルカリホスファターゼ(ALP)，γ-グルタミルトランスペプチダーゼ(γ-GTP)やロイシンアミノペプチダーゼ(LAP)は，$\dot{V}O_2$max 直後で 5～15％上昇し，フルマラソン，20～50 km 歩行では 10～25％上昇し，γ-GTP も同様であるが 1 時間後に 30～60％も上昇したという報告もある．

図III-54 運動強度と血漿,血中cAMP,アドレナリン,ノルアドレナリン,成長ホルモン,サイロキシン,インスリン,C-ペプチドの動態[2]

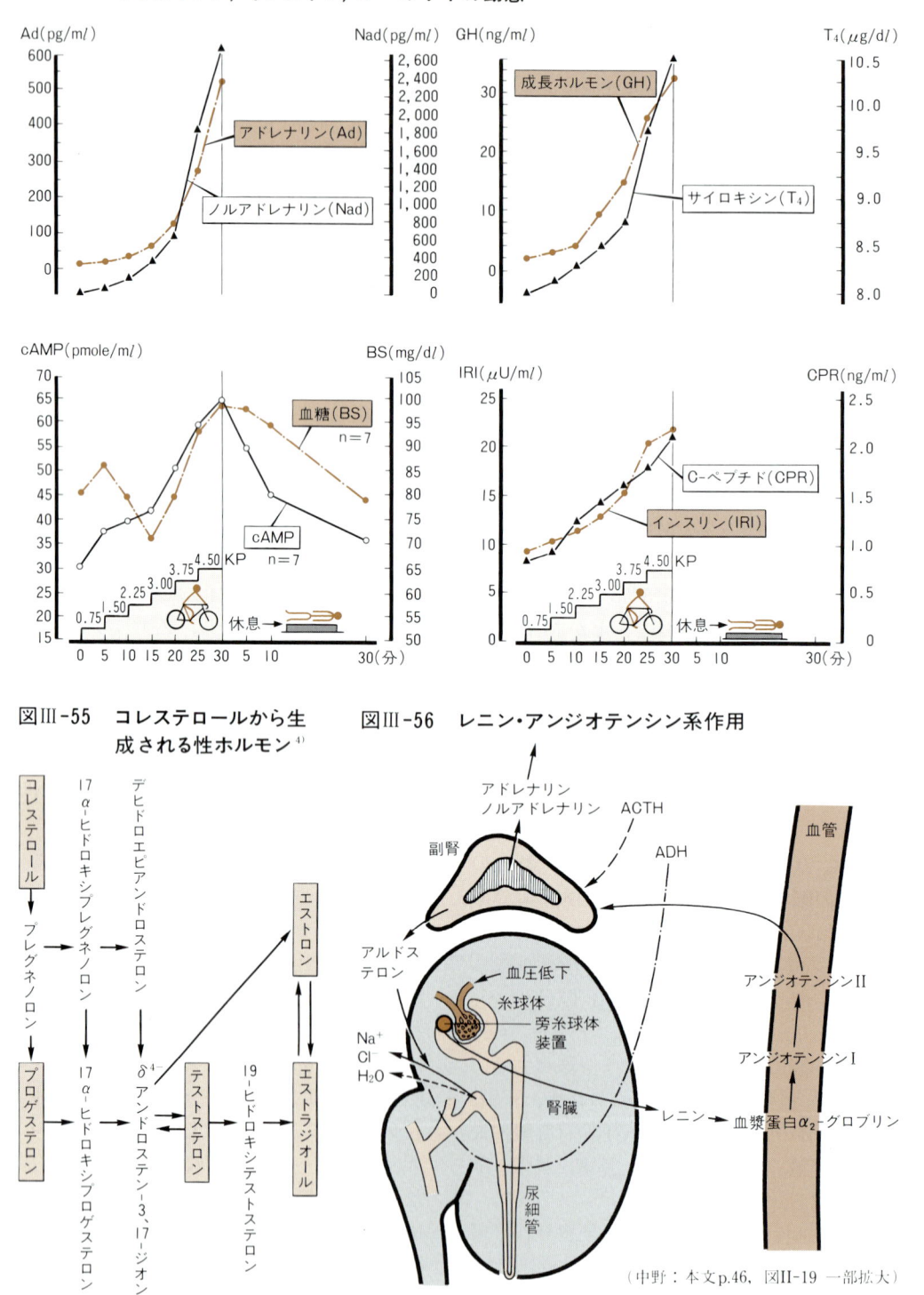

図III-55 コレステロールから生成される性ホルモン[4]

図III-56 レニン・アンジオテンシン系作用

(中野:本文p.46,図II-19 一部拡大)

9章　運動時のホルモンの働きとその動態

1. 蛋白系ホルモン
（図 III-54）

1）カテコールアミン

カテコールアミンは，アミノ酸のチロシンからつくられ，ドーパミン（活性弱），ノルアドレナリン（活性強），アドレナリン（活性強）からなる．副腎髄質と交感神経末端から分泌し，作用は種々の物質代謝に関与している．アドレナリンはα・β受容体強刺激．ノルアドレナリンは主にβ受容体刺激弱である．α受容体刺激は，①血管を拡張し（拡張部位あり），②気管支・子宮・膀胱などをわずかに収縮し，③腸平滑筋を弛緩する．β受容体はβ_1，β_2受容体に分かれ，β_1受容体刺激は，①心拍数・心筋収縮力を増加し，②脂肪を分解する．β_2受容体の刺激は，①血管・気管支を拡張し，②平滑筋を弛緩し，③筋グリコーゲンを分解し，④子宮・膀胱を弛緩させる．

2）インスリン

インスリン（IRI）は，膵ランゲルハンス島β細胞から分泌し，アミノ酸21個のα鎖と30個のβ鎖からなる．作用は，①ブドウ糖の取り込み，②肝グリコーゲンの新生，③脂質合成，④蛋白合成の促進などである．IRIの感受性低下と絶対・相対的減少は糖尿病発症の原因となる．

運動と血清IRIの関係では，70% $\dot{V}O_2$max を超える場合，血糖動員ホルモンの分泌が過剰となり，一過性に血糖やIRI値が高くなる．40% $\dot{V}O_2$max以下の場合は血糖値がわずかに減少し，IRI分泌量もわずかである．しかし，50～60% $\dot{V}O_2$maxの場合は血糖値が減少し，IRI分泌量もわずかで，糖尿病患者の至適運動処方と考えられる．

3）グルカゴン

グルカゴンは，20個のアミノ酸からなり，膵性（膵α_2細胞）と膵外性（腸管）のものに大別され，飢餓，高蛋白食や運動などで上昇する．主な作用器官は肝臓で，①肝グリコーゲン分解→糖の放出，②糖の新生，③遊離脂肪酸（FFA）ケトン体の増加をもたらす．運動との関係は，短時間運動では運動前が低血糖値の場合に増加し，長時間運動では血糖が低値となるに従い増加が著しい．

4）成長ホルモン

成長ホルモン（GH）はアミノ酸残基191個を結合したもので下垂体前葉から分泌される．GHの増加は，絶食・低血糖・低FFA・蛋白摂取・入眠・ストレス・運動などに起因する．作用は，①アナボリックホルモンの役割（蛋白合成促進），②FFAやケトン体の生成促進，③筋への糖の取り込み阻害，血糖上昇などである．運動強度と血中GHの関係は，弱い強度の運動では上昇しないが，中等度強度でわずかに上昇し，その強度以上では強度と比例的に上昇する．

5）トリヨードサイロニンとサイロキシン

チロシンの原料に，トリヨードサイロニン（T_3）は3個のヨウ素，サイロキシン（T_4）は4個と結合したアミノ酸誘導体である．甲状腺濾胞細胞から分泌し，調整は甲状腺刺激ホルモンによりなされる．T_3はT_4より即効性で効力が3～5倍であるが，血中滞在期間が短く，総サイロキシン（T_3+T_4）の5～10%と少ない．T_4は総サイロキシン90～95%である．T_3・T_4の生理作用があるのは血清蛋白不結合のもので，以下のとおりである．

① **代謝への影響**：ⓐ基礎代謝，酸素消費量増加，ⓑ体温上昇，多汗，ⓒ糖代謝高進，血糖上昇，ⓓ蛋白代謝高進，ⓔ血中コレステロール低下，ⓕ血中FFA上昇，ⓖCa代謝高進．

② **全身への影響**：ⓐ脳・骨・歯の成長促進，ⓑ精神過敏，不安，ⓒ心拍出量の増加，ⓓ脈拍数の増加，ⓔ収縮期血圧の上昇，ⓕ食欲高進，ⓖ手指の震えなどである．運動と血中T_3・T_4の関係は，短時間運動では中等度強度までは緩やかに比例的

図Ⅲ-57 運動強度とRAA系

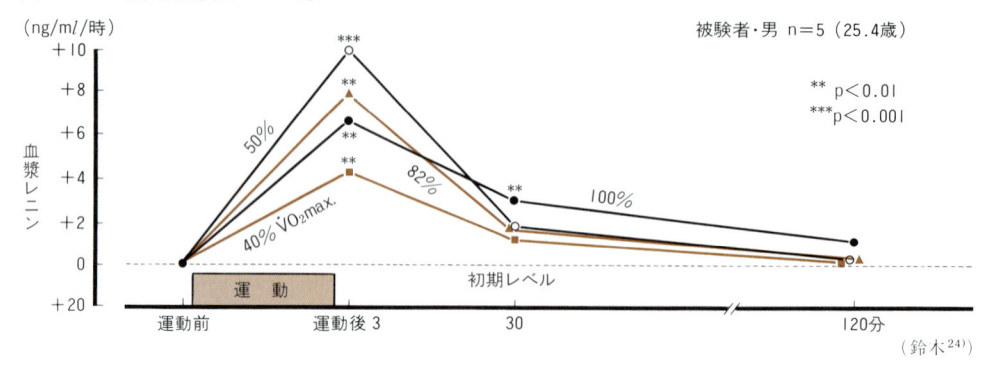

1. 運動強度と運動後の血漿レニン活性の消長

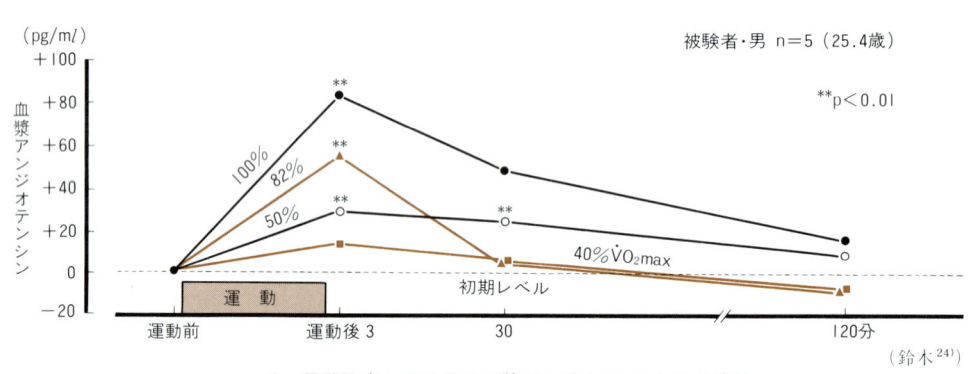

2. 運動強度と運動後の血漿アンジオテンシンⅡの消長

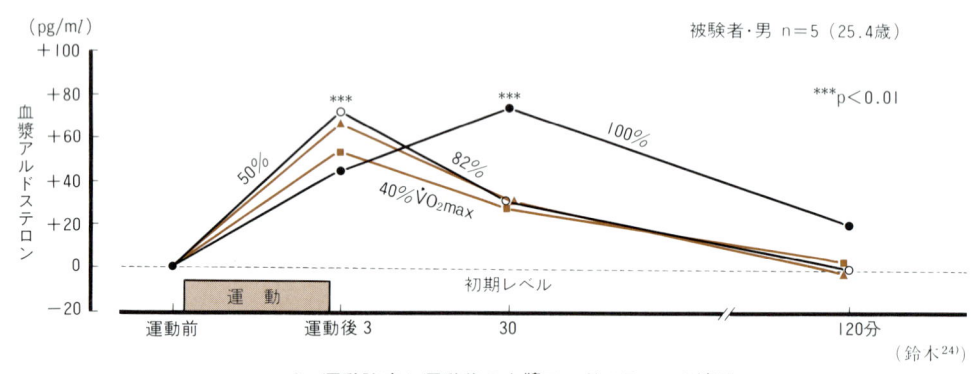

3. 運動強度と運動後の血漿アルドステロンの消長

図Ⅲ-58 副腎皮質から分泌されるアンドロゲン

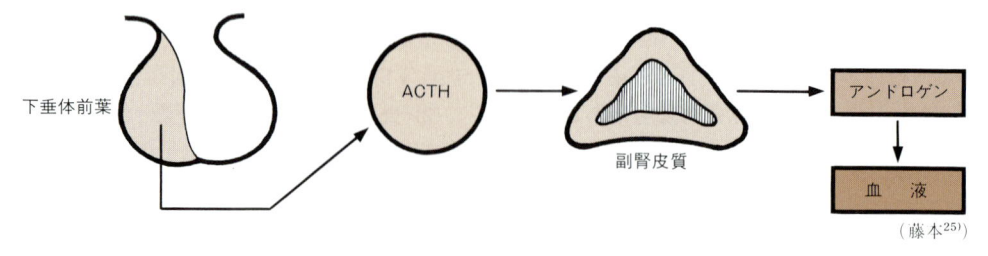

に上昇し，中等度を超えると急激に上昇する．

6）副甲状腺ホルモン

副甲状腺ホルモン（PTH）は84個のアミノ酸残基からなり，副甲状腺から分泌される．血中には，プロPTH，PTH，アミノ酸鎖が切れたPTHの断片（生物活性があるものないものがある）で存在する．PTHは骨へのCaの吸収を促進し，血中Caの上昇に関与し，血中Caの上昇ではPTHの分泌を抑制し，低下でPTHの分泌を促進する．また血清PTH分泌が抑制され，血清Cl濃度が低下するとアルカローシスに，その際，尿中リンの排泄を促進し，血清リン濃度は低下し，血清Cl濃度は上昇して，血液はアシドーシスに変わってくる．

7）抗利尿ホルモン

抗利尿ホルモン（ADH，バゾプレシン）は9個のアミノ酸残基からなり，下垂体後葉から分泌される．ADHは体液減少で分泌され，逆に体液増加で抑制される．ADH分泌低下は尿濃縮力を低下させ多尿となり，分泌過剰は体液量を増加させ，低Na血症となる．

2．ステロイド系ホルモン
（図Ⅲ-55～58）

1）グルココルチコイド

ゴルココルチコイドは，副腎皮質分泌のステロイドホルモンであり，①ACTHの分泌抑制，②末梢血管の収縮，③アンジオテンシノゲンの生成，④ペプシンの分泌，⑤糖新生，⑥蛋白の分解促進，⑦FFAやグリセロールの血中放出，⑧コレステロール増加，⑨ADHの分泌抑制，⑩Caの吸収抑制，尿細管再吸収低下，⑪アドレナリン合成の促進，⑫NaCl貯留，K^+排泄亢進，⑬炎症や自己免疫疾患（喘息など）に効果がある．

適度な運動は副腎の重量を増加し，ゴルココルチコイドの分泌を増加するが，強度が強すぎると分泌能が低下する．

2）ミネラル（電解質）コルチコイド

ミネラルコルチコイドは，コレステロールから生合成する．合成・分泌は，低Na^+，血圧低下，出血などでなされる．分泌過剰は血漿量・心拍出量増加，各組織血液供給過剰，局所血管収縮で血液量を正常に戻そうとする．分泌不足は血液量減少，静脈還流障害は心拍出量の減少となり，低血圧症やショックに陥る．その作用は，①Na^+, Cl^-，水分再吸収，②分泌過剰→K^+欠乏症，③H^+細胞内移動→アルカローシスとなる．運動との関係では，短時間の40% $\dot{V}O_2$max で約+50，80% $\dot{V}O_2$max で約+70上昇し，120分後に運動前値に戻る．

3）男性ホルモン

総称はアンドロゲンである．コレステロールから生成し，テストステロンの活性が最強で，主に睾丸，卵巣や副腎皮質から分泌する．作用は第二次性徴のほか多々あるが，骨格筋などの蛋白合成を促進し，アナボリック・ステロイドといわれる．1978年のモントリオールオリンピックからはドーピング剤として禁止されている．その理由は，①連用で骨端の化骨が早まり，成長に影響する，②性器が早く大きくなり過ぎる，③性腺や副性器が抑制される，④女性の男性化・月経障害をきたす，⑤浮腫・筋肉痛を起こす，などである．

スポーツ選手はテストステロン分泌量が多く，トレーニング効果が著しいほど，分泌量が多い傾向にある．

4）女性ホルモン

コレステロールから生成し，エストロゲンとプロゲステロンに大別される．前者は主に卵胞，副腎皮質，睾丸から分泌する．なかでもエストラジオールの活性が最強である．作用は，①子宮内膜肥厚と収縮力増大，腟・卵管の増殖，②乳腺の発達，脂肪の沈着，③第二次性徴促進などである．後者は主に黄体，副腎皮質から分泌し，作用は卵の着床環境の整備である．

月経周期と競技成績に関する山川の調査では，月経の2～3日前は体調が比較的悪く，大競技会上位入賞や自己新記録は最少であり，月経終了後7～10日間は体調が比較的良好で，大競技会で上位入賞し，自己新記録を出している（エストラジオール増加，排卵期）としている．

表Ⅲ-12 水素イオン濃度とpHの関係[2]

pH	7.0	7.1	7.3	7.4	7.5	7.6	7.7	8.0
濃度 n mol	100	80	50	40	32	25	20	10

←アシドーシス　　正常　　アルカローシス→

図Ⅲ-59 強酸と弱酸[2]

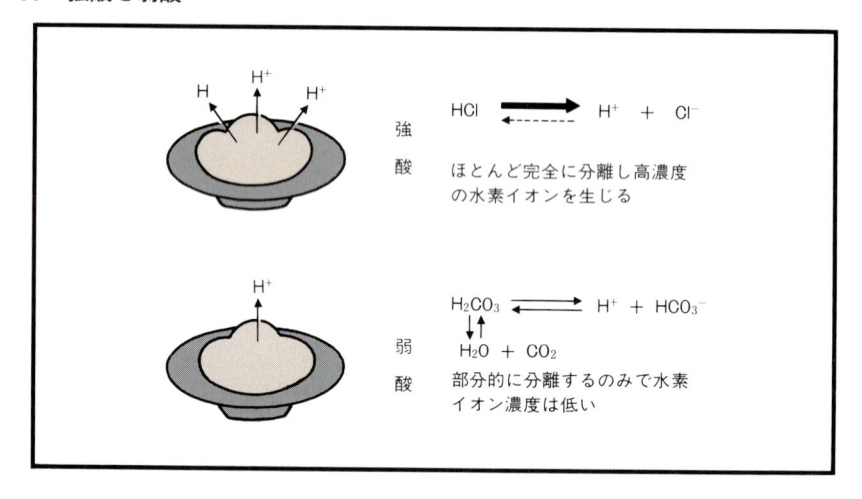

強酸：$HCl \longrightarrow H^+ + Cl^-$
ほとんど完全に分離し高濃度の水素イオンを生じる

弱酸：$H_2CO_3 \rightleftarrows H^+ + HCO_3^-$
$\updownarrow$
$H_2O + CO_2$
部分的に分離するのみで水素イオン濃度は低い

図Ⅲ-60 pHの恒常性とその維持の仕組み[2]

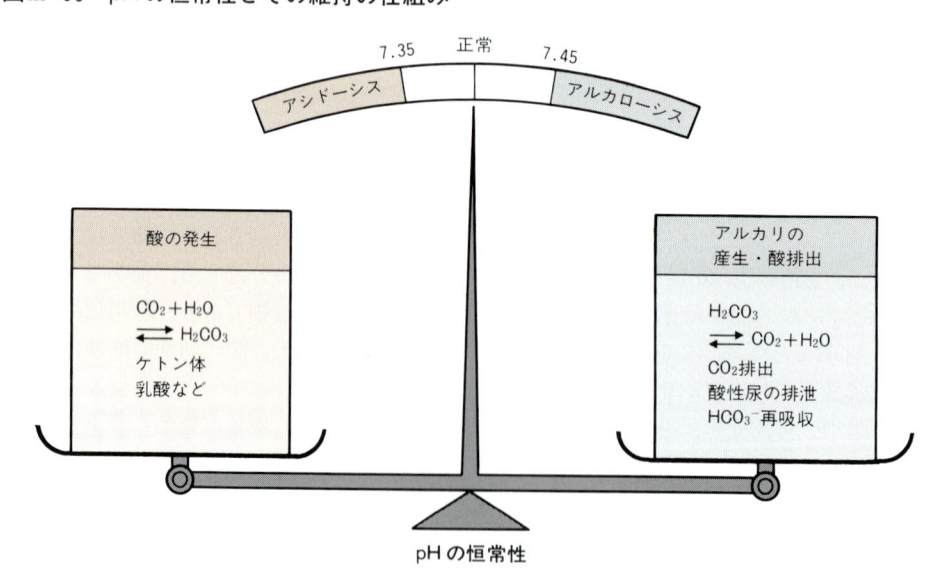

アシドーシス　7.35　正常　7.45　アルカローシス

酸の発生
$CO_2 + H_2O \rightleftarrows H_2CO_3$
ケトン体
乳酸など

アルカリの産生・酸排出
$H_2CO_3 \rightleftarrows CO_2 + H_2O$
CO_2排出
酸性尿の排泄
HCO_3^-再吸収

pHの恒常性

10章　運動時の酸・塩基平衡の仕組みとその動態

1．酸性化とアルカリ性化の仕組み

(表Ⅲ-12)

　酸性，中性，アルカリ性の度合いを表示する指数にpHがある．pHは0～14の単位で表し，pH 7以下が酸性，pH 7以上がアルカリ性である．中性は，1 l の水溶液中で生じる水素イオン(H^+)濃度が 10^{-7} mol (0.0000001 mol)，つまり100 nmolの状態をいい，pH 7と表す．

2．血液の酸・塩基平衡の変化

(図Ⅲ-59, 60)

　ヒトの血液のpHは，通常7.35～7.45で弱アルカリ性を保っている．これが酸性側に傾くとpHは7.35より小さくなり，これをアシドーシスという．アルカリ側に傾くとpHは7.45より大きくなり，これをアルカローシスという．その仕組みの1つは CO_2 の産生が高進し，かつ排泄が低下するためで，二酸化炭素ガス分圧(Pco_2)が40 mmHgを超えて高値となる．これを呼吸性アシドーシスという．CO_2 が蓄積するとアシドーシスになるのは CO_2 が水に溶けて炭酸 ($CO_2 + H_2O \rightarrow H_2CO_3$) という弱酸になるためである．

　2つめは代謝で有機酸(主として乳酸，ケト酸)がつくられ，重炭酸イオン(HCO_3^-)が23 mEq/l より少なくなる．これを代謝性アシドーシスという．呼吸性および代謝性アシドーシスはそれぞれ別個に発生する場合と，その双方が一緒に発生する場合とがある．したがって，いずれに起因しているかを確かめることができないと，その対策も講じられない．

　一方，血液がアルカリ側に傾くこともある．その原因の1つは CO_2 の呼出が過剰になった場合で二酸化炭素ガス分圧(Pco_2)が40 mmHgを割って低値となる．これを呼吸性アルカローシスという．また，カリウムイオン(K^+)が血液中から喪失すると水素イオン(H^+)も喪失して重炭酸イオン(HCO_3^-)が23 mEq/l より多くなり，アルカリ側に傾く．また胃酸を喪失するとアルカリ側に傾く．このような場合を代謝性アルカローシスという．

3．緩衝作用

(図Ⅲ-61)

　血液のpHを正常に保つための働きを緩衝作用という．

1）重炭酸系緩衝作用

　血漿中の炭酸(H_2CO_3)と重炭酸イオン(HCO_3^-)の濃度比は1：20で一定である．

　血漿中の $NaHCO_3$(重炭酸塩)は Na^+ と HCO_3^- として存在し，代謝によって生じた酸を緩衝している．たとえば，乳酸(強酸, $CH_3CHOH-COOH$)は乳酸基 $CH_3CHOH-COO^-$ と水素イオン H^+ に分かれ，$CH_3CHOH-COO^-$ は Na^+ と結びついて乳酸塩 $CH_3CHOH-COONa$ となって中和され，H^+ は HCO_3^- と結びついて H_2CO_3(弱酸)に緩衝される．

　HCO_3^- は筋肉中では $KHCO_3$(重炭酸塩)として存在し，代謝によって生じた酸を緩衝している．たとえば乳酸($CH_3CHOH-COO^- + H^+$)は K^+ と結びついて乳酸塩 $CH_3CHOH-COOK$ となって中和され，H^+ は HCO_3^- と結びついて H_2CO_3(弱酸)に緩衝される．

2）リン酸系緩衝作用

　血漿中では Na_2HPO_4(リン酸塩)として，筋肉中では K_2HPO_4 として存在し，代謝によって生じた酸を緩衝している．たとえば，血漿中で乳酸($CH_3CHOH-COO^- + H^+$)はリン酸塩($Na^+ + NaHPO_4^-$)と反応して $CH_3CHOH-COONa$ となって中和され，H^+ は $NaHPO_4^-$ と結びついて NaH_2PO_4 となる．

3）蛋白系緩衝作用

　蛋白系緩衝作用は，血漿中の蛋白のイミダゾー

図Ⅲ-61 運動時の血液の緩衝作用[2]

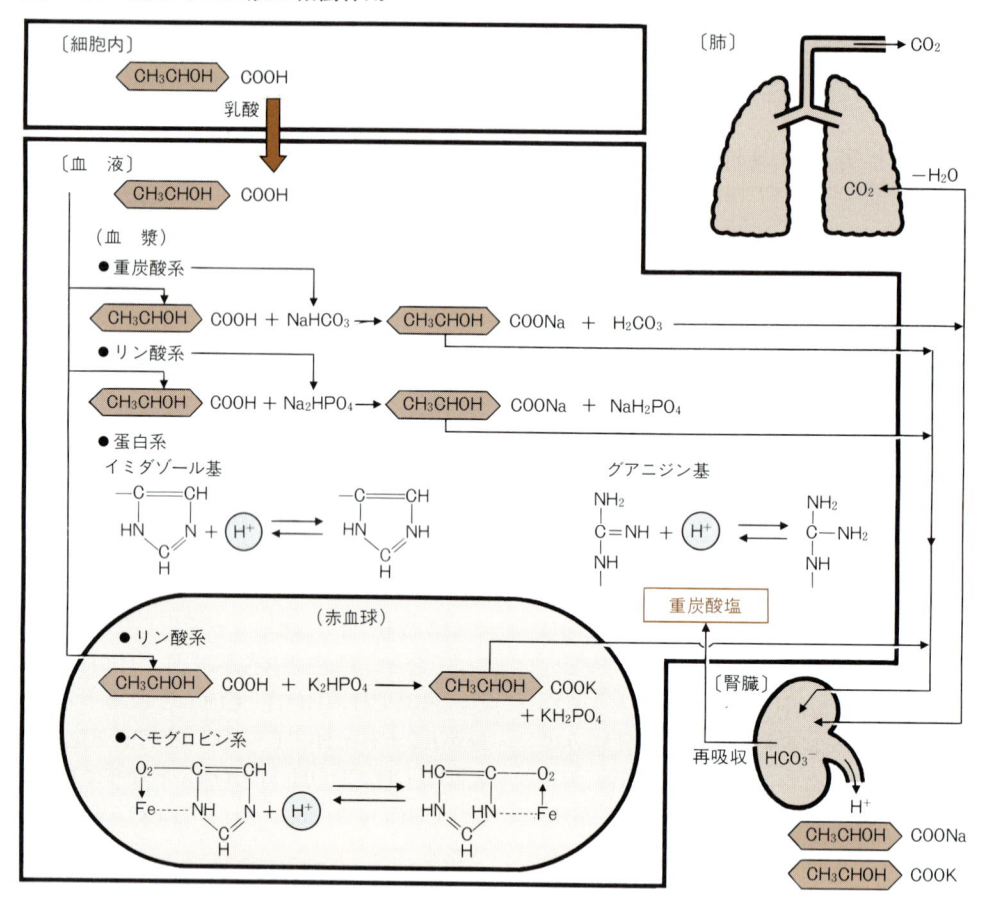

図Ⅲ-62 呼吸性代償の仕組みとその作用[2]

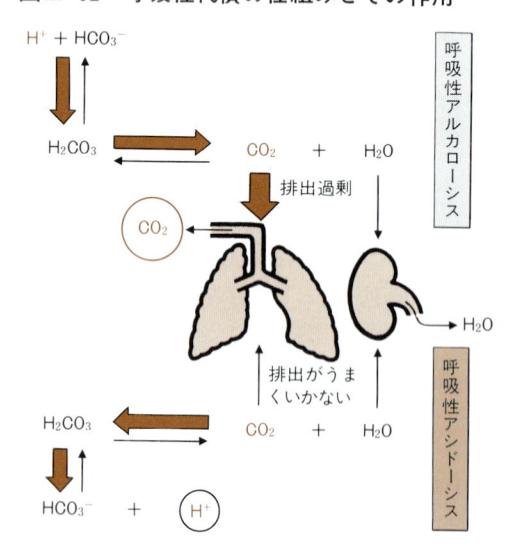

図Ⅲ-63 腎性代償の仕組みとその作用[2]

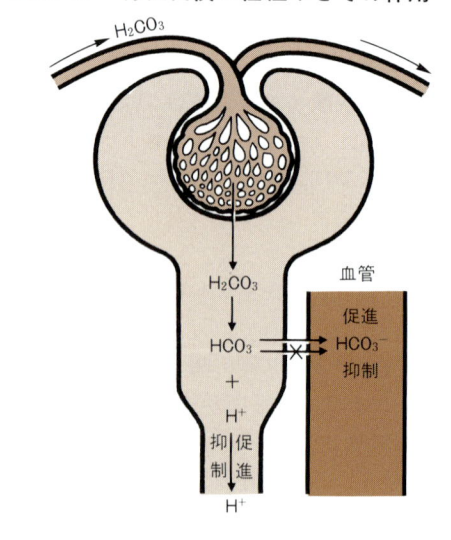

ル基とグアニジン基が関係し，いずれも H^+ を受け取り緩衝する．

4）ヘモグロビン系緩衝作用

ヘモグロビンには，酸素と結合したオキシヘモグロビン（$H-HbO_2$）と，酸素と結合していない $H-Hb$ が関与する．$H-HbO_2$ は，$H-Hb$ よりも H^+ を完全に解離するので強酸である．しかし，$H-HbO_2 \rightarrow H-Hb+O_2$ で O_2 を放出して $H-Hb$ となると H^+ の解離度は減少する．Hb と H^+ の結合は Hb を構成する 2,160 のヒスチジン（アミノ酸）のイミダゾール基である．

ヘモグロビン系緩衝作用は，蛋白系緩衝作用に比し量的にはるかに重要である．

4．炭酸の排出と重炭酸イオンの産生
（図Ⅲ-62，63）

呼吸や代謝によって生じた炭酸は，肺から CO_2 として排出されるか，あるいは腎臓で $H^+ + HCO_3^-$ となり，その H^+ が尿中に排泄され，HCO_3^- は血液中に再吸収される．しかし，血中の CO_2 分圧が低い場合には，肺からの CO_2 の排出や，腎臓からの H^+ の排泄が少なくなる．また，血中の HCO_3^- 濃度が高い場合にも，肺からの CO_2 排泄を抑制し，腎臓からの H^+ の排泄を抑える．HCO_3^- 濃度の低い場合には，肺から CO_2 の排出を増加させるとともに，腎臓からの H^+ 排泄も増加させ，逆に HCO_3^- の排泄を抑制する．このように血中の H^+ 濃度は，呼吸機能と腎機能との調節によって維持されている．運動といえば，まず考えられることは心臓機能であり，そして肺機能である．しかし上述のように，腎臓の機能は体液の pH を維持するために重要な働きをしており，心肺機能に匹敵するほど重要な働きをしているのである．

5．運動時のpHの変化

1）運動時の代謝性アシドーシス

無酸素的運動は，乳酸を多量に産生し，有酸素的運動でも強度が高くなると乳酸を多量に産生する．また，脂質をエネルギー源として利用する場合には酸素の需要が大きいので供給が不十分になりやすく，ケト酸の生成がみられることがある．

糖尿病患者の運動では，糖質の燃焼が悪いためエネルギー源を脂質に依存している．この場合は前記のごとく，酸素の供給が不十分になりやすく，ケト酸の生成がみられがちである．運動によって生じた強酸は，HCO_3^- により緩衝され相対的に不足し 23 mEq/l を下回ってくる．これが代謝性アシドーシスの特徴であり，P_{CO_2} が 40 mmHg でほとんど変化しない．

2）運動時の呼吸性アシドーシス

運動時に呼吸による CO_2 の排出がうまくいかない場合 P_{CO_2} が 40 mmHg よりも高値となりアシドーシスとなる．その際 HCO_3^- が 23 mEq/l でほとんど変化しない．気管支喘息では，気管支の閉塞があるため運動時に呼吸により CO_2 の排出がうまくいかない場合があり，運動誘発性喘息（EIA）となることがある．これを予防するためには，前もって気管支拡張薬（インタール）を吸入し CO_2 の排出をよくしておくことである．

3）運動時の代謝性アルカローシス

激しい合宿訓練などで嘔吐を繰り返し，多量の胃酸（HCl）を喪失したときなどにみられる．体内の有機酸が減少し，HCO_3^- の緩衝作用の必要性が薄れ，23 mEq/l を上回っている．P_{CO_2} が 40 mmHg でほとんど変化しない．

4）運動時の呼吸性アルカローシス

運動時に CO_2 が増加し，呼吸中枢が刺激され呼吸数が増加した時点で，運動が終了するような短時間の激運動の場合，CO_2 の産生より排出が上回ってしまう．呼吸商が1を超える過換気の状態で P_{CO_2} が 40 mmHg を下回り，アルカローシスとなる．その際 HCO_3^- が 23 mEq/l でほとんど変化しないのが特徴である．

「III 運動によるからだの生化学的変化」の図表に引用（または改変）した文献

1) 飯田喜俊：図解水と電解質．改訂第7版，中外医学社，1981，p. 259，表2．（改変）
2) 伊藤 朗：運動生化学入門．医歯薬出版，1987．
3) 伊藤 朗：運動処方．曜々社出版．
4) 伊藤 朗：運動生理学入門．医歯薬出版，1990．
5) William F. Ganong : Review of Medical Physiology. 9th, Maruzen, 1979, p. 214, Fig・17-7．（改変）
6) Lusk, J. : *Biol. Chem.,* **59** : 41, 1924.
7) 中村治雄，近藤和雛：病気のひとの運動と栄養の考え方——高脂血症のひと．臨床栄養，**65**(5)：586，表2，1984．（改変）
8) 伊藤 朗，鈴木政登，井川幸雄：成人病の運動処方における諸問題．体力科学，**28**(2)：187，図6，1979．
9) Felig, P. & Wahren, J. : Amino acid metabolism in exercising. *Man. J. Clin. Invest,* **50** : 2709, Fig 6, 1971.
10) 赤塚家雄：痛風．大島良雄編，東京医学社，1975，p. 49，図1．
11) 西岡久壽樹：筋運動に伴うプリンヌクレオチド代謝動態の研究―第1報．スポーツ選手における痛風，高尿酸血症の頻度について．尿酸，**1**(2)：107〜113，1977．
12) 日本体育協会：スポーツ医・科学研究報告，No. 2．
13) 林　盈六：痛風発生の生活環境的考察．リウマチ，**11**：11〜17，1971．
14) 科学技術庁資源調査会編：四訂日本食品成分表．医歯薬出版，付表4．（改変）
15) 飯田喜俊：図解水と電解質．改訂第7版．中外医学社，1981，p. 53，表16．
16) 佐々木隆：スポーツ医学．石河利寛・松井秀治編，杏林書院，1978，p. 40，図 I -20．
17) 飯田喜俊：図解水と電解質．改訂第7版．中外医学社，1981，p. 3，図2．（改変）
18) 越川昭三：内科学総論．第1版，島本多喜雄監修，中外医学社，1977，p. 663，図3．（改変）
19) Ohman, E. M., K. K. Teo, A. H. Johnson, P. B. Collins, D. G. Dowsett, J. T. Ennis & J. H. Horgan. : Abnormal cardiac enzyme responses. after strenuous exercise : alternative diagnostic aids. *Br. Med. J.,* **285** : 1523〜1526, Fig 1〜3, 1982.
20) 井川幸雄：運動と酵素．臨床栄養，**65**(5)：520，図3，1984．（改変）
21) 尤　芳上，石井　暢：CK isoenzyme. 臨床病理，**28**(6)：546〜550，第1図，1980．（改変）
22) 嵯峨実枝子：アイソザイムの分画．近代出版，1983，p. 110，表13．（改変）
23) 三好和夫，井川尚臣，伊勢　浩，足立克二：血清酵素の異常（4．クレアチンキナーゼ）．北村元仕編，医学書院，1985，p. 91，表24．（改変）
24) 鈴木政登，塩田正俊，中島孝之：運動の腎機能に及ぼす影響．デサントスポーツ科学，**1**：32，1980．
25) 藤本秀江：検査診断ハンドブック．小酒井　望総監修，協和企画通信，1985，p. 206．

IV 運動と栄養

1章　栄養に関する基礎的事項/ 191
2章　運動とエネルギー代謝/ 195
3章　からだと栄養/ 203
4章　食物と栄養/ 209
5章　運動・スポーツにおける栄養素の役割/ 217
6章　スポーツをする人の食事/ 223
7章　スポーツにおける体重調整/ 227

図IV-1　からだの成分

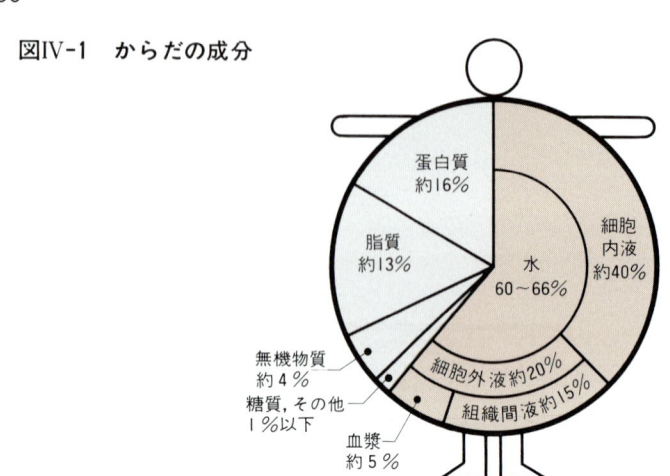

- 蛋白質 約16%
- 脂質 約13%
- 水 60～66%
  - 細胞内液 約40%
  - 細胞外液 約20%
    - 組織間液約15%
    - 血漿 約5%
- 無機物質 約4%
- 糖質, その他 1%以下

図IV-2　五訂日本食品標準成分表にみる収載成分

(可食部100g当たり)

食品番号	食品名	廃棄率 %	エネルギー kcal	エネルギー kJ	水分 g	たんぱく質 g	脂質 g	炭水化物 g	灰分 g	無機質 ナトリウム mg	カリウム mg	カルシウム mg	マグネシウム mg	リン mg	鉄 mg	亜鉛 mg	銅 mg	ビタミン A レチノール μg	カロチン μg	レチノール当量 μg
	1. 穀類　CEREALS																			
	アマランサス　Amaranth																			
01001	玄穀　Whole grain, raw	0	358	1,498	13.5	12.7	6.0	64.9	2.9	1	600	160	270	540	9.4	5.8	0.92	(0)	Tr	(0)
	あわ　Foxtail millet																			
01002	精白粒　Milled grain, raw	0	364	1,523	12.5	10.5	2.7	73.1	1.2	1	280	14	110	280	4.8	2.7	0.45	(0)	(0)	(0)
01003	あわもち　Glutinous cake	0	210	879	48.0	4.5	0.7	46.5	0.3	2	77	8	26	87	0.4	1.1	0.19	0	(0)	(0)

(所要量、目標摂取量に関わり、使用頻度の高い成分項目を□で示した)

食品番号	食品名	ビタミン 脂溶性 D μg	E mg	K μg	水溶性 B₁ mg	B₂ mg	ナイアシン mg	B₆ mg	B₁₂ μg	葉酸 μg	パントテン酸 mg	C mg	脂肪酸 飽和 g	不飽和 一価 g	不飽和 多価 g	コレステロール mg	食物繊維 総量 g	水溶性 g	不溶性 g	食塩相当量 g	別麦マンガン mg	備考
01004	えんばく オートミール		2.3	(0)	0.04	0.14	1.0	0.58	(0)	130	1.69	(0)	1.18	1.47	2.10	(0)	7.4	1.1	6.3	0	6.14	
	おおむぎ																					
01005	七分つき押麦 Under-milled	(0)	0.8	(0)	0.20	0.07	1.7	0.18	(0)	29	1.84	(0)	—	—	—	(0)	3.4	0.4	3.0	0	0.89	うるち、もちを含む 歩留り：70～80%
01006	押麦 Pressed	(0)	0.1	(0)	0.05	0.03	0.3	0.03	(0)	7	0.60	(0)	—	—	—	(0)	1.6	0.1	1.5	0	0.48	原材料配合割合：もちあわ50、もち米50
01007	米粒麦 Split																					
	きび　Proso																					
	精白粒 Mill	(0)	0.7	(0)	0.20	0.08	1.1	0.11	(0)	30	1.29	(0)					9.4	3.2	6.2	0		
	こむぎ W																					
	［玄穀］［Wh］																					
	国産　Domes	(0)	0.2	(0)	0.22	0.07	3.2	0.14	(0)	17	0.43	(0)	0.58	0.20	0.91	(0)	10.3	6.3	4.0	0	0.85	歩留り：玄皮麦60～65%、玄裸麦65～70%
01012	普通 Med	(0)	0.1	(0)	0.06	0.04	1.6	0.14	(0)	9	0.46	(0)	0.36	0.12	0.57	(0)	9.6	6.0	3.6	0		歩留り：玄皮麦45～55%、玄裸麦55～65%
	輸入 Import	(0)	0.1	(0)	0.19	0.05	2.3	0.19	(0)	10	0.64	(0)	0.58	0.20	0.91	(0)	8.7	6.0	2.7	0		別名：切断麦、白麦を含む 歩留り：玄皮麦40～50%、玄裸麦50～60%
		(0)	0.1	(0)	0.21	0.04	3.5	0.09	(0)	19	0.64	(0)	0.42	0.15	0.82	(0)	6.3	3.6	2.7	2.8	0.90	原材料配合割合：大麦粉50、小麦粉50
		(0)	Tr	(0)	0.04	0.01	1.0	0.01	(0)	5	0.26	(0)	0.15	0.05	0.29	(0)	2.5	1.2	1.3	0.2	0.27	
		(0)	0.6	(0)	0.09	0.10	7.6	0.09	(0)	24	0.28	(0)	1.38	0.47	2.18	(0)	15.5	5.2	10.3	0	1.81	別名：こうせん、はったい粉 うるち、もちを含む
		(0)	0.1	(0)	0.15	0.05	2.0	0.20	(0)	13	0.94	(0)	—	—	—	—	1.7	0.1	1.6	0		歩留り：70～80%
		(0)	1.4	(0)	0.41	0.09	6.3	0.35	(0)	38	1.03	(0)	0.56	0.35	1.53	(0)	10.8	0.7	10.1	0	3.90	

(五訂日本食品成分表、医歯薬出版、2001より)

1章　栄養に関する基礎的事項

生物は生活現象を営むために，常に体内に蓄えられている成分を消費している．したがって，絶えず適当な物質を外部から取り入れ，代謝によってこれを利用し，からだの成分を補うとともに新たにこれをつくりあげなければならない．

1．からだの成分
(図IV-1)

図IV-1は，からだの成分を体重比で示したもので，成人のからだの約2/3は水である．からだの無機成分としては，骨や歯をつくっているCaやPがもっとも多く，そのほか，体液成分にはNaが多く，細胞内にはKが多く含まれている．また，これら無機成分は，体内では，塩化物，リン酸塩，炭酸塩として存在し，体重の約4％を占めている．

有機成分は蛋白質，脂肪および糖質がその主たるもので，そのほか，これらの分解産物，酵素，ビタミンおよびホルモンなどが含まれている．

2．食物の成分
(図IV-2)

食物は，次の3条件を備えている必要がある．
(1) からだの活動に必要なエネルギーを供給する．
(2) からだの発育および各組織の消耗を補充するのに必要な成分を供給する．
(3) 体内で行われているいろいろの操作を調整し，内部環境を正しく保つ条件を満たす．

すなわち，これらの条件を満たした食物の成分を栄養素 nutrient とよぶわけである．栄養素を含み，かつ食用に適したものが食品 food であり，食品を調理加工してすぐ食べられる形にしたものが食物 food products, cooked である．また，食物が一定の目的のためにつくられた場合，その食物の一群を食事 diet という．

食物の成分中，とくに重要なものは，糖質，脂質，蛋白質で，Proutにより三大栄養素と名づけられた．このほか，必要な栄養素としては無機物質やビタミンなどがある．食物の成分は，当然，からだの成分と共通したものが多い．しかし，人体に含まれていない，ショ糖，でんぷん，セルロース，アルカロイドなどがあり，蛋白質や脂質も人体のそれとは成分や性状が異なっている．

なお，栄養素として役立たない成分もあるが，香辛料として食欲を刺激したり，腸管を刺激してその運動を促進するなどの作用をもっている．

また，食物には，からだの中で酸性とアルカリ性とに作用するものがあり，一般にCl, Sなどを含むものは酸性，Na, K, Mg, Caなどを含むものはアルカリ性に作用する．動物性食品は蛋白質が多く，一般に酸性を呈するが，乳製品はアルカリ性である．植物性食品のうち穀類は酸性，野菜，果実，海藻類はアルカリ性である．科学技術庁資源調査会より「五訂日本食品標準成分表」が出されている（図IV-2）．

3．日本人の栄養所要量
(表IV-1)

栄養と運動に関する諸事項については，後述の諸項を参照されるとして，栄養状態と運動，運動時の栄養補給などを考える場合，まず，その基礎となる日本人の栄養所要量を知っておく必要がある．

表IV-1には，平成11年に厚生省公衆審議会答申での第6次改定による生活活動度別のエネルギー所要量が示されている．その算出には，第5次改定以降に新しく測定された観察結果，ならびに携帯用簡易熱量計を用いて測定した安静時エネルギー消費量（resting energy expenditure：REE）の平均値（estimated average：EA）を用いて基礎代謝基準量を改定した．その算出は新しい体重当たりの基礎体重基準値から行われている．また，この答申では，生命維持に必要な基礎代謝＋生活に必要な活動代謝の総和として全エネルギー消費量を算出し，それを所要量としている．この値を参考として，後述の運動強度の値と対比して考えれば，種々の運動を行った場合の1日所要量を概算することも可能であろう．

表IV-1　第六次改定日本人の栄養所要量(厚生省 1999)

年齢(歳)	年齢区分別体位基準値				生活活動強度別エネルギー　kcal/日							
	身長 cm		体重 kg		生活活動強度I(低い)		生活活動強度II(やや低い)		生活活動強度III(適度)		生活活動強度IV(高い)	
	男	女	男	女	男	女	男	女	男	女	男	女
0〜(月)	61.7		6.4				110〜120/kg					
6〜(月)	70.7		8.5				100/kg					
1〜2	83.6		11.5		—		1,050	1,050	1,200	1,200	—	
3〜5	102.3		16.4		—		1,350	1,300	1,550	1,500	—	
6〜8	121.9	120.8	24.6	23.9	—		1,650	1,500	1,900	1,700	—	
9〜11	139.0	138.4	34.6	33.8	—		1,950	1,750	2,250	2,050	—	
12〜14	158.3	153.4	47.9	45.3	—		2,200	2,000	2,550	2,300	—	
15〜17	169.3	157.8	59.8	51.4	2,100	1,700	2,400	1,950	2,750	2,200	3,050	2,500
18〜29	171.3	158.1	64.7	51.2	2,000	1,550	2,300	1,800	2,650	2,050	2,950	2,300
30〜49	169.1	156.0	67.0	54.2	1,950	1,500	2,250	1,750	2,550	2,000	2,850	2,200
50〜69	163.9	151.4	62.5	53.8	1,750	1,450	2,000	1,650	2,300	1,900	2,550	2,100
70以上	159.4	145.6	56.7	48.7	1,600	1,300	1,850	1,500	2,050	1,700		
妊婦 授乳婦							+350 +600					

年齢(歳)	脂質 脂肪エネルギー比率%	たんぱく質 g/日	
		男	女
0〜(月)	45	2.6/kg	
6〜(月)	30〜40	2.7/kg	
1〜2		35	
3〜5		45	
6〜8	25〜30	60	55
9〜11		75	65
12〜14		85	70
15〜17		80	65
18〜29	20〜25	70	55
30〜49		70	55
50〜69		65	55
70以上		65	55
妊婦 授乳婦	20〜30	+10 +20	

〔注〕1. 生活活動強度の判定については，参考表「生活活動強度の区分(目安)」を参照されたい．
2. 生活活動強度が「I(低い)」または「II(やや低い)」に該当する者は，日常生活活動の内容を変えるか，または運動を付加することによって，生活活動強度「III(適度)」に相当するエネルギー量を消費することが望ましい．
3. 食物繊維の摂取量は成人で 20〜25 g (10 g/1,000 kcal) とすることが望ましい．
4. 糖質の摂取量は総エネルギー比の少なくとも 50%以上であることが望ましい．
5. 飽和脂肪酸(S)，一価不飽和脂肪酸(M)，多価不飽和脂肪酸(P)の望ましい摂取割合はおおむね 3：4：3 を目安とする．
6. n-6系多価不飽和脂肪酸と n-3系多価不飽和脂肪酸の比は，健康人では 4：1 程度を目安とする．
7. 食塩摂取量は，高血圧予防の観点から，150 mg/kg/日未満とし，15歳以上は 10 g/日未満とすることが望ましい．
8. カリウム摂取量は，高血圧予防の観点から，15歳以上では 3,500 mg/日とすることが望ましい．

年齢(歳)	ビタミンA				ビタミンD		ビタミンE		
	所要量 μgRE[*1]		許容上限摂取量 μgRE		所要量 μg	許容上限摂取量 μg	所要量 mgα-TE[*2]		許容上限摂取量 mgα-TE
	男	女					男	女	
0〜(月)	300(1,000)		1,200(4,000)		10(400)	25(1,000)	3		200
6〜(月)	300(1,000)		1,200(4,000)		10(400)	25(1,000)	3		200
1〜2	300(1,000)		1,200(4,000)		10(400)	50(2,000)	5		300
3〜5	300(1,000)		1,200(4,000)		10(400)	50(2,000)	6		400
6〜8	350(1,200)	350(1,200)	1,200(4,000)		2.5(100)	50(2,000)	6	6	400
9〜11	450(1,500)	450(1,500)	1,200(4,000)		2.5(100)	50(2,000)	8	8	500
12〜14	600(2,000)	540(1,800)	1,500(5,000)		2.5(100)	50(2,000)	10	8	600
15〜17	600(2,000)	540(1,800)	1,500(5,000)		2.5(100)	50(2,000)	10	8	600
18〜29	600(2,000)	540(1,800)	1,500(5,000)		2.5(100)	50(2,000)	10	8	600
30〜49	600(2,000)	540(1,800)	1,500(5,000)		2.5(100)	50(2,000)	10	8	600
50〜69	600(2,000)	540(1,800)	1,500(5,000)		2.5(100)	50(2,000)	10	8	600
70以上	600(2,000)	540(1,800)	1,500(5,000)		2.5(100)	50(2,000)	10	8	600
妊婦	+60(200)		1,500(5,000)		+5(200)	50(2,000)	+2		600
授乳婦	+300(1,000)		1,500(5,000)		+5(200)	50(2,000)	+3		600

年齢(歳)	ビタミンK		ビタミンB$_1$		ビタミンB$_2$		ナイアシン		
	所要量 μg	許容上限摂取量 μg	所要量 mg		所要量 mg		所要量 mgNE[*3]		許容上限摂取量 mg
	男　女		男	女	男	女	男	女	
0〜(月)	5	5,000	0.2	0.2	0.2	0.2	2[*4]		—
6〜(月)	10	5,000	0.3	0.3	0.3	0.3	4		—
1〜2	15	10,000	0.5	0.5	0.6	0.6	8		10
3〜5	20	14,000	0.6	0.6	0.8	0.8	9		15
6〜8	25　25	17,000	0.8	0.7	1.0	0.8	12	10	20
9〜11	35　35	22,000	1.0	0.8	1.1	1.0	14	13	20
12〜14	50　50	27,000	1.1	1.0	1.2	1.1	16	14	30
15〜17	60　55	28,000	1.2	1.0	1.3	1.1	17	13	30
18〜29	65　55	30,000	1.1	0.8	1.2	1.0	17	13	30
30〜49	65　55	30,000	1.1	0.8	1.2	1.0	16	13	30
50〜69	65　55	30,000	1.1	0.8	1.2	1.0	16	13	30
70以上	55　50	30,000	1.1	0.8	1.2	1.0	16	13	30
妊婦	+0	30,000	+0.1		+0.2		+2		30
授乳婦	+0	30,000	+0.3		+0.3		+4		30

[*1]: レチノール当量
[*2]: α-トコフェロール当量
[*3]: ナイアシン当量
[*4]: mg

( )内の単位は IU

年齢(歳)	ビタミンB_6 所要量 mg 男	ビタミンB_6 所要量 mg 女	ビタミンB_6 許容上限摂取量 mg	葉酸 所要量 μg	葉酸 許容上限摂取量 μg	ビタミンB_{12} 所要量 μg	ビオチン 所要量 μg	パントテン酸 所要量 mg	ビタミンC 所要量 mg
0～(月)	0.1	0.1	—	40	—	0.2	5	1.8	40
6～(月)	0.1	0.1	—	50	—	0.2	6	2.0	40
1～2	0.5	0.5	30	70	300	0.8	8	2.4	45
3～5	0.6	0.6	40	80	400	0.9	10	3	50
6～8	0.8	0.7	50	110	500	1.3	14	3	60
9～11	1.1	0.8	70	140	600	1.6	18	4	70
12～14	1.4	1.1	90	180	800	2.1	22	4	80
15～17	1.6	1.2	90	200	900	2.3	26	4	90
18～29	1.6	1.2	100	200	1,000	2.4	30	5	100
30～49	1.6	1.2	100	200	1,000	2.4	30	5	100
50～69	1.6	1.2	100	200	1,000	2.4	30	5	100
70以上	1.6	1.2	100	200	1,000	2.4	30	5	100
妊婦	+0.5	+0.5	100	+200	1,000	+0.2	+0	+1	+10
授乳婦	+0.6	+0.6	100	+80	1,000	+0.2	+5	+2	+40

年齢(歳)	カルシウム 所要量 mg 男	カルシウム 所要量 mg 女	カルシウム 許容上限摂取量 mg	鉄 所要量 mg 男	鉄 所要量 mg 女	鉄 許容上限摂取量 mg	リン 所要量 mg	リン 許容上限摂取量 mg	マグネシウム 所要量 mg 男	マグネシウム 所要量 mg 女	マグネシウム 許容上限摂取量 mg
0～(月)	200	200	—	6	6	10	130	—	25	25	—
6～(月)	500	500	—	6	6	15	280	—	30	30	—
1～2	500	500	—	7	7	20	600	—	60	60	130
3～5	500	500	—	8	8	25	700	—	80	80	200
6～8	600	600	—	9	9	30	900	—	120	120	250
9～11	700	700	—	10	10[*5]	35	1,200	—	170	170	500
12～14	900	700	—	12	12	35	1,200	—	240	220	600
15～17	800	700	—	12	12	40	1,200	—	290	250	650
18～29	700	600	2,500	10	12	40	700	4,000	310	250	700
30～49	600	600	2,500	10	12[*6]	40	700	4,000	320	260	700
50～69	600	600	2,500	10	12[*6]	40	700	4,000	300	250	650
70以上	600	600	2,500	10	10	40	700	—	280	240	650
妊婦	+300	+300	2,500	+8	+8	40	+0	4,000	+35	+35	700
授乳婦	+500	+500	2,500	+8[*7]	+8[*7]	40	+0	4,000	+0	+0	700

*5: 11歳女子は12 mg/日
*6: 閉経後は10 mg/日
*7: 分娩後6カ月間

年齢(歳)	カリウム 所要量 mg 男	カリウム 所要量 mg 女	銅 所要量 mg 男	銅 所要量 mg 女	銅 許容上限摂取量 mg	ヨウ素 所要量 μg	ヨウ素 許容上限摂取量 mg	マンガン 所要量 mg 男	マンガン 所要量 mg 女	マンガン 許容上限摂取量 mg
0～(月)	500	500	0.3	0.3	—	40	—	0.003	0.003	—
6～(月)	700	700	0.7	0.7	—	50	—	1.2	1.2	—
1～2	900	900	0.8	0.8	—	70	—	1.8	1.8	—
3～5	1,100	1,100	1.0	1.0	—	80	—	2.5	2.5	—
6～8	1,350	1,200	1.3	1.2	—	100	3	3.0	3.0	—
9～11	1,550	1,400	1.4	1.4	—	120	3	3.5	3.0	—
12～14	1,750	1,650	1.8	1.6	—	150	3	3.5	3.0	—
15～17	2,000	2,000	1.8	1.6	—	150	3	4.0	3.0	—
18～29	2,000	2,000	1.8	1.6	9	150	3	4.0	3.0	10
30～49	2,000	2,000	1.8	1.6	9	150	3	4.0	3.5	10
50～69	2,000	2,000	1.8	1.6	9	150	3	4.0	3.5	10
70以上	2,000	2,000	1.6	1.4	—	150	3	3.5	3.0	—
妊婦	+0	+0	+0.4	+0.4	9	+25	3	+0	+0	10
授乳婦	+500	+500	+0.6	+0.6	9	+25	3	+0	+0	10

年齢(歳)	セレン 所要量 μg 男	セレン 所要量 μg 女	セレン 許容上限摂取量 μg	亜鉛 所要量 mg 男	亜鉛 所要量 mg 女	亜鉛 許容上限摂取量 mg	クロム 所要量 μg 男	クロム 所要量 μg 女	クロム 許容上限摂取量 μg	モリブデン 所要量 μg 男	モリブデン 所要量 μg 女	モリブデン 許容上限摂取量 μg
0～(月)	15	15	—	1.2[*8]	1.2[*8]	—	—	—	—	—	—	—
6～(月)	20	20	—	4	4	—	—	—	—	—	—	—
1～2	25	25	—	5	5	—	16	16	60	6	6	60
3～5	35	35	—	6	6	—	20	20	80	8	8	80
6～8	40	40	—	6	6	—	25	25	120	12	12	120
9～11	50	45	—	7	7	—	30	30	150	15	15	150
12～14	55	50	—	8	8	—	35	30	200	20	20	200
15～17	60	45	250	10	9	—	35	30	250	30	25	250
18～29	60	45	250	11	9	30	35	30	250	30	25	250
30～49	55	45	250	12	10	30	35	30	250	30	25	250
50～69	50	45	250	11	10	30	30	25	250	30	25	250
70以上	45	40	250	10	9	—	25	20	200	25	20	200
妊婦	+7	+7	250	+3	+3	30	+0	+0	250	+0	+0	250
授乳婦	+20	+20	250	+3	+3	30	+0	+0	250	+0	+0	250

*8: 人工乳の場合は3 mg/日

図Ⅳ-3 基礎代謝（BM）

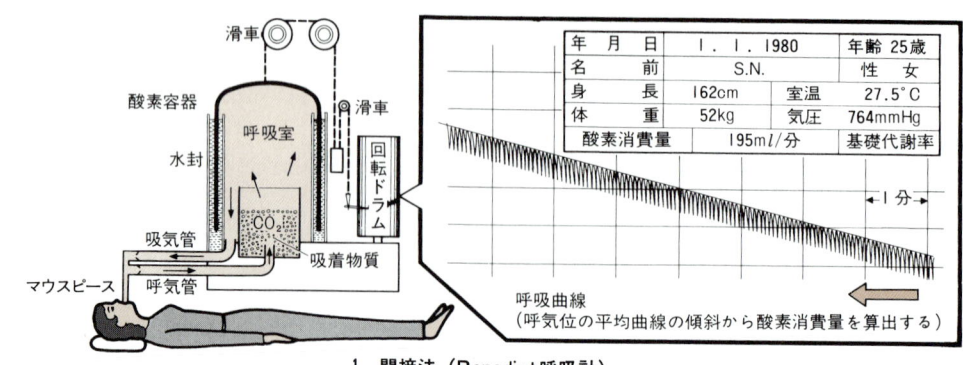

年 月 日	1. 1. 1980	年齢 25歳
名　　前	S.N.	性　女
身　　長	162cm	室温 27.5℃
体　　重	52kg	気圧 764mmHg
酸素消費量	195ml/分	基礎代謝率

呼吸曲線
（呼気位の平均曲線の傾斜から酸素消費量を算出する）

1. 間接法（Benedict呼吸計）

2. 性・年齢階層別基礎代謝基準値と基礎代謝量

年齢	男				女			
	基準体位		基礎代謝基準値	基礎代謝量	基準体位		基礎代謝基準値	基礎代謝量
（歳）	身長(cm)	体重(kg)	(kcal/kg/日)	(kcal/日)	身長(cm)	体重(kg)	(kcal/kg/日)	(kcal/日)
1〜2	83.6	11.5	61.0	700	83.6	11.5	59.7	700
3〜5	102.3	16.4	54.8	900	102.3	16.4	52.2	860
6〜8	121.9	24.6	44.3	1,090	120.8	23.9	41.9	1,000
9〜11	139.0	34.6	37.4	1,290	138.4	33.8	34.8	1,180
12〜14	158.3	47.9	31.0	1,480	153.4	45.3	29.6	1,340
15〜17	169.3	59.8	27.0	1,610	157.8	51.4	25.3	1,300
18〜29	171.3	64.7	24.0	1,550	158.1	51.2	23.6	1,210
30〜49	169.1	67.0	22.3	1,500	156.0	54.2	21.7	1,170
50〜69	163.9	62.5	21.5	1,350	151.4	53.8	20.7	1,110
70以上	159.4	56.7	21.5	1,220	145.6	48.7	20.7	1,010

3. 生活活動強度別エネルギー所要量 (kcal/日)

年齢（歳）	生活活動強度							
	Ⅰ（低い）		Ⅱ（やや低い）		Ⅲ（適度）		Ⅳ（高い）	
	男	女	男	女	男	女	男	女
0〜（月）	110〜120/kg							
6〜（月）	100/kg							
1〜2	—	—	1,050	1,050	1,200	1,200	—	—
3〜5	—	—	1,350	1,300	1,550	1,500	—	—
6〜8	—	—	1,650	1,500	1,900	1,700	—	—
9〜11	—	—	1,950	1,750	2,250	2,050	—	—
12〜14	—	—	2,200	2,000	2,550	2,300	—	—
15〜17	2,100	1,700	2,400	1,950	2,750	2,200	3,050	2,500
18〜29	2,000	1,550	2,300	1,800	2,650	2,050	2,950	2,300
30〜49	1,950	1,500	2,250	1,750	2,550	2,000	2,850	2,200
50〜69	1,750	1,450	2,000	1,650	2,300	1,900	2,550	2,100
70以上	1,600	1,300	1,850	1,500	2,050	1,700	—	—
妊婦	+350							
授乳婦	+600							

（平成11年第六次改定 日本人の栄養所要量より）

2章　運動とエネルギー代謝

1. エネルギー代謝とは

　私たちは，飲食物中の種々の栄養素を摂取し，一方，呼吸によって得られた酸素によってこれらの栄養素を酸化し，発生したエネルギーを生活に利用している．このエネルギーは，熱，仕事，貯蔵の3つに分けられるが，これを体内代謝の面からエネルギーの出納として観察することをエネルギー代謝 energy metabolism という．

　三大栄養素を試験管内で燃焼させると，1g当たり糖質では平均4.1 kcal，脂質は平均9.3 kcal，蛋白質は平均4.1 kcal のエネルギーを発生する．この比を Rubner の係数という．しかし，生体内では食物の種類によって消化吸収率が異なっているため，その比を 4：9：4 とした Atwater の係数が一般のエネルギー計算に用いられる．

2. 食物のエネルギー計算

　食物の全エネルギー値は，ポンプカロリーメーターに入れて燃焼させ，発生するエネルギーを測定すればよいが，しかし生体のそれとは異なる．五訂日本食品成分表では，食物の全エネルギー値は，可食部100g当たりの蛋白質，脂質および炭水化物の量(g)に各成分ごとのエネルギー換算係数を乗じて算出されている．用いている係数は，①Atwater のエネルギー換算係数，②FAOのエネルギー換算係数，③科学技術庁「日本人における利用エネルギー測定調査」に基づくエネルギー換算係数で，各食品ごとに適用係数が用いられている．

3. 基礎代謝とエネルギー代謝

1) 人体代謝量の測定

(1) 三大栄養素のエネルギーと酸素消費量

　一般に，呼吸による酸素の摂取と炭酸ガスの排出量および尿中の窒素を測定し，体内で栄養素が酸化して生じたエネルギーを推定する方法が用いられている．仮に体内でブドウ糖が酸化されると1モルのブドウ糖(180g)が6モルの酸素($32 \times 6 = 192$ g)と化合する．アボガドロの原理で，1モルの気体は $22.4 \, l$（0℃，760 mmHg）の容積を占めるから，1.0gのブドウ糖を酸化するには $0.75 \, l$ (134.4/180) の酸素を必要とする．

　一方，1gのブドウ糖の燃焼によって得られる

三大栄養素から得られるエネルギーと酸素消費量

	糖質	脂質	蛋白質
1gを酸化するのに必要な O_2 量(l)	0.75	2.03	0.95
1gを酸化した場合に発生する CO_2 量(l)	0.75	1.43	0.76
呼吸商(RQ)	1.00	0.71	0.80
1gを酸化した場合に生産されるエネルギー(kcal)	4.10	9.30	4.10
$1 \, l$ の O_2 を消費して得られるエネルギー(kcal)	5.47	4.58	4.31

エネルギーは 4.1 kcal であるので，$1 \, l$ の酸素でブドウ糖を酸化するとすれば，5.47 kcal(4.1/0.75)のエネルギーが産生されることになる．同様に脂肪や蛋白質でも下表のとおりになる．

(2) 呼吸商

　酸素消費量がわかっても，栄養素の種類によって発生するエネルギーが異なるので，体内で何が酸化したかを知るためには，呼吸商 respiratory quotient, RQ の算出が必要である．RQ とは単位時間内に排出された炭酸ガスと消費された酸素の比(CO_2/O_2)で，糖質，脂質および窒素を除いた蛋白質が体内で酸化された場合，糖質1.0，脂質平均0.71，蛋白質平均0.80と決まっている．すなわち，体内で糖質と脂質のみが燃焼したと仮定すると，その RQ は 0.71～1.0 の間にあり，測定した RQ から体内で代謝された両成分の割合を知ることができるわけである．

　しかし，実際には蛋白質も燃焼しているために，

図Ⅳ-4　運動の強度の目安とエネルギー消費量

1. 日常生活活動と運動の強度の目安

日常生活活動と運動の種類		生活活動と運動の強度 エネルギー代謝率(RMR)	エネルギー消費量 (kcal/kg/分) (E_a) 男	女
非常に弱い運動	睡眠	基礎代謝の90%	0.017	0.016
	休息・談話(座位)	0.2	0.023	0.022
	教養(読む、書く、見る)	0.2	0.023	0.022
	食事	0.4	0.027	0.025
	身の回り(身仕度、洗面、便所)	0.5	0.029	0.027
	自動車の運転	0.5	0.029	0.027
	机上事務(記帳、算盤、ワープロ、OA機器の使用)	0.6	0.030	0.029
弱い運動	乗物(電車、バス、立位)	1.0	0.038	0.035
	ゆっくりした歩行(買物、散歩)	1.5	0.046	0.043
	洗濯　電気洗濯機	1.2	0.041	0.038
	手洗い	2.2	0.059	0.055
	干す、とりこむ	2.2	0.059	0.055
	アイロンかけ	1.5	0.046	0.043
	炊事(準備、片付け)	1.6	0.048	0.045
	掃除　電気掃除機	1.7	0.050	0.046
	普通歩行(通勤、買物)	2.1	0.057	0.053
	入浴	2.3	0.061	0.056
	育児(背負って歩く)	2.3	0.061	0.056
普通の運動	自転車(普通の速さ)	2.0	0.066	0.061
	階段を降りる	3.0	0.073	0.068
	掃除　雑巾かけ	3.5	0.082	0.076
	急ぎ足(通勤、買物)	3.5	0.082	0.076
	階段昇降	4.6	0.101	0.094
	キャッチボール	3.0(2.0~4.0)	0.073	0.068
	ゴルフ(平地)	3.0(2.0~4.0)	0.073	0.068
	サイクリング(時速10km)	3.4	0.080	0.074
	エアロビクスダンス	4.0(3.0~5.0)	0.091	0.084
	ハイキング(平地)	3.0(2.5~4.0)	0.073	0.068
	〃　　　(山地)	4.5(3.6~6.0)	0.100	0.092
	卓球	5.0(4.0~7.0)	0.108	0.100
強い運動	階段を昇る	6.5	0.135	0.125
	テニス	6.0(4.0~7.0)	0.126	0.117
	雪上スキー(滑降)・	6.0(4.0~8.0)	0.126	0.117
	〃　　　(クロスカントリー)	9.0(6.0~13.0)	0.179	0.165
	バレーボール	6.0(4.0~7.0)	0.126	0.117
	ジョギング(120m/分)	6.0(5.0~7.0)	0.126	0.117
	登山(平均)	6.0	0.126	0.117
	登り	8.0(6.0~10.0)	0.161	0.149
	柔道、剣道	6.0(3.0~9.0)	0.126	0.117
	サッカー、ラグビー、バスケットボールなど	7.0(5.0~9.0)	0.144	0.133
	水泳　遠泳	8.0(6.0~10.0)	0.161	0.149
	平泳　流す	10.0	0.197	0.182
	クロール	20.0	0.374	0.345
	縄とび(60~70回/分)	8.0(7.0~9.0)	0.161	0.149
	ジョギング(160m/分)	8.5(7.0~10.0)	0.170	0.157
	筋力トレーニング(平均)	9.6	0.190	0.175
	ランニング(200m/分)	12.0(11.0~13.0)	0.232	0.214

注：(　)内は範囲を示した

2. レジャー活動のエネルギー消費量とMETs（スポーツ，運動，ゲーム，ダンス）

種目	Mets 平均	範囲	エネルギー消費量 (kcal/kg/分)	体重別1時間当たりのエネルギー消費量 50kg	60kg	70kg
バドミントン	5.8	4~9	0.066~0.150	200~450	240~540	280~630
バスケットボール(ゲーム)	8.3	3~12	0.050~0.200	150~600	180~720	210~840
ボウリング		2~4	0.033~0.066	100~200	120~240	140~280
丘登り	7.2	5~10+	0.083~0.167+	250~500+	300~600+	350~700+
サイクリング レジャーと通勤		3~8+	0.050~0.133+	150~400+	180~480+	210~560+
エアロビクスダンス	3.7	4~10	0.066~0.167	200~500	240~600	280~700
磯釣り	3.7	2~4	0.033~0.066	100~200	120~240	140~280
ゴルフ(クラブをかつぐ、カートをひく)	5.1	4~7	0.066~0.117	200~350	240~420	280~490
ハイキング		3~7	0.050~0.117	150~350	180~420	210~490
柔道	13.5		0.225	680	810	950
登山		5~10+	0.083~0.167+	250~500+	300~600+	350~700+
縄跳び	11		0.183	550	660	770
60~80回/分	9		0.150	450	540	630
ランニング						630
(12分/マイル)分速134m	8.7		0.145	440	520	610
(9分/マイル)分速179m	11.2		0.187	560	670	790
スケート		5~8	0.083~0.133	250~400	300~480	350~560
スキー、雪						
ダウンヒル		5~8	0.083~0.133	250~400	300~480	350~560
クロスカントリー		6~12+	0.100~0.200+	300~600+	360~720+	420~840+
サッカー		5~12+	0.083~0.200+	250~600+	300~720+	350~840+
水泳		4~8+	0.066~0.133+	200~400+	240~480+	280~560+
卓球	4.1	3~5	0.050~0.083	150~250	180~300	210~350
テニス	6.5	4~9+	0.066~0.150+	200~450+	240~540+	280~630+
バレーボール		3~6	0.050~0.100	150~300	180~360	210~420

資料）平成6年公衆衛生審議会答申；Guidelines for Exercise Testing and Prescription. ACSM，1991．(一部改変)

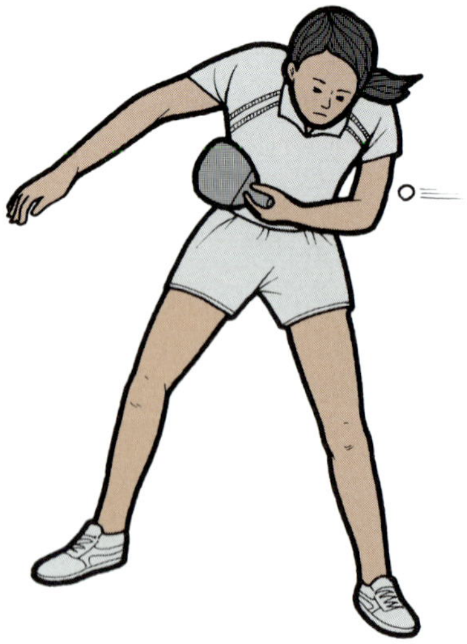

それに要する酸素と炭酸ガスの量を算出する必要がある．蛋白質が燃焼するとその窒素分がすべて尿中に排泄される．したがって，この窒素に蛋白質の窒素含有量(約16%)の比である窒素係数6.25(100/16)を乗じれば蛋白質の燃焼量を知ることができる．また，蛋白質1gの燃焼に必要な酸素と排出される炭酸ガスの量がわかっている．したがって，実際に測定した酸素と炭酸ガス量からその分を差し引けば，糖質と脂質に要した量ということになろう．これが非蛋白呼吸商とよばれるもので，これを按分比例して，糖質，脂質によるエネルギーおよび上述の蛋白質量に対するエネルギーを算出すれば全代謝量を知ることができる．

2) 基礎代謝　　　(図IV-3・1, 2, 3)

基礎代謝 basal metabolism, BM とは，目覚めている状態で生命を維持するために必要な最小限のエネルギー代謝をいう．すなわち，心拍動，呼吸運動，体温維持，腎機能，筋緊張維持などに必要な代謝で，60 kg のヒトで1日約1,300～1,600 kcal ぐらいである．

また，基礎代謝は風土，人種，性別，年齢，体格によって変化し，日常生活の条件，労働，食物の量と質などによって異なってくるが，同性，同年齢ならば体表面積に比例する．図IV-2・1は，実際に基礎代謝を測定する呼吸計を示したもので，図IV-2・2, 3に平成11年公衆衛生審議会より答申された日本人の年齢別，性別の基礎代謝基準，基礎代謝量およびエネルギー所要量を示した．

3) 基礎代謝率

基礎代謝率 basal metabolic rate, BMR とは，実際に測定された基礎代謝の量がそのヒトの基準値に対してどのくらいの差があるかを，種々の条件で比較する場合に用いられる．すなわち，

$$基礎代謝率 = \frac{実測値 - 基準値}{基準値} \times 100 = x\%$$

で，その±10%を正常範囲としている．

4) 食物の特異動的作用

食事で，ことに動物性食品を多く食べると食後安静にしていても代謝量が増加する．この作用を食物の特異動的作用 specific-dynamic action, SDA といい，蛋白質で20～40%増，糖質で6～9%増，脂質で4～14%増となる．その本態についてはまだ不明の点が多く，血中アミノ酸増加による細胞内代謝促進，脱アミノ基作用，尿素生成，糖・脂肪代謝の高進などが考えられ，食後3時間ぐらいで最高となる．日本人の食事では平均10%ぐらいである．このエネルギーは体温の維持に用いられ，仕事のエネルギーになることはない．

5) エネルギー代謝率　　(図IV-4・1, 2)

運動や仕事の必要とするエネルギーは〈基礎代謝＋安静代謝＋仕事に要するエネルギー〉である．エネルギー代謝率 relative metabolic rate, RMR がこの運動や仕事に要する代謝の指標として用いられ，ある仕事が基礎代謝に対して何%の代謝亢進をきたさせるかを知ろうとするものである．

$$RMR = \frac{\left(\begin{array}{c}作業時の消費\\エネルギー量\end{array}\right) - \left(\begin{array}{c}安静時の消費\\エネルギー量\end{array}\right)}{基礎代謝量（作業時間当たり）} \times 100$$

RMR は体格などに関係なく作業の強度を示すもので，仕事の種類に対して一定の値となる．静的労作にはうまく当てはまらない．なお，運動強度の指標として，近年，Mets法が用いられるようになってきている．「V．運動量の測定とその評価」の編を参照されたい．図IV-4・1に日常生活活動と運動の強度の目安を，図IV-4・2にレジャー活動のエネルギー消費量とMetsを示した．

6) エネルギー所要量

エネルギー所要量は，生命維持に必要な基礎代謝＋生活に必要な活動代謝＋SDAの総和と考えられ，昭和54年以来，公衆衛生審議会答申では，そのエネルギー消費量をもって所要量とし安全率を考慮していない．すなわち次式より算出された．

$$A = B + Bx + \frac{1}{10}A \quad \cdots\cdots\cdots\cdots\text{I式}$$

A：1日エネルギー所要量，B：1日のBM，x：生活活動指数，Bx：1日の生活活動に使われるエネルギー（発育期には体重の1日増加量を含む），1/10 A：1日の平均SDAに使われるエネルギー（p 217 2）の(2)参照）

図IV-5　筋肉におけるエネルギー産生

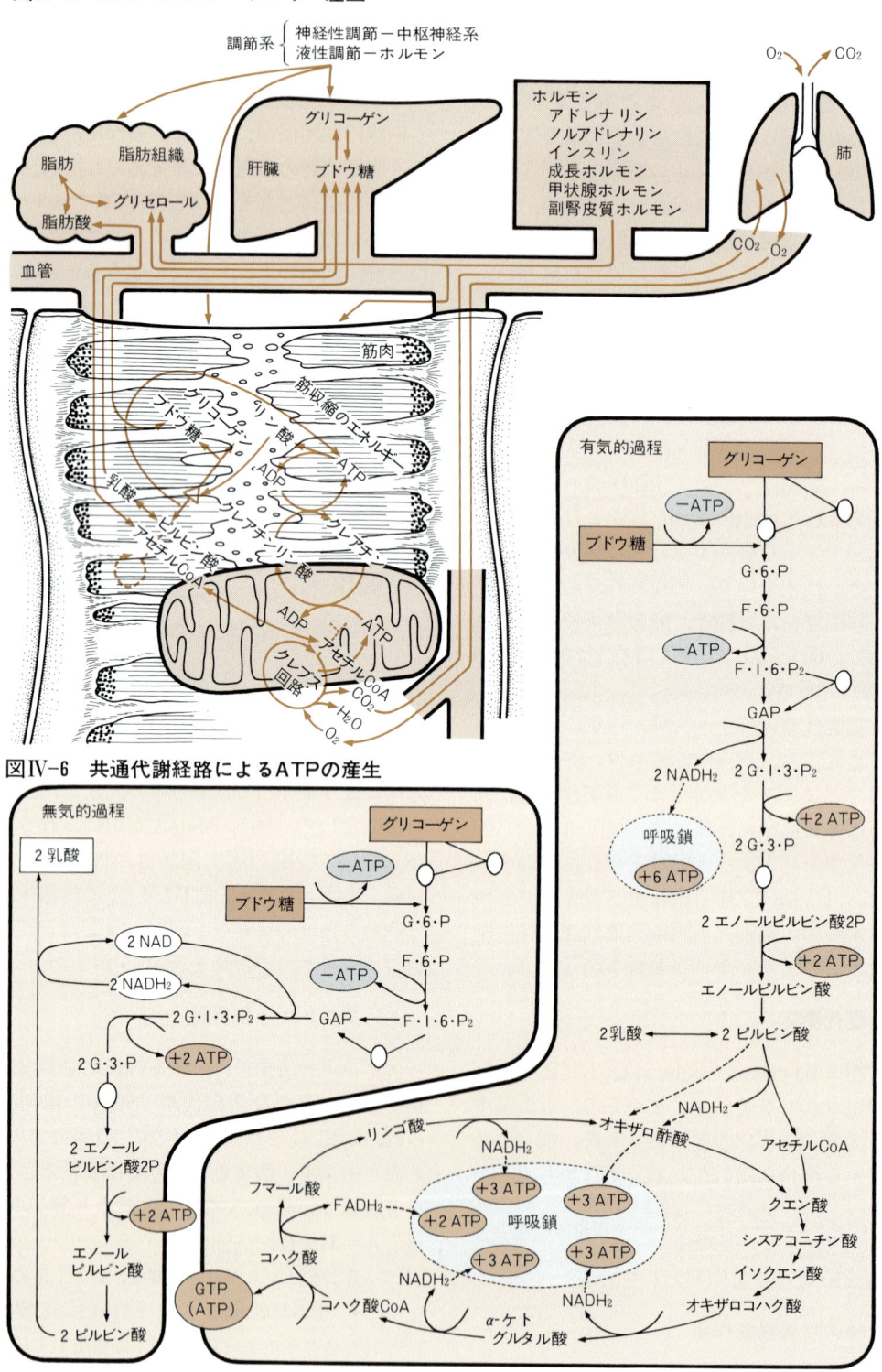

図IV-6　共通代謝経路によるATPの産生

なお，日本人の栄養所要量の第六次改定では，このSDAは活動時のエネルギー消費量に含まれるものとして，加算しないことにした．

7) 活動代謝と生活活動指数 (図IV-4・1, 2)

1日消費エネルギー（必要量）＝
0.9 Bmts＋1.2 Bmtr＋BmΣRMR tw
  Bm：1分当たり BM(kcal/分), ts：1日の睡眠時間(分), tr：1日の覚醒時間(分), tw：各種生活活動時間(分)

従来，上式として日常生活のエネルギー所要量が算出されていたが，昭和50〜54年の答申では基礎代謝率の算出が複雑で，体重1kg当たり1分間の消費エネルギー（活動代謝 Ea）と基礎代謝率がよく相関するところから，Ea＝活動時の全エネルギー消費量(kcal)/体重(kg)/活動時間(分)が用いられている．一方，生活時間調査を行い，1日消費エネルギーの計算も行われている．

A＝Bm TbW＋Σ Ea TwW ……………II式
  A：1日エネルギー消費量（所要量），Bm：BM基準値(kcal/分)，Tb：就床中の時間(分)，W：体重(kg)，Ea：各種活動時のエネルギー消費量(kcal/kg/分, 実測による)，Tw：各種の活動時間(分)

これらは睡眠，安静，特異動的作用すべてを包括したものとして，とくに分けていない．

以上のII式による消費量と，前項のI式から計算される所要量とを等しいものとして実測値を当てはめて計算されるのが生活活動指数 x である．なお，発育期には体重増加指数，乳児，妊娠，授乳時には付加量が加算される．1日エネルギー消費量がその個人のBMの何倍に当たるかを示したものである．

4. 運動時の筋肉中のエネルギー産生

1) 筋肉におけるエネルギー産生の仕組み
(図IV-5, IV-6)

運動の基本となる筋収縮の直接エネルギーは，まず，筋肉内の高エネルギーリン酸化合物から供給される．その代表的なものは，アデノシン3リン酸ATPと，クレアチンリン酸Cr.Pである．このATPの分子が加水分解されてADPに，さらにAMPに分解されるとき，また，Cr.Pからリン酸が離れるときに大量のエネルギーが放出される（その詳細については「III. 運動時のからだの生化学的仕組みとその動態」の編を参照のこと）

激しい運動を行う場合，常時筋肉内に貯えられているATPには限度があり，エネルギーを放出して産生されるADPが同じ筋肉内に存在するCr.Pからのリン酸供給によってATPに再合成されて再利用され，さらに筋肉グリコーゲンの解糖によるエネルギー供給を待つことになる．

一方，定常状態に入りうる運動では，クレブス回路による糖質の酸化過程を経てエネルギーの供給を受けているわけである．このことは筋肉に酸素やブドウ糖，中性脂肪などを供給する血液，循環，呼吸などの機能が順調に行われていることを意味している．

このような場合には，筋肉内で脂肪の分解によるグリセロールが解糖過程のグリセリンアルデヒド-3-リン酸へ，脂肪酸がβ酸化によってクレブス回路のアセチルCoAに入りATP産生を行っていることが考えられよう．

図IV-6は，解糖過程（Embden-Meyerhofの経路）と酸化過程（クレブスKrebs回路），いわゆる共通代謝経路における無気的なATP産生と，有気的なATP産生を示したものである．

2) 筋肉内へのグリコーゲンの補給

前述のように安静時には筋肉内に一定のATPとCr.Pおよびグリコーゲンを保有しているが，運動による筋収縮によってこれらを消費すれば，当然，体内の貯蔵エネルギーである肝臓グリコーゲンからのブドウ糖，脂肪組織からの中性脂肪，遊離脂肪酸，さらにはアラニン，グルタミン酸などのアミノ酸までが血行を介し補給されることになる．

したがって，筋肉グリコーゲン→血中乳酸→肝臓グリコーゲン→血中ブドウ糖→筋肉グリコーゲンおよび筋肉中ピルビン酸→血中アラニン→肝臓中ピルビン酸→血中ブドウ糖→筋肉中ピルビン酸という，いわゆるコーリー回路 Cori Cycle およびブドウ糖・アラニン回路などという概念が成り立ってくるのである．もちろん，これらは概念であ

図IV-7　運動とエネルギーの供給

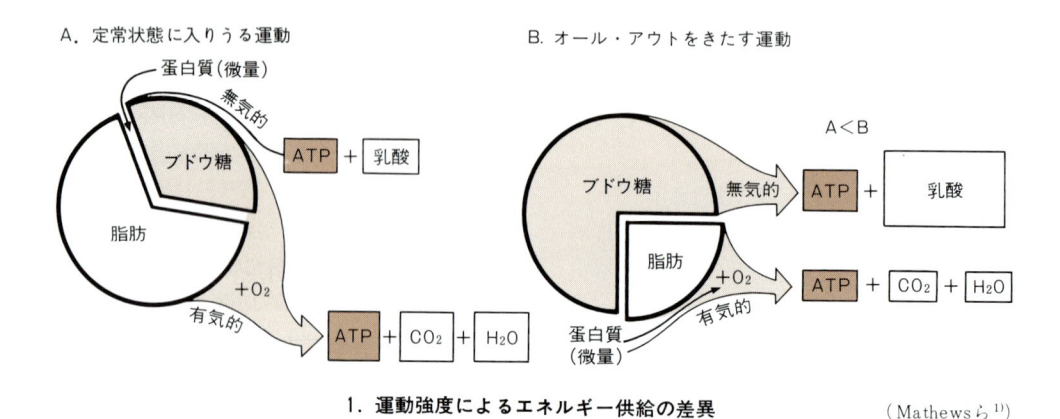

A. 定常状態に入りうる運動　　　B. オール・アウトをきたす運動

1. 運動強度によるエネルギー供給の差異　　　（Mathewsら[1]）

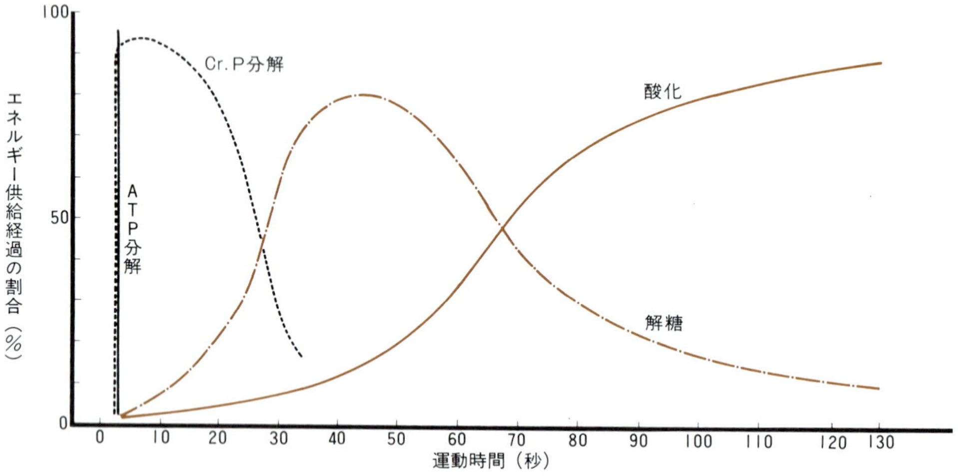

2. 激運動時におけるエネルギー供給源の想定　　　（Keul[2]）

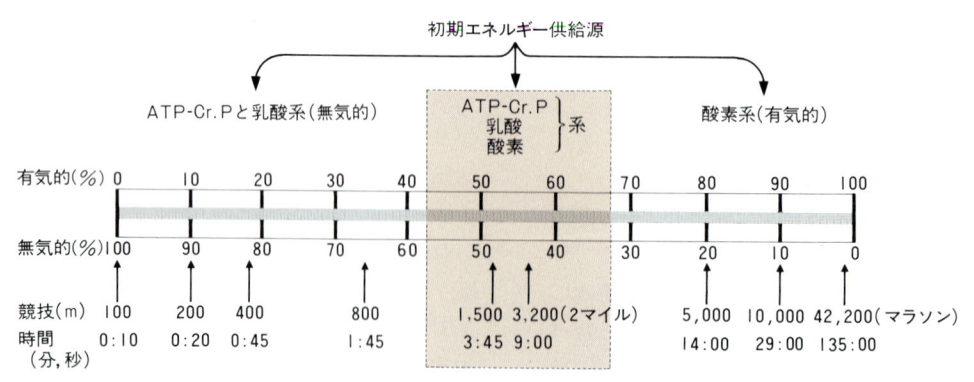

3. トラック走行における走行距離と所要時間に対する無気的および有気的エネルギーの割合　　　（Mathewsら[1]）

って，その代謝過程はさらに複雑である．しかし，運動によるエネルギー消費に対する栄養学的な考え方としては，これらの筋肉内代謝過程を念頭において対処することが必要であろう．

5．運動時のエネルギー供給と栄養の補給

1）運動強度によるエネルギー供給の差異とその割合　　　　　　　　　（図Ⅳ-7・1，2，3）

代謝面から運動に対するエネルギーの供給を考えると，オール・アウトをきたすような激しい比較的短時間の運動では，最大酸素摂取量を上回るために，主たるエネルギーは解糖過程による無気的なATPの産生によるほかはなく，有気的な糖質や脂肪の酸化過程による供給はごくわずかとなる．したがって，解糖過程の最終産物である乳酸が増加し，からだが酸性に傾き，種々の代謝も円滑に行われなくなることが予想される．

一方，最大酸素摂取量以下の定常状態に入りうる比較的長時間の運動では，呼吸・循環の機能が円滑に対応して，有気的なブドウ糖およびグリコーゲンの酸化，さらには脂肪の分解によるエネルギーの供給が主流となり，同時に行われている無気的過程からの乳酸も常に酸化されて，ある程度増加したまま推移することになる．

これらの関係を模型的に示したのが図Ⅳ-7・1である．また，激しい運動を行ったときの筋肉内におけるエネルギー供給の割合を模型的に示すと，図Ⅳ-6・2のようになる．すなわち，激しい運動を始めると，まず，筋肉内のATPからのエネルギー供給はわずか1〜2秒の間で，その後，約20秒間はCr.Pの分解と，それによるATPの再生によってエネルギーが供給され，同時に筋グリコーゲンの無気的な解糖過程によるATPの供給が始まり，約40〜60秒持続するものと考えられている．したがって100mは息をしないでも疾走することが可能である．しかし，400mを息をしないで走ることは不可能ということができよう．60秒を超える運動では，有気的な酸化過程によるATPの供給，呼吸による十分な酸素摂取をまたなければ運動の継続は不可能である．

この関係を示したのが図Ⅳ-7・2であり，無気的および有気的なエネルギー供給の割合を，陸上競技のトラック走行に例をとって，その走行距離と所要時間を想定したのが図Ⅳ-7・3である．

2）運動後におけるエネルギー補給の問題

これらを栄養学的見地から考えると，運動中におけるエネルギーの補給はなかなかむずかしく，運動後のエネルギー補充が問題となる．定常状態に入りうる有気的な運動継続中には，呼吸・循環機能が円滑に行われていることを前提とし，肝臓グリコーゲンの分解による血中ブドウ糖，脂肪組織からの血中中性脂肪，遊離脂肪酸などの供給が起こり，エネルギーの補給がなされる．

なお，運動中は概して交感神経緊張状態にあり，運動強度にもよるが，その消化吸収能力は一般に低下しているというのが定説である．したがって，もし，運動中に栄養を補給するとしても，消化を必要としないブドウ糖，アミノ酸などの投与が考えられるのみで，むしろ，発汗などによる水分と塩類の喪失に対し，体液と等張の補液を考えるほうがより効果的であろう．したがって，定常状態に入っている運動では，運動によって消費されるであろうエネルギーと，そのヒトの体内に蓄積されているエネルギーとのバランス，およびそのヒトがいかにそのエネルギーを効率よく利用するかが問題となるところである．

そこで，栄養学的に考えられることは，運動前にいかにしてエネルギーをより効率よく保持させておくかということと，運動後にいかに速やかに消費されたエネルギーを補給できるかということであろう．一般的には，後述のように，直ちにエネルギーの補給となる糖質と，栄養価の高い消化吸収のよい蛋白質の補給がまず考えられるところである．しかし，ヒトの生理機能は，経口的に栄養を補給したからといって，直ちにそれがすべてエネルギーとなると考えるのは早計である．体内の種々の調節機構，たとえば，これらに関連する自律神経系の機能や，種々のホルモンの分泌が正常に行われ，酸素を取り入れる呼吸機能，酸素を運搬する血液，それを送り出す心臓循環機能が円滑に行われていることが第1条件となる．

図Ⅳ-8 ライフステージの諸相

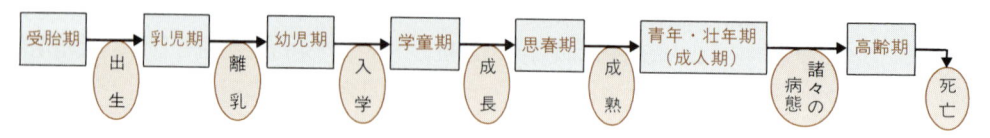

受胎期 → 出生 → 乳児期 → 離乳 → 幼児期 → 入学 → 学童期 → 成長 → 思春期 → 成熟 → 青年・壮年期（成人期） → 諸々の病態 → 高齢期 → 死亡

図Ⅳ-8 ライフステージにおける栄養の影響

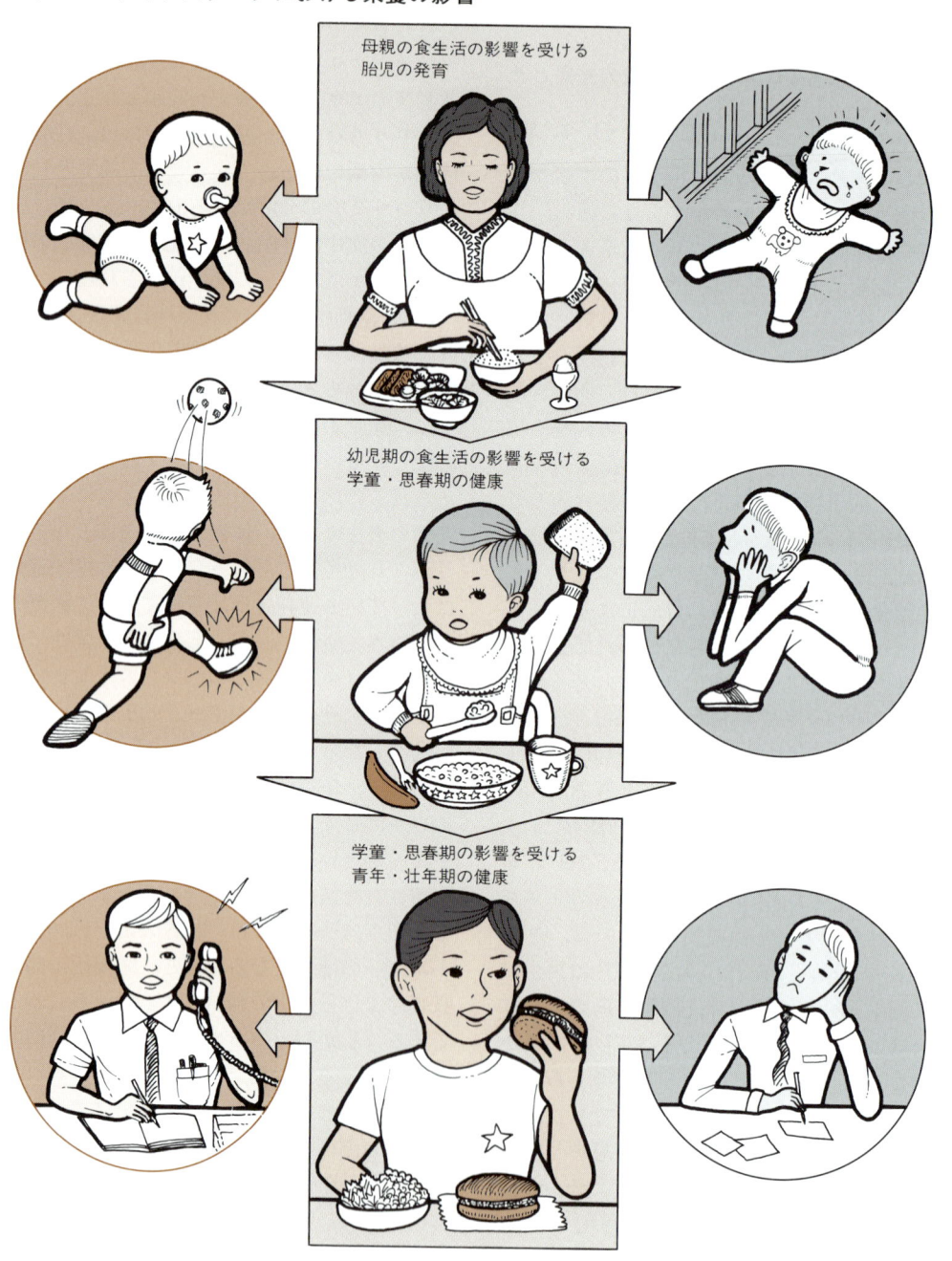

母親の食生活の影響を受ける胎児の発育

幼児期の食生活の影響を受ける学童・思春期の健康

学童・思春期の影響を受ける青年・壮年期の健康

3章 からだと栄養

1. ライフステージと栄養

1) ヒトの一生と栄養　　　　（図IV-8, 9）

ヒトの発育の原則として，以下のことなどがあげられている．
(1) 年齢に応じた順序で発育する．
(2) 発育の経過は逆転しない．
(3) 発育の速さには個人差がある．

この原則にしたがってヒトのライフステージを各時期に分けると，新生児期，乳児期，幼児期，学童期，思春期，青年期を経て成年期に達し，さらに壮年期に至り，その後，高齢期に至る．

ヒトの一生における栄養について考えると，それぞれの時期において独立して存在しているのでなく，強く関連し合っている．たとえば，胎児期の栄養は乳幼児期の成長発育を左右するし，乳幼児期の栄養は次に続く学童期の栄養状態を左右する．また，青年期の食生活は成人期の健康に影響し，高齢期の健康はそのヒト個人の生活歴を強く反映する．

したがって，「栄養と健康の問題は生涯を通じての生活全体の問題である」という観点が，ライフステージと栄養を考える基本となる．

2) 乳幼児期の栄養

(1) 身体的特徴

① 乳児期（満1歳～2歳頃）：成長発育がもっとも盛んな時期である．吸いつき反応が備わっており，吸いつきと嚥下ができる．身長は出生時には約50 cmであるが，1年で約1.5倍になり，体重は出生時には約3 kgであるが，1年で約3倍になり，骨の発育も進んで歯も生えてくる．消化器官も発達し，腸内菌も定住するようになり，機能も強化される．

② 幼児期（1歳～6歳）：この時期になると固形物を食べ始める．身体的，精神的な面ばかりでなく，味覚，嗜好，食生活習慣の基礎が形づくられるという意味からも重要な時期である．

(2) 栄養の重要性

① 乳児期：母乳 breast feeding または人工栄養物 bottle-feeding, artificial feeding を栄養源とする．後期には栄養素の要求量が増大するとともに，消化器官の機能，消化酵素の働きが発達してくるので，乳以外に半固形物を与え始め，次第に硬さ，量，種類を増して離乳食に移行する．

② 幼児期：四肢と内臓の発達が著しく，急速な成長と活発な活動により，栄養素要求量は成人の場合より大きくなる．しかし，胃容量が小さいため，3度の食事だけで補うことはきわめて困難であるので，食事の回数をふやす必要がある．このためには，間食も食事の一部としてとらえ，内容を重視する．

また，エネルギー産生と成長のための三大栄養素（炭水化物，脂肪，蛋白質）のほか，骨や歯の生育に伴ったビタミン，ミネラルについて考慮するとともに，成長に必要な必須アミノ酸などを欠かさないようにする．

(3) 起こしやすい疾患

低出生体重児（2.5 kg以下），アレルギー，先天性代謝異常，肥満，乳児下痢症，便秘，ネフローゼ症候群，急性糸球体腎炎など．

3) 学童（6歳～11歳）・思春期（12歳～15歳）の栄養

(1) 身体的特徴

(1) 幼児期が終わって学童期を迎えると，発育はスピーディーに進むが，個人差がみられるようになる．
(2) 女子は10歳ごろから，男子は12歳ごろから18歳ごろまで成長が促進され，二次性徴が現れて生殖可能となる．

図Ⅳ-10　生活習慣病危険因子と栄養素・食物レベルでのリスクファクター

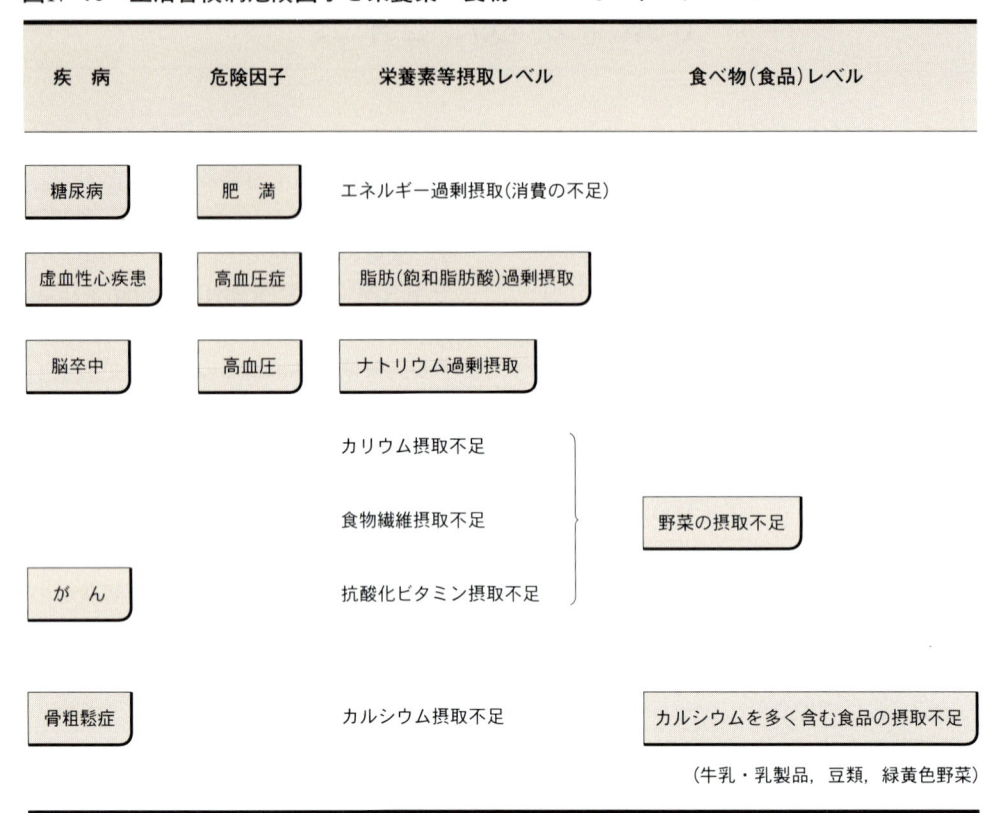

疾　病	危険因子	栄養素等摂取レベル	食べ物（食品）レベル
糖尿病	肥満	エネルギー過剰摂取（消費の不足）	
虚血性心疾患	高血圧症	脂肪（飽和脂肪酸）過剰摂取	
脳卒中	高血圧	ナトリウム過剰摂取	
がん		カリウム摂取不足／食物繊維摂取不足／抗酸化ビタミン摂取不足	野菜の摂取不足
骨粗鬆症		カルシウム摂取不足	カルシウムを多く含む食品の摂取不足（牛乳・乳製品，豆類，緑黄色野菜）

（資料：健康日本21，栄養・食生活分科会報告）

図Ⅳ-11　おもな成分の加齢による変化

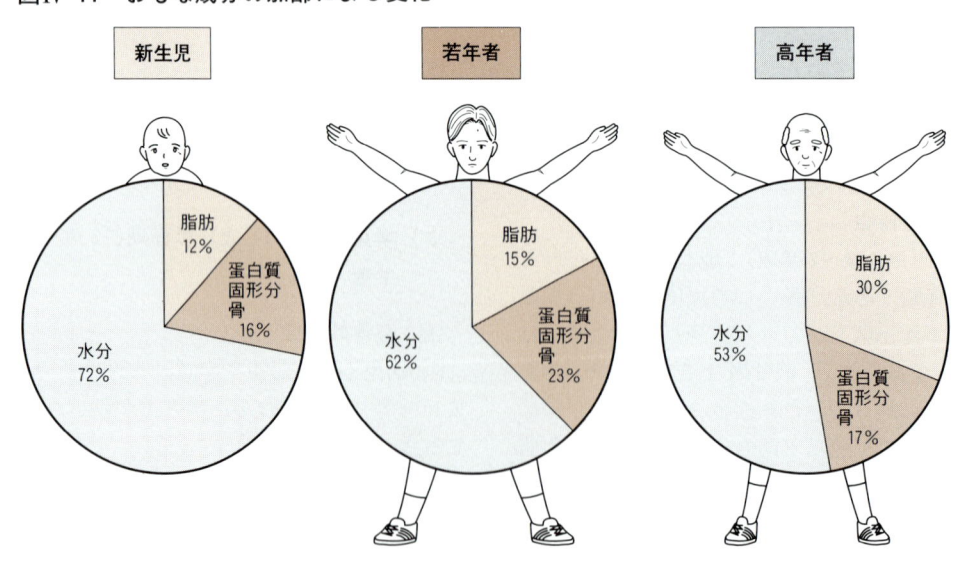

新生児
脂肪 12%
蛋白質 固形分 骨 16%
水分 72%

若年者
脂肪 15%
蛋白質 固形分 骨 23%
水分 62%

高年者
脂肪 30%
蛋白質 固形分 骨 17%
水分 53%

(2) 栄養の重要性

(1) 小児の生活習慣病(小児期から成人したときのことを考慮して治療・管理しなければならない病気あるいは状態)として，肥満，高血圧，高脂血症，糖尿病が年々増加し，この予防のためには栄養バランスのとれた食事とすることが重要である．

(2) 社会的活動範囲がさらに広くなり，過食，摂取栄養の偏りが生じやすい．エネルギーのほか，栄養素としてのカルシウム，ニコチン酸は，成人期よりも思春期に多く必要とされる．

(3) 起こしやすい疾患

小児の生活習慣病，摂食障害，神経性食欲不振症など．

4) 青年(15歳～20歳頃)・壮年期(20～65歳頃)の栄養

(図 IV-10)

(1) 身体的特徴

ヒトの身体的な成長，発達は20歳前後で完成される．30歳前後から身体機能は緩やかな老化(体力の低下，疲労感の増大，視力の低下など)が始まるが，精神的にはいっそう成熟を増し，加齢とともに充実する．しかしこの年代は，加齢とともに脂肪の沈着傾向がみられ，またエネルギーのとりすぎ，摂取栄養素のアンバランス，不規則な生活リズム，運動不足と肥満などにより，さまざまな身体的異常を生じやすい．

(2) 栄養の重要性

エネルギーの過剰摂取，摂取栄養素のアンバランスに加え，不規則な生活，運動不足などによって身体的異常を生じやすいので，栄養バランスのとれた食事とするとともに，運動不足を是正することも重要である．

(3) 起こしやすい疾患

生活習慣病(動脈硬化と，それに伴う虚血性心疾患，高血圧症，糖尿病，痛風，悪性新生物など)．

5) 高齢期(65歳以上)の栄養

(図 IV-11)

広く年齢の上昇に伴う変化を加齢現象 aging というが，成熟期以後，加齢とともに身体の機能が衰えていく過程を老化 senility という．

(1) 身体的特徴

(1) 身体的組織が変化する(臓器重量や組織の変化)．

(2) 機能が変化する(歯の喪失や味覚の低下によって，食欲不振，胃腸の機能低下，消化液分泌能の低下などを生じ，栄養摂取に支障をきたしやすい．また，運動不足も加わって下痢，便秘も生じやすい)．

(2) 栄養の重要性

全身的な諸機能の低下により低栄養に陥りやすいので，栄養補給の面だけでなく，①好みや楽しみを重視する，②咀嚼力を助ける食べやすい料理にする，③良質，多種類の食品を選択する，などの配慮が必要である．また，加齢に伴う味覚の低下によって，食塩，糖分などを過剰摂取しやすいので注意する．

(3) 起こしやすい疾患

消化性潰瘍，糖尿病，肺炎，心不全，高血圧症，動脈硬化症，骨粗鬆症など．

6) 妊産婦・授乳婦の栄養

(1) 身体的特徴

妊娠した母体は胎児の発達と出産に備えて全身が変化していく．

妊娠期間は280日で，妊娠前期(1～5カ月)と後期(6～10カ月)に分けて考える．妊娠により母体は，胎児を保持し，発育させるために大きな負荷(妊娠負荷)を負う．

(2) 栄養の重要性

妊娠前期には，ビタミン，ミネラルなどの触媒的な働きをする栄養素が必須である．

妊娠後期では，妊娠中毒症の予防のために食塩の過剰摂取を慎むことが必要である．

また，浮腫の予防のために，塩分ばかりでなく，蛋白質の質と量についても十分配慮しなければならない．

図Ⅳ-12 食生活の変遷

1. 摂取量変化の大きい食品群の年次推移

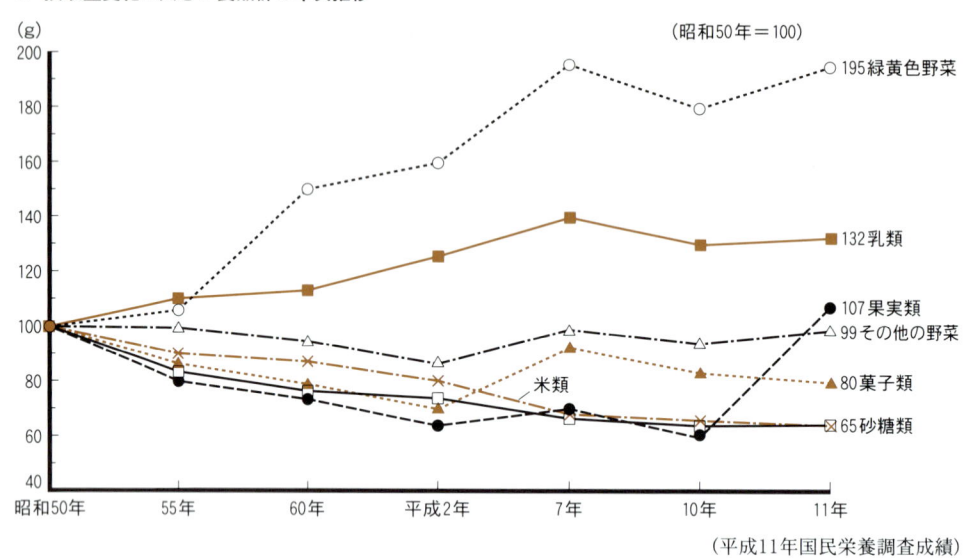

(昭和50年=100)

- 195 緑黄色野菜
- 132 乳類
- 107 果実類
- 99 その他の野菜
- 米類
- 80 菓子類
- 65 砂糖類

(平成11年国民栄養調査成績)

2. エネルギーの栄養素別摂取構成比

	蛋白質	脂質	糖質	
昭和50年	14.6	22.3	63.1	2,226 kcal
55年	14.9	23.6	61.5	2,119 kcal
60年	15.1	24.5	60.4	2,088 kcal
平成2年	15.5	25.3	59.2	2,026 kcal
7年	16.0	26.4	57.6	2,042 kcal
10年	16.0	26.3	57.7	1,979 kcal
11年	16.0	26.5	57.5	1,967 kcal

(平成11年国民栄養調査成績)

3. カルシウム摂取量の年次推移

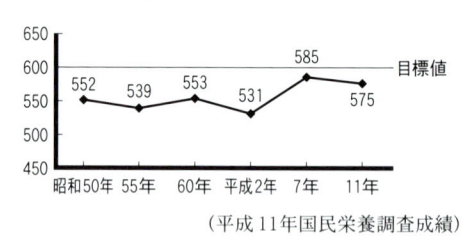

昭和50年	55年	60年	平成2年	7年	11年
552	539	553	531	585	575

目標値

(平成11年国民栄養調査成績)

4. 食塩摂取量の変化

昭和50年	55年	60年	平成2年	7年	11年
13.5	12.9	12.1	12.5	13.2	12.6

目標値

(平成11年国民栄養調査成績)

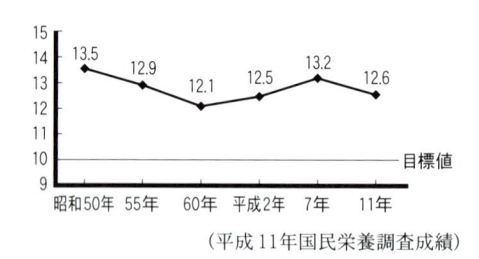

表Ⅳ-2 食生活指針

1. 食生活を楽しみましょう.
2. 1日の食事のリズムから,健やかな生活リズムを.
3. 主食,主菜,副菜を基本に,食事のバランスを.
4. ごはんなどの穀類をしっかりと.
5. 野菜,果物,牛乳・乳製品,豆類,魚なども組み合わせて.
6. 食塩や脂肪は控えめに.
7. 適正体重を知り,日々の活動に見合った食事量を.
8. 食文化や地域の産物を活かし,ときには新しい料理を.
9. 調理や保存を上手にして無駄や廃棄を少なく.
10. 自分の食生活を見直して見ましょう.

(文部省・厚生省・農林水産省 平成12年3月)

(3) 妊娠中に起こりやすい疾患

妊娠悪阻，妊娠中毒症，妊娠貧血，肥満，糖尿病など．

2．食生活の改善と疾病予防

1）健康管理と食生活

社会環境の複雑化ならびに生活様相の多様化にしたがって食生活も多様化している．食事はそのヒトの生活環境，身体状況により，また性別や年齢別などによって，質ならびに量，さらにとり方も異なってくる．

正しい食事，バランスのとれた食事であるためには，単に空腹を満たすだけの食事であってはならない．いろいろな食品群からバランスよく，それぞれの栄養素をとることが大切である．健康で充実した生活を送るためには，過食や偏食があってはならない．

2）食生活の変遷　　　（図Ⅳ-12・1～4）

戦後，わが国の食生活や栄養状態はめざましく改善された．戦後しばらくの食料難の時代には栄養素の欠乏症に悩まされたが，昭和30年ごろからの経済成長に伴って食料事情は好転し，栄養素の摂取状態も顕著に改善された．

昭和35年以降，動物性食品の摂取量が増加し，植物性食品については果物や緑黄色野菜の摂取量が増加している（図Ⅳ-12・1）．

総エネルギー量については，米，いも類などのエネルギー源となる食品の摂取の減少により大きな変化はみられない（図Ⅳ-12・2）．しかし，現在では身体活動量が低下してエネルギー消費量が減少しているので，相対的エネルギーは過剰摂取の状態にある．

エネルギー摂取量に占める脂質エネルギー比率は20～25％が至適摂取とされているが，昭和63年には25.5％と過剰摂取になり，今後，量と質の両面から留意することが必要である．

栄養素の充足率では，カルシウムが基準値に達していないが（図Ⅳ-12・3），他の栄養素はいずれも所要量を満たしている．

したがって，平均的にみると日本人の栄養摂取状況は良好ということになるが，過不足者の存在を無視することはできない．そして，この過不足者こそが栄養の問題をかかえている対象者ということになる．

3）食生活の指針　　　（表Ⅳ-2）

現在の社会において健康を保持・増進するための食生活のあり方を示したものに，文部省，厚生省，農林水産省の各省合同で策定された「食生活指針」がある．

この「食生活指針」は，現在の日本の社会背景から踏まえ，国民の健康を保持・増進する観点から，日本人の食生活においてとくに留意すべき事柄を設定し，食生活改善の目安を示したものである．小・中学生の場合は，この食生活指針をもとに適切な食習慣を身につけることが重要である．

4）運動と休養　　　（表Ⅳ-3）

(1) 健康づくりのための運動所要量

健康と運動の関係についてはまだ十分明らかでないことも多い．しかし，運動不足が成人病の引き金になっており，運動することによって，これらの疾病の危険因子 risk-factor を減少できることについては実証され，さらには適度な運動が治療効果を有することなど，運動が健康維持に必要なことが明らかにされてきている．

こうした状況から，健康を維持するためには必要な運動量を示すことが必要となり，現在の知見をもとに，平成元年，健康を維持するための望ましい運動量の目安として「健康づくりのための運動所要量」が示された．

(2) 健康づくりのための休養

健康づくりのための休養には，休むことと，養うことの2つの機能が含まれる．すなわち「休」の要素は，労働や活動などによって生じた心身の疲労を，安静や睡眠によって回復し，健康の保持をはかるものである．これに対して「養」の要素は，主体的にみずからの身体的，精神的，社会的機能を高めることにより，健康の潜在的能力を高め，健康増進をはかっていくものである．

表IV-3 健康づくりのための運動所要量

目標設定した最大酸素摂取量を獲得・維持するための運動量．運動強度を最大酸素摂取量の50％とした場合の1週間当たりの合計運動時間で表わした．

	20歳代	30	40	50	60
1週間の合計運動時間(分)	180	170	160	150	140
目標心拍数(拍/分)	130	125	120	115	110

注）目標心拍数は，安静時心拍数が概ね70拍／分である平均的な人が50％に相当する強度の運動をした場合の心拍数を示すものである．

● 運動所要量を利用する際の留意事項
　① 1回の運動持続時間
　　体が有酸素運動として反応するための時間を考慮すると，少なくとも10分以上継続した運動であることが必要である．
　② 1日の合計時間
　　1日の合計運動時間としては20分以上であることが望ましい．
　③ 運動頻度
　　原則として毎日行うことが望ましい．

● 健康づくりのために運動を行う際の注意事項
　① 健康づくりのためには，運動強度が強ければ強いほどよいというものではない．また，運動時間が長ければ長いほどよいというものではない．過度の運動は，かえって健康を害することがあるので，注意が必要である．
　② 疾病を持っている者，成人病の危険因子を持っている者及び日常の生活活動強度が著しく低い者が，健康づくりのために運動を行う場合には，医師の指導の下に行うことが必要である．
　③ 健康人であっても，強度の高い運動を行う場合には，医学的検査により運動により危険が生じる可能性の少ないことを確認してから行うことが望まれる．

資料「健康づくりのための運動所要量策定検討会」報告書，'89.7．

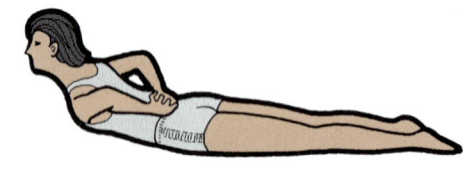

表IV-4 食品に含まれる特殊成分

特殊成分		食品
呈色成分	クロロフィル	緑〜黄緑色の植物
	カロチノイド	黄〜赤色の植物
	アントシアン	赤〜青色でいちご，しそ，なす
	ミオグロビン	赤色で畜肉，魚肉
呈味成分	カプサイシン	とうがらし
	ピペリン	こしょう
	ジアリルジスルフィド	にんにく
（うま味）	L-グルタミン酸ナトリウム	こんぶ
（〃）	5'-イノシン酸ナトリウム	かつおぶし，肉
（〃）	5'-グアニル酸ナトリウム	しいたけ
（にが味）	カフェイン	コーヒー
香気成分	ヌートカトン	グレープフルーツ
	バニリン	バニラ
その他の成分	トリプシンインヒビター	生大豆
	レクチン(PHA)	〃
	シュウ酸	ほうれんそう
（有害）	ソラニン	ジャガイモの芽
（〃）	テトロドトキシン	ふぐ

表IV-5 食物繊維の分類と主な成分

形態	起源	食物繊維成分
動・植物組織中の食物繊維	植物組織	セルロース，キチン，ヘミセルロース，ペクチン質，リグニン，クチン
	動物組織	キチン，ヒアルロン酸，コンドロイチン硫酸等
単離食物繊維およびその誘導体	果実類	ペクチン
	いも類	コンニャクマンナン
	海藻類	寒天，アルギン酸，カラギーナン
	種子類	グアガム，ローカストビーンガム，タマリンドガム
	樹液	アラビアガム，カラヤガム，トラガントガム
	細菌類	キサンタンガム
	多糖類誘導体	カルボキシメチルセルロース，ポリデキストロース
	木材	セルロース

(桐山[3])

図IV-13 食物繊維の過不足と疾患

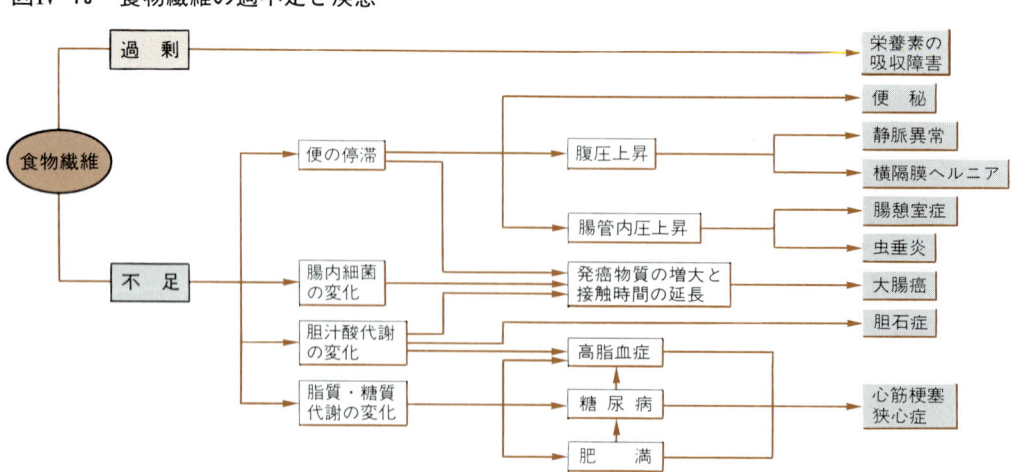

4章　食物と栄養

1．食品の成分と栄養価

1）食品とその成分　　　（表IV-4）

　食品とは栄養素を含む天然物，またはその加工品であり，食品に調理・加工を加えて食べられる形にしたものが食物である．食品中には，水分，蛋白質，脂質，炭水化物，無機質などの成分のほか，その食品を特徴づける色素，香味成分，呈味成分などの特殊な成分が含まれる．これらさまざまな食品の特徴をとらえ，それらの栄養価を知ったうえで食物として有効に利用する．

2）食品成分表

　食品の栄養価は，構成成分(栄養素)の組成による．食品の栄養組成は，「日本食品標準成分表」(科学技術庁資源調査会編)に記載されている．わが国では1951年その原型ができ，以来時代の変遷と共に改訂が重ねられ，2000年11月改訂の現「五訂日本食品標準成分表」に至っている（図IV-2）．

　これには18の食品群について1882食品が記載され，各食品の収載成分は36項目である．記載項目の内容は，エネルギー，一般成分（水分・蛋白質・脂質・炭水化物・灰分），無機質（ナトリウム・カリウム・カルシウム・マグネシウム・リン・鉄・亜鉛・銅・マンガン），ビタミン類（A・D・E・K・B_1・B_2・ナイアシン・B_6・B_{12}・葉酸・パントテン酸・C）および脂肪酸(P/M/S)，コレステロール，食塩相当量である．

3）食品中の特殊な成分　　（表IV-5, 図IV-13）

　食品中には，栄養素以外にも色素，香味成分，呈味成分などのさまざまな物質が含まれて，それがおのおのの食品の特性をつくり出している．また，消化吸収されないために従来の栄養素の定義に当てはまらず，難消化多糖類ともいわれる食物繊維 dietary fiber も含まれているが，近年その生理的作用が注目されている．

4）食品のエネルギー

(1)　食品のもつエネルギー量

　食品のもつエネルギー量は，それに含まれる糖質，脂質，蛋白質のエネルギー量による（ビタミン源となるものにも多少のエネルギーをもつものがある）．このエネルギー量を知るには，熱量計を用い，食品を燃焼して発生する燃焼熱を測定する（物理的燃焼価）．

(2)　食品の体内利用エネルギー量

　食品の栄養素が体内で利用されるとき，消化吸収のロスもあり，利用されないで排泄される部分がある．このため，体内で実際に利用可能なエネルギー量は次式によって求めている．

　体内利用エネルギー＝〔食品の総エネルギー〕－〔糞便のエネルギー〕－〔尿のエネルギー〕

　結局，体内で実際に利用可能なエネルギーは，糖質，脂質，蛋白質1g当たり，それぞれ4.0，9.0，4.0 kcal となり，この値をAtwaterの係数とよんでいる（生理的燃焼価）．

2．各種食品の特徴

1）各種食品の特徴　　　（表IV-6）

　以下に，「五訂日本食品標準成分表」の分類による18の食品群についてその特徴を述べる．

　① 穀類：おもにイネ科の食物である．水分含有量が低く(13〜15%)，貯蔵性がよい．主成分はでんぷんで，主食としてエネルギー源となる．蛋白質含有量は6〜9%しかなく，アミノ酸組成はリジンが第一制限アミノ酸となり，動物性食品に比べると質的に劣る．ただし，主食として多食するため，主要な蛋白供給源になっている．小麦粉は粘弾性の高い蛋白質グルテンを含み，その含量によって強力粉(11.7%)，中力粉(9.0%)，薄力

表IV-6　五訂日本食品標準成分表による食品群の特徴

	食品群	栄養成分的特徴
植物性食品群	1. 穀類	穀物を原材料とするご飯，パン，めん，小麦粉など，1日のエネルギーの約半分をこれらの食品から摂取しているので主食とよばれる．主成分がでんぷんで，蛋白質や食物繊維もかなり含む．
	2. いもおよびでんぷん類	各種いも類と，いも類や穀類から精製したでんぷんなど．成分は穀類とほぼ同じ．
	3. 砂糖および甘味類	各種の単糖・少糖類とでんぷん，少糖の主成分はショ糖であり，でんぷんからの糖としてデキストリンやブドウ糖がある．糖質以外の栄養素はほとんど含まれない．
	4. 豆類	糖質，蛋白質，脂質，ビタミン，ミネラル，食物繊維などを総合的に含む．
	5. 種実類	栗やぎんなんの主成分は糖質であるが，アーモンド，ピーナッツ，ごまなどには蛋白質や脂質も多く含まれている．
	6. 野菜類	食物繊維と各種ビタミン・ミネラルを豊富に含む「緑黄色野菜」と，食物繊維，カリウム，ビタミンCなどを含む「その他の野菜」に大別される．
	7. 果実類	糖質，食物繊維，カリウム，ビタミンCなどを含む．
	8. きのこ類	食物繊維と，体内でビタミンDとなるエルゴステロールを含む．
	9. 藻類	各種海藻類である．食物繊維と各種ミネラル類を豊富に含む．
動物性食品群	10. 魚介類	各種の魚類，貝類，うに，かに，えび，たこなど，いずれも良質の蛋白質を約20％含み，脂質，各種ビタミン・ミネラルも含む．魚類にはEPA，DHAが，貝類，うに，かに，えび，たこなどにはコレステロールが含まれる．
	11. 肉類	牛肉，豚肉，鳥肉，鯨肉とその内臓類や加工品など，良質の蛋白質を約20％含み，脂質，各種ビタミン・ミネラルも含む．脂質には，飽和脂肪酸やコレステロールが含まれる．
	12. 卵類	良質の蛋白質，脂質，各種ビタミン・ミネラルが含まれる．コレステロールが多い．
	13. 乳類	各種栄養素を総合的に含む．
その他の食品群	14. 油脂類	てんぷら油やサラダ油などの植物油と，ラード，ヘットなどの動物油である．主成分は脂質で，動物油にはビタミンAも多少含まれる．
	15. 菓子類	和菓子とあめ玉には糖質，洋菓子には糖質以外に脂質と蛋白質も含まれる．
	16. し好飲料類	アルコール飲料，炭酸飲料，茶，コーヒーなど，これらから栄養素を摂取することはほとんど期待できない．茶，コーヒーにはカフェインとタンニンが含まれる．
	17. 調味料および香辛料類	各種調味料と香辛料．各種栄養素が含まれるが使用量が少量であるために，これらの供給源としては期待できない．
	18. 調理加工食品類	調理加工がされた各種の冷凍食品，種々の栄養素が含まれる．

(五島[4]，改変)

粉（8.0％）に分類される．強力粉は主にパンなどに加工され，中力粉は麺類などに，薄力粉はクッキーやてんぷらなどに用いられる．

② いも・でんぷん類：いもの主成分はでんぷんである．いものまま加工するほか，でんぷんをかたくり粉や糖に変換して用いる．じゃがいも，さつまいも，さといもはいずれも水分が多く，貯蔵性は悪い．蛋白質は少ないが，糖質は比較的多く含まれ，エネルギー源となる食物である．また，食物繊維のよい供給源である．

③ 砂糖および甘味類：砂糖の主成分はショ糖である．果糖（D-フルクトース）は低温で甘味が増す性質があり，ゼリーなど冷たくして食べるものに利用する．転化糖はショ糖に酵素を作用させて得たブドウ糖と果糖の等量混合物であり，菓子製造やジャム製造などに用いられる．

④ 豆類：成分により，ⓐ脂質が多いもの（大豆），ⓑ脂質が少なく炭水化物が多いもの（小豆やえんどうなど），ⓒ野菜的なもの（さやえんどうや枝豆など）に分類されるが，いずれも蛋白質含量が高く（大豆は約26％），植物性蛋白質の重要な供給源になっている．豆類はさまざまに加工されるが，とくに大豆は豆腐，ゆばなど，日常の主要食品に加工されている．

⑤ 種実類：アーモンド，ごまなどは脂質の含量が高く，ピーナッツはチアミン，ナイアシン，リノール酸の含量が高い．

⑥ 野菜類：水分含量が90％以上と高く，蛋白質や脂肪，炭水化物の供給源にはなれないが，ビタミン，ミネラル，食物繊維の重要な供給源である．食用部位別に，ⓐ葉菜類，ⓑ茎菜類，ⓒ根菜類，ⓓ花菜類に分けられる．一般的に，緑色の濃い野菜はカロチンやビタミンCの含有量が多いので，栄養指導上，緑黄色野菜と呼び，他の野菜を淡黄色野菜と呼んで区別している．

⑦ 果実類：水分含量が高く，炭水化物を10〜20％を含み，ほかにフルクトース，カリウム，ビタミンC，食物繊維などを含んでいる．また，柑橘類やりんごなどはペクチンを含み，ジャム，マーマレードに加工される．

⑧ きのこ類：しいたけ，えのきたけ，なめこ，マッシュルーム，まつたけなどがある．水分が多く，水分を除けば主成分は食物繊維である．しいたけはプロビタミンD_2含量も高く，紫外線によりビタミンD_2に転換される．

⑨ 藻類：食物繊維が主成分であるが，ヨウ素の貴重な供給源である．なお，粘性物質の成分はアルギン酸である．生は水分含量が高く，乾物として用いられるものが多い．

⑩ 魚介類：通常，1日平均90ｇを摂取している．水分70〜77％，蛋白質17〜20％，脂肪1〜15％を含み，蛋白質の主要な供給源である．脂肪酸組成は肉類と大きく異なっており，リノール酸，リノレン酸などの多価不飽和脂肪酸を多く含んでいる．いわし，さばなどにはとくにエイコサペンタエン酸（ＥＰＡ）が多く含まれている．ＥＰＡには循環器系疾患を予防する効果が認められており，評価されている．

⑪ 肉類：通常，1日平均70ｇを摂取している．蛋白質を20％含み，とくに穀類に少ないリジンを多く含んでいる．魚介類とともに蛋白質の主要な供給源である．脂質は組織脂質と貯蔵脂質を含み，脂肪含量は数％〜数十％にもなるが，飽和脂肪酸が多いため，常温では固体となる．また，肝臓などの臓器にはビタミン類が豊富に含まれ，とくに豚肉にはビタミンB_1が多く含まれる．

⑫ 卵類：卵白は粘度の高い濃厚卵白と粘度の低い水様卵白からなり，卵白の固形成分のほとんどは蛋白質で，約60％はアルブミンである．卵黄の主成分は脂質と蛋白質である．鶏卵1個にコレステロールが約200〜250mg含まれるが，体内合成の平均1,500mg/日に比べれば1日1〜2個の摂取は問題なく，コレステロール代謝に異常がないかぎり良質な蛋白質として利用価値は大きい．

⑬ 乳類：牛乳には蛋白質が約3％含まれる．アルブミン，グロブリンは少なく，蛋白質の大部分はカゼインで，白濁はカゼインミセルのためである．酵素（レニン）で分解したり，酸性にすると固まって沈殿する．糖質の主成分はラクトース（乳糖）である．脂質は脂肪球として分散している．無機質のカルシウムが豊富であり，理想的なカルシウム供給源とされている．乳糖不耐症のヒトは小腸ラクターゼ活性が不十分で乳糖を消化できず，牛乳を飲むと腹痛，下痢を起こしやすい．

図IV-14　6つの基礎食品

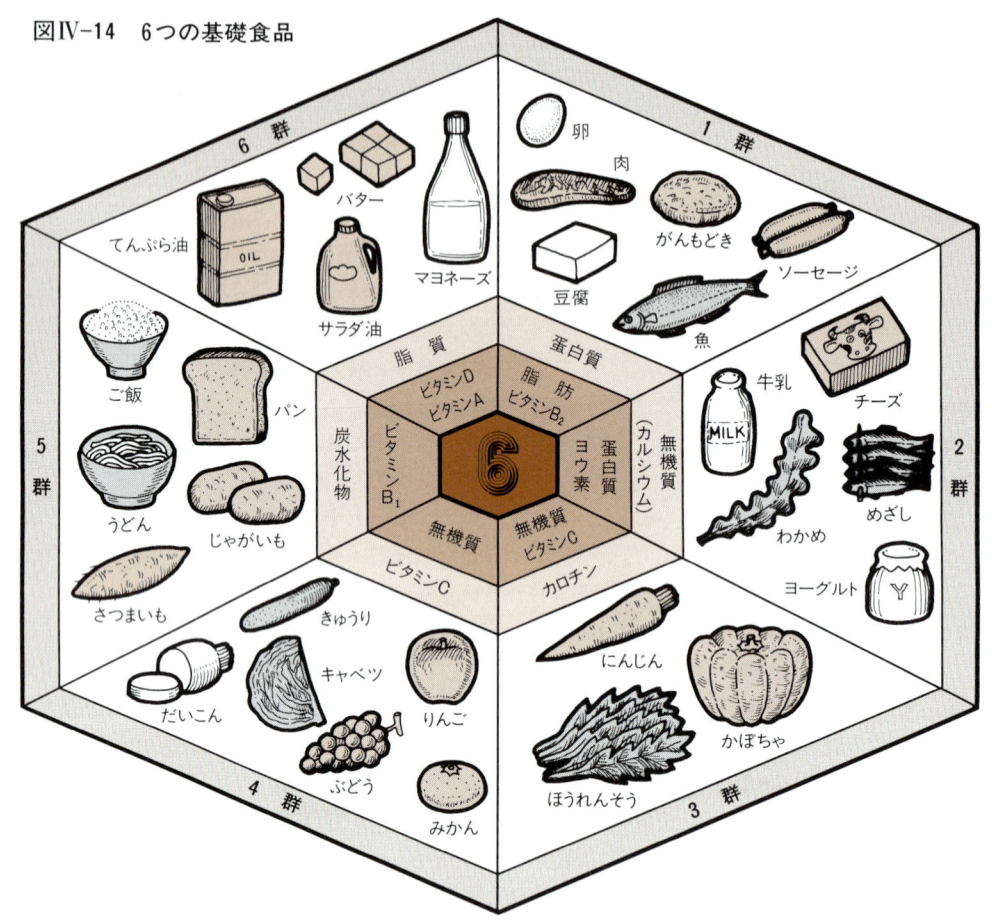

1. 6つの基礎食品の栄養指導用図示

2. 6つの基礎食品の類別・例示・働き

	食品の類別	食品の例示	働き
1群	魚 肉 卵 大豆	魚, 貝, いか, たこ, かに, かまぼこ, ちくわなど 牛肉, 豚肉, 鶏肉, ハム・ソーセージなど 鶏卵, うずら卵など 大豆, 豆腐, なっとう, 生揚げ, がんもどきなど	骨や筋肉などをつくる エネルギー源となる
2群	牛乳・乳製品 骨ごと食べられる小魚 （海　藻）	牛乳, スキムミルク, チーズ, ヨーグルトなど めざし, わかさぎ, しらす干しなど わかめ, こんぶ, のりなど	骨・歯をつくる 体の各機能を調節する
3群	緑　黄　色 野　　　菜	にんじん, ほうれんそう, こまつな, かぼちゃなど	皮膚や粘膜を保護する 体の各機能を調節する
4群	その他の野菜 果　　　　物	だいこん, はくさい, キャベツ, きゅうり, トマトなど みかん, りんご, なし, ぶどう, いちごなど	体の各機能を調節する
5群	米 パ　　ン め　　ん い　　も	ご飯 パン うどん, そば, スパゲティ さつまいも, じゃがいも, さといもなど	体の各機能を調節する エネルギー源となる
6群	油　　　脂 （多脂性食品）	てんぷら油, サラダ油, ラード, バター, マーガリンなど マヨネーズ, ドレッシング	エネルギー源となる

⑭ 油脂類：植物性油脂と動物性油脂に分類される．一般に植物性油脂は常温で液状のものが多く，リノール酸，リノレン酸など，不飽和脂肪酸の含量が高い．動物性油脂は飽和脂肪酸の含量が高く，常温で固体のものが多い．魚油は多価不飽和脂肪酸を多く含むため，融点が低く，酸化されやすい．これら油脂類は脂溶性のビタミンA，D，E，Kの供給源である．

⑮ 菓子類：材料・製法により成分が異なるが，糖質を多く含む．和菓子は糖質がほとんどで，たいていは脂肪を含まない．洋菓子はかなりの脂肪を含み（10〜30％），高エネルギーである．

⑯ し好飲料類：蒸留酒（しょうちゅう，ウイスキー，ブランデーなど）には栄養素は含まれず，醸造酒（日本酒，ビール，ワインなど）には種々な栄養素がごくわずか含まれる．いずれもアルコールがエネルギー源になる．緑茶にはビタミン，カフェイン，タンニンなどが含まれ，コーヒーにはカフェイン，タンニンなどが含まれる．炭酸飲料，清涼飲料水には糖分が多く含まれる．

⑰ 調味料および香辛料類：食生活，献立のバラエティーが豊かになるにつれて，調味料および香辛料類の種類が増えている．香辛料のなかにはビタミンやミネラルを含むものもあるが，使用量が少なく，栄養素の供給源としては期待できない．

⑱ 調理加工食品類：調理済み食品やレトルト食品，冷凍食品などがある．

2）食品分類

食品を栄養成分の似たグループ（食品群）に分けたもので，偏った食生活にならないための目安として利用する．覚えやすい，利用しやすいなどを目標にいくつかの分類法が考案されている．

(1) 3つの食品群

食品を含有栄養素の特徴を生かし，以下に示すように赤，黄，緑の3群に分けた分類で，食品知識の少ない人を啓蒙するのに役立っている．

(1) 赤＝魚，肉，豆，乳……血，肉になる（蛋白質）
(2) 黄＝穀類，砂糖，油脂，いも……力や体力になる（エネルギー）
(3) 緑＝緑黄色野菜，淡色野菜，海藻，きのこ……体の調子を整える（ビタミン，ミネラル）

(2) 6つの基礎食品　　　　　　（図Ⅳ-14）

厚生省によって提唱されたものである．これはおのおのの栄養素をエネルギー源としてのみ考えず，ビタミンや無機質についても考慮して分類したものである．

(1) 1群：魚介類，肉，卵，大豆・大豆製品
(2) 2群：牛乳・乳製品，海藻，小魚
(3) 3群：緑黄色野菜
(4) 4群：淡色野菜，果実
(5) 5群：砂糖，穀類，いも類
(6) 6群：油脂類，脂肪の多い食品

(3) 4つの食品群

食品を4群に分けて，牛乳と卵を第1群とし，その他を3群に分けたもので，この分類法は献立上の便宜を考慮していることが特徴である．

(1) 第1群：乳・乳製品，卵……蛋白質，脂肪，ビタミンA，B_1，B_2，カルシウム
(2) 第2群：魚介，肉，豆・豆製品……蛋白質，脂肪，ビタミンA，B_2，カルシウム
(3) 第3群：野菜，いも，果物……ビタミンA，C，ミネラル，食物繊維
(4) 第4群：穀類，砂糖，油脂……糖質，蛋白質，脂肪

(4) 18の食品群

前述したように「五訂日本食品標準成分表」では18の食品群に分類している．

3．食品とからだ

1）アルカリ性食品と酸性食品

食品をアルカリ性食品と酸性食品に分けることがある．これは，食品そのものが示すpHで決められるのでなく，その食品に含まれるミネラルの種類と量によってどちらかに分類される．すなわち，陽性ミネラルのほうが多ければアルカリ性食品であり，陰性ミネラルのほうが多ければ酸性である．しかし，食物によってからだがアルカリ性や酸性

図IV-15　特定保健用食品の位置づけ

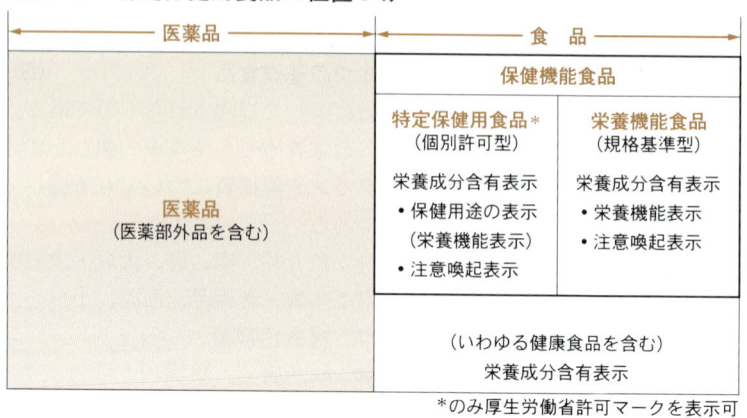

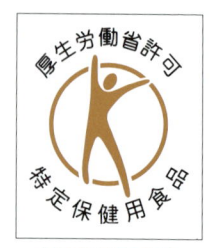

医薬品	食品		
		保健機能食品	
医薬品 (医薬部外品を含む)		特定保健用食品* (個別許可型) 栄養成分含有表示 ・保健用途の表示 　(栄養機能表示) ・注意喚起表示	栄養機能食品 (規格基準型) 栄養成分含有表示 ・栄養機能表示 ・注意喚起表示
	(いわゆる健康食品を含む) 栄養成分含有表示		

＊のみ厚生労働省許可マークを表示可

特定保健用食品
(トクホ)のマーク

図IV-16　食品の消化管に対する影響

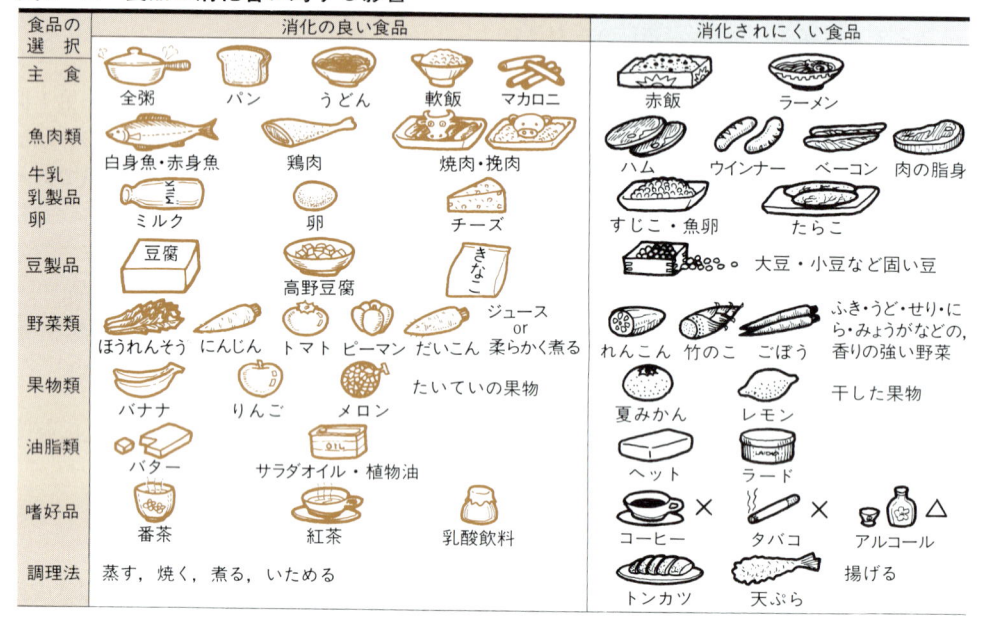

食品の選択	消化の良い食品	消化されにくい食品
主食	全粥、パン、うどん、軟飯、マカロニ	赤飯、ラーメン
魚肉類	白身魚・赤身魚、鶏肉、焼肉・挽肉	ハム、ウインナー、ベーコン、肉の脂身
牛乳 乳製品 卵	ミルク、卵、チーズ	すじこ・魚卵、たらこ
豆製品	豆腐、高野豆腐、きなこ	大豆・小豆など固い豆
野菜類	ほうれんそう、にんじん、トマト、ピーマン、だいこん、ジュース or 柔らかく煮る	れんこん、竹のこ、ごぼう、ふき・うど・せり・にら・みょうがなどの、香りの強い野菜
果物類	バナナ、りんご、メロン、たいていの果物	夏みかん、レモン、干した果物
油脂類	バター、サラダオイル・植物油	ヘット、ラード
嗜好品	番茶、紅茶、乳酸飲料	コーヒー×、タバコ×、アルコール△
調理法	蒸す、焼く、煮る、いためる	トンカツ、天ぷら　揚げる

図IV-17　野菜類の調理後の各成分の平均残存率

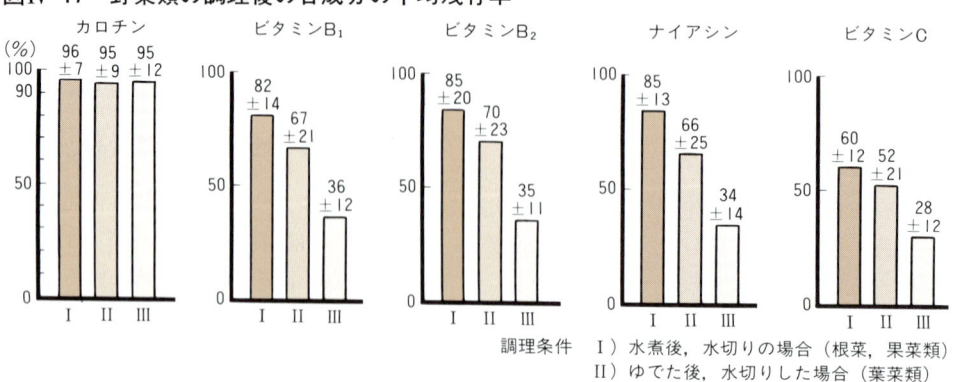

	カロチン	ビタミンB₁	ビタミンB₂	ナイアシン	ビタミンC
I	96±7	82±14	85±20	85±13	60±12
II	95±9	67±21	70±23	66±25	52±21
III	95±12	36±12	35±11	34±14	28±12

調理条件　I) 水煮後, 水切りの場合 (根菜, 果菜類)
　　　　　II) ゆでた後, 水切りした場合 (葉菜類)
　　　　　III) ゆでた後, 手搾りした場合 (葉菜類)

に傾くことはなく，むしろ食品をアルカリ性食品と酸性食品に分けて摂取することは食生活の乱れにつながりやすい．

2) 動物性食品と植物性食品

食品を動物性食品と植物性食品に大別して，食品の特徴とからだに対する作用を比較すると，次のような違いがある．

(1) ほとんどの動物性食品は炭水化物を含まないが，植物性食品の多くは炭水化物を含み，とくに穀物はエネルギー源としての意義が大きい．

(2) 動物性食品は重要な脂肪供給源である．その脂質はエネルギー源のほか，細胞膜やホルモン，プロスタグランディンの前駆体としても重要である．これに対し植物性食品の脂質には多価不飽和脂肪酸が含まれ，血中コレステロールを下げる．

(3) 動物性食品は一般に蛋白質，脂質，ミネラルに富んでいる．

(4) 植物性食品は抗酸化作用をもち，成人病を予防し，老化の進行を遅くする働きがある．

(5) 動物性食品と植物性食品とでは蛋白質のアミノ酸組成に違いがあり，植物性蛋白質はアミノ酸スコアが低い．

3) 食品の機能　　　　　　　　　　（図 IV-15）

文部省特定研究（昭和59～61年度）において，食品の機能を，①一次機能：栄養素が生体に果たす機能，②二次機能：食品成分が感覚に訴える機能，③三次機能：高次の生命活動に対する調節機能（免疫賦活などの生体防御機能，神経系などの生体リズム調節機能，高血圧など疾病の予防・回復機能，過酸化脂質生成などの老化制御機能など）の3つに分け，三次機能をもつ食品を機能性食品とよんだ．これにより機能性食品という名の種々な食品が市販された．しかし物質内容が不明，有効性に問題があるなどから，厚生労働省（新開発食品保健対策室）は2001年4月から，保健機能食品制度を設定した．この制度は市販されている「栄養補助食品」の取り扱いについて3つに分類してあるが，今後さらに，食生活のうえで消費者が正しい栄養知識に基づき，これらの商品をいかに正しく活用すべきかが重要となる．

4) 食物の消化と調理法

(1) 消化のよい食品　　　　　　　（図 IV-16）

一般に消化のよい食品といえば，胃にもたれない食品，つまり胃内停滞時間の短いものと考えられやすいが，胃にもたれない食品が，即ち消化のよい食品であるとはかぎらない．消化のよい食品とは，胃や腸での消化作用を受けやすく，最終的に体内で吸収されやすい状態になるものをいう．

(2) 調理による食品の性状変化

調理によって食品を消化のよい形状にし，安全かつおいしく食べられるようにするが，以下，栄養素を消化のよいものにするポイントを述べる．

① でんぷん：βでんぷんを加熱（α化）してαでんぷんにし，消化のよいものにする．

② 蛋白質：加熱などにより，①消化酵素で分解されやすいよう変性させる．また，付着した細菌を死滅させる．②一部をペプチドやアミノ酸に分解する．③大豆などに含まれる蛋白分解酵素阻害物質，赤血球凝集物質を不活化する．

③ 脂肪：①加熱などにより一部を脂肪酸とグリセロールに分解する．②乳化剤（卵黄，大豆レシチン，ゼラチン，グリセロールなど）を加え，消化酵素により分解されやすくする（例：牛乳，マヨネーズ，バター）．

(3) 調理によるビタミンの損失　　（図 IV-17）

調理によるビタミンの損失は，下拵えや調理時の水の量，食品の切断の程度，加熱時間などによって異なる．加熱によるビタミンCの損失の程度は，葉菜類で約50％，果菜類で約20％であるが，電子レンジで加熱すれば損失は少なくてすむ．ビタミンB_1は，蒸すという加熱によりほうれんそうでは約20％が損失し，いも類では約10％が損失する．脂溶性ビタミン類は熱に安定で，加熱調理で失われることはない．逆に，油を用いて調理することで効率よく吸収される．また，調理時に溶出した水溶性ビタミンについては，調理後の煮汁を利用するようにすれば，損失が少なくてすむ．

図Ⅳ-18　スポーツにおける栄養の役割

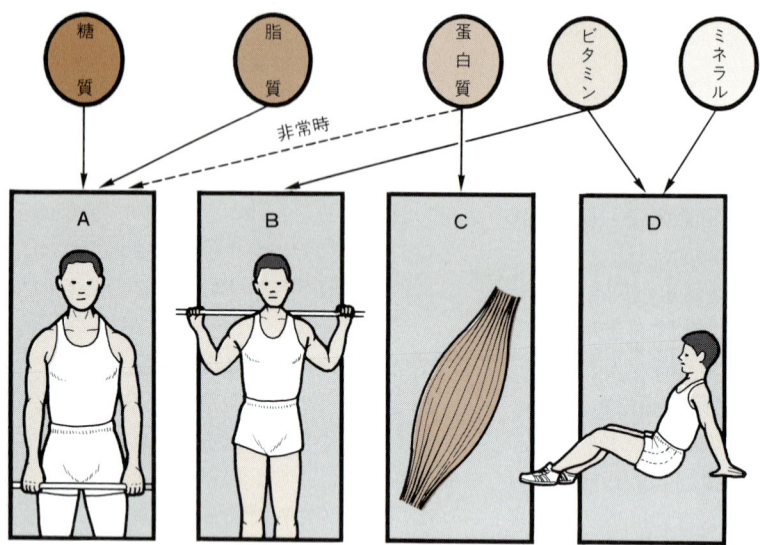

糖質　脂質　蛋白質　ビタミン　ミネラル

非常時

A　B　C　D

A：エネルギーの供給
B：エネルギー発生反応の円滑化
C：筋肉の肥大
D：機能の調整・持久力　疲労回復　コンディション調整

図Ⅳ-19　食品の蛋白質含有量

植物性蛋白質			動物性蛋白質		
食品名	重さ（目安量）	蛋白質	食品名	重さ（目安量）	蛋白質
ご飯	140g（1膳）	3.5g	牛肉もも赤肉生	80g（1切れ）	16.6g
もち	35g（1切れ）	1.5g	豚肉もも赤肉生	80g（1切れ）	17.7g
食パン	60g（6枚切1枚）	5.6g	鶏肉もも皮なし生	80g（1切れ）	15.0g
絹ごし豆腐	165g（1/2丁）	8.1g	鶏肉（ささみ）	40g（中1本）	9.2g
生揚げ	50g（中1枚）	5.3g	あじ	80g（中1尾）	16.6g
なっとう	50g（1パック）	8.3g	まぐろ（赤身）	70g（刺身6切）	18.5g
さつまいも	250g（中1本）	3.0g	いか	100g（大1/2枚）	18.1g
じゃがいも	150g（大1個）	2.4g	えび	40g（中2尾）	8.7g
さといも	120g（中6個）	1.8g	かき	60g（6個）	4.0g
野菜	200g　ほうれんそう60g／にんじん40g／たまねぎ50g	3.0g	卵	50g（1個）	6.2g
			牛乳	200g	6.6g
			ヨーグルト	100g	3.6g
			プロセスチーズ	25g　牛乳200ml（1個）	5.7g

5章　運動・スポーツにおける栄養素の役割

1．栄養素とエネルギー代謝

1）運動・スポーツと栄養素
（図 IV-18, 19）

ヒトに有用な栄養素として，糖質，脂質，蛋白質，無機質，ビタミンの五大栄養素や食物繊維などがあげられるが，とくにスポーツにおいては，糖質，脂質は主要なエネルギー源となり，蛋白質は筋肉をつくり，他の栄養素は体機能の調節などに役立っている．

2）運動・スポーツにおけるエネルギー代謝

消費エネルギーに見合う量のエネルギーを補給することが必要で，過剰なエネルギー摂取は体重増加，とくに体脂肪量の増加をきたす．摂取エネルギー量が不足の場合は体重減少をきたすだけでなく（この場合，体脂肪だけでなく，体蛋白の減少も同時に起こる），トレーニング中に疲労感が強く現れ，練習続行に影響を与える．一般に，運動・スポーツ時の摂取エネルギー量は，一般人のエネルギー所要量の算出に準拠して求める．

(1) エネルギー所要量の基礎代謝

基礎代謝（BM）は，1920年代に考案された概念であるが，その後，議論が重ねられてきた．このたび第六次改定日本人の栄養所要量のエネルギー摂取基準作成に当たり，基礎代謝を暫定的に「身体的，精神的に安静な状態で代謝される最小のエネルギー代謝量であって，生きていくために最小のエネルギー代謝量である」と定義した．この定義は原理的立場のものであるが，日常の生活活動中では睡眠中にみられるものである．

(2) エネルギー所要量の算定

1日当たりのエネルギー所要量を次式に示すように，基礎代謝に対する生活活動強度の倍率で示す．

エネルギー所要量＝1日の基礎代謝量×生活活動強度*

*生活活動強度＝ΣAf・T/1,440 分
Af：活動強度（Activity factor：基礎代謝の倍数）
T：各種生活動作の時間（分）

2．運動における蛋白質の役割
（図 IV-19）

運動と蛋白質所要量との関係に関する要因として，①蛋白質代謝の高進，②経皮窒素損失量の増大，③筋肉肥大などがあげられる．

一般に，運動時には体蛋白質の合成の低下と分解の上昇がみられる．しかし，運動終了時以降に体蛋白質の合成が分解を上回るようになり，損失を取り戻すことが多い．それゆえ，運動量に見合った適切なエネルギー量下では，蛋白質所要量がとくに増加することはないと考える場合が多い．蛋白質代謝に及ぼす運動量については，運動条件，食事条件，環境温度，運動に対する習熟度などによって異なり，ストレスになるような高温化での激しい運動，長時間の運動などは窒素の過剰な損失を招くことが知られている．

運動負荷時における蛋白質の最適必要量はスポーツ種目によっても異なり，どの程度増量すべきかの結論は出ていない．目標量としては，赤血球の破壊を起こす運動性スポーツ貧血のある場合は，体重1 kg 当たり1.2 g くらいでは貧血の予防にならず，体重1 kg 当たり2.0 g くらいの蛋白質摂取が必要である．そして，摂取蛋白質のうち動物性蛋白質は50〜60％を目安とする．

ただし，必要以上の高蛋白質食は，①窒素出納レベルを高水準にし，排泄する窒素量も増加して腎臓や肝臓への負担が増す，②高尿酸血症になりやすい，③尿量が増し腎毛細血管の消耗が著しい，などの問題があり注意を要する．また実際上，高蛋白質食は食材料費が高価になり，蛋白質含有量が多くて脂肪の少ない食品は種類が少なく（鶏ささみ肉や白身魚，卵白など），献立がパターン化しやすいなどの欠点があり，プロテインパウダー（大

図Ⅳ-20　食品の脂質含有量

不飽和脂肪酸を多く含む食品						飽和脂肪酸を多く含む食品		
食品名	重さ(目安量)	脂質	食品名	重さ(目安量)	脂質	食品名	重さ(目安量)	脂質
植物油	10g(大さじ1杯)	10.0g	大豆(ゆで)	50g(カップ1/2弱)	4.5g	バター	10g(大さじ1杯)	8.1g
マーガリン	13g	10.6g	生揚げ	50g(中1枚)	5.7g	ベーコン	20g(1枚)	7.8g
ドレッシング	15g	6.3g	油揚げ	15g(1/2枚)	5.0g	ロースハム	20g(1枚)	2.8g
マヨネーズ	15g	11.3g	あじ	80g(中1枚)	2.8g	生クリーム	15g(大さじ1杯)	6.8g
ごま	9g	4.9g	さんま	80g(小1尾)	19.7g	豚ロース(脂身つき)	60g(薄切り2枚)	11.5g
ピーナッツ	20g(1人分)	9.9g	まぐろ(トロ)	70g(刺身5切れ)	19.3g	全卵	50g(小1個)	5.2g
						チョコレート	20g(1/3枚)	6.8g
						スナック菓子	20g(1人分)	5.4g

図Ⅳ-21　食品の炭水化物含有量

多糖類(でんぷん)を多く含む			ショ糖(一般に砂糖といわれる)を多く含む			果糖(甘味が一番強い)を多く含む		
食品名	重さ(目安量)	炭水化物	食品名	重さ(目安量)	炭水化物	食品名	重さ(目安量)	炭水化物
ご飯	140g(1膳)	51.9g	上白糖	12g(大さじ1弱)	11.9g	はちみつ	20g(大さじ1弱)	9.6g
もち	35g(1切れ)	17.6g	練りようかん	25g(1切れ)	17.5g	ぶどう	150g(小1房)	23.6g
食パン	60g(6枚切1枚)	28.0g	ショートケーキ	80g(1切れ)	37.7g	なし	200g(中1個)	22.6g
干しうどん	90g(1/3束)	64.7g	ソフトビスケット	20g(4枚)	12.5g	りんご	200g(大1個)	29.2g
干しそば	90g(1/3束)	60.0g	チョコレート	20g(1/3枚)	11.1g	バナナ	100g(大1本)	22.5g
さつまいも	250g(中1本)	78.8g	炭酸飲料	200g(缶1本)	25.6g	みかん	200g(中3個)	24.0g
じゃがいも	150g(大1個)	26.4g						
さといも	80g(中6個)	15.7g						
とうもろこし	140g(中1/2本)	23.5g						

表Ⅳ-7　ビタミンの種類と生理作用，欠乏症など

ビタミン名	生理作用	欠乏症	多く含む食品
ビタミンA	皮膚や粘膜を保護して細菌感染を防ぐ　成長促進作用	皮膚の乾燥，細菌感染に対し抵抗力の低下	うなぎ，レバー，卵黄，バター，緑黄色野菜
ビタミンB_1	糖の代謝を円滑に進める　神経系の働きを正常に保つ	脚気，多発性神経炎，便秘，浮腫	肉(豚肉)，豆類
ビタミンB_2	成長促進作用	口角炎，舌炎，成長の遅れ	レバー，粉乳，卵黄，緑黄色野菜
ビタミンC	毛細血管，歯，骨の結合組織を強化する	歯肉出血，細菌感染に対し抵抗力の低下	みかん，いちご，いも類，緑黄色野菜，淡色野菜
ナイアシン	酸化還元反応に関与	ペラグラ，口舌炎，胃腸病，皮膚炎，神経症炎	レバー，肉，魚，緑黄色野菜
ビタミンE	赤血球の溶血を防ぐ，老化防止　必須脂肪酸の過酸化を防ぐ	人間ではあまり知られていない	穀物，胚芽油，綿実油，緑黄色野菜，豆

豆蛋白質の粉末）などの人工調製食品に頼る結果になり，長期間継続は困難である．

3．運動における脂質の役割
（図Ⅳ-20）

体内の脂肪は，中性脂肪，リン脂質，コレステロールに大別される．中性脂肪は運動のエネルギーとして貯蔵・利用され，一部(約4％)は，臓器の保護や保温のための断熱材的役割を果たしている．また，脂溶性ビタミン(A，D，E，Kなど)の吸収時には運搬的役割を担っている．したがって，栄養補給で脂肪が不足すると，これら脂溶性ビタミンの欠乏に陥りやすい．

一般に体内の脂肪量は，男性で体重の約15％，女性で約25％を占め，計算上，男性は約80,000 kcalのエネルギーを蓄えていることになる．これは，体内に蓄えられた糖質の約2,000 kcalよりはるかに多く，長時間の運動エネルギー源になりうる．これらの貯蔵脂肪は食事から摂取した脂肪ばかりではない．過剰に摂取した糖質や蛋白質は容易に脂肪に変換しやすく，脂肪細胞はこれらの貯蔵庫といえる．このように脂肪は利用価値の高い重要な栄養素であるが，近年，その過剰摂取および身体活動量の低下などによる肥満や循環器疾患，糖尿病などの生活習慣病が著しく増大し社会問題になっている．なお，摂取脂肪についてはその質も問題で，不飽和脂肪酸と飽和脂肪酸の摂取比率は1：1が望ましいといわれている．

運動時の脂肪の必要量については，高脂肪－低糖質食による短期間や長期間の調整例において，現在では短・長期間とも高脂肪食を供給することに有意の差を認めていない．むしろ，強度の強い運動では不利なエネルギー代謝が生じるともいわれ，高脂肪食や高糖質食と運動との関係については今後の検討課題である．

4．運動における炭水化物の役割
（図Ⅳ-21）

炭水化物は脂肪とともに重要なエネルギー源であるが，この摂取が不足すると次の問題点が生じる．

(1) 脳神経，神経組織，赤血球など，ブドウ糖を主なエネルギー源とする組織へのエネルギー供給が不足する．

(2) 血糖レベルを維持するために，蛋白質が分解されてアミノ酸からブドウ糖への合成が促進され，蛋白質の利用効率が低下する．

(3) ケトン体の産生が活発になって血液が酸性に傾く．

(4) 主たるエネルギー源であるため，相対的に摂取エネルギーの不足を生じる．

したがって，総エネルギーのうち約60％は炭水化物の摂取によって補うようにするが，砂糖や果糖の摂取は1日50g以内とする．ダイエットの目的でエネルギー制限を行う場合においても，1日150g以上の炭水化物の摂取は必要である．

糖質には単糖類，少糖類，多糖類があり，多数の単糖類が結合したものを多糖類といい，でんぷんやグリコーゲンなどがあげられる．でんぷんは単糖類のブドウ糖が多数結合したもので，結合状態によって直鎖状のアミロース，枝分かれした分子構造をもつアミロペクチンに分かれる．そして加水分解されてデキストリンという状態になり，さらに分解されて麦芽糖になり，さらにブドウ糖になる．グリコーゲンはブドウ糖が多数結合したもので，構造はアミロペクチンに似ているが，動物の肝臓や筋肉などに貯蔵されエネルギー源となる．ヒトの体内に貯蔵される糖質は約300gとわずかであり，血糖値を維持し，かつグリコーゲンを生成するには糖質を常に補給していなければならない．そして運動・スポーツ時，その持続力は体内に貯蔵されているグリコーゲン量に比例するといわれ，スポーツ前の糖質の補給（グリコーゲンローディング）が重要視されている．

5．運動におけるビタミンの役割
（表Ⅳ-7）

運動時に要求量が増大するビタミンとして，ビタミンB_1，B_2，ナイアシン，Eなどが注目されている．ビタミンB_1，B_2，ナイアシンにはエネルギー代謝に関与する解糖系やTCAサイクル，および電子伝達系における補酵素としての役割があり，とくに糖代謝を円滑にするためには，消費エネルギー量の増大に伴ってこれらビタミンも増加する必要がある．また，ビタミンEには抗酸化作用

図Ⅳ-22 カルシウムの代謝とカルシウムを多く含む食品

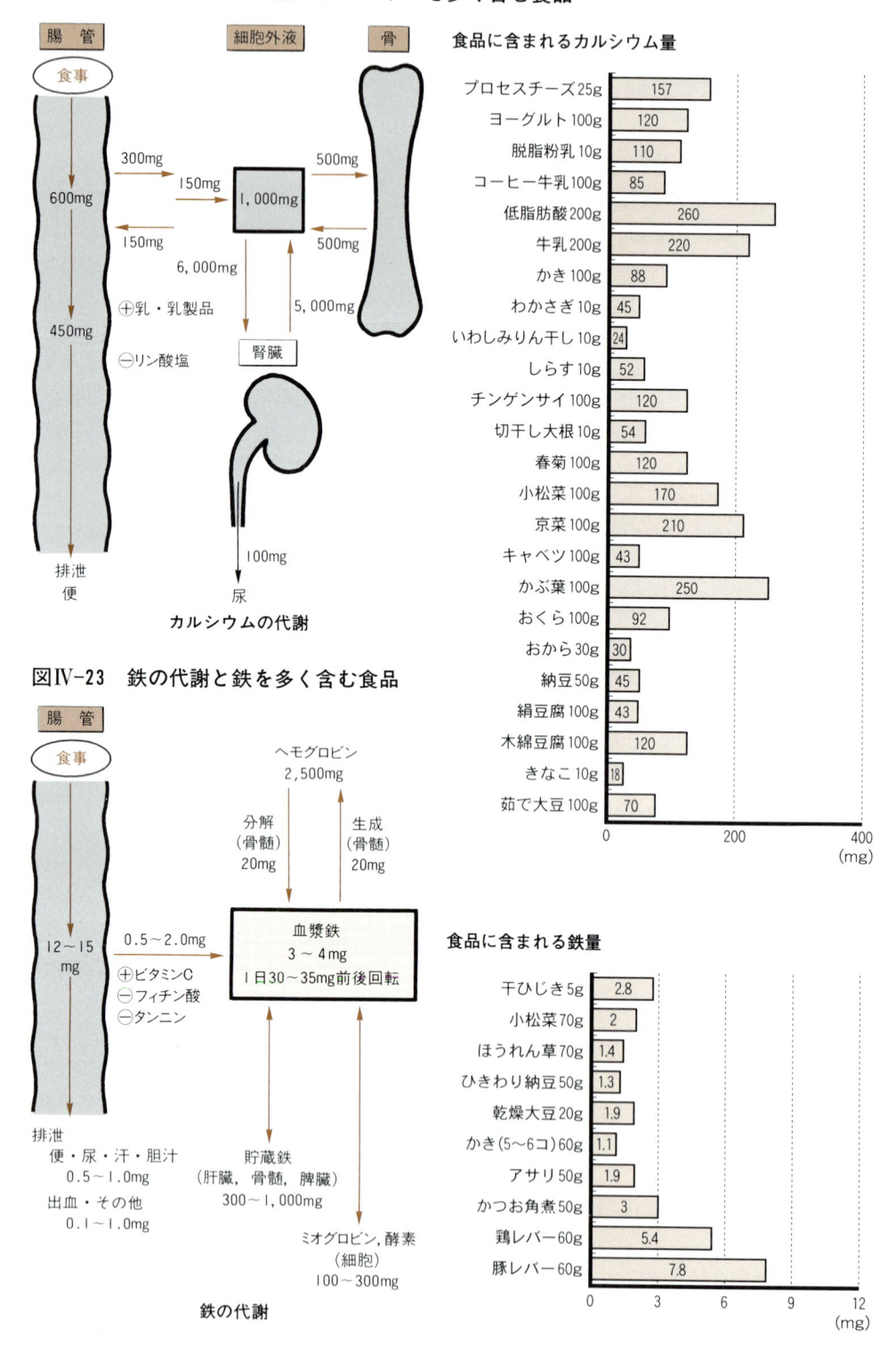

カルシウムの代謝

- 腸管／食事: 600mg → 排泄 便 450mg
- 300mg → 細胞外液 1,000mg
- 150mg ← 細胞外液
- ⊕乳・乳製品
- ⊖リン酸塩
- 細胞外液 → 骨 500mg
- 骨 → 細胞外液 500mg
- 骨 6,000mg ↔ 5,000mg
- 腎臓 → 尿 100mg

食品に含まれるカルシウム量

食品	カルシウム量(mg)
プロセスチーズ 25g	157
ヨーグルト 100g	120
脱脂粉乳 10g	110
コーヒー牛乳 100g	85
低脂肪酸 200g	260
牛乳 200g	220
かき 100g	88
わかさぎ 10g	45
いわしみりん干し 10g	24
しらす 10g	52
チンゲンサイ 100g	120
切干し大根 10g	54
春菊 100g	120
小松菜 100g	170
京菜 100g	210
キャベツ 100g	43
かぶ葉 100g	250
おくら 100g	92
おから 30g	30
納豆 50g	45
絹豆腐 100g	43
木綿豆腐 100g	120
きなこ 10g	18
茹で大豆 100g	70

図Ⅳ-23 鉄の代謝と鉄を多く含む食品

鉄の代謝

- 腸管／食事: 12～15mg
- 0.5～2.0mg → 血漿鉄 3～4mg（1日30～35mg前後回転）
- ⊕ビタミンC
- ⊖フィチン酸
- ⊖タンニン
- ヘモグロビン 2,500mg
- 分解（骨髄）20mg
- 生成（骨髄）20mg
- 排泄 便・尿・汗・胆汁 0.5～1.0mg
- 出血・その他 0.1～1.0mg
- 貯蔵鉄（肝臓, 骨髄, 脾臓）300～1,000mg
- ミオグロビン, 酵素（細胞）100～300mg

食品に含まれる鉄量

食品	鉄量(mg)
干ひじき 5g	2.8
小松菜 70g	2
ほうれん草 70g	1.4
ひきわり納豆 50g	1.3
乾燥大豆 20g	1.9
かき(5～6コ) 60g	1.1
アサリ 50g	1.9
かつお角煮 50g	3
鶏レバー 60g	5.4
豚レバー 60g	7.8

があり，細胞膜の健康を保つことがいわれている．

6．運動におけるミネラルの役割

1）カルシウム　　　　　　　（図 IV-22）

発汗を伴い，汗中にカルシウム（Ca）が排泄されることが報告されている〔約 50 mg/l，1 日当たり 3 l（1～10 l）〕．また，トレーニング期などに血中カルシウム濃度が低下するとテタニー症状（筋の痙攣）を呈するので，トレーニング期間中などはカルシウムの骨への補給やカルシウム代謝を考慮することが必要である．

食品からのカルシウムの吸収率は平均 50 %である．食品の種類によって異なるが，乳および乳製品からの吸収がよい．穀類に含まれるフィチン酸や食品添加物に多く利用されているリン酸塩などは，カルシウム吸収の阻害因子となり，米飯の多食や加工食品の乱用は避けなければならない．

2）鉄　　　　　　　　　　　（図 IV-23）

鉄（Fe）は，血液中のヘモグロビンや筋肉中のミオグロビンなどの重要な構成要素の 1 つである．これが不足すると貧血となり，女性では生理不順などの障害が現れる．また，トレーニングの初期などにおいて運動性貧血と呼ばれる一過性貧血を生じることがあり，予防のためには，日常から鉄分の摂取に注意することが必要である．

鉄の吸収率は平均 10 %と低く，食品の種類によって異なるが，摂取総エネルギー量における動物性食品由来の比率によっても変化する．なお，同時にビタミンCを摂取すると鉄の吸収が促進され，逆に，穀類のフィチン酸，緑茶や紅茶などに含まれるタンニンなどは鉄の吸収を阻害する．

3）その他のミネラル

汗中に多く含まれるミネラルには，ナトリウム（Na），カリウム（K），マグネシウム（Mg）などがあるが，これらは日常の摂取食品中に多く含まれており，急激にナトリウムが大量に発汗するようなマラソン時などを除いては，特別に補給する必要はない．むしろ，必要以上のミネラルの補給は，利尿を促進して腎臓に余分の負担をかけ，体内のミネラルのバランスを崩しやすく，疲労を早めるので注意が必要である．

7．運動における水の役割

1）水の生理的な働き

水の主要な生理的働きは以下のとおりである．
(1) 血液の主成分（約 80 %）として，種々の成分を体内の各組織，臓器に運び，逆に各組織からの不要物質を体外に排出する．
(2) 種々な物質の成分を溶解して各種反応の媒体となる．
(3) 食品の電解質を溶解し，そのバランスを維持する．
(4) 体液の浸透圧の平衡や，細胞の形態を保つ．
(5) 発汗作用により体温調節をする．

2）水の必要量　　　　　　　（図 IV-24）

水の必要量は水の出納によって決められるが，健康時には，水分を自由に摂取しても，主に尿量の増減によって水の出納が調節され，バランスが保たれる．しかし，スポーツ時や，高温下で激しく発汗しているときには，体水分の損失により血液粘度が上昇し，心臓への負担が増大するため，水分の補給は運動における基本である．

3）脱水による障害　　　　　（図 IV-25）

運動・スポーツにおいて体重の 2 %を越えるような脱水があると，身体機能に悪影響をもたらす．とくに暑熱環境下での激しい運動では発汗による急速な脱水が起こるので注意が必要である．脱水には，①水と電解質が体液と同じ比率で失われる等張性脱水，②相対的に水が多く失われる高張性脱水，③相対的に電解質が多く失われる低張性脱水がある．脱水は血液の濃縮をもたらし，血液粘度の上昇から循環障害につながるおそれがある．また，体温調節機能の破綻から体温の急激な上昇を介して神経機能の障害に至る．

したがって，運動時における水分の補給は，これらの障害を予防するためには必須である．

図Ⅳ-24　食品中の水分量

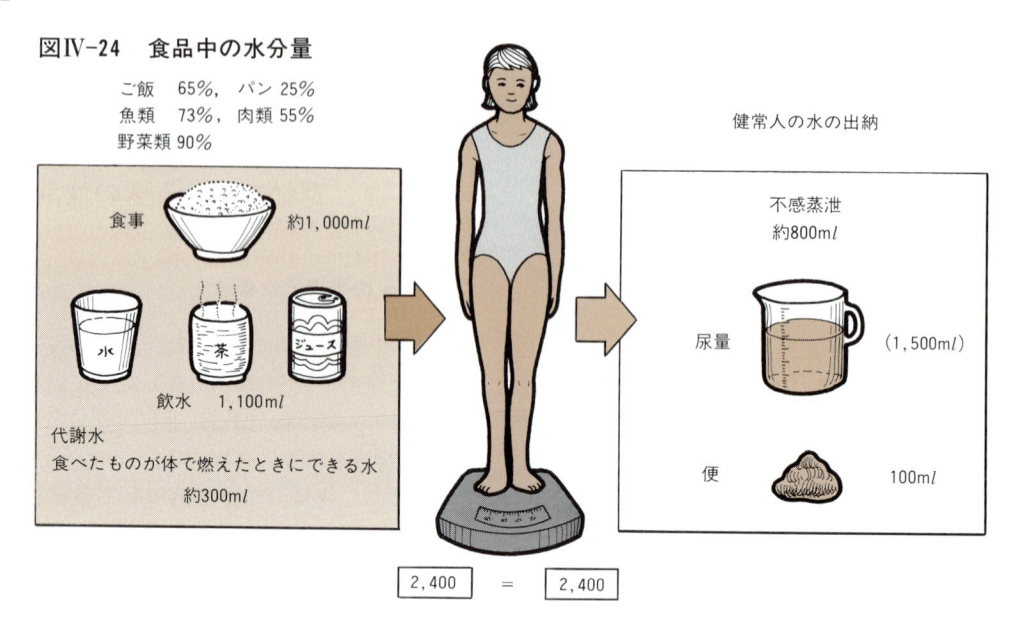

ご飯　65%，パン 25%
魚類　73%，肉類 55%
野菜類 90%

食事　約1,000ml
飲水　1,100ml
代謝水　食べたものが体で燃えたときにできる水　約300ml

健常人の水の出納

不感蒸泄　約800ml
尿量　(1,500ml)
便　100ml

2,400 ＝ 2,400

図Ⅳ-25　食物の胃内停滞留時間と運動

食物の胃内停滞留量（%）
食後経過時間（分）

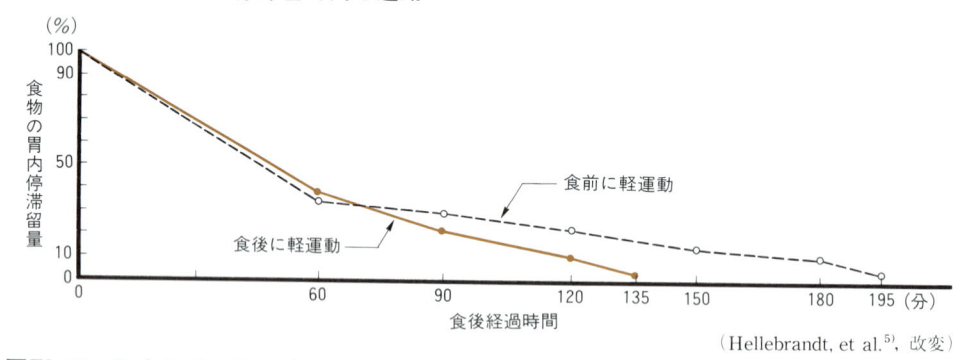

食前に軽運動
食後に軽運動

（Hellebrandt, et al.[5]，改変）

図Ⅳ-26　飲水のガイドライン

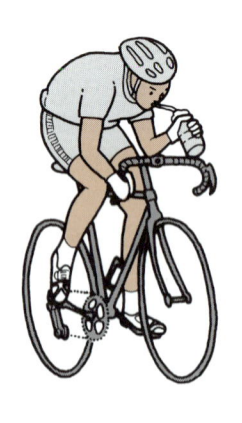

飲料の内容
飲料は低張性（hypotonic）であり，糖は少量（100ml中2.5g以下）で，冷たく（8～13℃），飲みやすいこと．

競技前に摂取されるべき量
競技30分前に，水ないし上記の飲料を400から600ml摂取する．

競技中に摂取されるべき量
競技中上記の飲料を10～15分間隔で100から200mlずつ摂取する．

競技後の食事
競技後は適度に塩分のある食事をし，発汗によって失われた電解質（ナトリウムとカリウム）を補えるだけのミネラルを含む飲料とする．

慢性的な脱水状態の把握
脱水状態の有無を把握するために，毎朝（起床して排尿後，かつ朝食前）に体重を記録する．

飲料摂取の意義
飲料の摂取は，競技が50～60分以上続くときに意義をもつ．

（Fox, 1989）

6章　スポーツをする人の食事

1. スポーツをする人の栄養補給

　スポーツをする人の食事は，栄養補給面とともに，競技特性にも合っていることが必要である．
　食事は満腹さえすれば，あるいは減食してもやせさえしなければ競技に影響しないという意識があり，必要な栄養素が適切に摂取されないことが多い．また，減量が必要な場合，体調を無視した摂水制限や，発汗などを主体とした無理な方法がとられて失敗することがある．
　逆に，特定栄養素に対する盲信から特定食品の過剰摂取による障害のおそれも指摘されている．ビタミンA，Dなどの脂溶性ビタミン，ナトリウムやカリウムなどの無機質の過剰症は，ほとんどが製剤化されたものを食品と同様な感覚で摂取した場合である．食品を天然の形でとっているかぎり，過剰による障害の可能性はきわめて低い．

1）食事のタイミング　　　（図IV-25）

　ヒトは昼行性動物であり，地球の自転に同調したリズムをもっており，食事時間もこのリズムにしたがって規則正しく設定したほうがよい．たとえば，夕食時間が遅くなったり，夕食でのまとめ食いは夜間の生体内での同化作用を促進してインスリンの分泌を促進し，体脂肪の合成を盛んにして肥満の原因にもなる．
　朝食の欠食は，グルコースを主なエネルギー源とする脳や神経系，腎臓などへのエネルギー供給を低下させることになる．また，空腹時のエネルギー源は脂肪が主となり，血中の遊離脂肪酸が高濃度になって心筋に毒性作用を示すことが報告されている．自律神経は交感神経と副交感神経とからなっているが，運動時には交感神経が作用して興奮状態になり，循環器系の代謝が促進され，反対に消化器系，分泌系は抑制される．運動時に消化吸収のよい食事が求められるのはこのためである．また早朝時は副交感神経から交感神経に切り替わる時間であり，このスムーズな切り替えのためにも朝食をとることが必要である．
　なお，食事回数の減少はビタミンやミネラルなど微量栄養素の摂取を不十分なものにしやすい．

2）スポーツ（試合）時の食事のポイント

　試合などの際の食事のポイントとしては次のようなことがあげられる．
　(1) 消化吸収しやすい食事とする（ご飯，半熟卵，加熱した野菜など）．
　(2) 腸内ガスの発生が少ない食品を選択する（食物繊維の多い野菜，乾燥豆類などは控える）．
　(3) 必要以上に容量（かさ）を大きくしない．
　(4) 低血糖を改善できる食品や食事にする（果物，ご飯など）．
　(5) 多少酸味を呈する食品を添える（レモン，梅干しなど）．
　(6) 手軽に準備し，食べられる食事とする．
　(7) 胃に負担の多い食品（脂肪含量の多い肉など）や，香辛料が多く入った食事，カフェインや炭酸含量の多い嗜好飲料などは避ける．
　(8) 朝食は，糖質と良質蛋白質を中心にする．
　(9) 夕食は，発汗の補給，乳酸再利用促進のためにミネラル，水分が十分な内容にする．
　(10) スポーツ（試合）は，消化吸収の面から食後1時間程度安静を保ってから開始する．

3）運動・スポーツ時における水分補給

　激しい運動・スポーツを行ったときの口渇感は，必ずしもからだの水分要求とは一致しない．したがって，運動・スポーツ時では，体水分損失に応じた計画的かつ意識的な水分補給プログラムを立てる必要がある．Foxらによるガイドライン（図IV-26）が一般に勧められる有用な指針である．

2. スポーツの種類と栄養補給

　スポーツにおける食事計画を正確に行うには，

表IV-8　高糖質食（例3,000kcal）

	エネルギー(kcal)	蛋白質(g)	脂質(g)	炭水化物(g)	1日の目安量
穀　　類 いも　類	1,350	34	—	300	1食2膳（140g×2）いも類100g×2回
果　　物	240	—	—	60	グレープフルーツ1個，バナナ1本，果汁200mℓ
魚肉大豆類	400	45	25	—	卵1個，魚1切，肉100g，豆腐1/2丁
牛　　乳	160	11	5	17	低脂肪牛乳300mℓ
油	160	—	18	—	植物油大さじ1杯，マヨネーズ大さじ1杯
野菜類	320	20	4	52	糖質の多い野菜（かぼちゃ，にんじん，とうもろこし）
デザート類	400	6	20	51	カップケーキ100g
砂糖類	80	—	—	20	砂糖大さじ2杯
合　　計	3,110	116	72	500	

P：F：Cバランス＝14.9：20.8：64.3≒15：20：65

図IV-27　1週間のグリコーゲンローディング法

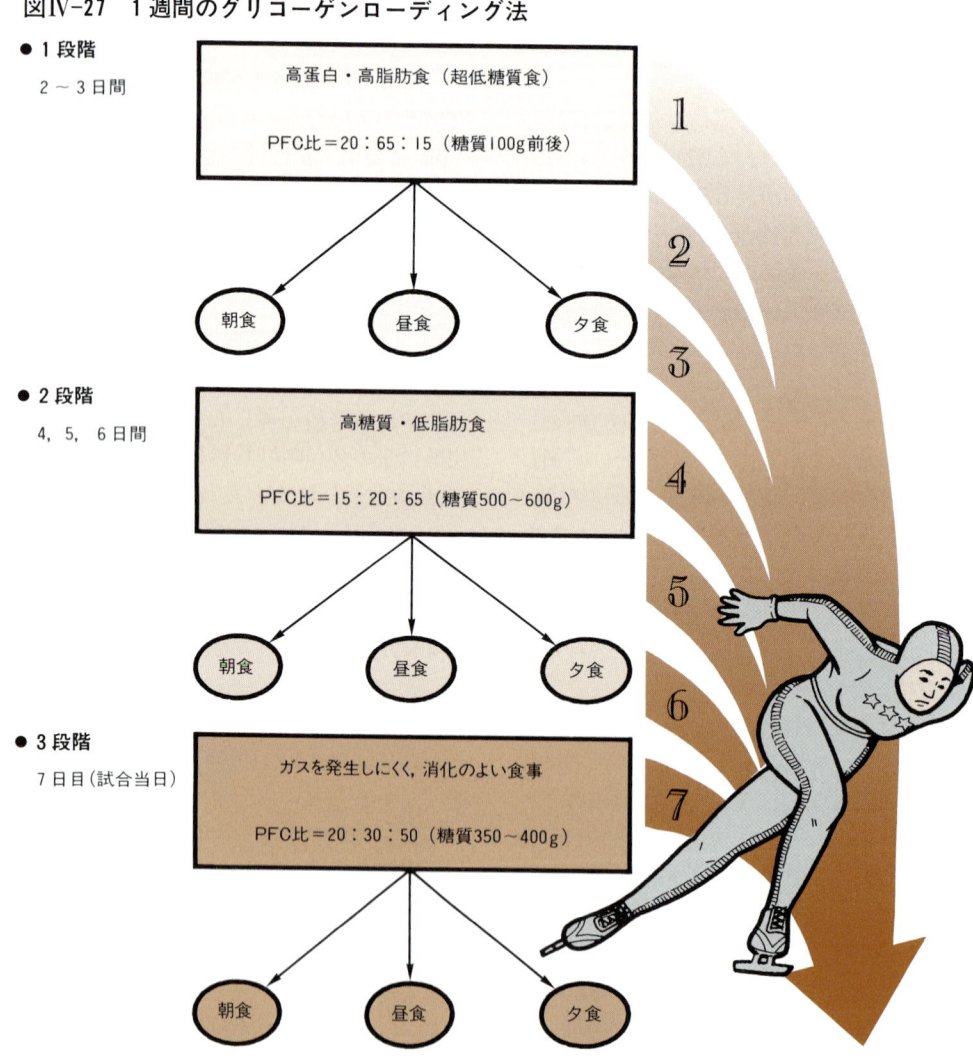

● 1段階
2〜3日間

高蛋白・高脂肪食（超低糖質食）
PFC比＝20：65：15（糖質100g前後）
→ 朝食　昼食　夕食

● 2段階
4，5，6日間

高糖質・低脂肪食
PFC比＝15：20：65（糖質500〜600g）
→ 朝食　昼食　夕食

● 3段階
7日目（試合当日）

ガスを発生しにくく，消化のよい食事
PFC比＝20：30：50（糖質350〜400g）
→ 朝食　昼食　夕食

その競技特性を十分考慮するとともに，選手の体格やプレイスタイルなども考慮し，さらに季節や時間などに合わせて決定する．

1）有酸素的スポーツの栄養補給 （表Ⅳ-8）

主に持久力を必要とするスポーツで，マラソンやトライアスロン，長距離水泳などが代表的な種目である．栄養補給に際しては以下に注意する．

(1) 長時間運動し続けるので膨大なエネルギーが必要であり，300～500 kcal/時を目安に補給するが，運動の持続時間によって決定する．

(2) 食事の回数はふやす．ビタミン，ミネラルの消耗分を考慮し，栄養価の高い食事を心がける．

(3) 糖質の比重を高くし（約60％），トレーニングなどで著しく消費されたグリコーゲンを常に補充できる栄養補給を心がける．

(4) エネルギーに占める蛋白質，脂質，糖質の割合（PFC比）は15：25：60を目安とする．

2）無酸素的スポーツの栄養補給

主に瞬発力が必要とされるスポーツで，短・中距離競争や器械体操，短距離水泳などが代表的な種目である．栄養補給に際しては以下に注意する．

(1) 必要エネルギーとしては，平均200～400 kcal/時を目安に補給する．

(2) 瞬発力のためには十分な筋肉がなければならず，筋力トレーニングによって筋肉量の増大をはかる必要がある．無駄のない筋肉をつけるには，肉，魚，野菜といった食品を多めにとる．

(3) PFC比は20：30：50を目安とする．

3）混合型スポーツの栄養補給

瞬発力と持続力が必要とされるスポーツで，サッカー，ラグビー，バレーボール，テニスなどが代表的な種目である．有酸素的スポーツと無酸素的スポーツを組み合わせたインターバルトレーニングの特性をもち，筋持久力をつけることが大切である．栄養補給に際しては以下に注意する．

(1) 必要エネルギーとしては，1日平均3,000～5,000 kcalを目安に補給する．

(2) 蛋白質の割合をやや多くする．栄養量はトレーニングの種類や練習量により変化をつける．

(3) PFC比は18：28：54を目安とする．

4）インターバルトレーニングでの栄養補給

インターバルトレーニングにおける栄養補給に当たっては以下のことに注意する．

(1) エネルギーは余計にとるが，食事の糖質からとるようにする．

(2) 糖質を体内で消化吸収しエネルギーとして代謝するときビタミンB群を消費するため，食事ではビタミンB群を十分摂取するようにする．

(3) クエン酸は消費した筋肉中のグリコーゲンの回復を早めるので，クエン酸が不足しないよう各種の果物や野菜を多く摂取する．

5）グリコーゲンローディング
（表Ⅳ-8，図Ⅳ-27）

スポーツを行うとき，その持続力は体内に貯蔵されているグリコーゲン量に比例するといわれ，スポーツ前に糖質を補給するグリコーゲンローディングが重要視されている．

［1週間グリコーゲンローディング法］

［第1段階］

(1) 1～3日目に実施．

(2) 高蛋白質・高脂肪食とし，糖質は制限して1日100 g（440 kcal）くらいとする．

(3) PFC比は20：65：15を目安とする．

［第2段階］

(1) 4～6日目に実施（試合前日まで）．

(2) 1日のエネルギー量を増加させないで一定に保つ．糖質は増量し，1日500～600 g（2,000 kcal）くらいとする．

(3) PFC比は15：20：65を目安とする．

(4) ウエイトコントロールが必要な場合は，塩分とボリュームの多い食品は禁止する．

［第3段階］

(1) 7日目に実施（試合当日）．

(2) 肝臓でのグリコーゲン貯蔵のため脂肪と蛋白質を十分とる．普段から食べ慣れ，残渣が少なくガスの発生しにくい食品を中心に構成する．

(3) PFC比は20：30：50を目安とする．

表Ⅳ-9　肥満の判定基準

判定	BMI
低体重	<18.5
普通体重	≧18.5〜<25.0
肥満	≧25.0

1999日本肥満学会判定基準

〈求め方〉
BMI＝体重(kg)÷[身長(m)]^2
標準体重(kg)＝[身長(m)]^2×22

体重減少率(％)＝
　(通常体重－現体重)÷通常体重×100

図Ⅳ-28　エネルギーのとりすぎが起こす病気

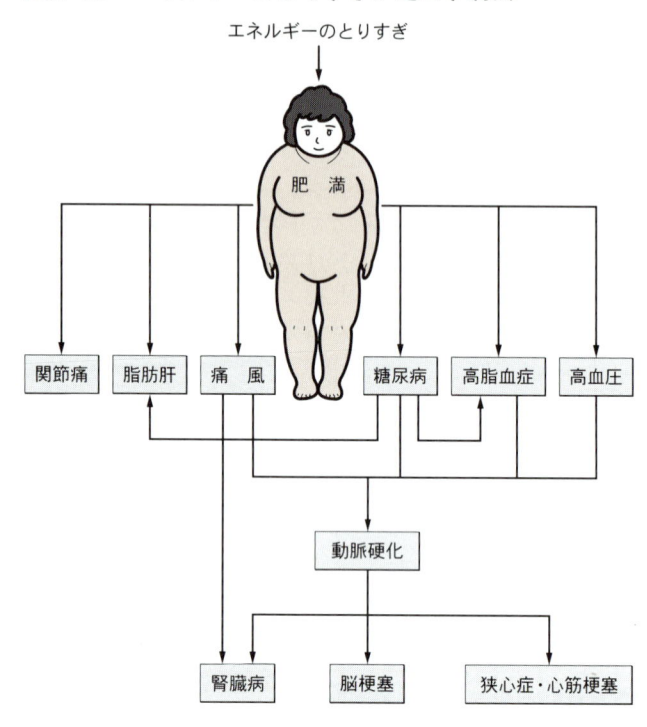

エネルギーのとりすぎ → 肥満 → 関節痛／脂肪肝／痛風／糖尿病／高脂血症／高血圧 → 動脈硬化 → 腎臓病／脳梗塞／狭心症・心筋梗塞

表Ⅳ-10　1日3,000kcalの食品構成例

食品分類	重量(g)	目安量
穀　　類	330 (290)	精白米2カップ強
い　も　類	80 (60)	じゃがいも1個
砂　　糖	30 (10)	大さじ3杯
油　脂　類	30 (15)	植物油大さじ2杯・バター大さじ1杯
大　豆　製　品	100 (60)	豆腐1/3丁
魚　介　類	70 (70)	魚切り身1切れ
肉　　類	100 (70)	赤身薄切り3枚半
卵　　類	100 (100)	鶏卵2個
乳・乳製品	650 (600)	牛乳3杯
緑　黄　野　菜	150 (150)	ほうれんそう100g・にんじん1/4本
淡　色　野　菜	200 (200)	きゅうり1本・キャベツ1枚・ねぎ1/2個
果　実　類	300 (150)	みかん1個・バナナ1本・りんご1/2個

注）重量のカッコ内は2,000kcalの場合

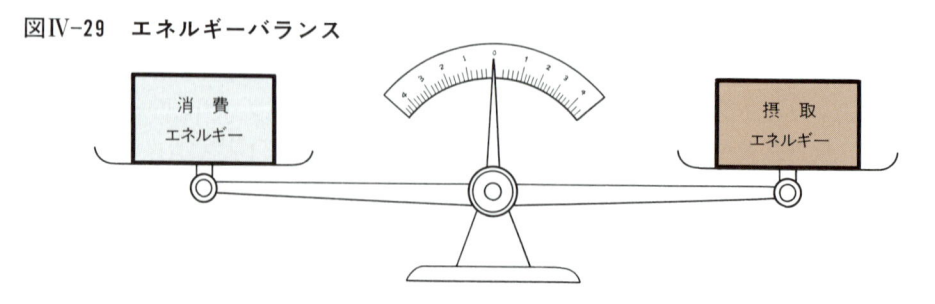

図Ⅳ-29　エネルギーバランス

消費エネルギー　　摂取エネルギー

7章 スポーツにおける体重調整

1. 体重調整の原則
(表 IV-9, 図 IV-28, 29)

近年，日本人に肥満傾向が多くみられるようになった（表IV-9）．肥満は各種疾患の危険因子としてのみ考えられていたが，長期の過脂肪体重は，それ自体が身体に悪影響を与えると考えられるようになった（図IV-28）．

体重調整（ウエイトコントロール）の方法には種々あるが，主要な方法は食事調節であり，要はエネルギーバランスをいかに調節するかである．しかし，食事調節を行うに際してはいくつかの条件に合わなければならない．以下のWeinsierらによって示された「ウエイトコントロール処方のためのガイドライン」（国際肥満学会部会，1984）は食事調節のための有用な指標である．

(1) エネルギーを除いてすべての栄養素の必要量が満たされている．
(2) 肥満者の嗜好と食習慣に合う．
(3) 空腹感や疲労感ができるだけ小さなものである．
(4) 持続性のある食習慣の確立に有効である．
(5) 健康状態全般の向上につながる．

2. 体重調整のための食事計画
(表 IV-10)

ここでは，スポーツ選手における体重調整のための食事計画について述べる．

この場合の食事調節も効用に対して十分に危険率の低いものでなければならない．したがって，減量率が1カ月間に現体重の10％を超えるようなことは避け，1週間に1.5kgくらいの減量にとどめる．

(1) 理想体重を決定する．一般的には標準体重を理想体重とするが，理想体重は個人によって異なり，スポーツ選手の場合は，個体差に加え，種目によっても異なる．スポーツ選手の場合，技能にマッチしたときの体重が理想体重といえる．

(2) 肥満治療の場合と異なり，体重調整のために摂取エネルギー量を減少する場合，あまり低エネルギー食にすることは好ましくない．少なくとも1日1,800〜2,000kcal以下にならないようにする．スポーツ選手の消費エネルギー量の平均は3,000kcal前後であるが，仮に摂取エネルギーを1日2,000kcalに減じると，3,000kcal－2,000kcal＝1,000kcalとなり，1,000kcal÷7kcal＝150gにより1日150gの体脂肪減少となる（体脂肪組織には脂肪以外に血管間質液などがあるため1g当たりエネルギーは7kcalとなる）．

(3) 糖質は1日当たり250〜300gを目標とする．

(4) 種々な食品をバランスよく摂取すると同時に，栄養価が低く，カサの多い食品を用いて空腹感を補うようにする．料理ではサラダや野菜スープなどのメニューを多く取り入れる．なお，食品の選択に当たっては，いろいろある食品分類を参考にするとともに，目安量として糖尿病食品交換表などを参考にすることもよい．

3. 体重増加のための食事計画

スポーツ選手における体重（筋量）増加のための食事計画は以下のように行う．

(1) 理想体重を算出し，筋量増加の可否を決定する．
(2) 消費・摂取エネルギーの出納が1,000kcal以下となるようにする．
(3) 高エネルギー食を理解し，エネルギーの多い食品やメニューを工夫する．
(4) 食後の睡眠を十分とる．
(5) 定期的に食物調査，消費エネルギー量，体位・体力測定を行い，チェックする．
(6) 目標体重に達したら，余分な脂肪がつかないようエネルギー摂取と消費のバランスを保つ．

「IV 運動と栄養」の図表に引用（または改変）した文献

1) Mathews, D. K. & Fox, E. L.：The Physiological Basis of Physical Education and Athletics, W. B. Saunders, Philadelphia, 1971.
2) Keul, J., Doll, E. & Keppler, D.：Medicine and Sports. Vol. 7. Energy Metabolism of Human Muscle, S. Karger, Basel, 1972.
3) 桐山修八：非栄養素と生体機能, p. 9, 光生館, 1987.
4) 五島雄一郎監修, 中村丁次編集, 日本医師会生涯教育課：食事指導のABC. 日本医師会雑誌臨時増刊号. 日本医師会, 1992. （改変）
5) Hellebrandt, F. A. & Tepper, R. H.：Studies in the influence of exercise on the digestion work of the stomach II. lts effect on emptying time. *Am. J. Physiol.*, **107**：355〜363, 1934. （改変）
6) 健康・栄養情報研究会：第6次改定日本人の栄養所要量. 第一出版, 1999.
7) 食品成分研究調査会編：五訂日本食品成分表. 医歯薬出版, 2001.
8) 厚生労働省健康局総務課生活習慣病対策室栄養調査係：平成11年国民栄養調査結果概要. 臨床栄養, 98(5)：2001.
9) 厚生省：21世紀における国民健康づくり運動の推進について (2000).「健康日本21」, 栄養・食生活分科会報告.

V　運動の測定とその評価

1章　運動量の測定とその評価/ 231
2章　体力の測定と診断/ 241
3章　運動処方と健康づくりの運動/ 249

図Ⅴ-1 運動量 ＝ 運動強度 × 持続時間[1]

A, B, C, 3つの運動は方法や内容が異なっていて, かつ運動量は同じである. 図ではそれぞれの面積が300kcalになるように等しく示されている.

A 12.5kcal/分 × 24分
B 7.5kcal/分 × 40分
C 3kcal/分 × 100分

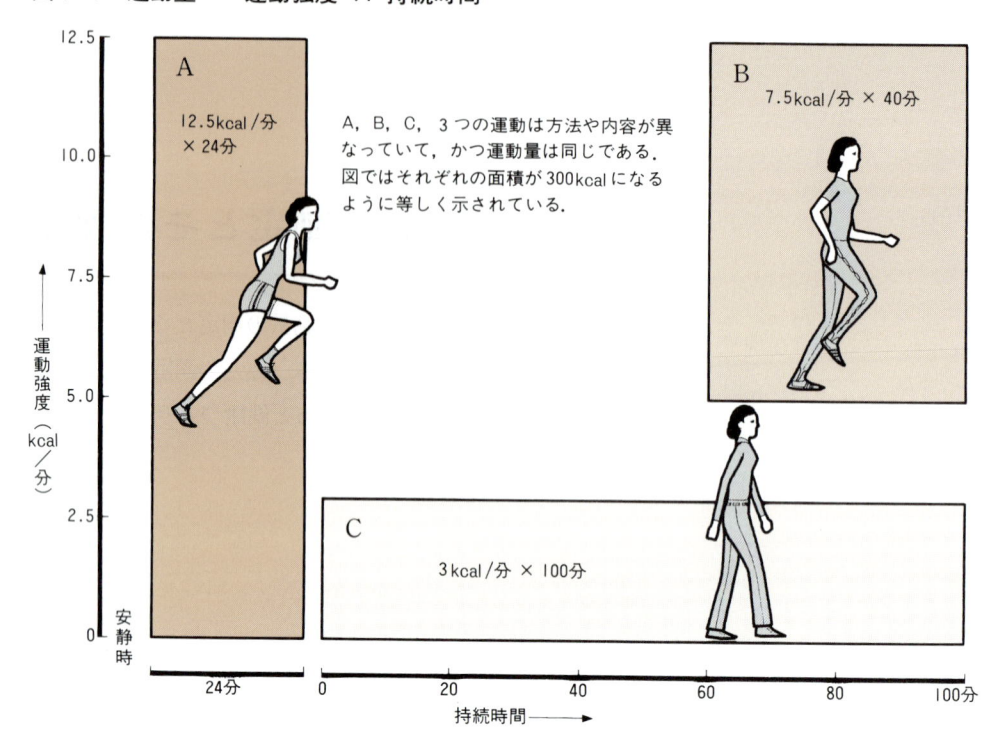

図Ⅴ-2 運動量を求める関係式のいろいろ

$E \text{ kcal} = (\text{RMR} + 1.25)B \times T$

$\dot{V}O_2 \text{ml/kg} = \text{Mets} \times 3.5\text{ml/kg/分} \times T$

$\Sigma ex = \% HR\text{max} \times T$

$\Sigma ex = \% \dot{V}O_2\text{max} \times T$

$\dot{V}O_2\text{max}$：最大酸素消費量（ml/kg/分）
　（有酸素反応によってまかなうことのできる運動の上限強度）
$\% \dot{V}O_2\text{max} = \dfrac{\text{運動時 } \dot{V}O_2}{\dot{V}O_2\text{max}} \times 100$

$\dot{V}O_2$：酸素消費量（ml/kg/分）
　安静時 $\dot{V}O_2 = 3.5$
　（運動によって消費した酸素の総量により運動量を表す）
Met ＝ 安静時酸素需要量を基準とした運動強度の単位
　1 Met ＝ $\dot{V}O_2 3.5\text{ml/kg/分}$
HR：心拍数（回/分）
　安静時 HR ＝ 60〜70
　HRmax ≒ 210 －（年齢）
$\% HR\text{maxR} = \dfrac{\text{運動時 HR } - \text{ 安静時 HR}}{\text{HR max } - \text{ 安静時 HR}} \times 100$
　（運動強度を生体HR許容量との関係からコントロールする考え方である）

表Ⅴ-1 運動強度換算表

	kgm/分	ワット	kcal/分
1 kgm/分＝	—	0.163	0.0023
1ワット＝	6.12	—	0.014
1 kcal/分＝	427	70	—

表Ⅴ-2 酸素需要量とMetsとの関係[2]

動作・運動	酸素需要量	Mets数
	ml/kg/分	
安　静　時	3.5	1 Met
座　　　位	3.5〜7.0	1〜2 Mets
立　　　位	7.0〜10.5	2〜3 Mets
歩　　　行	10.5〜17.5	3〜5 Mets
走　　　行	17.5〜42.0	5〜12 Mets
一流選手の走行	70.0〜80.5	20〜23 Mets

1章　運動量の測定とその評価

1．運動量を求める式

1）運動量の概念

　人が行う運動の内容を数量的に表現するに当たって，体内でエネルギーが産生される場合と，そのエネルギーが消費されて物理的に仕事が行われる場合とがある．この両者は必ずしも一致しないが，その主な理由は技術の差によるものである．

　本書では，運動を生理的機能の側面から理解するという基本姿勢から，運動量の概念として，①体内で酸素を消費してエネルギーを産生する過程の進み具合と，②それを本人が心拍数や自覚度などによって受け止めるについての指標，という2つの観点から捉えることにする．

　運動量とは，エネルギー産生過程の総量をいうが，一般に単位時間内におけるエネルギー産生過程（つまり運動強度）とその持続時間との積として求められている．ある瞬間における運動強度は，運動を行う当事者にとって，その印象が強くなりがちである．しかし，その運動強度をその時間的要素とかけ合わせた結果としての運動量と混同しないように注意すべきである．

2）無酸素的反応による運動と有酸素的反応による運動

　エネルギー産生過程では，摂取した栄養の中から糖質を中心として燃焼させる．このとき，体内に取り入れた酸素を用いる必要があるため，体内における酸素消費（$\dot{V}O_2$）の速度（ml/分またはml/kg/分）を，具体的な運動強度として取り上げることが可能である．また事実，運動によって消費されたエネルギーの総量をkcalという単位で表すことができる．

　この過程において，運動の実施時間が短くて有酸素的反応が全面的に進行するに至らない場合，つまりウォーミングアップがいまだに完了しないときには，運動は無酸素的（乳酸性の）反応によって進められる．これが無酸素的運動（アネロビクス，anaerobics）である．

　このような運動では，ウォーミングアップによって酸素摂取の能率を高め，それが酸素需要の大きさと等しくすることができれば，すべて有酸素的（非乳酸性の）反応によってその運動を遂行していく状態にすることができる．これが有酸素的運動（エアロビクス，aerobics）である．

　また運動持続時間が十分に長かったとしても，酸素需要量がきわめて高く，エネルギー産生過程の中に占める無酸素的反応の割合が，酸素摂取量に比べて著しく高い場合には，その運動をそれほど長い時間は続けられないはずである．

　そのような状況の中で，無酸素反応が占める割合があるレベル（AT：無酸素性作業閾値，anaerobic threshold）に達すると，血中乳酸量が増加し始め，さらに運動強度が上がればやがては運動を継続することができなくなるであろう．なおATには，血中乳酸濃度が増え始める乳酸性閾値と，呼気ガス中の二酸化炭素の割合が急増する換気性閾値とがある．

　各個人が有酸素的反応によってまかなうことのできる運動の上限強度とは，上述のように酸素の需要供給バランスが保たれつつ行われる運動の限界に相当する．この時点での運動強度を，最大酸素消費量（最大酸素摂取量，$\dot{V}O_2$ max ml/分またはml/kg/分，とも一致するので，そう表現されることが多い）として示すことができる．

　なお，アネロビクスでは主として糖質が，エアロビクスでは糖質と脂肪の両方が，それぞれエネルギー源として用いられる．

　また，このような有酸素的反応によってまかないうる最大の運動強度を，最大負荷強度という．最大負荷強度に達しない有酸素的な運動では，運動強度と心拍数の変動（運動時心拍数－安静時心拍数）とがほぼ比例的関係にある．したがって，よく慣れたヒトでは心拍数の変動をチェックする

表V-3　日本人の性・年齢別基礎代謝基準値

(単位 kcal/m²/時間)

年齢(歳)	性別 男	性別 女	年齢(歳)	性別 男	性別 女	年齢(歳)	性別 男	性別 女	年齢(歳)	性別 男	性別 女
0	51.5	49.5	7	51.9	48.5	14	43.4	40.4	30～39	36.7	33.0
1	58.0	55.0	8	50.5	47.2	15	42.1	38.5	40～49	35.9	32.4
2	59.0	55.8	9	49.1	45.9	16	40.8	37.3	50～59	34.7	32.0
3	57.8	55.1	10	47.7	45.0	17	39.5	36.6	60～69	33.9	31.6
4	56.4	53.4	11	46.5	44.2	18	38.8	35.9	70	32.6	31.3
5	54.9	51.7	12	45.3	43.2	19	38.2	35.3			
6	53.4	49.9	13	44.3	42.0	20～29	37.0	34.0			

(科学技術庁資源調査会)

表V-4　身長・体重別日本人体表面積早見表

身長(cm) \ 体重(kg)	34	36	38	40	42	44	46	48	50	52	54	56	58	60	62	64	66	68	70
140	1.17	1.20	1.22	1.25	1.28	1.30	1.33	1.35	1.38	1.40	1.42	1.44	1.46	1.49	1.51	1.53	1.55	1.57	1.59
142	1.18	1.21	1.24	1.26	1.29	1.32	1.34	1.37	1.39	1.41	1.44	1.46	1.48	1.50	1.52	1.54	1.56	1.58	1.60
144	1.19	1.22	1.25	1.28	1.30	1.33	1.35	1.38	1.40	1.43	1.45	1.47	1.50	1.52	1.54	1.56	1.58	1.60	1.62
146	1.20	1.23	1.26	1.29	1.32	1.34	1.37	1.39	1.42	1.45	1.47	1.49	1.51	1.53	1.55	1.57	1.60	1.62	1.64
148	1.22	1.24	1.27	1.30	1.33	1.36	1.38	1.41	1.43	1.46	1.48	1.50	1.52	1.55	1.57	1.59	1.61	1.63	1.65
150	1.23	1.26	1.29	1.31	1.34	1.37	1.40	1.42	1.45	1.47	1.49	1.52	1.54	1.56	1.58	1.61	1.63	1.65	1.67
152	1.24	1.27	1.30	1.33	1.36	1.38	1.41	1.43	1.46	1.48	1.51	1.53	1.55	1.58	1.60	1.62	1.64	1.66	1.68
154	1.25	1.28	1.31	1.34	1.37	1.40	1.42	1.45	1.47	1.50	1.52	1.55	1.57	1.59	1.61	1.64	1.66	1.68	1.70
156	1.26	1.29	1.32	1.35	1.38	1.41	1.44	1.46	1.49	1.51	1.54	1.56	1.58	1.61	1.63	1.65	1.67	1.69	1.72
158	1.27	1.31	1.34	1.37	1.39	1.42	1.45	1.48	1.50	1.53	1.55	1.58	1.60	1.62	1.65	1.67	1.69	1.71	1.73
160	1.29	1.32	1.35	1.38	1.41	1.43	1.46	1.49	1.52	1.54	1.57	1.59	1.61	1.64	1.66	1.68	1.71	1.73	1.75
162	1.30	1.33	1.36	1.39	1.42	1.45	1.48	1.51	1.53	1.55	1.58	1.60	1.63	1.65	1.67	1.70	1.72	1.74	1.76
164	1.31	1.34	1.37	1.40	1.43	1.46	1.49	1.52	1.54	1.57	1.59	1.62	1.64	1.67	1.69	1.71	1.74	1.76	1.78
166	1.32	1.35	1.38	1.41	1.44	1.47	1.50	1.53	1.56	1.58	1.61	1.63	1.66	1.68	1.71	1.73	1.75	1.77	1.80
168	1.33	1.36	1.40	1.43	1.46	1.49	1.51	1.54	1.57	1.60	1.62	1.65	1.67	1.70	1.72	1.74	1.77	1.79	1.81
170	1.36	1.38	1.41	1.44	1.47	1.50	1.53	1.56	1.58	1.61	1.64	1.66	1.69	1.71	1.73	1.76	1.78	1.80	1.83
172	1.37	1.39	1.42	1.45	1.48	1.51	1.54	1.57	1.60	1.62	1.65	1.67	1.70	1.73	1.75	1.77	1.80	1.82	1.84

図V-3　エネルギー消費量の計算式

1. 基礎代謝量の求め方

$$B = b \times a \text{ (kcal/時間)}$$

ただし，a：身長・体重によって概算される体表面積
　　　　b：性・年齢別基礎代謝基準値

2. 1日のエネルギー消費量の計算式

$$E = B(1.25R + 0.95S) + B\Sigma(RMR)T \cdots\cdots ①$$

ただし，E：1日のエネルギー消費総量（kcal）
　　　　B：基礎代謝量（kcal/時間）
　　　　S：睡眠時間
　　　　R：24時間－睡眠時間
　　　　T：それぞれの生活作業時間

3. 単位時間内のエネルギー消費の計算式

$$E = (1.25 + RMR)BT \cdots\cdots ②$$

ただし，E：T時間の総消費エネルギー（kcal）
　　　　RMR：エネルギー代謝率
　　　　B：1時間当りの基礎代謝量（kcal/時間）
　　　　T：持続時間

ことによってある程度その運動強度を求めることが可能である．

3）運動量＝運動強度×持続時間
（図V-1, 2, 表V-1, 2）

図V-1では，運動強度と持続時間の積としての運動量を，縦×横＝面積という関係として示してある．Aの運動は最大負荷強度の運動（12.5 kcal/分）を24分間，Bの運動は中等度負荷強度（7.5 kcal/分）を40分間，Cの運動は軽度の負荷強度（3 kcal/分）を100分間，それぞれ実施した場合として表してあるが，エネルギー消費量からみれば，この3運動は等価である．すなわち図でみられるようにこの三者の面積が同じになっている．また，この図からは省いてあるが，このほかに5 kcal/分の運動を60分でも，10 kcal/分の運動を30分でも同じエネルギー消費量に相当することになる．こうして，自分の好みの運動強度を選択して，対応する運動持続時間を掛け合わせれば，常に自分に適したある運動量を選択することが可能になるであろう．

図V-2には，運動量を求めるいろいろな関係式（表V-1には各種の運動強度換算表）を，参考までに示した．

なお，各種の運動・動作を行うに当たっての酸素需要量と，さらにそれぞれを安静時酸素需要量（3.5 ml/kg/分）との比率としての運動強度，Metsで表した数値は表V-2に収めてある．

2．エネルギー代謝率と消費エネルギー

1）基礎代謝量とその測定　　（表V-3, 4）

生体の機能を維持していくためには，ひとときも休まずに体内における代謝が進められていなければならない．この場合，何も特別の動作をせず，ただ単に生命を維持していくために必要な代謝が基礎代謝 basal metabolic rate, BMR である．温血動物では体温を一定に保つために一定の熱を発生し，それを血液によって体内循環させ，さらに循環の源である心臓などの筋肉を働かせるための酸素供給に必要な呼吸を行うなど，安静のとき常に行われている代謝が基礎代謝である．

基礎代謝の測定は，一般に，早朝のからだがまだ活動を開始していない状態における安静臥位のエネルギー消費量（酸素消費量）を求めるというかたちで行われる．この数値はヒトによって異なっている．その主な原因は，性，年齢によって単位体表面積に対する基礎代謝率が異なることと，その体表面積そのものが違うことである．そこで表V-3に日本人における基礎代謝基準値を，そして表V-4に身長・体重別体表面積早見表を掲げておく．これらを用いて，そのヒトの推定基礎代謝量（kcal/時間）を算出することができる．

2）エネルギー代謝率とその求め方
（図V-3, 4, 表V-5）

次に，ある時間内に消費されたエネルギー量を求めるためには，その時間内に行われた運動や動作の強度を知らなければならない．一般に，エネルギー代謝率 relative metabolic rate, RMR として表されるもので，次の式によって求められる（図V-4）．

$$\text{RMR} = \frac{\text{運動代謝}}{\text{基礎代謝}}$$
$$= \frac{\text{運動時酸素消費量} - \text{安静時酸素消費量}}{\text{安静時酸素消費量}}$$

基礎代謝時におけるRMRは0.0であるが，これは通常の安静時のそれとは異なっている．

一般に，生体は，24時間の周期でからだの活動と休養とが営まれている．基礎代謝を測定する早朝に比べると，日中はからだが活動期に入っているため，通常の安静時でも基礎代謝に比べて20～25％増の代謝量になる．左頁の計算式ではRMRにそれらが加味されている．これと反対の理由によって，睡眠中のエネルギー消費は，基礎代謝量の95％前後に相当する．なお，実際のRMRの数値を次頁の表V-5に一覧表として示してある．

以上の考え方を基礎として種々のエネルギー消費の計算式も左頁に示した．そこでこれらの式を用いて実際に具体的な計算を行ってみるとよい．

たとえば，身長168 cm，体重62 kgの30歳代の男性が，1時間座ったまま読書をし，そのあとテニスのゲームを（男子ダブルスで）30分間行った場合，このヒトの基礎代謝量は，

図Ⅴ-4　エネルギー代謝率（RMR）の求め方

$$\text{RMR} = \text{エネルギー代謝率} = \frac{\text{運動代謝}}{\text{基礎代謝}} \quad \cdots\cdots\cdots ③$$

ただし，運動代謝量 ＝ 運動時酸素消費量 － 安静時酸素消費量

表Ⅴ-5　いろいろな運動・動作のエネルギー代謝率

運動・動作	RMR	運動・動作	RMR
静かに座っている	0.1	靴みがき	1.1
読書・筆記	0.3	育児・看病	1.6
生け花	0.6	ふき掃除	1.7〜5.0
ピアノ	0.5〜2.5	はき掃除	2.5
ミシン	0.8〜1.2	洗濯	1.2〜2.8
調理	1.1	水汲み	4.7
和洋裁	0.5〜0.7	園芸	3.0
軽い農作業	3.0〜4.0	大工	2.0〜5.0
耕作	5.0〜8.0	入浴	1.8
自動車運転	0.8〜1.2		

運動・動作			RMR	運動・動作		RMR
歩行	60m/分(以下分速)		1.9	サッカー	試合 前後衛	7〜12
	70m		2.4		ゴールキーパー	1〜5
	80m		3.1		練習	4〜7
	90m		4.0	ラグビー	試合	8〜13
	100m		5.0		練習	5〜9
	110m		6.4	アメリカンフットボール試合(100分)		6.8
	120m		8.5	バスケットボール		10〜17
ランニング	競走	100m	205	バレーボール		2〜15
		400m	94	硬式テニス	男子シングルス	10.9
		1500m	31		男子ダブルス	7.7
		10000m	17		女子シングルス	8.6
		マラソン	15.6		女子ダブルス	6.3
	練習	短距離	4.9〜5.4	軟式テニス	男 前衛	4.5
		中距離	7.3〜8.1		後衛	7.0
		長距離	6.2〜7.3		女 前衛	3.2
体操	準備体操		2〜4		後衛	6.1
	競技	鞍馬	23	バドミントン	男 シングルス	6.6
		平行棒	27		ダブルス	5.3
		鉄棒	37		女 シングルス	5.1
		跳馬	75		ダブルス	3.3
		つり輪	26	卓球	小学生	3.9
		床	24		中学生	4.7
投てき	競技	砲丸投	48		高校生	4.3
		円盤投	56		大学生	7.3
		ハンマー投げ	108	アイスホッケー		4.5
		やり投	100	ローラースケート		3.0〜8.0
	投てき練習		4.4〜9.0	氷上スケート		7.0〜9.0
跳躍	競技	走り幅とび	89	スキー	歩行	3.3〜6.5
		三段とび	152		直滑降	6〜11
		棒高とび	79		スラローム	23.4
		走高とび	74	柔道		10〜16
	跳躍練習		4.6〜6.1	剣道	試合	7〜19
水泳	競技	100mクロール	47		練習きりかえし	34
		1500mクロール	20		かかり稽古 かかり	43
		100mバック	46		うけ	19
		100mブレスト	40	相撲		10〜33
		100mバタフライ	56	登山		5〜8
	遠泳		6〜8	サイクリング	平地 10km/時間	3.4
	練習		8〜25		15km/時間	5.7
ボート	競技		23		登坂 10km/時間	7.2
	練習		6〜7		15km/時間	13.6
ボディビル…腹筋運動			7.6	学校ダンス	平均(女子)	5.4〜10.0
野球	投手		5〜6		フォークダンス	6.7〜15.1
	捕手		4〜5	ゴルフ		3.6
	内野手		2〜2.5	ウェイトリフティング	プレス(ベスト)	90
	外野手		1.5〜2.0		スナッチ(ベスト)	110
縄とび			12〜22.0		ジャーク(ベスト)	120
				ボディビル	ダンベル	11〜12
					バーベル	7〜11

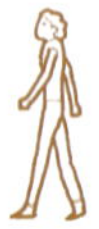

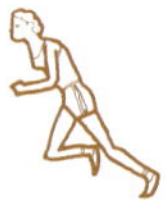

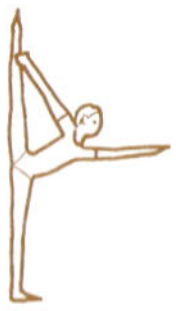

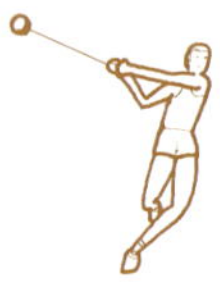

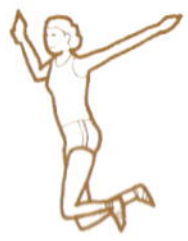

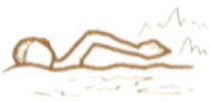

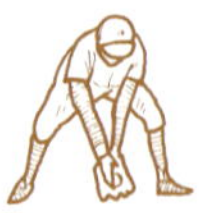

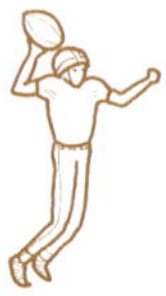

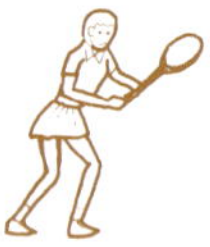

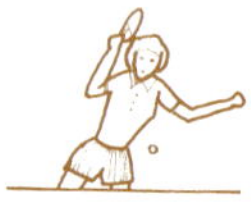

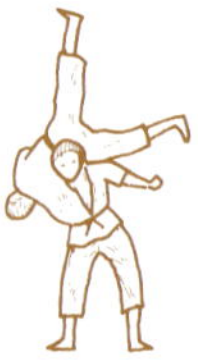

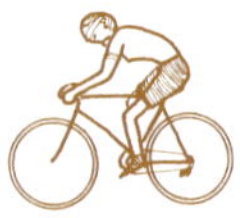

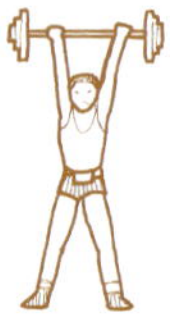

$B_1 = 36.7 \text{ kcal/m}^2/\text{時間} \times 1.72 \text{ m}^2$
$= 63.1 \text{ kcal/時間}$

また30分間のテニスは,次のような計算になる.
$E_2 = (1.25 + 7.7) 63.1 \text{ kcal/時間} \times 1/2 \text{ 時間}$
$= 282.4 \text{ kcal}$

体表面早見表では,2 kgおき2 cmおきに数値が示されているため,身長や体重の数値が奇数のヒトの場合は,表V-2を基にして,行と行の間の数値を比例配分によって割り出すとよい.

また,RMRの数値には幅があるように表示されているが,これは動作の捌き方や,運動の熱中の度合いなどによって,同じ運動・動作といえども,エネルギー代謝率に多少の差が生ずることを意味している.上記の例では,とりあえずそのような数値の幅の中における中間の値を適宜に用いて計算してある.しかし,実際の場面では,運動の緩急や休憩の入れ方,ペースの不均等な配分などの様子を考慮して,それぞれの数値を決定することが必要である.

3. タイムスタディの方法

1) タイムスタディとその実施上の留意点

さて,前述の計算式や表の数値を用いて,各個人の特定の1日におけるエネルギー消費量を計算することができる.このような作業を別名,タイムスタディ time study といい,エネルギー需給や体重増減を中心とした健康生活点検の主要な項目の1つにあげられている.

なお,エネルギー代謝率一覧表に含まれていない動作が必ず出現すると思われるが,計算を中止する必要はない.この場合,その動作や運動を実施しているときの脈拍や呼吸の乱れ方,息苦しく感じる様子などを,表に含まれている項目と比較して,およその数値を推測することが可能である.また表に含まれていたとしても,前述のように,その運動・動作の動きの密度に差が起こりがちであることに留意して,そのつど吟味してから記入することが望まれる.

タイムスタディを実施するに当たっては,起床時から就床時に至るまで,10分間隔ぐらいでそのヒトの行動を記録する必要がある.これを分析して計算するのであるが,そのときには,1日の中で類似の動作や,同程度の強度の運動をまとめて項目をつくって計算するとよい.また,計算では,時間の長さが1時間を単位としているため,分単位の記録を時間単位に書き直す必要もある.

2) タイムスタディによるエネルギー算出例

タイムスタディの結果として行われるエネルギー算出について,実例を用いて説明することにする.仮に30歳の男性(身長168 cm,体重62 kg,基礎代謝63.1 kcal/時間)が,下表例1のようなタイムスタディの記録であったとすると,次のような計算となる.

すなわち,
$E_2 = 63.1 \text{ kcal/時間}(1.25 \times 17 \text{ 時間} + 0.95 \times 7 \text{ 時間}) + 63.1 \text{ kcal/時間}(0.3 \times 11 \text{ 時間} + 2.4 \times 1 \text{ 時間} + 1.0 \times 1.5 \text{ 時間} + 1.8 \times 0.5 \text{ 時間} + 0.2 \times 3 \text{ 時間}) = 2309.5 \text{ kcal}$

例1. 運動・動作の種類	RMR	時 間
睡眠時間	—	7
座位(食事,事務,読書)	0.3	11
歩行(70 m/分)	2.4	1
通勤(自動車運転)	1.0	1.5
入浴	1.8	0.5
テレビ	0.2	3

例2. 運動・動作の種類	RMR	時 間
睡眠時間	—	7
座位(食事,事務,読書)	0.3	11
歩行(70 m/分)	2.4	1.5
通勤(自動車運転)	1.0	1.5
入浴	1.8	0.5
テレビ	0.2	2
ジョギング(140 m/分)	8.4	0.5

この人は決して活動的な生活を送っているとはいえない.それどころか,1時間の歩行のほかにはほとんど運動らしい運動(たとえばRMR>2.0のような運動・動作)をしているわけでもない.しかし,これが今日の平均的日本人における生活様態 mode of living だといわれているのである.すなわち,平均的日本人は,1日1時間程度歩く以外には,運動らしい運動をしていないという論

表V-6 Mets, RMR, 酸素需要量, エネルギー消費量の関係[1]

Mets	RMR	酸素需要量		エネルギー消費量*(kcal/分)			備考
		l/分	ml/kg/分	Aの人	Bの人	Cの人	
1 Met	0.0	0.2	3.5	0.85	1.0	1.2	
2 Mets	1.2	0.4	7.0	1.70	2.0	2.4	
3 Mets	2.4	0.6	10.5	2.55	3.0	3.6	70m/分歩行
4 Mets	3.6	0.8	14.0	3.40	4.0	4.8	105m/分歩行
5 Mets	4.8	1.0	17.5	4.25	5.0	6.0	140m/分歩行
6 Mets	6.0	1.2	21.0	5.10	6.0	7.2	88m/分走行
7 Mets	7.2	1.4	24.5	5.95	7.0	8.4	105m/分走行
8 Mets	8.4	1.6	28.0	6.80	8.0	9.6	121m/分走行
9 Mets	9.6	1.8	31.5	7.65	9.0	10.8	140m/分走行
10 Mets	10.8	2.0	35.0	8.50	10.0	12.0	158m/分走行
11 Mets	12.0	2.2	38.5	9.35	11.0	13.2	175m/分走行
12 Mets	13.2	2.4	42.0	10.20	12.0	14.4	193m/分走行
13 Mets	14.4	2.6	45.5	11.05	13.0	15.6	210m/分走行
14 Mets	15.6	2.8	49.0	11.90	14.0	16.8	228m/分走行
15 Mets	16.8	3.0	52.5	12.75	15.0	18.0	245m/分走行

注* Aの人　身長160cm　体重52kg　30歳代の女性　⎫
　　Bの人　身長168cm　体重54kg　30歳代の男性　⎬として計算
　　Cの人　身長180cm　体重76kg　30歳代の大柄な男性⎭

Mets計算法

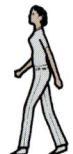

歩行（50〜100m/分）
　　$\dot{V}O_2$(ml/kg/分) = 速度 (m/分) × 0.1 (ml/kg/分/m/分) ＋ 1 Mets (3.5ml/kg/分)
　　総需要量は，上記の数値に体重（kg）を乗じて求める．
　（例）80m/分　歩行の場合
　　$\dot{V}O_2$ = 80m/分 × 0.1ml/kg/分/m/分 ＋ 3.5ml/kg/分 = 11.5ml/kg/分
　　Mets = 11.5ml/kg/分 ÷ 3.5ml/kg/分 = 3.3

登行（50〜100m/分）
　　水平移動については上記と同じ
　　垂直移動については，1kgmの仕事にO_2 1.8mlが必要であるという関係式を用いる．すなわち，
　　垂直仕事量 = ％(grade) × 移動速度(m/分) × 1.8ml/kg/分
　（例）13％上り勾配を90m/分で歩登行する場合
　　1）水平方向　$\dot{V}O_2$ = 90m/分 × 0.1ml/kg/分/m/分 ＋ 3.5ml/kg/分 = 12.5ml/kg/分
　　2）垂直方向　$\dot{V}O_2$ = 0.13 × 90m/分 × 1.8ml/kg/分 = 21.1ml/kg/分
　　3）合計量　$\dot{V}O_2$ = 12.5ml/分/kg ＋ 21.1ml/kg/分 = 33.6ml/kg/分
　　　　　　　Mets = 33.6ml/kg/分 ÷ 3.5ml/kg/分 = 9.6
　　　　　総需要量は$\dot{V}O_2$に体重（kg）を乗じて求める

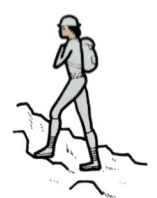

走行（140m/分以上）
　　水平移動の場合は　$\dot{V}O_2$(ml/kg/分) = 速度(m/分) × 0.2(ml/kg/分/m/分) × 1MET(3.5ml/kg/分)
　（例）200m/分　水平走行の場合
　　$\dot{V}O_2$ = 200m/分 × 0.2ml/kg/分/m/分 ＋ 3.5ml/kg/分 = 43.5ml/kg/分 = 12.4 Mets
　　登坂走行の場合は，水平移動（上の通り）と垂直移動（登行の場合と同じ）
　（例）5％上り勾配を180m/分で走って登る場合
　　1）水平方向　$\dot{V}O_2$ = 180m/分 × 0.2ml/kg/分/m/分 ＋ 3.5ml/kg/分 = 39.5ml/kg/分
　　2）垂直方向　$\dot{V}O_2$ = 180m/分 × 0.05 × 1.8ml/kg/分 = 16.2ml/kg/分
　　3）合計量　$\dot{V}O_2$ = (39.5＋16.2)ml/kg/分 = 55.7ml/kg/分 = 15.9 Mets

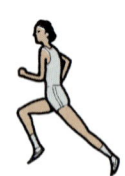

（ACSM[3]）

法が成立するのである．

そこで今，この同じ男性が，現在よりも活動的になるように生活様態を多少改善したと仮定して（例2），エネルギー計算を試みることにする．

$E_3 = 63.1$ kcal/時間（1.25×17 時間 + 0.95×7 時間）+ 63.1 kcal/時間（0.3×11 時間 + 2.4×1.5 時間 + 1.0×1.5 時間 + 1.8×0.5 時間 + 0.2×2 時間 + 8.4×0.5 時間）= 2637.6 kcal

すなわち，テレビ視聴の時間を1時間削り，その代わりとして歩行を30分増やし，新たに30分間のジョギングを加えることにより，消費エネルギーは320 kcal 以上も増加することになる．このとき他の生活局面はまったく変える必要がないことに注目すべきであろう．

同様なことは，女性についてもいえることで，そのような結果から，各人の健康生活を確保していくべき反省点を探ぐることができるのである．

4．Mets と酸素需要量

1）Mets 法とは (表V-6)

運動強度の表示法としての RMR 法では運動強度が比例関係にあるようにみえながら，安静時の数値が0.0になるため，実際には比例関係にならない難点がある．たとえば，睡眠時の RMR が0.0より小さくなってしまうし，代謝が0のとき（すなわち生きていない場合）の RMR の表示も不可能である．

このような短所を補う方法のために用いられるのがすでに表V-2にも紹介した Mets 法である．

Mets とは metabolite（代謝産物）から生まれた運動強度の単位で，安静状態を維持するために必要な酸素の量（安静時酸素需要量，3.5 ml/kg/分）を1単位，すなわち1 Met とし（生きていない場合の酸素需要は0である），いろいろな運動・動作を，それぞれに必要な酸素需要量によって，その倍数で表示する方法である．Mets は Met の複数であるから，1 Met 以外は常に Mets になる．ただし，どのような動作にせよ，有酸素的な状況でなければ，その酸素需要量を簡単には比較できない．

したがって，無酸素的運動では，Mets 法を用いないのが通例である．

Mets と RMR，酸素需要量（ml/kg/分），エネルギー消費量（kcal/分）などとの相互関係を，対応する歩・走行速度の概算値とともに，表V-6の下に示した．

Mets と RMR の関係式は次のとおりである．

$$\text{Mets} \fallingdotseq 0.83 \times \text{RMR} + 1$$

2）Mets 標示法の利点とその応用例

METs 標示法を導入することにより，さまざまな速度の歩・走行や，勾配の異なる登行，さらに階段の高さやステップリズムを変えたときの踏台昇降運動，摩擦抵抗の度合いや，リズムを変えたときの自転車エルゴメーター運動などを，相互に同じ尺度によって比較することが可能となる．この方法を積極的に採用している全米スポーツ医学会（American College of Sports Medicine, ACSM）では，これらの動作についての簡単な算出値を発表しているので，以下にこれを紹介する．

速度が50～100 m/分の水平歩行における酸素需要量は，速度 m/分 × 0.1 ml/kg/分 + 3.5 ml/kg/分である．それを 3.5 ml/kg/分で除した結果が Mets 数に当たる．したがって次のような値となる（左頁）．

歩行速度	酸素需要量	Mets
50 (m/分)	8.5 (ml/kg/分)	2.4
60	9.5	2.7
70	10.5	3.0
80	11.5	3.3
90	12.5	3.6

登坂歩行における酸素需要量は，水平移動分（上述の水平歩行と同じ）と垂直移動分に分けて考える必要がある．後者については，勾配（%）× 移動速度（m/分）× 1.8 ml/kg/分として求め，後に両者の値を加えて総需要量を算出する．

図V-5 その他の運動強度表示法

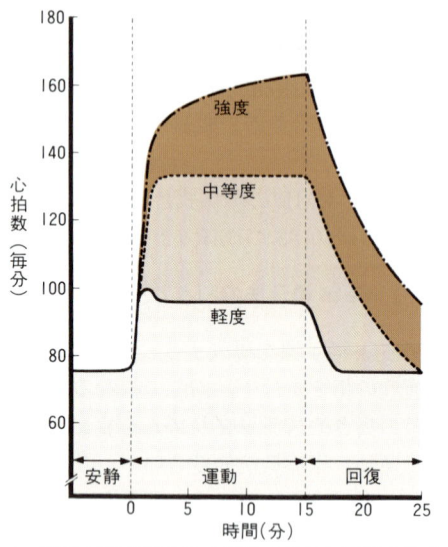

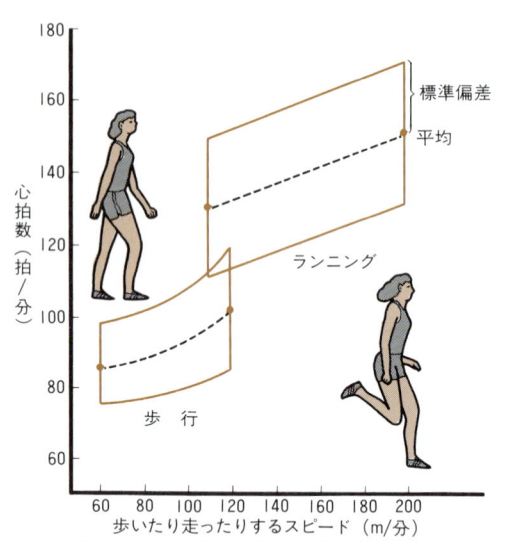

1. 運動の強さによる心拍数の増加と回復の様式
（Brouha[4]）

2. 歩行とランニングの心拍数の違い（20～49歳までの145人の計測値）
（加藤，他[5]）

3. 体力年代別の各種運動強度に対応する脈拍数（毎分）[6]

運動強度	%	100	80	60	40	20
	負荷強度	最大強度	強度	中等度		軽度
	標語	運動強度の限界値	中高年者の健康づくりはこの範囲内の運動を持続する	初心者の運動はこのレベルでよい		この程度では運動とはいえない
体力年代	10歳代	193	166	140	113	87
	20 〃	186	161	136	110	85
	30 〃	179	155	131	108	84
	40 〃	172	150	127	105	82
	50 〃	165	144	123	102	81
	60 〃	158	138	119	99	80
	70 〃	151	133	115	96	78
運動の感じ		非常にきつい～もうだめという感じ	かなりきついが持続できる範囲	マイペースジョギング程度の運動	少し運動になるという感じ	かなり楽に感じる運動・動作

4. 運動強度としての心拍絶対率（A）と心拍予備率（B）[7]

$$\% \dot{V}O_2max = \frac{\dot{V}O_2運}{\dot{V}O_2max} \times 100$$

$\dot{V}O_2$安（安静時酸素消費量）＝ 3.5ml/kg・min
　　　　　　　　　　　　　＝ 1 MET（安静時の運動強度）

$$\% HRmax = \frac{HR運}{HRmax} \times 100 \cdots\cdots（A）の式$$

ただし HRmax ＝ 210 － 年齢

$$\% HRmaxR = \frac{HR運 － HR安}{HRmax － HR安} \times 100 \cdots（B）の式$$

R (Reserve, 予備率)

5. 自覚運動強度（RPE）の目安

標示	自覚度	強度(%)	心拍数(回/分) 鍛練者
20	もうだめ	100	200
19	非常にきつい	93	
18		86	180
17	かなりきつい	79	
16		72	160
15	きつい	64	
14		57	140
13	ややきつい	50	
12		43	120
11	楽に感じる	36	
10		29	100
9	かなり楽に感じる	21	
8		14	80
7	非常に楽である	7	
6	（安静）	0	60

（Borg[8]改変）

5．その他の運動強度表示法

1）運動強度と心拍数・脈拍数　　（図 V-5・1, 2）

運動強度の表示法には，％$\dot{V}O_2max$，RMR，Metsなどが正確である．しかし一般のヒトを対象とした実用性という点からは，必ずしも満足な方法とはいえない．そこで手ごろな尺度として登場したのが心拍数（ないしは脈拍数，ともに回/分で表す）である．定常状態 steady state が続く限り，運動の強さと心拍数とはほぼ比例関係にあるが，これに軽度，中等，強度などに運動を分類して表示したのが，ハーバードステップテスト（踏台昇降）を提唱した Brouha である．もっとも，その表には示されていないが，"強度"の上に"最大強度"ともいうべきランクがあり，一般的には心拍数 180 回/分前後がこれに相当している．

酸素摂取量と心拍数，％$\dot{V}O_2max$ と心拍数などについての比例関係も証明されており，図 V-5・2 では，歩行・走行速度と心拍数の関係を示してある．

前述のように，運動強度と心拍数は，その運動が定常状態を保つ限り比例関係にある．しかし無酸素的作業閾値（anaerobic threshold, AT）を超えるような強い運動を行ったとすると，無酸素的反応が少しずつ入り込んでくるようになる．この場合，すでに 1 回拍出量（ml/拍）も心拍数も，ともに上限に達しているため，心拍出量（1 回拍出量 ml × 心拍数回/分）は増加しない．しかし，最大酸素負債に達するまでの間は無酸素反応の分だけ心拍数が増えなくて，運動強度を高めることが可能である．このように，心拍数が横ばいになった時点が，その個人の最大心拍数である．実験室的にいえば，このとき，血中乳酸量が増加しているはずである．

2）最大心拍数と個人差　　（図 V-5・3, 4）

最大心拍数にはかなりの個人差があり，年齢や体力（中でも全身持久性）の影響を受ける傾向がある．したがって，Bruce をはじめ多くの研究者によって，各個人の最大心拍数を求める便宜的数式（たとえば HRmax＝210－年齢（歳））や目安表（表 V-5・3）が発表されているのである．しかし，これらはあくまでも目安であって，各個人における最大心拍数は，実測によって決めない限り，推定の域を出ない．

たとえ目安表や便宜的数式を用いてでも，最大心拍数（推定値）が決まれば，運動強度を表示することができる．これが心拍率である．運動強度としての心拍率には，心拍絶対率（absolute rate, ％HRmax）と心拍予備率（heart rate reserve, ％HRmaxR）の 2 つの表示方法がある．前者では HRmax を 100 ％，HR＝0 のときを 0 ％として，また後者では安静時 HR（多くの場合は安静時 HR＝60 と仮定して計算を進める）のときを 0 ％として，それぞれ計算して求めるのである（図 V-5・4）．

典型的な運動処方では，全身持久性のトレーニングの望ましい運動負荷強度として，65～85 ％HRmax または 50～80 ％HRmaxR を提案している．このようにして，行うべき運動の強度の示標として目標心拍数 target heart rate を明らかにすることが，運動処方の重要な鍵の1つなのである．

3）自覚運動強度　　（図 V-5・5）

自覚運動強度 rate of perceived exercise, RPE という概念が Borg によって導入された．その尺度は図 V-5・5 のとおりである．

Borg の方法では，運動強度を 15 段階に分け，標示 6～20 として扱っている．これは 20 歳代のヒトの心拍数を 10 で除し，小数を切り捨てた数字に相当する．1 つの考え方として評価されてはいるが，最大心拍数の個人差を考慮に入れると，標示や心拍数よりも，自覚度を重視することが必要であろう．実際に RPE を利用するに当たっては，各個人の自覚度と心拍数との関係をある程度安定させるため，多少の運動経験と，自覚度に関する習熟が必要である．

図V-6 体力テストの意味

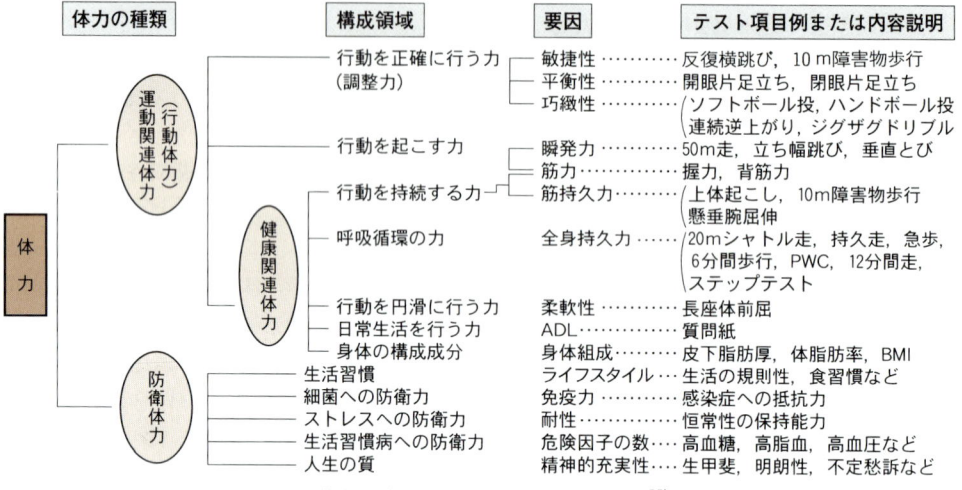

1. 体力の種類，領域，要因，テスト項目[25]

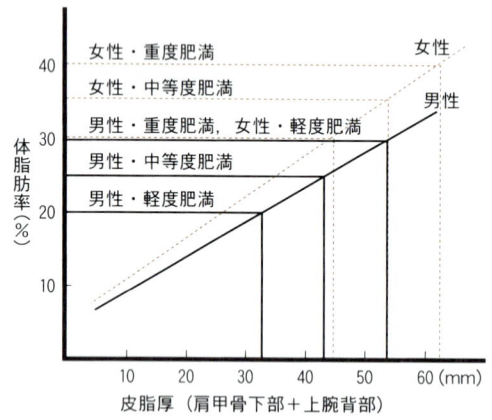

体力の種類	構成領域	要因	テスト項目例または内容説明
運動関連体力（行動体力）	行動を正確に行う力（調整力）	敏捷性	反復横跳び，10m障害物歩行
		平衡性	開眼片足立ち，閉眼片足立ち
		巧緻性	ソフトボール投，ハンドボール投，連続逆上がり，ジグザグドリブル
	行動を起こす力	瞬発力	50m走，立ち幅跳び，垂直とび
		筋力	握力，背筋力
	行動を持続する力	筋持久力	上体起こし，10m障害物歩行，懸垂腕屈伸
健康関連体力	呼吸循環の力	全身持久力	20mシャトル走，持久走，急歩，6分間歩行，PWC，12分間走，ステップテスト
	行動を円滑に行う力	柔軟性	長座体前屈
	日常生活を行う力	ADL	質問紙
	身体の構成成分	身体組成	皮下脂肪厚，体脂肪率，BMI
防衛体力	生活習慣	ライフスタイル	生活の規則性，食習慣など
	細菌への防衛力	免疫力	感染症への抵抗力
	ストレスへの防衛力	耐性	恒常性の保持能力
	生活習慣病への防衛力	危険因子の数	高血糖，高脂血，高血圧など
	人生の質	精神的充実性	生甲斐，明朗性，不定愁訴など

2. 皮脂厚による体脂肪率の推定と肥満の判定基準[9]

3. 従来の体力テストと健康関連体力テストの特徴を比較すると[10]

	運動能力関連体力テスト	健康関連体力テスト
筋力・筋持久力	握力，背筋力，懸垂，上体起こしなど静的・動的な筋力・筋持久力	1分間上体起こし，懸垂腕屈伸など動的な筋力・筋持久力
全身持久力	1マイル走，1,500m走など中長距離の全力走	中長距離の全力走もあるが，PWCによる最大下負荷による$\dot{V}O_{2max}$など
その他	敏捷性，瞬発力，柔軟性など運動関連の項目が含まれる	長座位体前屈（腰痛予防目的）が必ず入る。皮下脂肪厚など身体組成評価を含める

4. 中高年の健康関連体力テスト私案[10]

	簡便型	精密型
循環機能（全身持久性）	12分間走・歩(max)，ヨーロッパ持久シャトル走(max)，踏み台HR（2段3拍往復，3分×3曲），以上の中から選ぶ	$PWC_{75\%}$ HR_{max}
柔軟性	長座位体前屈	長座位体前屈
筋力・筋持久力	30秒間上体起こしまたは懸垂腕屈伸（女子は仰向懸垂）	脚伸展パワー
身体組成	BMIまたは皮脂厚	体脂肪率（インピーダンス）

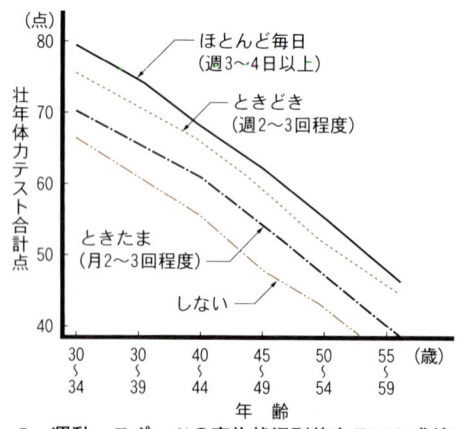

5. 運動，スポーツの実施状況別体力テスト成績
（文部科学省）

2章　体力の測定と診断

1．体力テストの意味

体力とは，与えられた身体的な労作を行っても疲れを覚えず，しかもその後のレクリエーション活動を楽しんだり，非常事態にもなお十分に対応できるだけの余力を残しておけるような身体的な能力のことをいう．

1）防衛体力とその指標　　　（図V-6・1, 2）

体力には，疾病やストレスに対抗できるだけの身体的適応力としての防衛体力と，主として身体的労作の能率や出来高に関係する行動体力の二面が存在している．前者はきわめて測定しがたいので，一般に体力測定からは除外されているのが通例である．

しかし，たとえば身体組成の表現としての体脂肪率（全体重に対する体脂肪量の割合）が著しく少なければ体温維持の能率が低下して，かぜをひきやすかったり，寒冷気候への適応が劣ったりするし，また，これが著しく多ければ，肥満状態，さらには成人病に近づいていると考えられる．いずれの状態も望ましくないことはいうまでもない．なお，体脂肪率（％）の正確な判定はからだの比重を測定して決められる．しかしこれには大がかりな実験装置を必要とし，実際的ではない．したがって，これに代わる体脂肪率の測定としてインピーダンス法もあり，また簡便性の立場からよく皮脂厚（上腕背部＋肩甲下角）の測定が行われる．

皮脂厚に対応する体脂肪率は図V-6・2に示すとおりであるが，男性・女性それぞれにおける肥満判定基準も併記してある．

防衛体力の内容としては，このほかにも細菌への防衛力，ストレスに対する適応度や，成人病の危険因子の数などが考えられる．

2）運動関連体力と体力テスト

従来，体力の具体的な概念の中心にあったのが行動体力であるが，これは運動やスポーツを実施するときに用いられるという意味で，運動関連体力というべきものである．これは，素早い行動を起こす力（パワー），行動を持続する力（筋力，筋持久力），呼吸循環の力（全身持久力），行動を正確に行う力（敏捷性，平衡性，巧緻性，この三者を合せて調整力という），行動を円滑に行う力（柔軟性）の5領域に分けることができる．

それぞれの体力要因に対応してさまざまなテストが考えられているが（図V-6・1），どの要因にも複数のテストのあることから，各テストはそれぞれの要因のある側面を測定しているにすぎないことがわかる．

3）健康関連体力　　　（図V-6・3, 4）

運動関連体力テストは，主として健常な青年・成人におけるスポーツや運動の能力を識別するために用いられてきた．一方で，スポーツで優れた成績を追求するよりも，健康との関連を重視して体力テストを考えるべきだとの意見が増え，このような「健康関連体力」テストが世界的に拡大しつつある．

これには，成人病予防の立場からエアロビックな運動の実践と密接に関わっている呼吸循環の力，行動を持続する力，身体の構成成分（身体組成）が含まれている．また，腰痛予防の観点から行動を円滑に行う力（腰部柔軟性）も含まれている．

健康関連体力テストを具体的に提案する場合には，測ろうとする体力要因を反映するような精密な測定方法（精密型）も重要であるが，一方，大量の測定を短時間に，しかも簡便にこなすことができる実用性（簡便型）も大切である．その意味で，測定対象者の数，用意できる測定器具，時間や費用の制限などを勘案して，測定項目を選択することが考えられる．

図V-7 体力評価の観点

1. 文部科学省新体力テスト体力要因別測定項目と測定対象年齢

体力要因	測定項目	対象年齢(歳) 6～11	12～19	20～64	65～79
瞬発力	50m走	○	○		
	立ち幅跳び	○	○	○	
筋力	握力	○	○	○	○
筋持久力	上体起こし	○	○	○	○
	10m障害物歩行				○
全身持久力	20mシャトル走	○	○		
	持久走		○		
	急歩			○	
	6分間歩行				○
柔軟性	長座体前屈	○	○	○	○
日常生活活動調査	ADL				○
敏捷性	反復横跳び	○	○	○	
平衡性	開眼片足立ち				○
巧緻性	ソフトボール投	○			
	ハンドボール投		○		

2. 項目別得点表(20～64歳対象)

〈男子〉

得点	握力	上体起こし	長座体前屈	反復横跳び	急歩	20mシャトルラン	立ち幅跳び	得点
10	62kg以上	33回以上	61cm以上	60点以上	8'47"以下	95回以上	260cm以上	10
9	58～61	30～32	56～60	57～59	8'48"～9'41"	81～94	248～259	9
8	54～57	27～29	51～55	53～56	9'42"～10'33"	67～80	236～247	8
7	50～53	24～26	47～50	49～52	10'34"～11'23"	54～66	223～235	7
6	47～49	21～23	43～46	45～48	11'24"～12'11"	43～53	210～222	6
5	44～46	18～20	38～42	41～44	12'12"～12'56"	32～42	195～209	5
4	41～43	15～17	33～37	36～40	12'57"～13'40"	24～31	180～194	4
3	37～40	12～14	27～32	31～35	13'41"～14'29"	18～23	162～179	3
2	32～36	9～11	21～26	24～30	14'30"～15'27"	12～17	143～161	2
1	31kg以下	8回以下	20cm以下	23点以下	15'28"以上	11回以下	142cm以下	1

〈女子〉

得点	握力	上体起こし	長座体前屈	反復横跳び	急歩	20mシャトルラン	立ち幅跳び	得点
10	39kg以上	25回以上	60cm以上	52点以上	7'14"以下	62回以上	202cm	10
9	36～38	23～24	56～59	49～51	7'15"～7'40"	50～61	191～201	9
8	34～35	20～22	52～55	46～48	7'41"～8'06"	41～49	180～190	8
7	31～33	18～19	48～51	43～45	8'07"～8'32"	32～40	170～179	7
6	29～30	15～17	44～47	40～42	8'33"～8'59"	25～31	158～169	6
5	26～28	12～14	40～43	36～39	9'00"～9'27"	19～24	143～157	5
4	24～25	9～11	36～39	32～35	9'28"～9'59"	14～18	128～142	4
3	21～23	5～8	31～35	27～31	10'00"～10'33"	10～13	113～127	3
2	19～20	1～4	25～30	20～26	10'34"～11'37"	8～9	98～112	2
1	18kg以下	0回	24cm以下	19点以下	11'38"以上	7回以上	97cm以下	1

3. 総合評価基準表(20～64歳対象)

段階	20～24歳	25～29歳	30～34歳	35～39歳	40～44歳	45～49歳	50～54歳	55～59歳	60～64歳	段階
A	50以上	49以上	49以上	48以上	46以上	43以上	40以上	37以上	33以上	A
B	44～49	43～48	42～48	41～47	39～45	37～42	33～39	30～36	26～32	B
C	37～43	36～42	35～41	35～40	33～38	30～36	27～32	24～29	20～25	C
D	30～36	29～35	28～34	28～34	26～32	23～29	21～26	18～23	15～19	D
E	29以下	28以下	27以下	27以下	25以下	22以下	20以下	17以下	14以下	E

4. 体力年齢判定基準表(20～64歳対象)

体力年齢	得点	体力年齢	得点
20～24歳	46以上	50～54歳	30～32
25～29歳	43～45	55～59歳	27～29
30～34歳	40～42	60～64歳	25～26
35～39歳	38～39	65～69歳	22～24
40～44歳	36～37	70～74歳	20～21
45～49歳	33～35	75～79歳	19以下

テストの得点表および総合評価
1. 項目別得点表により,記録を採点する.
2. 各項目の得点を合計し,総合評価をする.
3. 体力年齢判定基準表により,体力年齢を判定する.

4）体力テストの意義　　　（図V-6・5）

体力テストは，各個人における体力の実状を調べ，要因別の長所や短所を指摘したり，総合的体力の推移を把握したりする目安になる．事実，そのテスト成績は，日常生活における身体的運動によるトレーニング効果や，怠惰な生活または加齢変化などによる体力低下の傾向をかなり正確に反映している．したがって，各個人の体力テストの成績を考慮して，生活全般を組み立てる資料にするべきであろう．しかし，この場合にも体力テストの成績があくまでも1つの目安であることを忘れてはならない．

日常生活の中に，運動・スポーツの実施が定着している人たちのグループは，運動を全く実施しない人たちに比べて，体力年齢が15歳近く若いことが示されている．1日に15分間程度の非組織的なスポーツでこの程度の効果があるが，集中的なトレーニングを積むとその差が40歳分にも達することがあるという．体力テストの意義はここに存在するのである．

2．体力評価の観点

体力評価というと文字どおり体力テストの結果から，その成績を客観的に表現しようとするのが常である．もちろん，そのこと自体は絶対必要な要件である．しかし何のために体力テストを行ったのかを抜きにして，測った数字のみをすべて評価に結びつけるのは必ずしも妥当とはいえない．

確かに体力レベルが低いよりも高いほうがよいとは考えられる．しかし，体力の度合いが高ければ高いほど望ましいかというと，その人の状態によっては必ずしもそれが正しいと断言することはむずかしいであろう．

1）文部科学省の新体力テストとその評価基準
　　　　　　　　　　　　　　（図V-7・1〜4）

1963年以来広く行われてきた文部省スポーツテストは1998年に全面的に改定され，健康関連体力テストの色彩が含まれた「新体力テスト」として普及しつつある．新体力テストの大きな特徴として高齢者（65〜79歳）対象のテストバッテリーが新設され，テスト項目についてもそれなりの配慮がされている．

このテストは運動関連体力と健康関連体力の双方の体力要因を兼ね備えている．そして青少年（6〜19歳）から中年者（20〜64歳）対象では運動関連体力の比重が多めにしてあり，一方高齢者では純粋に健康関連体力を重視している．さらに後者にはADL（日常生活活動テスト）についての調査項目が用意されるなど，高齢社会における健康問題にも配慮が見られる（図V-7・1,2）．

図V-7・3,4には新体力テスト（20〜64歳対象）の項目別得点表(7項目10段階)，総合評価基準表(5段階)および体力年齢判定基準表が示されている．

一般に体力評価に当たって3段階や5段階で総合評価を行うことが多いが，その組み立て方は以下の通りである．まず平均値(M)，標準偏差(SD)を求め，次の式によって5段階評価（5点法）を行う（図V-7・5）．

1点：M－1.5 SD 以下
2点：M－1.5 SD〜M－0.5 SD
3点：M－0.5 SD〜M＋0.5 SD
4点：M＋0.5 SD〜M＋1.5 SD
5点：M＋1.5 SD 以上

同様にして，M, SDの値から3段階評価を行うことも可能である（図V-7・6）．また，20段階のパーセンタイル値についてもT尺度(Mを50, SDを10として表現する方法)との関係から求められている（図V-7・7）．

5段階法によって各体力要因別の評価点が得られれば，それを図V-7・8のようなプロフィールとして表示することができる．体力プロフィールでは，成績を示す線が外側に出るほど優れていると考えられているから，この評価線が内側に入っている項目について，さらに強化するようにすれば，体力の弱点を克服するうえに有効である．

2）競技スポーツ選手の体力評価

一般に，特定のスポーツのための体力づくりトレーニングを考える場合には，それぞれの種目なりの重点項目偏重型のトレーニングがむしろ能率

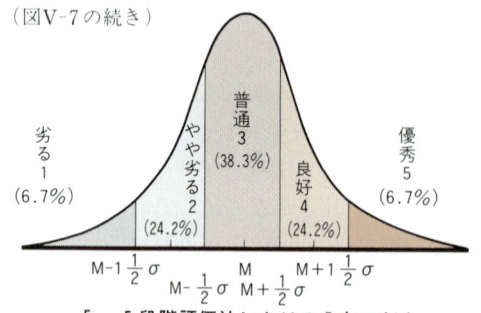

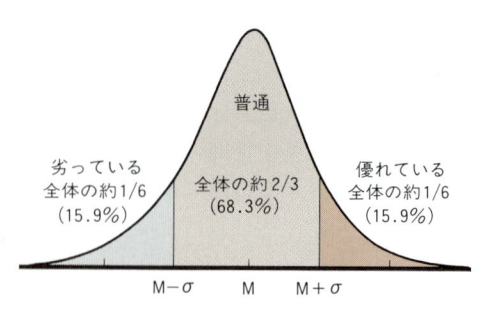

(図V-7の続き)

5. 5段階評価法における分布の割合

劣る 1 (6.7%)
やや劣る 2 (24.2%)
普通 3 (38.3%)
良好 4 (24.2%)
優秀 5 (6.7%)

$M-1\frac{1}{2}\sigma$　$M-\frac{1}{2}\sigma$　M　$M+\frac{1}{2}\sigma$　$M+1\frac{1}{2}\sigma$

6. 3段階評価法における分布の割合

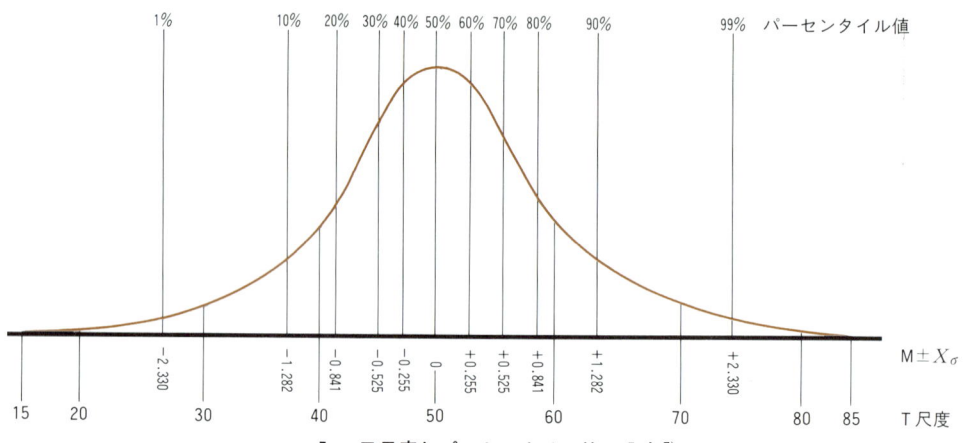

劣っている 全体の約1/6 (15.9%)
普通 全体の約2/3 (68.3%)
優れている 全体の約1/6 (15.9%)

$M-\sigma$　M　$M+\sigma$

7. T尺度とパーセンタイル値の分布[7]

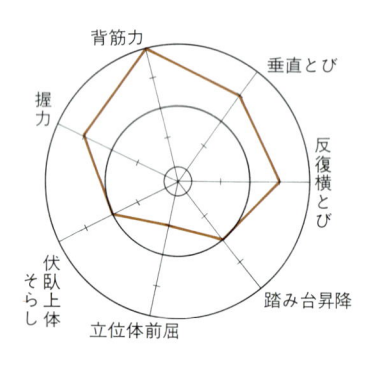

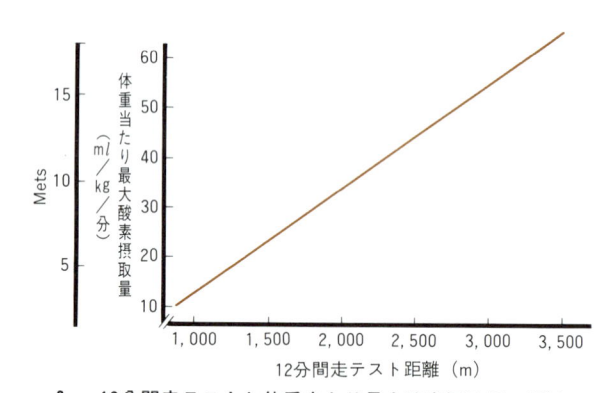

パーセンタイル値: 1% 10% 20% 30% 40% 50% 60% 70% 80% 90% 99%
$M \pm X_\sigma$: -2.330, -1.282, -0.841, -0.525, -0.255, 0, +0.255, +0.525, +0.841, +1.282, +2.330
T尺度: 15　20　30　40　50　60　70　80　85

8. 体力プロフィールによる体力診断テスト結果の評価の例

(背筋力, 垂直とび, 反復横とび, 踏み台昇降, 立位体前屈, 伏臥上体そらし, 握力)

9. 12分間走テストと体重当たり最大酸素摂取量の関係

(体育科学センター編[11] 改変)

10. 全身持久性の評価

男性

年齢(歳)	最大酸素摂取量(ml/kg/分)				
	低度	やや低	平均	やや良	高度
20～29	<25	25～33	34～42	43～52	53+
30～39	<23	23～30	31～38	39～48	49+
40～49	<20	20～26	27～35	36～44	45+
50～59	<18	18～24	25～33	34～42	43+
60～69	<16	16～22	23～30	31～40	41+

女性

年齢(歳)	最大酸素摂取量(ml/kg/分)				
	低度	やや低	平均	やや良	高度
20～29	<24	24～30	31～37	38～48	49+
30～39	<20	20～27	28～33	34～44	45+
40～49	<17	17～23	24～30	31～41	42+
50～59	<15	15～20	21～27	28～37	38+
60～69	<13	14～17	18～23	24～34	35+

(American Heart Association[12])

表V-7 ヨーロッパ持久シャトルラン(20m)速度等規定

(*ml/kg・分)

時間	時間間隔	速度		運動強度	
分	(秒)	km/時	m/分	Mets	$\dot{V}O_2$*
0～1	9.0	8	133	8.6	30.1
1～2	8.0	9	150	9.6	33.6
2～3	7.6	9.5	158	10	35.0
3～4	7.2	10	167	10.5	36.8
4～5	6.9	10.5	175	11	38.5
5～6	6.5	11	183	11.5	40.3
6～7	6.3	11.5	192	12	42.0
7～8	6.0	12	200	12.4	43.4
8～9	5.8	12.5	208	12.9	45.2
9～10	5.5	13	217	13.4	46.9
10～11	5.3	13.5	225	13.9	48.7
11～12	5.1	14	233	14.3	50.1
12～13	5.0	14.5	242	14.8	51.8
13～14	4.8	15	250	15.3	53.6
14～15	4.6	15.5	258	15.7	55.0
15～16	4.5	16	267	16.3	57.1
16～17	4.4	16.5	275	16.7	58.5
17～18	4.2	17	283	17.2	60.2
18～19	4.1	17.5	292	17.7	62.0
19～20	4.0	18	300	18.1	63.4
20～23	3.9	18.5	308	18.6	65.1

表V-8 20mシャトルラン(往復持久走)最大酸素摂取量推定表(20～64歳)

レベル	8	9	10	11	12	13	14	15
2	19.8	20.1	20.4	20.7	21.0	21.3	21.6	21.9
	19.4	19.7	20.0	20.3	20.6	20.9	21.2	21.4
レベル	16	17	18	19	20	21	22	23
3	22.5	22.8	23.1	23.4	23.7	24.1	24.4	
	21.7	22.0	22.3	22.6	22.9	23.2	23.5	23.7
レベル	24	25	26	27	28	29	30	31	32
4	24.7	25.0	25.3	25.6	25.9	26.2	26.5	26.8	27.1
	24.0	24.3	24.6	24.9	25.2	25.5	25.7	26.0	26.3
レベル	33	34	35	36	37	38	39	40	41
5	27.4	27.7	28.0	28.3	28.6	28.9	29.2	29.5	29.8
	26.6	26.9	27.2	27.5	27.8	28.0	28.3	28.6	28.9
レベル	42	43	44	45	46	47	48	49	50	51
6	30.1	30.4	30.7	31.0	31.3	31.6	31.9	32.2	32.5	32.8
	29.2	29.5	29.8	30.1	30.3	30.6	30.9	31.2	31.5	31.8
レベル	52	53	54	55	56	57	58	59	60	61
7	33.1	33.4	33.7	34.1	34.4	34.7	35.0	35.3	35.6	35.9
	32.1	32.4	32.6	32.9	33.2	33.5	33.8	34.1	34.4	34.6
レベル	62	63	64	65	66	67	68	69	70	71	72
8	36.2	36.5	36.8	37.1	37.4	37.7	38.0	38.3	38.6	38.9	39.2
	34.9	35.2	35.5	35.8	36.1	36.4	36.7	36.9	37.2	37.5	37.8
レベル	73	74	75	76	77	78	79	80	81	82	83
9	39.5	39.8	40.1	40.4	40.7	41.0	41.3	41.6	41.9	42.2	42.5
	38.1	38.4	38.7	39.0	39.2	39.5	39.8	40.1	40.4	40.7	41.0
レベル	84	85	86	87	88	89	90	91	92	93	94
10	42.8	43.1	43.4	43.7	44.0	44.4	44.7	45.0	45.3	45.6	45.9
	41.2	41.5	41.8	42.1	42.4	42.7	43.0	43.3	43.5	43.8	44.1
レベル	95	96	97	98	99	100	101	102	103	104	105	106
11	46.2	46.5	46.8	47.1	47.4	47.7	48.0	48.3	48.6	48.9	49.2	49.5
	44.4	44.7	45.0	45.3	45.6	45.8	46.1	46.4	46.7	47.0	47.3	47.6
レベル	107	108	109	110	111	112	113	114	115	116	117	118
12	49.8	50.1	50.4	50.7	51.0	51.3	51.6	51.9	52.2	52.5	52.8	53.1
	47.8	48.1	48.4	48.7	49.0	49.3	49.6	49.9	50.1	50.4	50.7	51.0
レベル	119	120	121	122	123	124	125	126	127	128	129	130	131
13	53.4	53.7	54.0	54.4	54.7	55.0	55.3	55.6	55.9	56.2	56.5	56.8	57.1
	51.3	51.6	51.9	52.2	52.4	52.7	53.0	53.3	53.6	53.9	54.2	54.4	54.7
レベル	132	133	134	135	136	137	138	139	140	141	142	143	144
14	57.4	57.7	58.0	58.3	58.6	58.9	59.2	59.5	59.8	60.1	60.4	60.7	61.0
	55.0	55.3	55.6	55.9	56.2	56.5	56.7	57.0	57.3	57.6	57.9	58.2	58.5
レベル	145	146	147	148	149	150	151	152	153	154	155	156	157
15	61.3	61.6	61.9	62.2	62.5	62.8	63.1	63.4	63.7	64.0	64.4	64.7	65.0
	58.8	59.0	59.3	59.6	59.9	60.2	60.5	60.8	61.1	61.3	61.6	61.9	62.2

折り返し回数	
レベル	33
5	27.4(男子)
	26.6(女子)

推定最大酸素摂取量 (ml/kg・分)

図V-8 リズムステップのすすめ方[14]

① テストの流れ：リズムステップは，下図のような時間の流れで行われる

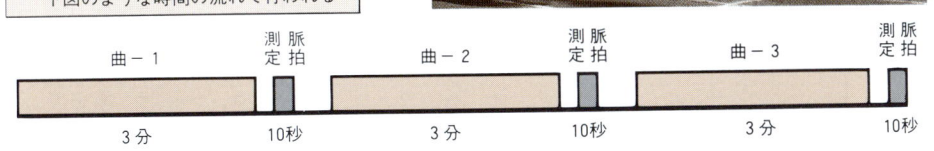

曲-1　3分　／　測定脈拍　10秒　／　曲-2　3分　／　測定脈拍　10秒　／　曲-3　3分　／　測定脈拍　10秒

② 運動方法：CDより流れる音楽のリズムに合わせ，3拍で2段昇り，3拍で2段降りる運動を繰り返す

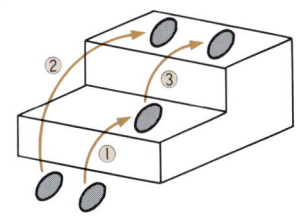

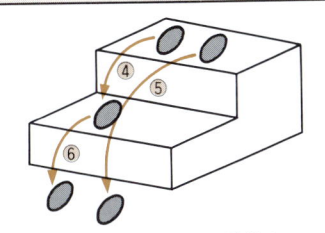

①昇る　②昇る　③揃える　　④降りる　⑤降りる　⑥揃える

表Ⅴ-9 リズムステップ*における運動後脈拍数から推定する$\dot{V}O_{2max}$値[1,4]

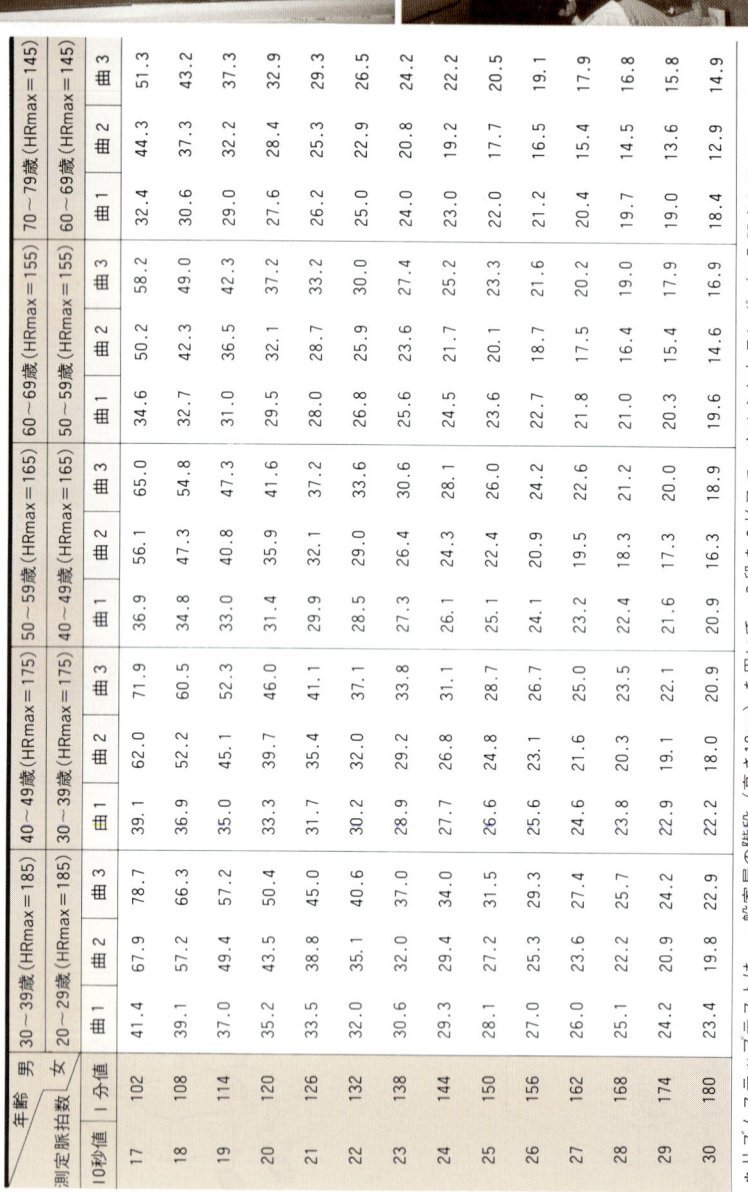

年齢		男 30~39歳 (HRmax=185)			40~49歳 (HRmax=175)			50~59歳 (HRmax=165)			女 60~69歳 (HRmax=155)			70~79歳 (HRmax=145)		
測定脈拍数		曲1	曲2	曲3	曲1	曲2	曲3	曲1	曲2	曲3	曲1	曲2	曲3	曲1	曲2	曲3
10秒値	1分値															
17	102	41.4	67.9	78.7	39.1	62.0	71.9	36.9	56.1	65.0	34.6	50.2	58.2	32.4	44.3	51.3
18	108	39.1	57.2	66.3	36.9	52.2	60.5	34.8	47.3	54.8	32.7	42.3	49.0	30.6	37.3	43.2
19	114	37.0	49.4	57.2	35.0	45.1	52.3	33.0	40.8	47.3	31.0	36.5	42.3	29.0	32.2	37.3
20	120	35.2	43.5	50.4	33.3	39.7	46.0	31.4	35.9	41.6	29.5	32.1	37.2	27.6	28.4	32.9
21	126	33.5	38.8	45.0	31.7	35.4	41.1	29.9	32.1	37.2	28.0	28.7	33.2	26.2	25.3	29.3
22	132	32.0	35.1	40.6	30.2	32.0	37.1	28.5	29.0	33.6	26.8	25.9	30.0	25.0	22.9	26.5
23	138	30.6	32.0	37.0	28.9	29.2	33.8	27.3	26.4	30.6	25.6	23.6	27.4	24.0	20.8	24.2
24	144	29.3	29.4	34.0	27.7	26.8	31.1	26.1	24.3	28.1	24.5	21.7	25.2	23.0	19.2	22.2
25	150	28.1	27.2	31.5	26.6	24.8	28.7	25.1	22.4	26.0	23.6	20.1	23.3	22.0	17.7	20.5
26	156	27.0	25.3	29.3	25.6	23.1	26.7	24.1	20.9	24.2	22.7	18.7	21.6	21.2	16.5	19.1
27	162	26.0	23.6	27.4	24.6	21.6	25.0	23.2	19.5	22.6	21.8	17.5	20.2	20.4	15.4	17.9
28	168	25.1	22.2	25.7	23.8	20.3	23.5	22.4	18.3	21.2	21.0	16.4	19.0	19.7	14.5	16.8
29	174	24.2	20.9	24.2	22.9	19.1	22.1	21.6	17.3	20.0	20.3	15.4	17.9	19.0	13.6	15.8
30	180	23.4	19.8	22.9	22.2	18.0	20.9	20.9	16.3	18.9	19.6	14.6	16.9	18.4	12.9	14.9

* リズムステップテストは,一般家屋の階段(高さ18cm)を用いて,2段を3拍子で,定められたテンポ(1分間当たり106,120,134回)で音楽(曲1,2,3,各3分間)に合わせて昇降し,その直後10秒間の脈拍を測定することによって,$\dot{V}O_{2max}$値を推定するという仕組みである.それぞれの負荷運動強度は22.8,25.9,28.9ml/kg・分として計算してある.

的であるともいえよう．

3) 中高年者の体力評価　　（図V-7・9, 10）

一方，中高年者では，全身持久性がとくに重要であると考えられている．これは，運動不足傾向に陥りやすい現代人のなかでも，とくに中高年者の全身持久性が衰えやすく，そのためによりいっそう成人病に近づいてしまう，という点にその根拠がある．そこで，エアロビクス運動を提唱したCooperは，12分間走テストをとくに重視しているのである．

12分間にわたって全力で持久走を行い，制限時間内に走行した距離を測定する．これは圧倒的に有酸素的運動であり，また，その成績は最大酸素摂取量（$\dot{V}O_2$ max）と比例関係を示すことになる．そこで，図V-7・9に，日本人成人における両者の換算数値を示す体育科学センターのデータと，さらにMets換算値を加えて示してある．また，アメリカ心臓学会では，このような観点から，各年齢段階について，最大酸素摂取量の基準を5段階法で示している（図V-7・10）．

中高年の健康維持に有効な体力という立場から考えれば，全身持久性をとくに重視して評価し，その他の体力要因については，平均値程度備わっていれば十分だと考えることもできるのである．

4) 全身持久性の簡便型テスト
（表V-7, 8, 9, 図V-8）

文部科学省の新体力テストでは64歳以下の各対象者群について20mシャトルラン（持久往復走）が設けられ，これによって全身持久性の指標に当たる最大酸素摂取量を推定すると言う仕組みになっている．先にヨーロッパ連合のスポーツ振興委員会が提案していたテストを採用した訳である．20mの距離を走って往復する速度が，1分毎に漸増するように規定（表V-7）が作られ，それに合った音楽に従って走行速度を上げていく中で，規定のペースについて行けなくなった時点をオールアウトとみなし，その時の走行速度（運動強度）から最大酸素摂取量を推定することができる（表V-8）．

次に最大下の運動負荷を与えたときの心拍応答から，その年齢なりの最大心拍数に対応する負荷強度（最大運動負荷）を推定するという原理を用いた全身持久性テストが広く提案されている．よく用いられている例がPWC75% HRmaxである（自転車エルゴメーターを用いて75% HRmaxの負荷における心拍数を求め，HRmaxに対応する負荷強度を推定する）．

このような最大下負荷として，一般の建物にある高さ18cmの階段を（2段を3拍子で，図V-9参照）定められたテンポ（1分間当たり106, 120, 134回）で，音楽（曲1〜3，各3分間）に合わせて昇降し，その直後の心拍数（10秒間）を測定し，HRmaxに対応する負荷強度（ml/kg・分）を推定するという方法がリズムステップテストである（表V-8）．各音楽における運動負荷強度が求められており（22.8, 25.9, 28.9 ml/kg・分），その1曲だけからでも$\dot{V}O_2$maxを求めることができるが，安定した値を得るために2曲の平均値を求めるのもよいであろう．この方法は，最大下負荷であるので中高年者には向いている．しかし，運動時心拍数の測定を正確に行うことが大前提となる．

5) 幼児・少年期および高年期の体力評価

思春期以前の幼児・少年についての体力テストでは，筋力・瞬発力よりも調整力を重視するようなテストバッテリーがふさわしいとされる．文部科学省新体力テスト6〜11歳対象のテストではソフトボール投や反復横とびが，また体育科学センター調整力テストでは跳越しくぐり，棒反応，ジグザグ走等がそれぞれ含まれていて，上記の留意点を反映している．

高齢者では運動能力中心の体力テストは必ずしも重要ではなく，代わって生活習慣病を予防するための全身持久性テストや，寝たきりを避けるための生活活動（ADL）テストが注目を浴びている．また下半身の安定性，移動時の安全性を重視する必要性もある．たとえば文部科学省新体力テスト65〜79歳対象では，10m障害物歩行，6分間歩行，開眼片足立ちテストのほかに，質問紙形式ではあるが，12問からなるADL調査も含まれている．

図V-9 運動処方

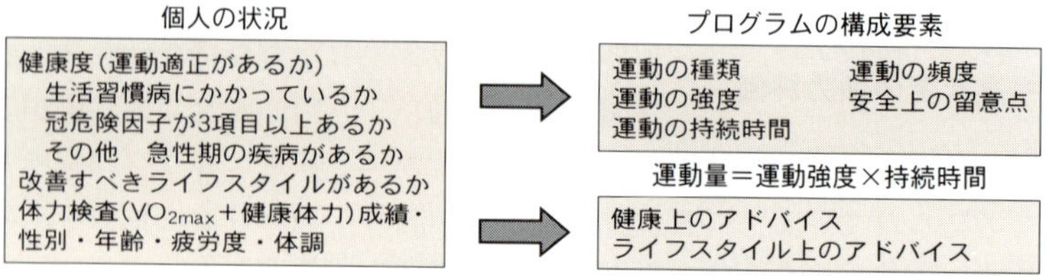

個人の状況		プログラムの構成要素
健康度(運動適正があるか) 　生活習慣病にかかっているか 　冠危険因子が3項目以上あるか 　その他　急性期の疾病があるか 　改善すべきライフスタイルがあるか 体力検査(VO_{2max}＋健康体力)成績・ 性別・年齢・疲労度・体調	⇒	運動の種類　　運動の頻度 運動の強度　　安全上の留意点 運動の持続時間 運動量＝運動強度×持続時間
	⇒	健康上のアドバイス ライフスタイル上のアドバイス

1. 運動処方とは
各個人の状況に合致した運動プログラムを提供すること

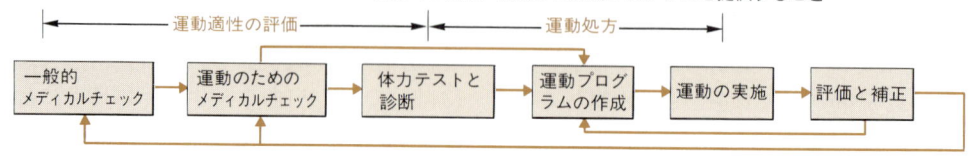

← 運動適性の評価 →	← 運動処方 →

一般的メディカルチェック → 運動のためのメディカルチェック → 体力テストと診断 → 運動プログラムの作成 → 運動の実施 → 評価と補正

2. 運動処方の流れ[7]

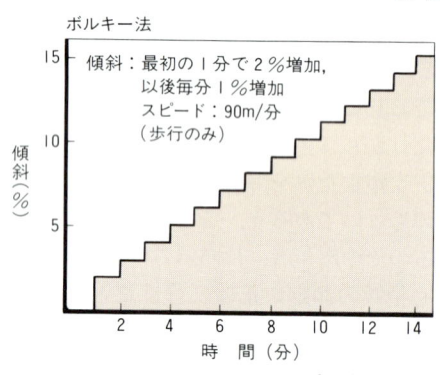

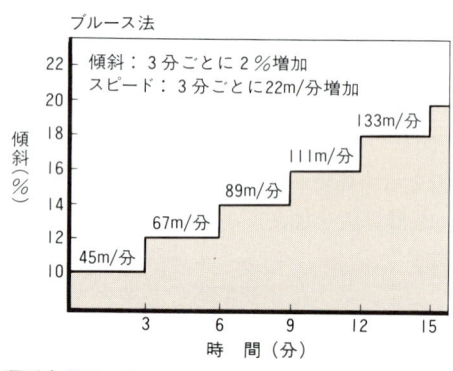

ボルキー法
傾斜：最初の1分で2％増加，以後毎分1％増加
スピード：90m/分（歩行のみ）
縦軸：傾斜(％) 0〜15
横軸：時間(分) 2〜14

ブルース法
傾斜：3分ごとに2％増加
スピード：3分ごとに22m/分増加
45m/分, 67m/分, 89m/分, 111m/分, 133m/分
縦軸：傾斜(％) 10〜22
横軸：時間(分) 3〜15

3. トレッドミルによる運動負荷テスト

4. 運動負荷テストのポイント

1. エンドポイントに至るまで負荷を3分ごとに漸増する
2. エンドポイントの決定
   1) 目標心拍数(THR)に達する
   2) 血圧が急上昇する { SBP 220mmHg以上 / DBP 100mmHg以上
   3) ECG異常
      a. 不整脈が多発（10＋／分）
      b. ST降下（−2〜2.5mm以上）*
   4) 自覚症状
   5) ドクターストップ { 足のもつれ / 顔色・呼吸

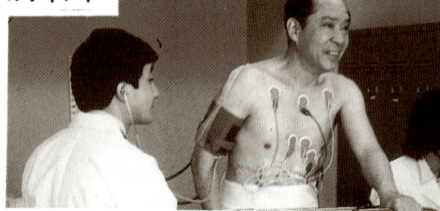

* 心臓が機能している様子をモニターする心電図において，その動きのST部分が限度を超えて降下するのは，心筋に虚血（つまり酸素不足）が生じていることを示唆している．その判断の基準をここに示した．

5. 典型的な運動処方の例[7]

運動の種類	頻度	持続時間	運動強度	安全上の留意点
有酸素的運動 （持久的運動） 歩　行 ジョギング ランニング 水　泳 サイクリング エアロビクスダンス	1日おき または 3〜5回／週	目標心拍数の 範囲内で 20〜30分／日 〈高齢者・初心者〉 歩行やレクリエーション活動のように軽度の運動の場合には60〜100分／日（合計300〜450kcal／日程度）	50〜80％ $\dot{V}O_{2max}$ 50〜80％ HRmaxR 65〜85％ HRmax	・体調は万全か ・満腹・空腹を避ける ・服装・靴は適切か ・苦しさ・めまいはないか ・オーバーペースにならないか ・ウォーミングアップ・クーリングダウンを行う ・疲れない範囲で水分摂取を適宜にとる

3章 運動処方と健康づくりの運動

1. 運動処方とは
(図V-9・1)

運動処方とは「各個人の状況に合致した運動プログラムを提供すること」と定義づけることができる。この場合の個人の状況としては，性別・年齢や健康・体力のレベルなどがあり，運動プログラムを構成するのは，運動の種類・強度・持続時間・頻度などである．標準的には個人のVO_2max（最大酸素摂取量）から，その50～80％負荷を処方する．

1) 運動負荷テストの原理
(図V-9・2, 3)

運動処方を行うに先立ってメディカルチェックを行う．一般的メディカルチェックがあることは当然であるが，運動のためのメディカルチェック（運動負荷テスト）は欠かせない（図V-9・2）．

運動負荷テストの原理は，医師の立会いの下に心電図・血圧などの変動を監視しつつ運動の負荷を漸次増していき，なんらかの理由でこれ以上耐えることができない（または，これ以上負荷を与えては危険であると判断される）レベルがどれだけであるかを判定しようとするものである．このようにして得た最大負荷強度を100％，すなわち本人の最大許容負荷量と定め，これを基準にして，日常的に行う運動負荷量を求めることができる．もし，負荷強度が大き過ぎて，仮に不幸な事態が起こる可能性があるとしても，それが医学的監督の下に行われているならば，その人が倒れる以前にその危険を予知することができよう．

また，その運動負荷強度が危険であると判明した場合には，その負荷強度に達しない範囲内の運動であるならば，ある程度の安全が保証されるということになろう．また，このことは仮に慢性の疾患があっても，日常ある程度の運動を行うほうが，健康の維持増進に有効であるというような場合などにも勧められる手段となる．

トレッドミルを用いた運動負荷テストでは，負荷を段階的に漸増させていくが，1つの負荷レベルを3分間ずつ保持することになっている．これは，新しい負荷強度にからだが適応し，それによって定常状態に達していることを前提として次の負荷強度に上げていくからである（図V-9・3）．

エルゴメーターを用いた運動負荷テストでは，段階的とは対照的な，継続的負荷漸増（ランプ負荷）法を用いることが一般的である．

運動負荷テストの最中に，とくに心電図や血圧などの応答に異常が認められなければ，負荷強度をオールアウトに至るまで高めていくことになる．この時の酸素需要が$\dot{V}O_2\ max$に相当するわけである．一般に，運動が下半身に限定されるエルゴメーターテストで求めた$\dot{V}O_2\ max$値は，全身運動であるトレッドミルテストで求めた$\dot{V}O_2\ max$値に比べて，約10パーセント程度低くなるといわれている．

2) 運動負荷テストにおけるエンドポイント
(図V-9・4)

運動負荷テストでは，運動強度が上限に達したと判定されると，運動を停止する．これをエンドポイントというが，このエンドポイントかどうかを判定する条件を図V-9・4に示した．

血圧が急上昇したり，その上限値を超えた場合には，安全のために運動中止を宣言するのが普通である．心電図の異常については循環器の専門医が同席しているか，あるいはコンピュータ連動の自動解析装置があればただちに判断することができる．しかし，そうでない場合の目安としては，PVC（心室性期外収縮）が毎分10回以上，あるいは連続して起こる場合と，もう1つはST波の異常（≧2～2.5 mm）とをあげることができる．

エンドポイントに至るまでの所見から，心筋の虚血が明らかであったり，好ましくない心室性期外収縮，過度の血圧変動がみられたりした場合は，運動禁忌と判断し，運動処方を出さないこともありうる．

図Ⅴ-10 運動療法

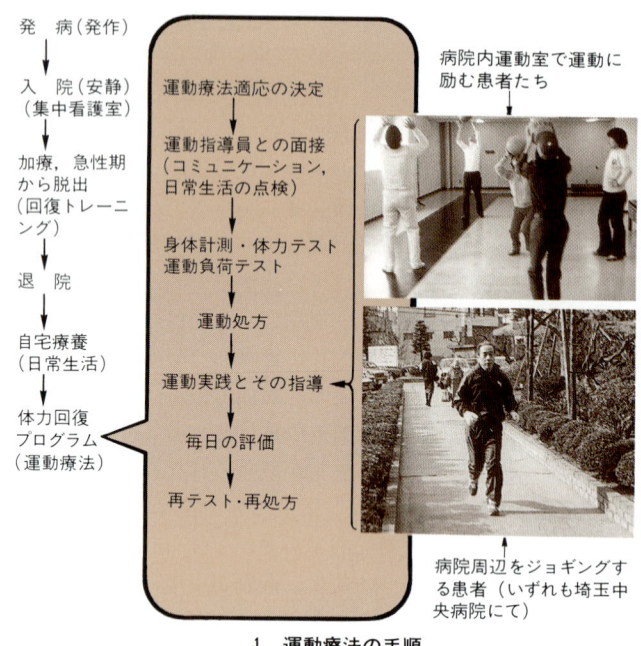

発病(発作)
↓
入院(安静)
(集中看護室)
↓
加療,急性期
から脱出
(回復トレーニング)
↓
退院
↓
自宅療養
(日常生活)
↓
体力回復
プログラム
(運動療法)

運動療法適応の決定
↓
運動指導員との面接
(コミュニケーション,
日常生活の点検)
↓
身体計測・体力テスト
運動負荷テスト
↓
運動処方
↓
運動実践とその指導
↓
毎日の評価
↓
再テスト・再処方

病院内運動室で運動に励む患者たち

病院周辺をジョギングする患者(いずれも埼玉中央病院にて)

1. 運動療法の手順

2. 虚血性心疾患(狭心症,心筋梗塞)患者の運動指導遵守別生存曲線 (木村[15])

運動指導
守った者 67例(59.8歳)
守らなかった者 87例(61.4歳)

3. 運動療法の対象範囲

	健康状況	生活内容と運動強度	許容される作業・動作の例	動作について指導をしてくれる人
患者(急性期)	入院中または自宅療養	安静(1 Met)	病床	医師 看護婦
療養者(回復初期)	病後数週間	静かな生活(2 Mets以下)	座業はほとんどすべて,静かに立っている,ときどき歩くような仕事,調理,靴みがき	看護婦 保健婦 療法士
療養者(回復後期)半健康者(成人病患者・高年者)	普通の仕事は可能だが無理は禁物	軽い作業(2〜4 Mets)	家事(掃除,床ふき,窓ふき,布団の出し入れ,洗濯,庭仕事,育児,看病),乗物で立っている,軽い農作業,歩行(40〜100m/分),自転車乗り(ゆっくり)	健康運動指導士 健康運動実践指導者
半健康者(中年者)	疲労感あり,運動不足で体力がない 食欲不振	中等度の作業・運動(5〜9 Mets)	大掃除,引越し,農作業,水汲み,大工仕事(休まずに),階段をゆっくり昇る,ゆっくり泳ぐ,サイクリング(息が弾むほど),急歩(105m/分以上),ジョギング(150m/分以下),縄とび(かけ足とび,70回/分程度)	体育指導者 スポーツプログラマー ヘルスケアトレーナー
健常者(若者)	体調良好,食欲旺盛,爽快な疲労感,よく眠れる	重労働・強度の運動(10 Mets以上)	疾走(160m/分以上),縄とび(90回/分以上),スポーツの練習・ゲームはほとんどすべて,雪かき(休まず),耕作,木こり(一気に)	スポーツコーチ 体育指導者

4. 疾患別の運動療法の要点[16]

肺疾患	呼吸障害の程度により個々に処方. 運動中,補助酸素吸入が必要な場合もある.
糖尿病	Ⅰ型:毎日20〜30分/回,50〜85% HRmax.長時間は不可.規則的食事,規則的インスリン量が必要,低血糖状態に注意. Ⅱ型:5回/週,20〜30分/回,強度を抑える(50〜65% HRmax),エネルギー消費により仕事量をコントロール.
肥満	体重減少プログラムの一環としてエネルギー消費に重点を置く. 1,750kcal/週=600kcal×3回=350kcal×5回
高血圧	降圧剤使用者に注意する. ① 利尿剤:トレーニング心拍数は標準法による.低カリウムに注意. ② ベータ遮断剤:心拍数と心拍出量は上がらない. ③ カルシウム拮抗剤:負荷テストによって処方を決定する. ④ 中枢神経作動剤:低血圧,めまい,失神に注意.50% HRmax程度の負荷で行う.
狭心症	許容負荷強度についてとくに限定する. ウォーミングアップを十分に行う(10分間以上)→有酸素運動. ニトログリセリン使用者の低血圧に注意する.

3）典型的な運動処方　　　　　　（図 V-9・5）

運動負荷テストの結果，オールアウトであれ，循環器などの異常所見によるエンドポイントであれ，許容される最大運動負荷量が決定されれば，それを基準として，処方されるべき運動の負荷強度が決定される．

基本的には最大値（$\dot{V}O_2$ max）の 50〜80％の範囲内であるが，循環器などに異常がある場合や，高齢者や運動の初心者であれば，下限（50％）に近く，異常が認められない若年者や運動経験者であれば，上限（80％）に近い値を処方されるのである．なお，運動強度を心拍率で示す場合は，予備率で 50〜80％ HRmaxR，絶対率で 65〜85％ HRmax という表現になる．

心電図の精密検査を含まず，心拍数と血圧の応答を頼りに，推定最大心拍数の 75％（または 85％）までの負荷を与え，その成績から，$\dot{V}O_2$ max を推定する間接的測定法もある．これを最大下負荷（sub-maximal）テストという．

2．運動療法

1）運動療法の意義　　　　　　（図 V-10・1, 2）

外科的処置を受けてからまだ間もない場合や，細菌性疾患が進行中の場合，あるいは消耗性疾患，重症疾患などを除く軽症患者では，運動を行ったほうが健康回復のうえで有効であると考えられる場合も多い．これが患者の運動療法の基本的発想であり，それに対して，運動負荷テストにより安全な運動を処方していくことが，現代的な治療医学の大きな課題となってきている．

このようにして，肥満，高血圧症，高脂血症，糖尿病，心臓病などの内科的疾患をもつ患者を対象として，種々の運動療法が展開されるに至ったのである．

すでにこのような運動プログラムを採用し，患者を具体的に運動に参加させている病院も多い（図 V-10・1）．

実際に虚血性心疾患患者が，予後の運動プログラムに参加した場合には，不参加の場合に比べて明らかに良好な生存率を示すという報告がある（図 V-10・2）．

2）運動療法実施上の注意と対象範囲
　　　　　　　　　　　　　　　　（図 V-10・3）

患者の運動療法を施行する至適な時期の決定には図 V-10・3 が参照される．急性期から脱出していれば，回復トレーニングを開始することも可能である．しかし，これは運動そのものも医師の監督下で行うことが望ましい．いずれにせよ，産婦や外科手術後の患者でも，出血などの危険がない限りは，努めて自力で病院内を歩くことが望ましいし，教育入院中の糖尿病患者に対して万歩計を着用させて，散歩などを勧めている例もある．

いわゆる運動療法を本格的にはじめるのは，退院して自宅療養に入る頃からであろう．しかし，疾病によっては，不用意な運動が引き金になって事故の起こることも十分にありうることで，必ず運動負荷テストを行い，医師の指示による専門的なアドバイスを受けつつ運動を実施することが必要である．

3）運動療法実施の手順

運動療法実施の手順としては図 V-10・1 に示した流れ図が参考になる．担当医師が，病状をわきまえて運動療法の適応を決定すると，運動指導員との面接を行う．ここでは指導員と患者の間に新しいコミュニケーションの場が作られるように努力し，一方，問診票などを通して日常生活の点検，改善すべき点の発見などを行う．患者としては，運動指導員を尊敬し，そのアドバイスを素直に受け入れるような雰囲気の生まれることが，後の運動実践などにも大きく響く要素になろう．指導員は，権威に頼らず，患者との人間的な関係をつくらなければ，運動療法全体として成功しないことに留意すべきである．

患者が運動を行っているときには，自覚症状などにとくに留意することはもちろんであるが，運動をしばしば中断して脈拍を測定し，過大な運動強度にならないように，常時，監視している必要がある．

図V-11 トレーニングの原則[7]

1. 運動不足の影響とトレーニング効果の比較

分類	項目	運動不足であると	トレーニングすると
体力と体組成	筋肉の量	萎縮	発達
	体脂肪の量	増加（肥満）	減少（スリム）
	体力	減衰（老化）	発達（若返る）
	疲労感	疲れやすい	疲れにくい
	回復力	遅くなる	早くなる
循環機能	心臓機能	低下	向上
	安静時心拍数	増加	減少
	収縮期血圧	上昇	低下
	最大酸素摂取量	減少	増加
	血流能率	低下	向上

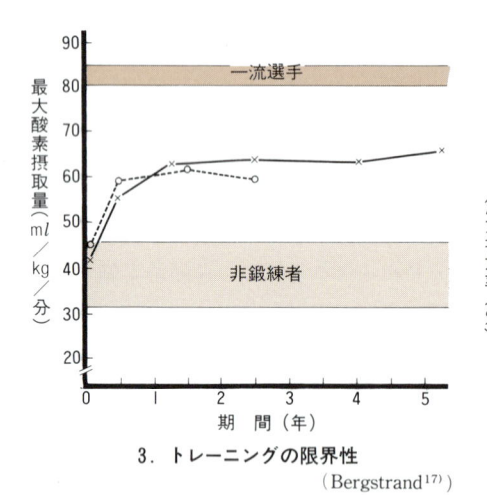

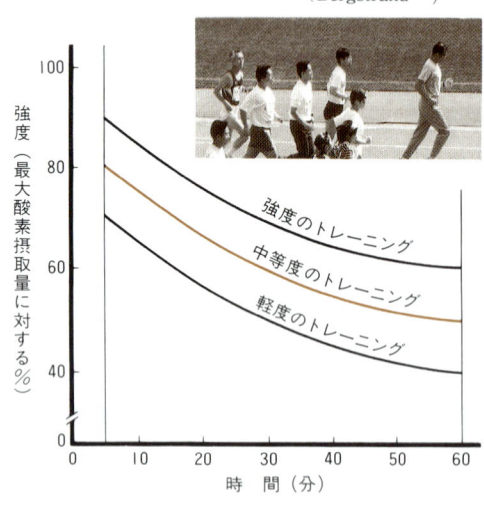

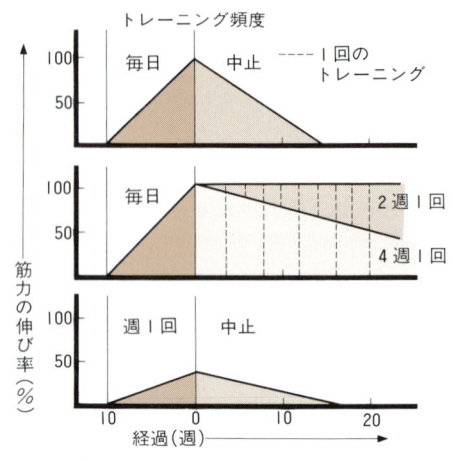

2. 筋力トレーニングの頻度と筋力の増減
（Hettinger[18]）

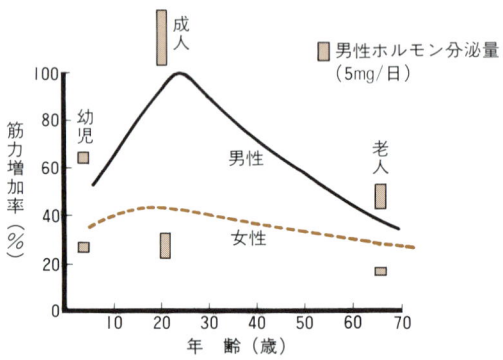

3. トレーニングの限界性
（Bergstrand[17]）

4. 筋力トレーニング効果の年齢変化
（Hettinger[18]）

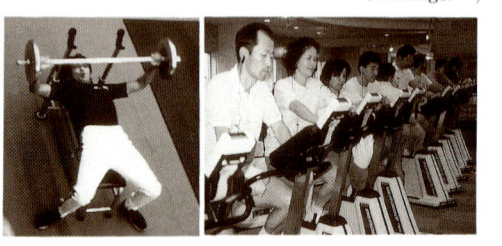

5. 全身持久性のトレーニング効果が期待できる強度と時間の関係
（体育科学センター[11]）

6. トレーニング時間と強度の関係
強度（$\dot{V}O_2max$に対する％）

時間（分）	軽いトレーニング（％）	中等度のトレーニング（％）	強いトレーニング（％）
5	70	80	90
10	65	75	85
15	60	70	80
30	50	60	70
60	40	50	60

4）望まれる新しい運動療法の指導者

従来，体育やスポーツの指導者は，その指導対象を健常者に限定し，それもスポーツ演技水準を高めることに主眼をおいて指導してきた．一方，医療の世界の人たちは，病気の手当てに主眼をおいて，患者の体力回復などについては，「できるだけ動きなさい」という程度のアドバイスしかしなかった．すなわち，患者がどのような運動をどれだけ行うべきかについての指導はほとんど行われなかったといえよう．

新しい概念としての運動療法では，このような領域間のギャップを埋め，すべての病状の人の健康増進に貢献しようとするものである．

時代は変わり，医療の世界は運動療法の価値を高く評価し，一方，スポーツ指導者も「健康のための運動」を指導する立場を含めて多様化している．健康運動指導士，健康運動実践指導者，ヘルスケアトレーナーなどが，その好例である．

5）疾患別の運動療法　　（図 V-10・4）

運動療法は，その適応対象を心疾患患者のみに限定しているわけではない．図 V-10・4 に示すように，主として呼吸・循環器系成人病に対して幅広く用いられている．基本の考え方は，運動処方の一般原則としての 50〜80％ $\dot{V}O_2$ max（50〜80％ HRmax）に相当する運動強度を与えるというものである．各症状に固有の条件に対する配慮を併せてその上で組み合わせる．

3．トレーニングの原則

1）ルーの法則と負荷漸増の原理
　　　　　　　　　　　　　　（図 V-11・1, 2）

からだの器官は使えば使うほど発達するが，使わなければ衰えてくる．これは，最初に提唱した学者の名を冠して"ルーの法則"とよばれている．この法則は，筋力，なかでも静的（アイソメトリック）な筋力の場合について，顕著に示される（図 V-11・2）．特定の筋肉の，特定の角度におけるアイソメトリックな筋力は，最大筋力の 2/3 以上の力で 6〜8 秒間，その収縮を維持することによって効果がみられてくる．ただし，その頻度は少なくとも週 1 回，頻度が多いほど効果が大きく，トレーニング間隔が遠のけば，その効果は低下する．

このようなトレーニングを繰り返すと，当然のことながらトレーニング効果が現れてくる．となると，トレーニング効果をもたらすために必要な運動負荷も多少は増大しなければならない．たとえば，最大筋力の 2/3 の力を発揮するといっても，実際の筋力は，トレーニングが進めば，それだけ大きな値の能力になっていなければならない．このようにして，運動負荷を漸次増大させていかなければ同じレベルのトレーニング効果を期待することができないのである．これを負荷漸増 progressive training の原理といっている．

負荷漸増の原理は，動的（アイソトニック）な筋運動においても成立する．ある負荷を適用したときに，動的な運動を 4〜6 回しか繰り返すことができない程度の負荷であれば，動的筋力を発達させるのにもっとも効果的であるとされている．したがって，トレーニングが進み，同一の負荷に対して 6 回以上反復してもまだ余力が残るようになったとすれば，その負荷を増加させる必要があると考えるのである（図 V-11・1, 2）．

2）トレーニングの限界性　　（図 V-11・3）

柔軟性のトレーニングは，各関節の可動範囲を最大限に拡大することをねらって行われる．しかし，実際には，関節を保護する靱帯組織の許容限界を超えて動作を行えば関節の傷害を招くことになろう．そこで，その関節の可動範囲を制限するもう 1 つの要素として，屈曲に伴って引き伸ばされる筋肉（屈曲に作動する筋に対する対側筋，または拮抗筋）をよくほぐし，その能率を高めるために，ストレッチ運動が考案されている．弾みをつけないで筋肉を徐々に伸ばすことは，柔軟性のトレーニングとして有効である．

いずれの体力要因にしても，トレーニングはその遺伝的な限界を超えて優れた成績を保証しないと考えられている．たとえば，Bergstrand らは，全身持久性のトレーニングで，その効果が顕著にみられるのは 1 年目で，それを過ぎれば，成績が横ばい状態をたどることを報告している（図 V-

図 V-12 健康づくりの運動

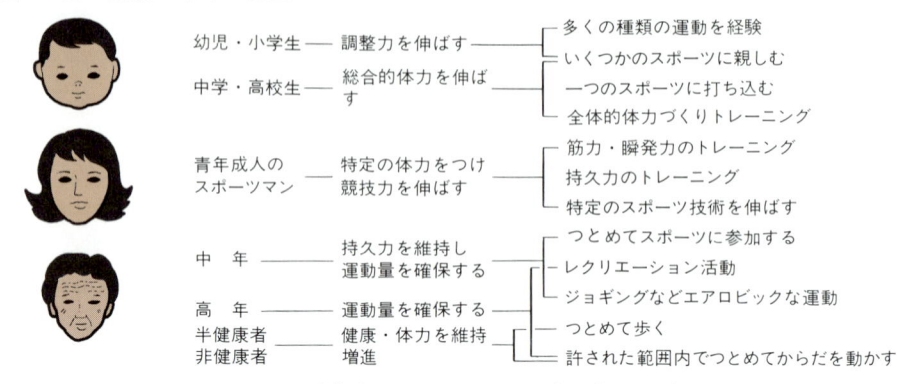

1. 各年代におけるトレーニングのポイント[19]

- 幼児・小学生 ── 調整力を伸ばす ── 多くの種類の運動を経験／いくつかのスポーツに親しむ
- 中学・高校生 ── 総合的体力を伸ばす ── 一つのスポーツに打ち込む／全体的体力づくりトレーニング
- 青年成人のスポーツマン ── 特定の体力をつけ競技力を伸ばす ── 筋力・瞬発力のトレーニング／持久力のトレーニング／特定のスポーツ技術を伸ばす
- 中年 ── 持久力を維持し運動量を確保する ── つとめてスポーツに参加する／レクリエーション活動／ジョギングなどエアロビックな運動
- 高年 ── 運動量を確保する
- 半健康者・非健康者 ── 健康・体力を維持増進 ── つとめて歩く／許された範囲内でつとめてからだを動かす

2. 健康づくりのための運動所要量

年代	1週間の合計運動時間（目標心拍数 拍/分）
20代	180分（130）
30代	170分（125）
40代	160分（120）
50代	150分（115）
60代	140分（110）

（厚生省）

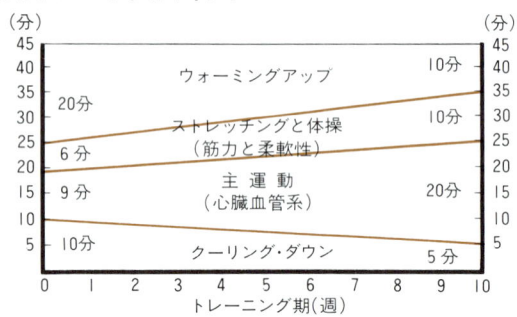

3. 初心者プログラムにおける各種運動配分時間

ウォーミングアップ 20分→10分
ストレッチングと体操（筋力と柔軟性） 6分→10分
主運動（心臓血管系） 9分→20分
クーリング・ダウン 10分→5分
トレーニング期（週）0〜10

（北米YMCA同盟）

4. 健康づくりに有効ないろいろな運動[7]

記号	運動の種類	目的	具体例	留意点	持続時間
A	ストレッチング	疲労回復，気分転換，筋肉の老化防止	各部分の筋肉をジワーと引っ張って伸ばす	弾みをつけない　積極的な運動も忘れずに	1〜5分
B	体操	気分転換，疲労回復，関節の若さを保つ	ラジオ体操イチニッサンなど身体を大きく動かす	一曲3分ではまだ不足なので他の運動も併用	3〜5分
C	筋力トレーニング	筋力発達，体力維持，骨粗鬆症防止	腕立て，腹筋，けんすい，バーベル，マシントレーニング	全力の60%程度で，各筋肉をまんべんなく発達させる	1〜5分
D	移動運動	血流促進，脂肪減少，体重コントロール	ウォーキング，ジョギング，水泳，サイクリング，ボート，登山	10分以上続けるとエアロビック効果を得る	20〜60分
E	スポーツ	人生のオアシス　体力維持，社会性	テニス，ゴルフ，ボウリング，ゲートボール，バレーボール	勝負にこだわると思わぬ事故のもと，楽しく軽やかに	20〜30分

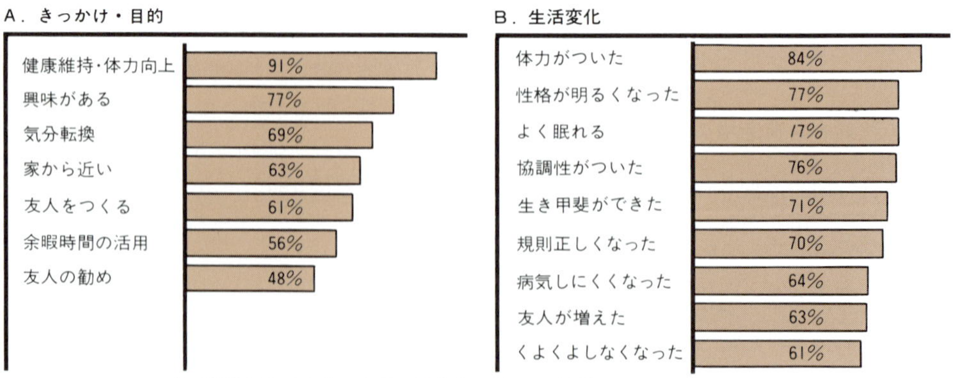

5. 運動を始めたきっかけ・目的と1年以上継続した場合の生活変化[25]

（いずれも，地域スポーツで活動する東京・鹿児島の中年主婦約400名の意見）

A. きっかけ・目的

項目	%
健康維持・体力向上	91%
興味がある	77%
気分転換	69%
家から近い	63%
友人をつくる	61%
余暇時間の活用	56%
友人の勧め	48%

B. 生活変化

項目	%
体力がついた	84%
性格が明るくなった	77%
よく眠れる	17%
協調性がついた	76%
生き甲斐ができた	71%
規則正しくなった	70%
病気しにくくなった	64%
友人が増えた	63%
くよくよしなくなった	61%

11・3).

3）筋力トレーニング効果の年齢変化とトレーニングのポイント
（図V-11・4）

筋力トレーニングにおける効果は，年齢によって異なっているが，それは同一のトレーニング内容を与えた場合のホルモンの消長と深い関係にある（図V-11・4）．同様なことは筋力以外の体力要因にもいえることである．

したがって，トレーニングを行う場合には，その人の年齢段階を考慮して，そのトレーニングを行う目的をわきまえつつ，運動内容をしぼっていくことが効果的である．

4）運動不足の影響とトレーニングの効果
（図V-11・5, 6)

トレーニング，すなわち運動負荷を与えることによって身体機能がある程度改善・向上されるという現象があれば，当然その反対の現象として，運動不実施または運動不足によって身体機能が衰えるという現象も起こるはずである（図V-11・1）．そのような機能上の低下は，主として体力と身体組成，そして循環機能においてとくに著しい．

なかでも全身持久性に対するトレーニングについて，運動強度と持続時間の組み合わせによって，各回のトレーニングにおける強度水準が決まることが，図V-11・5, 6に示されている．

4．健康づくりの運動の条件

1）各年代における運動のポイント
（図V-12・1）

すでに示したように，人は健康を保持増進させるために，定期的に身体運動を行うことが必要である．しかしその内容については，ライフステージの中で，加齢に伴って変化があるべきであり，それぞれの強調点については図に示してある．

幼児・少年期にあっては，むやみに負荷の大きい運動を与えないようにする．この時期は，運動神経の発達を促すように努めることが求められ，基本的な技術を習得させるよう，技のレパートリーが拡大する遊びや，スポーツを楽しむことを目指す．

思春期を過ぎると，筋肉・骨格が発達する条件が整うので，十分な負荷をかけて筋力トレーニングを進め，またそうして発達した身体資源を用いて，競技スポーツなどさまざまなスポーツを楽しんだり，それに打ち込んだりするのが適当である．身体発達の適期に十分な運動刺激を与えないことは，発達の機会を逃がし，中年期以降における身体組成や骨密度など，健康に関わる事柄において損失する部分が大きいといえる．また人生の前半において身体運動になじみ，スポーツの楽しさを経験することは，生涯にわたって身体運動を継続する，いわゆる生涯スポーツの確立のためにも大きな意味をもっている．

中高年期の運動・スポーツへの参加は，体力を保持し，老化を遅らせ，また人生の質（quality of life）を高めるなどにより，健康づくりに大きく貢献する．

2）厚生省による運動所要量
（図V-12・2）

厚生省では，健康づくりに有効な運動の強度と持続時間について，各年代別の目安を提示している（図V-12・2）．基本的には各年代を通して50% $\dot{V}O_2$max に当たる強度を考え，そのため具体的には目標心拍数は加齢とともに漸減している．

3）健康づくりの運動の特徴
（図V-12・3, 4, 5)

呼吸循環機能に対してある水準の負荷を課すのは，主として成人病予防を目的とした運動だからである．その場合には，ジョギングと体操などによって循環機能を賦活して血流量が増え，筋温が上昇するなどのいわゆるウォーミングアップが進展してから主運動に入り，その後にクーリングダウンによって，血流を確保して乳酸分解を進める，という順序でワークアウト（1回分の運動）を展開する．

一般に初心者や高齢者では，ウォーミングアップやクーリングダウンに十分な時間をかけ，その分だけ主運動が短めになるようにする．慣れるに従って主運動部を増やすが，少なくともウォーミングアップ10分，クーリングダウン5分を確保すべきである（図V-12・3）．

健康づくりの運動といっても，必ずしもジョギ

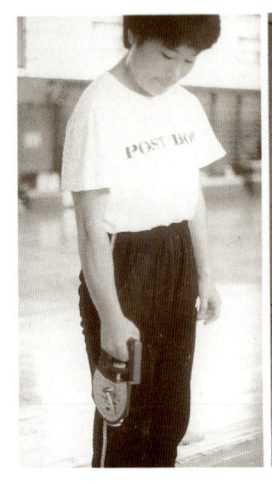

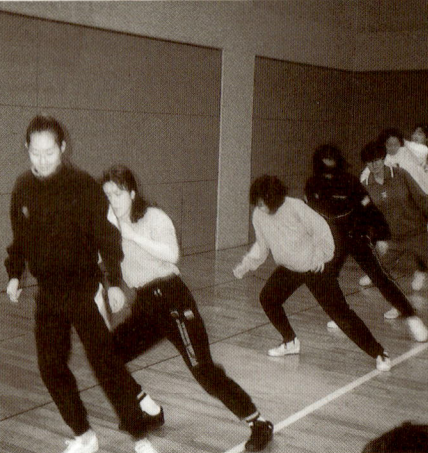

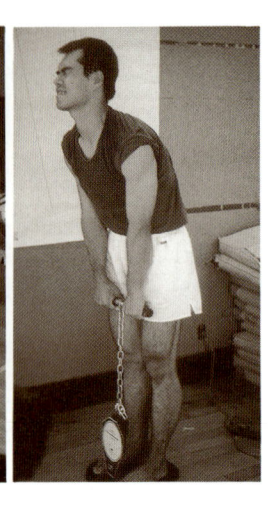

図Ⅴ-13　健康づくりと体重コントロール

1. 300キロカロリーの運動とは（平均的的体格の人として）[19]

キャッチボール	50分	ゴルフ　1ラウンド			サイクリング	60分
テニス壁打ち	30分	野　球　1.5ゲーム			登　山	60分
卓　球	45分	ボウリング　9ゲーム			縄とび	20分
歩　行（50～90m/分）		90分	9,000歩	6.3km	（30歩で1kcal）	
速　歩（90～110m/分）		60分	7,200歩	6.0km	（24歩で1kcal）	
ジョギング（120～140m/分）		40分	5,800歩	5.2km	（20歩で1kcal）	
ランニング（180～220m/分）		30分	5,000歩	5.5km	（17歩で1kcal）	

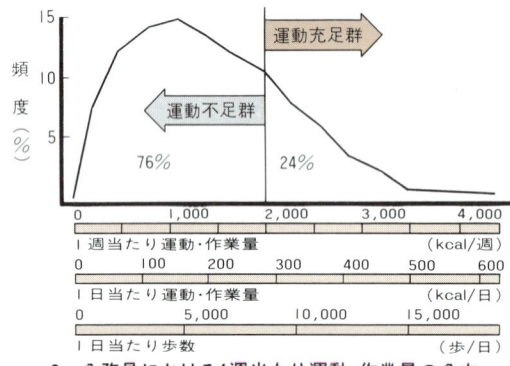

2. 公務員における1週当たり運動・作業量の分布
（調査人数 297人）[20]

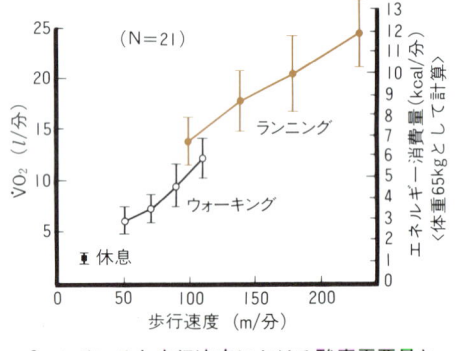

3. いろいろな歩行速度における酸素需要量とエネルギー消費量の変動[19]

```
30歩＝1kcal
体重1kg＝7,000kcal＝30歩×7,000＝21万歩
```

```
1度に21万歩あるく（147km）……非現実的
1日1万歩×21日……1kg/3週間 減
　　　　　……17.4kg/年 減
1日3,000歩×70日……1kg/10週間 減
　　　　　……5.2kg/年 減
マイナスのエネルギーバランス（1万歩あるき7,000
歩分食べる）
```

4. 歩数と減量の関係[25]

	正常歩	速歩
1分で 歩幅は	100歩 身長－100cm	125歩 身長－90cm
10分で 170cmの人は	1,000歩 0.7km	1,250歩 1.00km
10,000歩で	100分 333kcal*	80分 416kcal
7,000kcal （＝体重1kg）	約21万歩 147km	約17万歩 126km
1kcal当たり距離 1kcal当たり歩数	21.0m 30歩	17.3m 23歩

5. 歩数と距離と消費エネルギー[7]

*エネルギー計算は標準的体格の男性を基準としてある．

ングやウォーキングなどだけではない．エアロビックな運動といえば，他に水泳，サイクリング，ボート，登山などの移動運動も考えられる．ウォーミングアップやクーリングダウンでは，体操，ストレッチング，それに多少の筋力トレーニングなども併せて行われよう．そして何よりも，楽しさを経験している間に，知らず知らず身体運動が進行するというスポーツになじんでいれば，文字どおり「楽しい健康づくり」になるであろう（図V-12・4）．

実際に東京・鹿児島で地域スポーツ活動に積極的に参加している中年女性を対象にして調べた結果を図V-12・5に示す．スポーツを始めたきっかけや継続の理由としては「健康・体力」が圧倒的な上位を占めている．以下「興味」「気分転換」「家から近い（誘致距離）」などがあげられている．

その結果として「体力がついた」ことが自覚されたほかに「明るい性格に」「熟睡」「協調性」「生き甲斐」などが指摘されている．総じていえば「人生の質」が著しく向上したと考えてよいであろう．

5．健康づくりと体重コントロール

1）運動を伴う減量の必要性

成人病を予防し，老化を遅らせるという意味での健康づくりでは，体重を一定の範囲内にコントロールし，健康的な身体組成を保つこともきわめて大切な要素である．ここでは，体重コントロールを目標にした運動の行い方を中心に述べる．

一般に体重コントロールとか減量といった場合，減食や食物制限を中心とした，いわゆるダイエットをイメージする向きがある．確かにエネルギー摂取量を減らせば，体重減少を期待することは十分論理的である．しかし，体重が減ったとき，運動不足と相まって蛋白質（筋肉）が減って脂肪が残ったとすれば，この減量は非健康的であるといわざるを得ない．

健康的な体重コントロールとは，ある程度の運動を実施しながら，全体的なエネルギー収支において，1日に200〜300 kcalの負のエネルギーバランスを生み出し，このライフスタイルを堅持することをいう．

2）有効運動エネルギー消費量の計算
（図V-13・1, 2, 3）

上記の目的による減量では，ライフスタイルの中で必ず運動を実施し，一定量のエネルギー消費を運動によって達成することを基本とする．体力を維持し，脂肪燃焼を確保するためには，3 Mets以上の運動強度の運動を有酸素的に行い，1日合計の運動量が300 Mets・分（3 Mets×100分，6 Mets×50分など）程度あることが望ましいといわれている．

実際のエネルギー計算では，表V-6（p.234）に示したように，体格や性別が異なれば，kcalの計算に差が生じることが予想される．Mets・分という運動量の単位を用いれば，体格などの個人差を無視できるのであるが，一般的には理解されにくい部分がある．そこで平均的な体格の日本人中年男性というような条件つきで，kcalで表現することになるわけである．表V-6では「Bの人」に当たる．そしてそのような人における300 kcalを具体的な運動内容として示したのが図V-13・1である．

実際に，公務員約300名を対象にして，日常生活における運動・作業量（有効運動エネルギー量）を調査したところ，この運動量（この場合は2,000 kcal/週）の条件を満たす人は24％程度にしか過ぎなかったという報告がある（図V-13・2）．

3）負のエネルギーバランスの考え方

1日のエネルギーバランスをマイナスにするということは，栄養摂取の合計量と，タイムスタディを通して1日のエネルギー総消費量を比べたときに，消費量が摂取量を上回るということである．

もし，従来のライフスタイルにおいて有効運動エネルギーが，1日150 kcal程度であった場合に，そしてエネルギー収支がプラスマイナスでゼロであったとすると，さらに意識的に300 kcalの運動を行い，しかもその分については栄養摂取を余分にとらないということが，マイナス300 kcalということになる．

もしこれでは運動量が多過ぎて，身体的に耐えられないと思われたなら，栄養摂取を従来の量か

図V-14　歩行歩数と運動量

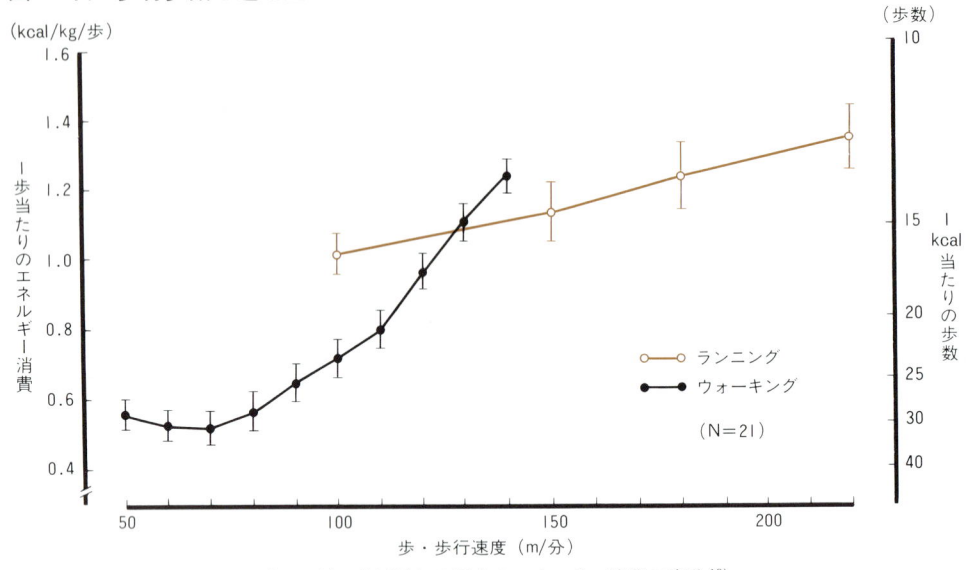

1. スピードが異なる場合のエネルギー消費の変化[19]

2. ウォーキングとジョギングの比較[21]

項　　目		ウォーキング（並足）	ウォーキング（速足）	ジョギング
歩数率	（歩/分）	100	120	160
歩幅	（cm/歩）	70	80	95
速度	（m/分）	70	96	152
エネルギー消費率	（kcal/分）	3.3	5.2	8.0
ひざへの衝撃	（kg）	60〜80	—	150〜250
心拍数	（拍/分）	84	92	140

ウォーキングについては，ウォーキングイベントに参加の約300名についての測定結果．ジョギングは筆者を含めた約10名の測定結果．カロリー計算は平均的体格の中年男性として計算してある．ひざへの衝撃と心拍数は約150名の測定結果．

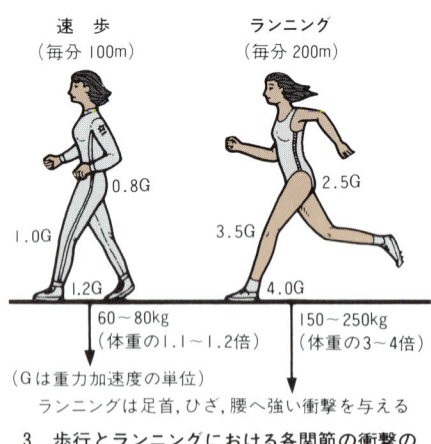

3. 歩行とランニングにおける各関節の衝撃の大きさ[19]

速歩（毎分100m）：0.8G、1.0G、1.2G　60〜80kg（体重の1.1〜1.2倍）
ランニング（毎分200m）：2.5G、3.5G、4.0G　150〜250kg（体重の3〜4倍）
（Gは重力加速度の単位）
ランニングは足首，ひざ，腰へ強い衝撃を与える

4. ウォーキングの特徴[19]

1．苦痛や障害を伴わない（安全性，快適性）
2．時間をかければ消費エネルギーが大きい（運動量）
3．お金がかからない（経済性）
4．高齢者，低体力者でも可能である（対象者の拡大）
5．時間，場所，相手が自由である（自由性）

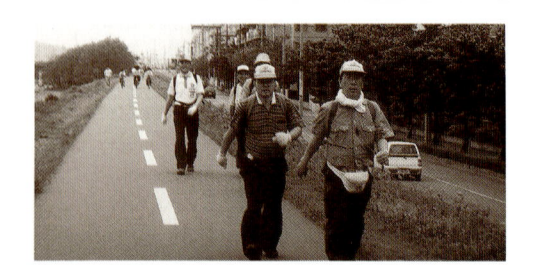

ら150 kcal分減らし，運動量を150 kcal分増やすということでもよい．

6) 体重1 kgは7,000 kcal
（図V-13・3, 4, 5）

体重を1 kg減量するについては，7,000 kcal分の負のエネルギーバランスが生じればよい．1日に－300 kcalのペースを堅持すれば，23日間ごとに1 kgの減量が可能というペースである．これは1年間に15.6 kgの割合に相当する．

もし1日に－100 kcalのペースでいくのであれば，70日で1 kg，1年に5.2 kgということになる．その他に，1日1万歩によるマイナスエネルギーがあれば1年に15.8 kgになるという計算や，それらの根拠となる基礎データを図V-13・3，4, 5に示した．

6．歩行歩数からみた運動量

1) 運動量を歩行歩数で測定する意義

運動量を歩行歩数から求めるという考え方はきわめて新しい．運動強度からすれば，歩行運動はほとんどすべてのスポーツ種目よりも小さいので，これを運動であると自覚していない人のほうが多いかもしれない．

実際に調査を進めてみると，前述のように，スポーツマンを除けばほとんどの人は歩行以外に運動らしい運動に参加していないことがわかる．筋肉的労作についても，昨今の機械化文明の社会では，耕作，水汲み，洗濯をはじめそのほとんどが機械によって行われているというのが実状である．このようなことから現状では運動量の指標として歩行歩数を用いることも現実に即しており，必ずしも唐突とはいえないのである．

2) 歩数計の意味
（図V-14・1, 2, 3, 4）

歩行歩数の測定を可能にさせたのは，歩行歩数計（俗称，万歩計）の発達である．その原理は，歩行に伴って腰部に垂直方向の加速度（$a>0.6$ G）が生じることによる．これを感知し，その回数を記録する時計のような装置が歩行歩数計で，これをベルトに着けるのである．

歩数計の記録が不正確であるとよくいわれるが，それはむしろ歩き方のほうに問題がある．左右とも，どのステップも0.6 Gを上まわるような加速度を生じないためである．しかし，生きている人間である限り，ときとして不正確な歩き方をすることはまぬがれない．したがって，歩数調査の精度にある種の限界があることは避けられないが，それは大きな欠点ではない．

歩数計の本質は（それを装着する）腰の振動計だということである．したがって歩数表示は一次情報であり，歩幅をインプットしてそれを乗じて用いる距離計，体重をインプットして振動の速さをも計算に入れて消費エネルギーを示すことができるカロリー計などの表示は二次情報ということになる．当然，一次情報に当たる歩数計のほうが精度が高いことになる．

欧米などでは距離計が多く売れているが，歩数計よりすぐれているわけではなく，またカロリー計をより高く評価する向きもあるが，必ずしも必要なことではない．

日本では「1万歩を歩く」ことを意識した「万歩計」という名称が広く用いられているが，英語圏ではそうではない．つまり千歩×10 (ten thousands)は「1万」という簡潔な表現ほどのインパクトがないための現象といえる．

大柄な人の1万歩と小柄な人の1万歩では，消費エネルギーに差が生じてしまう．しかし，大柄な人が，自分の健康を維持するのに必要な運動の消費エネルギーも，小柄な人よりも多いはずである．そう考えると，たとえば1万歩という運動量のもつ意味は，それぞれの体格の人に対してほとんど同じであるといってよい．むしろ歩行距離や消費エネルギーを計算表示することによって，かえって互いの比較を妨げてしまうことにもなりかねない．

3) 歩・走行の各種測定結果

図V-14・1には，異なるスピードにおける歩・走行についてのエネルギー消費の変化が示してある．分速70 mを下回る「ゆっくり歩行」では，むしろエネルギー効率が悪くなること，走行のエネルギー消費量は，この範囲内では速度と比例関係

図V-15　歩行歩数の測定例

1. 各職種ごとの典型的な1日における歩行歩数の推定値[22]

職種		歩行歩数
サラリーマン		5,800
OL		5,380
技術職		4,600
管理職	社長	4,000
	部・課長	4,980
公務員		5,700
教員	小学校	6,730
	中学校	6,050
	高校	6,100
	大学	5,500
	保母	6,950

職種		歩行歩数
自由業	翻訳	4,100
	コンサルタント	5,200
	デザイナー	5,200
自営業	男	5,850
	女	7,650
セールスマン		5,700
無職老人		2,800
主婦		4,500
休日在宅（有職者）		2,930

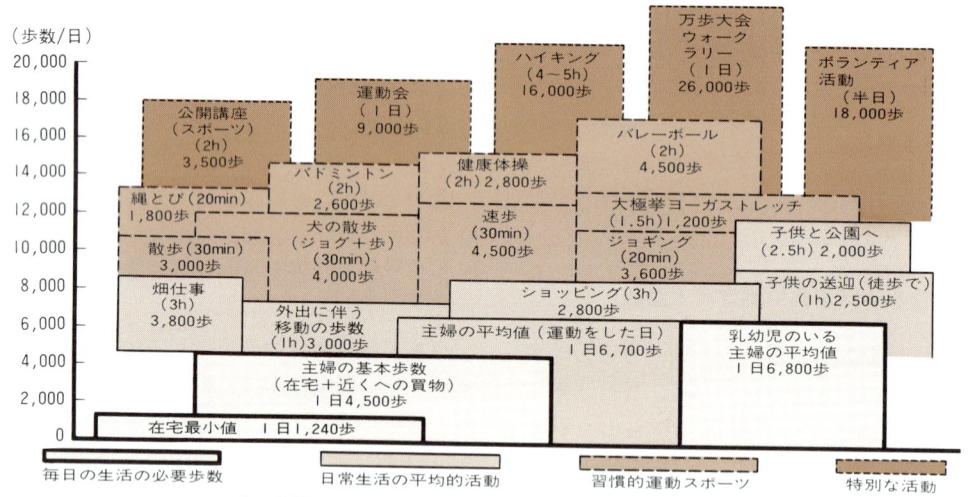

2. 主婦のライフスタイルと歩数[21]　（N＝79，平均年齢44歳）

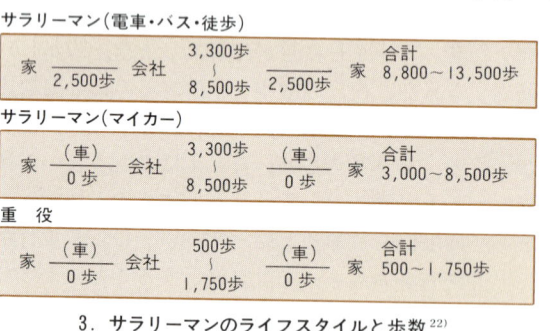

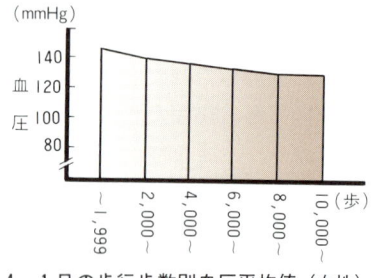

（歩数/日）

- 万歩大会ウォークラリー（1日）26,000歩
- ボランティア活動（半日）18,000歩
- ハイキング（4〜5h）16,000歩
- 運動会（1日）9,000歩
- バレーボール（2h）4,500歩
- 公開講座（スポーツ）（2h）3,500歩
- 健康体操（2h）2,800歩
- 太極拳ヨーガストレッチ（1.5h）1,200歩
- バドミントン（2h）2,600歩
- 速歩（30min）4,500歩
- ジョギング（20min）3,600歩
- 子供と公園へ（2.5h）2,000歩
- 縄とび（20min）1,800歩
- 犬の散歩（ジョグ＋歩）（30min）4,000歩
- ショッピング（3h）2,800歩
- 子供の送迎（徒歩で）（1h）2,500歩
- 散歩（30min）3,000歩
- 畑仕事（3h）3,800歩
- 外出に伴う移動の歩数（1h）3,000歩
- 主婦の平均値（運動をした日）1日6,700歩
- 乳幼児のいる主婦の平均値　1日6,800歩
- 主婦の基本歩数（在宅＋近くへの買物）1日4,500歩
- 在宅最小値　1日1,240歩

毎日の生活の必要歩数　　日常生活の平均的活動　　習慣的な運動スポーツ　　特別な活動

3. サラリーマンのライフスタイルと歩数[22]

サラリーマン（電車・バス・徒歩）
家 2,500歩 ─ 会社 3,300歩〜8,500歩 ─ 家 2,500歩　合計 8,800〜13,500歩

サラリーマン（マイカー）
家（車）0歩 ─ 会社 3,300歩〜8,500歩 ─（車）0歩 家　合計 3,000〜8,500歩

重役
家（車）0歩 ─ 会社 500歩〜1,750歩 ─（車）0歩 家　合計 500〜1,750歩

4. 1日の歩行歩数別血圧平均値（女性）
（厚生省データより作図）

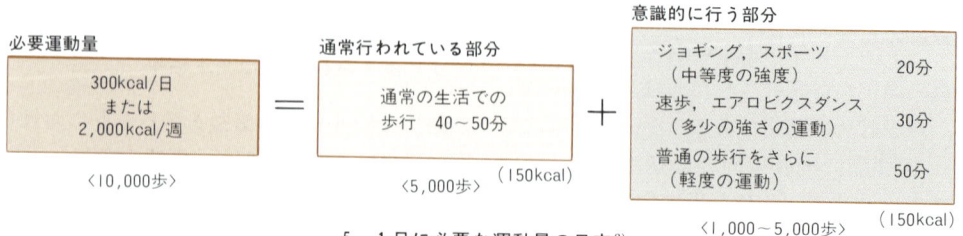

(mmHg) 血圧　140 / 120 / 100 / 80
〜1,999／2,000〜／4,000〜／6,000〜／8,000〜／10,000〜（歩）

5. 1日に必要な運動量の目安[2]

必要運動量　300kcal/日 または 2,000kcal/週　〈10,000歩〉

＝ 通常行われている部分　通常の生活での歩行 40〜50分　〈5,000歩〉（150kcal）

＋ 意識的に行う部分
- ジョギング、スポーツ（中等度の強度）20分
- 速歩、エアロビクスダンス（多少の強さの運動）30分
- 普通の歩行をさらに（軽度の運動）50分

〈1,000〜5,000歩〉（150kcal）

にあることなどがうかがわれる．

歩・走行時の歩数率（1分当たり歩数），歩幅，速度，エネルギー消費率などを，実測値をもとにしてモデル化し，図V-14・2に示した．スピードが速くなると，いずれの項目についても数値が大きくなることがわかる．実際，足首・ひざ・腰などへの衝撃の大きさも，歩行時に比べると走行時のほうが3.5倍も大きく，それだけスポーツ障害も起こりやすいことが察せられる（図V-14・3）．

ウォーキングイベントに参加した中年男女約300名へのアンケート結果から，ウォーキングの特徴を図V-14・4にまとめて示した．何事にも自由に行動できる点に魅力があると思われる．

4）歩行歩数の測定例　（図V-15・1, 2, 3, 4）

歩数計を用いてそれぞれの運動量を議論することは意義深い．図V-15・1の数値は，合計401名について各職業別の1日の総歩数を調査した結果である．互いに多少の差があるとはいえ，現代日本の代表的サラリーマンの運動量は1日に5,000歩強といえよう．在宅のまま外出をしない場合には，さらに半減してしまう．

職業別歩行歩数は文字どおり五十歩百歩であるが，それでも自営業（店先で立って客と対応している），保母・小学校教員（子どもたちと一緒に動きまわる機会が多少ある）などの健闘が光っている．

主婦のライフスタイルと歩行歩数の分析結果（図V-15・2）では，1日の基本歩数が4,500歩であるのに対して，外出，畑仕事，ショッピング，犬の散歩，子どもの送迎，ジョギング，各種スポーツなど，家から出かけて何かを行う場合に，それなりの歩数増加が見込めることを示唆している．いいかえると，動機がなんであれ，家から出かけさえすれば，それなりに運動量（1回で3,000歩程度）が増えることが明らかである．

1回の外出で3,000歩運動量が増えるということは，片道1,000～1,500歩（1分100歩として10～15分）程度の内容に相当する．図にあるように，在宅＋近くの買物（4,500歩）程度の主婦が，1日1回外出することで7,500歩に，もし2回外出すれば1万歩を越す計算になる．主婦の健康の鍵は外出することだといえる．

サラリーマンの歩数分析については図V-15・3に示すとおりである．家から会社までバス・電車などを乗り継いでいく場合には，家から駅，駅から会社で各1,000歩，途中1回の乗り換えがあると500歩などとなり，都合片道合計で2,500歩，往復なら5,000歩に達するという勘定である．

通勤に当たってマイカーを運転したり送迎車がある場合には，勤務先に往復しても事実上ゼロ歩となってしまう．

8時間勤務中の歩数は，重役の500～1,750歩，サラリーマンの3,300～8,500歩などである．重役の500歩は，トイレに行く以外は自分の部屋を離れない例であるが，もっとも重症な運動不足状態である．8,500歩も歩く人はセールスマン，営業担当者で，文字どおり足を棒にして歩き回るのは気の毒ではあるが，むしろ当人の健康・体力のためには恵まれているケースに当たるであろう．

こうして1日の合計歩数が組み立てられるわけであるが，まずマイカー通勤か否かが1つの分かれ目である．次に勤務時間内に歩いたり外出したりするかどうかがもう1つの要因になる．ちなみに1日の合計歩数が10,000歩以上になるなど，余計に歩く人ほど血圧が低めで，歩数が少ない人は高血圧に近づく傾向が，厚生省調査などでも示されている（図V-15・4）．歩行歩数はライフスタイルによって決まり，それによって健康状態にも大きな影響があるということである．

7．1日に必要な運動量の目安
（図V-15・5）

それぞれのライフスタイルが大きな決め手となっているとはいえ，通常の生活を1日営む中での移動運動について，いろいろな調査結果を概観したうえで，これを1日に5,000歩，150 kcal程度と仮定することができよう．それに対して，健康を維持増進するのに必要な1日の合計運動量としての10,000歩，300 kcalとの差額，つまり5,000歩分，150 kcalに相当する運動を，意識的にどう進めるかが問題となる（図V-15・5）．

この150 kcal分の運動を，ジョギングやスポーツのような活動的な（中等度の運動強度の）運動で

図Ⅴ-16 各種スポーツの効果と特性

1. 各種スポーツの特性[23]

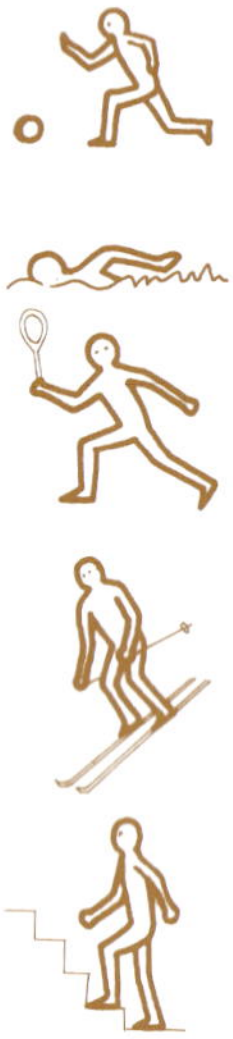

	筋力・瞬発力を向上	持久力向上	敏捷性向上	柔軟性向上	微妙な技術が必要	ストレス発散に有効	仲間との交流を増す	軽度の運動	激しい運動	マイペースが可能	若者向き	中高年向き	女性向き	男女一緒にできる	手ごろな費用	競技性が強い	屋内でできる	屋外でできる
ゴルフ	○				○	○	○	○		○		○	○	○		○		○
サイクリング		○				○	○	○		○	○	○	○	○	○			○
ボウリング					○	○	○	○		○	○	○	○	○	○	○	○	
バドミントン		○	○		○	○	○		○		○	○	○	○	○	○	○	○
ハイキング		○				○	○	○		○	○	○	○	○	○			○
水 泳		○		○	○	○	○		○	○	○	○	○	○	○	○	○	○
野球・キャッチボール			○		○	○	○				○			○	○	○		○
バレーボール	○		○		○	○	○		○		○		○	○	○	○	○	○
テニス		○	○		○	○	○		○		○	○	○	○		○	○	○
卓 球			○		○	○	○		○		○	○	○	○	○	○	○	
サッカー	○	○	○		○	○	○		○		○			○	○	○		○
オリエンテーリング		○			○	○	○			○	○	○	○	○	○			○
ラジオ体操				○				○		○	○	○	○	○	○		○	○
散 歩								○		○	○	○	○	○	○			○
速 歩		○								○	○	○	○	○	○			○
ジョギング		○				○				○	○	○	○	○	○			○
スキー・スケート		○	○		○	○	○		○		○	○	○	○		○		○
登 山		○				○	○		○	○	○	○	○	○	○			○
キャンプ						○	○	○		○	○	○	○	○				○
縄とび		○							○	○	○		○	○	○		○	○
バット素振り	○				○					○	○				○		○	○
その場かけ足		○						○		○	○	○	○	○	○		○	○
階段昇り降り		○						○		○	○	○	○	○	○		○	○

2. 各種強度の運動の効果[6]

運動の持続時間	0〜10秒	10〜60秒	1〜60分	1時間以上	数日間連続
直接関係する生理的機能	無気作業能	有気作業能	酸素運搬能	体温維持能	栄養代謝能
関係のある体力要因	反応時間 巧緻性 柔軟性 瞬発力 平衡性	筋力 筋持久力 柔軟性 平衡性	全身持久力	体内水分 無機質 体内糖分供給 防衛体力 全身持久力	体脂肪 疲労回復力
	←――――― 行動体力 ―――――→				
運動の強さ（上限）	強度	強度	強度−中等度	中等度−軽度	中等度−軽度
運動の例	跳躍, 投げる, 蹴る	最大速度で走る, 重い物を運ぶ	マイペースで走る, 水泳（100m以上）	ハイキング, 長距離走（12km以上）	サイクリングツアー, 登山, 合宿練習
習慣的に続けた場合の運動の効果	筋肉の太さ↗ 瞬発力↗ 運動神経↗ 無気作業能↗		心拍数↘ 血圧↘ ホルモン分泌↗ カテコラミン分泌↗ 赤血球↗ 心拍出量↗ 毛細血管↗ 血小板粘性↗ 最大酸素摂取量↗		肥満度↘ 血中脂肪↘ 体脂肪↘ 冠動脈硬化↘

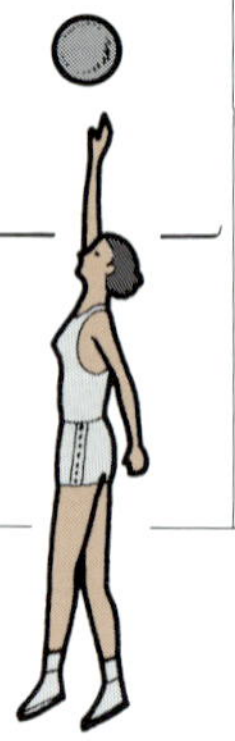

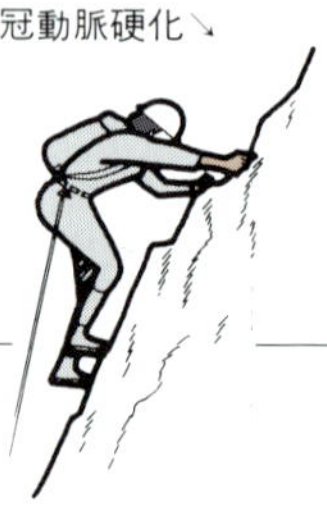

行えば，所要時間は20分程度でよいであろう．同様にして，速歩やエアロビックダンスのような多少の強さの運動であれば30分，普通の歩行であれば50分間程度，それぞれ意識的に行うことが求められるということになる．

8．各種スポーツの特性とその効果

1）個人に適合したスポーツと各種スポーツの特性　　　　　　　　　　　（図V-16・1）

運動処方を行うに当たっては，当事者に対してもっとも意欲のわきやすい，親しみやすい運動を選択して提供することが必要である．そこで，本人の過去のスポーツ歴や，スポーツに対する好みを，あらかじめ問診票の中で探索しておくことが有効である．

しかし，仮に本人が，若い時代などに好んで参加したスポーツであっても，現在の状態に適合しなければ，それは決して有益とはいえない．たとえばプールなどが手近になければ水泳はできないし，夏にスキーは望めない．それにも増して重要なのは，本人が望むスポーツ活動が，はたして現在の年齢段階や現在の健康体力に対してふさわしいかどうかという点である．

俗に「昔とった杵柄(きねづか)」という言葉がある．以前に名人の域に達していたならば，その技は後年になっても持続するというたとえである．身近な例では，自転車や水泳の技術が当てはまるであろう．しかし，この現象は神経系が関与する機能に関してのみいえることであって，とくに筋肉系・呼吸循環系についてはまったく当てはまらない．したがって，この点に関しては，往年のオリンピック選手であっても，数年〜10年以上もトレーニングから離れているのであれば，まったくの素人が新しく運動を始めるのと同じに考えるほうが正しいといえよう．

したがって，トレーニングを行おうとする者は，まず体力のどの要因に焦点を合わせて行おうとするのかを考える必要がある．そして，それに合致したスポーツや活動を，たとえば図V-16・1の中から選出すればよいであろう．

一般に，ある器官をとくに活用して行う運動では，その器官の機能を高める作用がある．したがって，敏捷性を育てたければ敏捷な運動を行わなければならないし，腕の筋力を高めるためには腕の筋肉を使う運動がもっとも有効なはずである．図V-16・1で○印のある項目は，その要因に効果があるものと理解すればよい．

その他の特質としては，屋外・屋内のような場所的な制限や，性別・年齢別の適否などが考えられよう．しかし，各スポーツは，それに特有な性質があると同時に，どのスポーツにせよ，その行い方を工夫することによって，多様な利用範囲が生まれてくるものである．

たとえば，水泳を河川や海で行う場合は多分にレクリエーション的であり，老若男女を問わず楽しむことができる．しかし，これをプールに限定すると，適用範囲がかなり狭まるに違いない．そして競泳では，年齢的な限界を招くことになる．

運動処方に当たっては，当事者のスポーツ経験とともに，どのような運動の仕方が望ましいかを指導しなければならない．

2）各種強度の運動の効果　　（図V-16・2）

運動の仕方については，1つ1つの運動がどれだけの時間にわたって持続されるかを検討する必要がある．短時間の運動であればあるほど，無酸素的な運動の行い方が可能であり，したがって，爆発的・集中的な演技になる可能性をもっている．しかし，中高年者の運動処方に際しては，そのような運動は避けなければならない．無酸素的な運動，とくに1回の動作が1分以内で休止に至るような場合には，運動強度と血流量とが比例関係にならず，その分だけ血圧が急激に変動することになりやすいので危険なのである．

運動の持続時間が1分を超え，しかも60分程度までであれば，当然，定常状態を保ちつつ行っている運動と考えられるので，安全度が高いと考えられる．また，定常状態であるならば，運動強度は100％を超えてはいないわけで，強度を加減することによって容易に中等度の運動にすることもできる．

1時間以上連続して行う運動では，エネルギー

表V-10 運動とエアロビクス点数表

1. 歩行運動のエアロビクス点数一覧

1マイル (1.6 km)	点
分 秒 分 秒	
19 59 〜 14 30	1
14 29 〜 12 00	2

1.5マイル (2.4 km)	点
分 秒 分 秒	
29 59 〜 21 45	1½
21 44 〜 18 00	3

2マイル (3.2 km)	点
分 秒	
40 00 以上	1
分 秒 分 秒	
39 59 〜 29 00	2
28 59 〜 24 00	4

2.5マイル (4.0 km)	点
分 秒	
50 00 以上	1
分 秒 分 秒	
49 59 〜 36 15	2½
36 14 〜 30 00	5

3マイル (4.8 km)	点
分 秒	
60 00 以上	1½
分 秒 分 秒	
59 59 〜 43 30	3
43 29 〜 36 00	6

3.5マイル (5.6 km)	点
分 秒	
70 00 以上	1½
分 秒 分 秒	
69 59 〜 50 45	3½
50 44 〜 42 00	7

4マイル (6.4 km)	点
分 秒	
80 00 以上	2
分 秒 分 秒	
79 59 〜 58 00	4
57 59 〜 48 00	8

4.5マイル (7.2 km)	点
分 秒	
90 00 以上	2
分 秒 分 秒	
89 59 〜 65 15	4½
65 14 〜 54 00	9

5マイル (8.0 km)	点
分 秒	
100 00 以上	2½
分 秒 分 秒	
99 59 〜 72 30	5
72 29 〜 60 00	10

(Cooper[24])

2. 運動の点数換算表[6]

運 動 種 目	基準運動量	点数
散　　　歩 (60m/分)	35 分	1
速　　　歩 (80m/分)	25 分	1
急　　　歩 (100m/分)	16 分	1
緩　　　走 (120m/分)	13 分	1
水　　　泳	13 分	1
キャッチボール	18 分	1
バレーボール円陣パス	15 分	1
テニス壁打ち	10 分	1
バドミントン	12 分	1
卓　　　球	15 分	1
ハイキング	半日	6
サイクリング	半日	6
野　　　球	1試合	2
ソフトボール	1試合	2
ゴ　ル　フ	1ラウンド	2.5
ボウリング	3ゲーム	1
ス　キ　ー	60 分	3
ス　ケ　ー　ト	60 分	3
その場かけ足	15 分	1
階段昇り降り	15 分	1

注：1点が100kcalになるように工夫してあるので、これらの運動量を等価換算することができる．

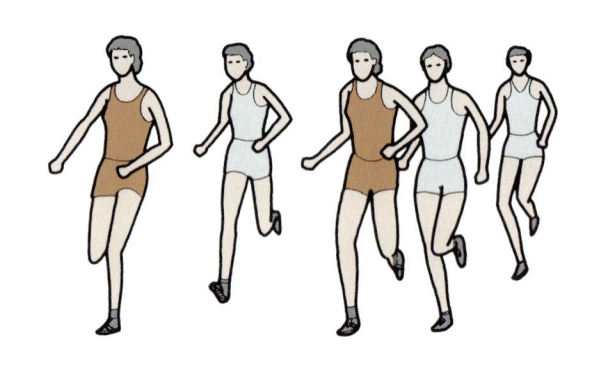

3. あるサラリーマンの運動日誌記入例[23]

		第1日		第2日		第3日		第4日		第5日		第6日		第7日	
		分	点	分	点	分	点	分	点	分	点	分	点	分	点
A群(40分で1点)	家事（立ったりすわったり）	60	1.5	30	0.8	120	3.0	180	4.5	120	3.0	120	3.0	300	7.6
	乗り物で立っている	40	1.0	80	2.0			20	0.5					140	3.5
	ゆっくり自転車，散歩			50	1.2			80	2.0	20	0.5			80	2.0
B群(25分で1点)	速歩			40	1.6										
	自転車（力を入れて）							50	2.0						
	軽い体操									10	0.4				
	拭き掃除・農作業											40	1.6		
												75	3.0		
C群(15分で1点)	いろいろなスポーツ														
	ランニング					20	1.3			30	2.0			90	6.0
	重労働									30	2.0				
合計点数			4.1		5.3		5.0		7.0		7.9		7.6		19.1
備考				昼休みにランニング				帰りみちに散歩		早朝マラソンと野球		午後庭の草とり		社内サッカーの練習，その他家の中で雑用	

供給の能率や水分補給が問題となる．さらに数日にわたるような場合には，体脂肪の動員体制がその運動の成否を左右することになる．これは女性に有利な条件となろう．また，各個人の体質的な適否も関係してくるであろう．

9．エアロビクス点数表

1）運動のエアロビクス点数表　（表V-9・1）

エアロビクス運動を提唱したCooperは，いろいろな運動を持続的に，つまり有酸素的に行うとすれば，酸素消費量を媒介として，それらの運動を等価換算できるという考え方を導入した．こうして作成されたのがエアロビクス点数換算表である．表V-9・1にはその一部を紹介したが，同じ運動でもスピードが速くなれば，酸素消費量が増加するので，持続時間が短くなるような換算になっている．Cooperによるこのようなエアロビクス点数表は，そのほかにも，走行，サイクリング，水泳，その場かけ足などについて作成されていて，いずれもスピードの要素が加味されている．

Cooperは，まず最初に12分間走を行うことを要求している．そしてその成績に応じて，自分の体力水準に合致するようなスピードで各運動を行うこととし，その後は負荷漸増の原理にしたがって順次スピードを上げる仕組みになっている．このこと自体は正しく，合理的であるが，トレナビリティ（トレーニングの効果は，各個人が遺伝的に備えている可能性の域を超えることはないという考え方）ということを考慮に入れれば，スピード漸増の姿勢が必ずしもだれにでも当てはまるとはいえないことになる．

2）歩行運動によるエアロビクス点数表
　　　　　　　　　　　　　（表V-9・2）

すでに述べたように，運動処方における運動の意味は，健康・体力を維持増進する点にある．もっと具体的にいえば，ある個人がある時点でもっている体力の増進をはかる，すなわち運動強度を漸増するという目的と，現在の体力を維持する，すなわちある一定強度の運動を定期的に行ってエネルギーを消費するという目的の2つがある．したがって，常に運動強度の向上を目指して努力を続けるだけが運動処方の目的ではないということに留意するべきであろう．

そこで，運動強度の向上を無理に義務づけることなく，どんな運動でもよいから努めてこれを完全に消化することを勧め，しかもその運動量を等価換算するという観点から作成したのが表V-9・2である．どのような運動にせよ，息せき切って行うようであれば，100kcalに達する所要時間が短くなることになろう．しかし，ここでは標準的な運動・動作のスピードのみを考えている．

運動を実施する者の性別，年齢，体格が異なれば，この数も変わってくるはずである．しかし，大柄なヒトは，同じ運動であってもよけいにエネルギーを消費すると同時に，それに匹敵するだけのエネルギーを摂取する必要がある．したがって，さまざまな条件のヒトに対して，この表における1点のもっている重みがまったく同じに作用すると考えてよい．この表は標準的体格の中年男性の場合に1点が100kcalになるように作られているが，誰も1日に2～3点を消化するのが望ましいとされている．

3）簡単な点数制における運動日誌
　　　　　　　　　　　　　（表V-9・3）

さて，表V-9・2の運動点数換算表は，かなり複雑なので，もう少し簡単な点数制はできないであろうかという要求が多い．これはとくに運動実施者からの感想として要望されている．そこで考案されたのが表V-9・3の運動日誌である．

これでは運動を，その強度によってA（RMR＝2.0程度），B（RMR＝3.0程度），C（RMR≧4.0）の3段階に分類し，それぞれを40分，25分，15分で1点に換算する仕組みになっている．表V-9・3には具体的な例が記入されているが，RMRが4.0を大幅に上回るような激しいスポーツに参加する場合は別として，普通の生活を送っているヒトであれば，この表の運動の大部分を行うことが可能である．

表V-9・3を利用する際の例として，C群に換算されるスポーツを90分間行った場合を考えてみよう．この場合，留意しなければならないことは，確かにグラウンドに90分間いたかもしれない

が，90分間にわたって，同じ運動強度でスポーツを続けていたということはほとんどありえないということである．

「V 運動量の測定とその評価」の図表に引用した文献

1) 波多野義郎：予防医学としての運動の効用．ライフサイエンスメディカルセミナーテキスト，1981．
2) 波多野義郎：運動でヘルスケア，中央労働災害防止協会，1992．
3) American College of Sports Medicine, Guidelines for Graded Exercise Testing and Exercise Prescription. Lea and Febiger, 1975.
4) Brouha, L. : Physiology in Industry. Pergamon Press, 1960.
5) 加藤敏明，波多野義郎，山田朋子，古村 溝，小林央幸：運動処方の立場からみた運動の強度と量の新しい指標についての一考案．東京体育学研究，8：87〜92，1981．
6) 波多野義郎：体力管理学，泰流社，1979．
7) 波多野義郎：「健康づくりの運動」健康運動指導士養成講習テキスト，1988．
8) Borg, G. & Linderholm H. : Perceived exertion and pulse rate during graded exercise in various age groups. *Acta Med. Scand. Suppl.*, **472**：194〜206，1967．
9) 波多野義郎：新しい健康づくり，YMCA出版，1974．
10) 波多野義郎：「諸外国の体力テストと日本の体力テスト」Jpn. J. Sports Sciences, 14-2：193〜202，1995．
11) 体育科学センター編：健康づくり運動カルテ．講談社，1976．
12) American Heart Association : Exercise testing and training of individuals with heart disease or at high risk for its development. AHA, 1975.
13) 波多野義郎・陸大江・陳明：「全身持久力テスト及び身体組成に関する試み」日本体育学会測定評価専門分科会紀要サーキュラー，55：85〜92，1994．
14) 波多野義郎・加藤敏明・中村浩子・藤枝賢晴・陳明：「有酸素能力推定のためのリズム・ステップテストの開発」日本体育学会測定評価専門分科会紀要サーキュラー，56：141〜148，1995．
15) 木村 登：心臓障害に対する医学的対応，不昧堂，1978．
16) 波多野義郎：「症状別運動プログラム」健康づくり指導者養成講習会テキスト，東京都健康づくり推進センター，1996．
17) Bergstrand, C.G. : Physical training in normal boys in adolescence, *Acta. Paediatr. Scand. Suppl.*, **217**：60〜61，1971．
18) Hettinger, T. : Physiology of Strength, C.C. Thomas Publishers, 1961.
19) 波多野義郎，加藤敏明：奇跡の速歩健康術，朝日ソノラマ，1985．
20) 波多野義郎：「歩かない社会が喪失したもの」フレーム，9，1992．
21) 波多野義郎：「健康のためのウォーキング」臨床スポーツ医学，1992．
22) 波多野義郎，岩本良裕，加藤敏明，大塚貴子：「日本人の歩行歩数調査結果について」サーキュラー，48，1987．
23) 波多野義郎：続体力管理学．泰流社，1979．
24) Cooper, K. : The New Aerobics. Bantam Books, 1970.
25) 波多野義郎資料．

VI 社会体育の面からみた運動

1章 社会体育と運動 / *269*

2章 社会体育の条件 / *273*

3章 社会体育と指導者 / *279*

図VI-1　社会体育の意義

気晴らし
健康づくり　老化防止・若さを保つ
仲間づくり
余暇の活用
コミュニケーション　地域・職場
明るい家庭

社会体育活動

図VI-2　年間総労働時間と月間出勤日数
（事業所規模30人以上）

月間出勤日数
所定外労働時間
所定内労働時間

45 46 47 48 49 50 51 52 53 54 55 56 57 58 59 60 61 62 63 元 2 3 4 年
昭和　　　　　　　　　　　　　　　　　　　平成

（労働省[1]）

図VI-3　週に1日以上運動を行う者の割合（20歳以上）
（単位：％）

□ 昭和60年度
□ 昭和63年度
■ 平成3年度

男性　31.9 / 28 / 29.1
女性　23.1 / 25 / 26.7
全体　27 / 26.3 / 27.9

（総理府[2]）

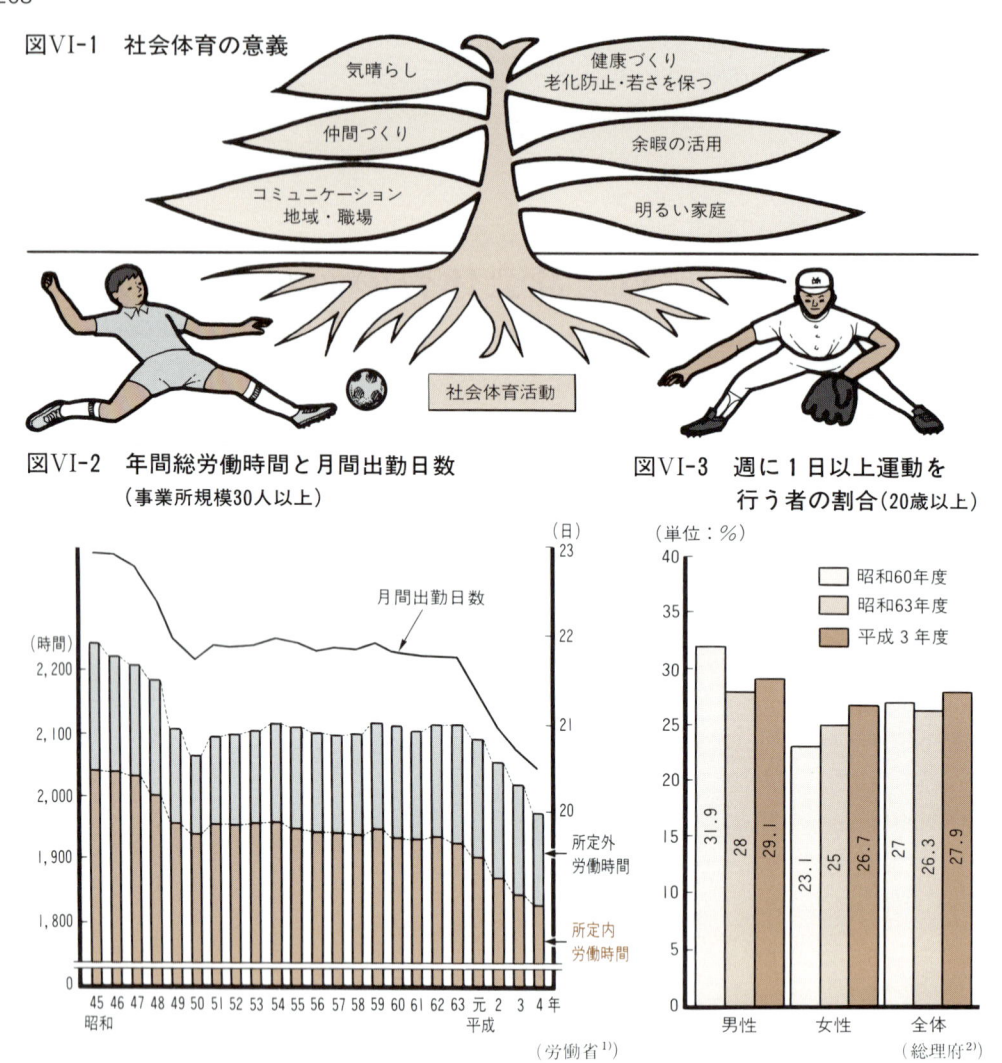

図VI-4　この1年間に行った運動・スポーツ種目（平成3年度：20歳以上）
（単位：％）

種目	％
体操	21.9
ウォーキング	21.4
軽い球技	20.6
ボウリング	16.5
軽い水泳	12.7
ゴルフ	11.8
海水浴	11.7
釣り	10
スキー	10
ランニング	7.1

（総理府[2]）

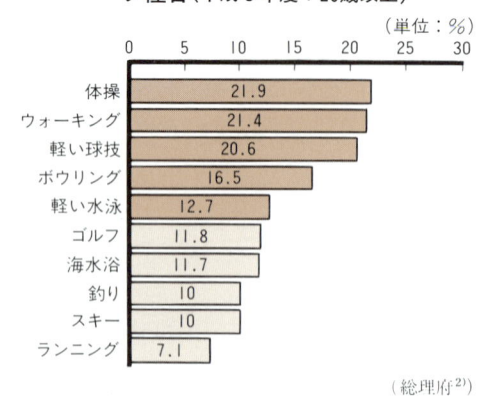

図VI-5　今後行いたい運動・スポーツ種目
（平成3年度：20歳以上）
（単位：％）

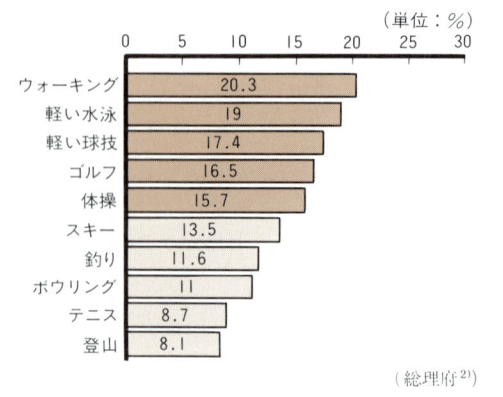

種目	％
ウォーキング	20.3
軽い水泳	19
軽い球技	17.4
ゴルフ	16.5
体操	15.7
スキー	13.5
釣り	11.6
ボウリング	11
テニス	8.7
登山	8.1

（総理府[2]）

1章　社会体育と運動

1．社会体育の意義
（図 VI-1, 2）

　健康を保持・増進することと運動は密接な関係があることは，すでに周知のことであろう．

　人のライフステージ life stage での運動を考えると，幼児期においては保育園・幼稚園での遊びを中心とした運動があり，児童期においては小学校・中学校での体育，青年期においては高等学校・大学での体育の授業が運動の大きな１つの機会である．

　しかしながら，社会に出ると運動の義務もなければ強制もない．学校時代とは異なり運動から遠ざかる人が多くなるといえよう．

　社会体育は運動を行うことにより，人々が健康的な生活を営めるようになることを目的としているといってよいであろう．もちろん学校体育とは異なり，あくまでも自主的・自発的に行うことが原則になってはいる．また，日常生活の中で運動を行うことにより，その他の効果も多くみることができる．

　運動，とくにスポーツは余暇活動の中心的なものであり，労働時間の短縮などにより余暇時間が増大してきている今日，これをいかに利用するかが今後，社会体育の大きな課題となってこよう．

　労働省「毎月勤労統計調査」によると，事業所規模30人以上における年間の総労働時間は，週休２日制の実施により初めて2,000時間を割り，平成４年に1971.6時間となっている．

　労働時間の短縮については昭和63年４月に労働基準法が改正・実施されたこと，また平成４年６月に「生活大国５カ年計画—地球社会との共存をめざして—」が閣議決定され，「生活大国」の実現をめざすうえでの最重要課題の１つとして労働時間の短縮が位置づけられたことなどが大きな要因であろう．なお，政府はこの５カ年計画期間中，年間総労働時間1,800時間を達成する方針を定めている．

　学校においても，第２，第４土曜日を休日とする学校５日制の施行が平成７年４月から始まっており，将来的には完全５日制へと移行され，ますます余暇時間の増大が考えられる．

　スポーツは人との交流をスムーズにする働きをもっている．職場の中でスポーツが盛んになってくれば，人間関係がよくなることはもちろん，まとまりのある明るい職場をつくることも期待できよう．家庭では，笑いのある楽しい雰囲気が夫婦や親子間に高まることも考えられる．さらに，地域の中ではスポーツをきっかけとして交流が深まり，コミュニティづくりに役立つこともある．

　現代の生活は，緊張が必要とされる毎日といわれ，それだけでもストレス状態に陥りやすい．このストレスが運動をすることにより解消されうることはよくいわれていることである．軽く汗をかき，楽しくスポーツを行ったあとの爽快感は，それを行った人しか味わうことのできないものであろう．

　以上のような諸点に，社会体育の意義を見出すことができる．

2．スポーツへの関心

　社会体育の面からみた運動の代表的なものはスポーツであり，スポーツは社会体育の中心的な素材といってよい．

　明治以来，わが国におけるスポーツは競技スポーツとして発展してきたが，昭和30年代後半から，国民のだれもが，健康のために楽しめるスポーツをという動きがみられるようになってきた．

　今日，社会体育の中で行うスポーツは，勝たなければ意味がないという競技スポーツとは異なり，レクリエーションとして「楽しむ」ことが中心となるのである．

1）スポーツ活動の現状
（図 VI-3～5）

　総理府が行っている「体力・スポーツに関する

表VI-1　運動・スポーツを行う理由（平成3年度：年代別）

	1　位	2　位	3　位
20歳代	楽しみ・気晴らしとして（70.4%）	友人・仲間との交流（56.3%）	健康・体力づくり（35.6%）
30歳代	楽しみ・気晴らしとして（64.5%）	友人・仲間との交流（43.5%）	運動不足を感じるから（36.7%）
40歳代	楽しみ・気晴らしとして（61.0%）	友人・仲間との交流（47.2%）	健康・体力づくり（42.1%）
50歳代	健康・体力づくり（57.9%）	楽しみ・気晴らしとして（55.2%）	友人・仲間との交流（39.1%）
60歳代	健康・体力づくり（63.5%）	運動不足を感じるから（46.1%）	楽しみ・気晴らしとして（43.3%）

（総理府[2]）

図VI-6　運動・スポーツを行う理由（平成3年度：20歳以上）

項目	%
楽しみ・気晴らし	59.9
健康・体力づくり	45.7
友人・仲間との交流	44.1
運動不足を感じる	35.7
家族の触れあい	17.1
美容や肥満解消	7.5
精神の修養や訓練	4.2
自己の記録や能力を向上させる	3
その他	3.1
わからない	1.3

（総理府[2]）

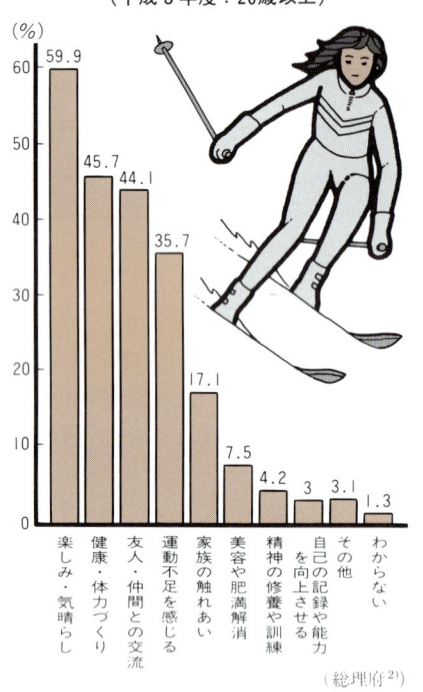

図VI-7　運動・スポーツを行わなかった理由（平成3年度：20歳以上）

理由	%
仕事（家事・育児）が忙しくて時間がないから	49.9
年をとったから	17.4
体が弱いから	13.7
運動・スポーツは好きでないから	11
仲間がいないから	7.4
場所や施設がないから	4
金がかかるから	3
指導者がいないから	1.1
その他	7.1
機会がなかったから	13.2
特に理由はない	8.2
わからない	0.6

（総理府[2]）

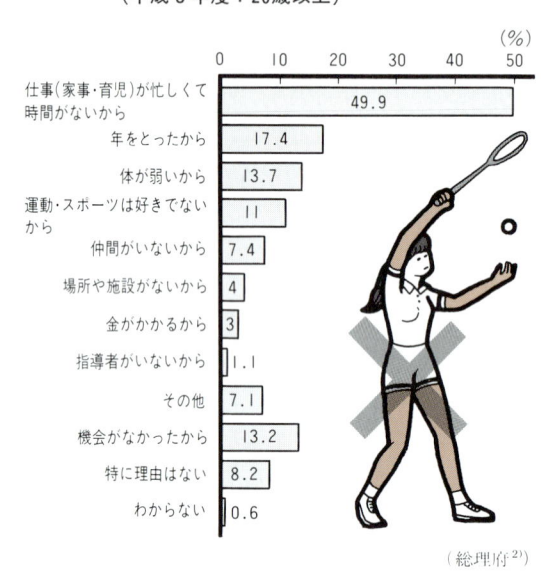

図VI-8　国際大会での日本選手の活躍に対する関心（平成3年度：20歳以上）

- 非常に関心がある 37.5%
- やや関心がある 45.4%
- あまり関心がない 13.5%
- 全く関心がない 3.4%
- わからない 0.2

（総理府[2]）

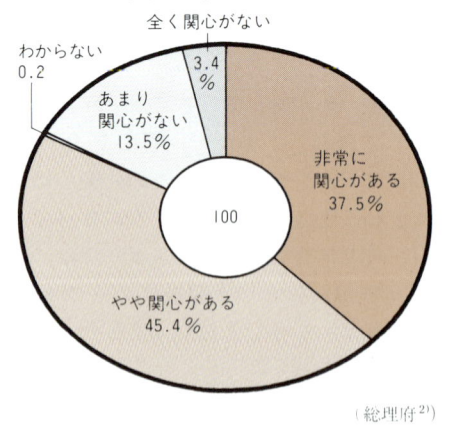

図VI-9　国際大会での日本選手の活躍に対する関心（平成3年度：年代別）

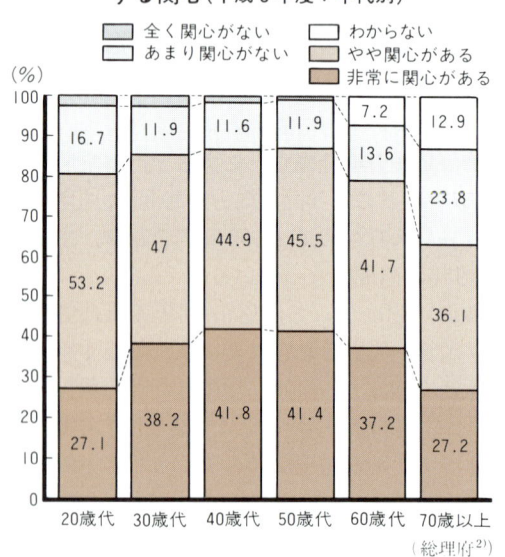

凡例：全く関心がない／わからない／あまり関心がない／やや関心がある／非常に関心がある

項目	20歳代	30歳代	40歳代	50歳代	60歳代	70歳以上
非常に関心がある	27.1	38.2	41.8	41.4	37.2	27.2
やや関心がある	53.2	47	44.9	45.5	41.7	36.1
あまり関心がない	16.7	11.9	11.6	11.9	13.6	23.8
全く関心がない／わからない					7.2	12.9

（総理府[2]）

「世論調査」によるスポーツ活動の現状をみると，20歳以上の成人が週に1日以上運動を行う割合は，平成3年度で男性29.1%，女性26.7%，全体で27.9%となっており3割には達していない．しかしながら，昭和63年と比較すると，男性・女性とも年々増加の傾向がうかがえ，スポーツを行うことへの関心が高まりつつあると思われる．また，この1年間に行った運動・スポーツ種目および今後行いたい運動・スポーツ種目の調査結果によると，1年間に行った運動・スポーツ種目では体操（21.9%），ウォーキング（21.4%），軽い球技（20.6%）が上位を占め，次にボウリング，軽い水泳，ゴルフとなっており，手軽にできるスポーツに人気がみられる．

今後行いたい運動・スポーツ種目ではウォーキング（20.3%），軽い水泳（19.0%），軽い球技（17.4%）が上位を占めているが，スキー，釣りなどの野外活動や，図には表していないがヨット，ボードセーリング，ハンググライダー，スカイダイビングなどのレジャー的スポーツもあげられている．

人々のスポーツに対する意欲はかなり高い水準と判断してよいと思われるが，問題は，実行に移すかどうかということと，社会体育のあり方に基づいた方法で行うかということであろう．

2）スポーツを行う理由・行わない理由
（表VI-1，図VI-6，7）

運動・スポーツを行う理由は年齢層によっても異なってくる．

総理府の調査によると，平成3年度の1年間に運動・スポーツを行った者の理由は，20歳代では「楽しみ・気晴らし」を理由にしている者が約7割と高率を示しているのに対し，60歳代の高齢になると「健康・体力づくり」を理由にあげている者が約6割，「運動不足解消」が約5割で上位を占めており，年齢による差異がうかがえる．

20歳以上の成人全体でみると，「楽しみ・気晴らしとして」（59.9%），「健康・体力づくり」（45.7%），「友人・仲間との交流」（44.1%）が上位を占め，「運動不足を感じるから」，「家族のふれあい」，「美容や肥満解消」などが続いている．

一方，平成3年度の1年間に運動・スポーツを行わなかった者の理由では，「仕事（家事・育児）が忙しくて時間がないから」（49.9%）がもっとも高い割合で，次に「年をとったから」（17.4%），「体が弱いから」（13.7%）と続いている．

前回の昭和63年調査時と比較すると，あまり大きな変化はみられていないが，理由1位の「仕事（家事・育児）が忙しくて時間がないから」では，昭和63年が52.6%で若干の率の低下がみられている．

このような理由を考えると，今後の余暇時間を有効に過ごすためにも，スポーツを楽しく有効に活用するためにも，施設の充実・整備，社会体育の指導者制度などをさらに発展させていく必要性がある．

3）国際的スポーツ大会への関心
（図VI-8，9）

各種スポーツの国際大会が，数多く日本でも開催されるようになってきた．国際大会で日本選手の活躍に対しどのような関心をもっているのかを総理府の調査結果でみると，8割以上の人が関心があると答えている．年齢別にみると，50歳代（86.9%）で最も関心が高く，次に40歳代，30歳代となっている．また，わが国でスポーツの国際大会を開催することについての調査でも，8割を上回る人々がよいことだと回答している．

このような結果からみると，人々の"見るスポーツ"への関心度はかなり高いといえる．

国際大会の開催は，わが国が国際社会に貢献するためにも，また，世界で活躍する選手を育成するためにも有効な方法と考えられるし，コーチの招聘・派遣を行うことは国際交流をはかるうえでも重要なことと考える．

しかしながら，社会体育の観点からは競技を行う選手のみならず，競技を見る人々に対し社会的・心理的にどのような影響を及ぼすかといった研究はわずかしかみられず，今後の研究の成果に大きな期待を寄せられるところである．

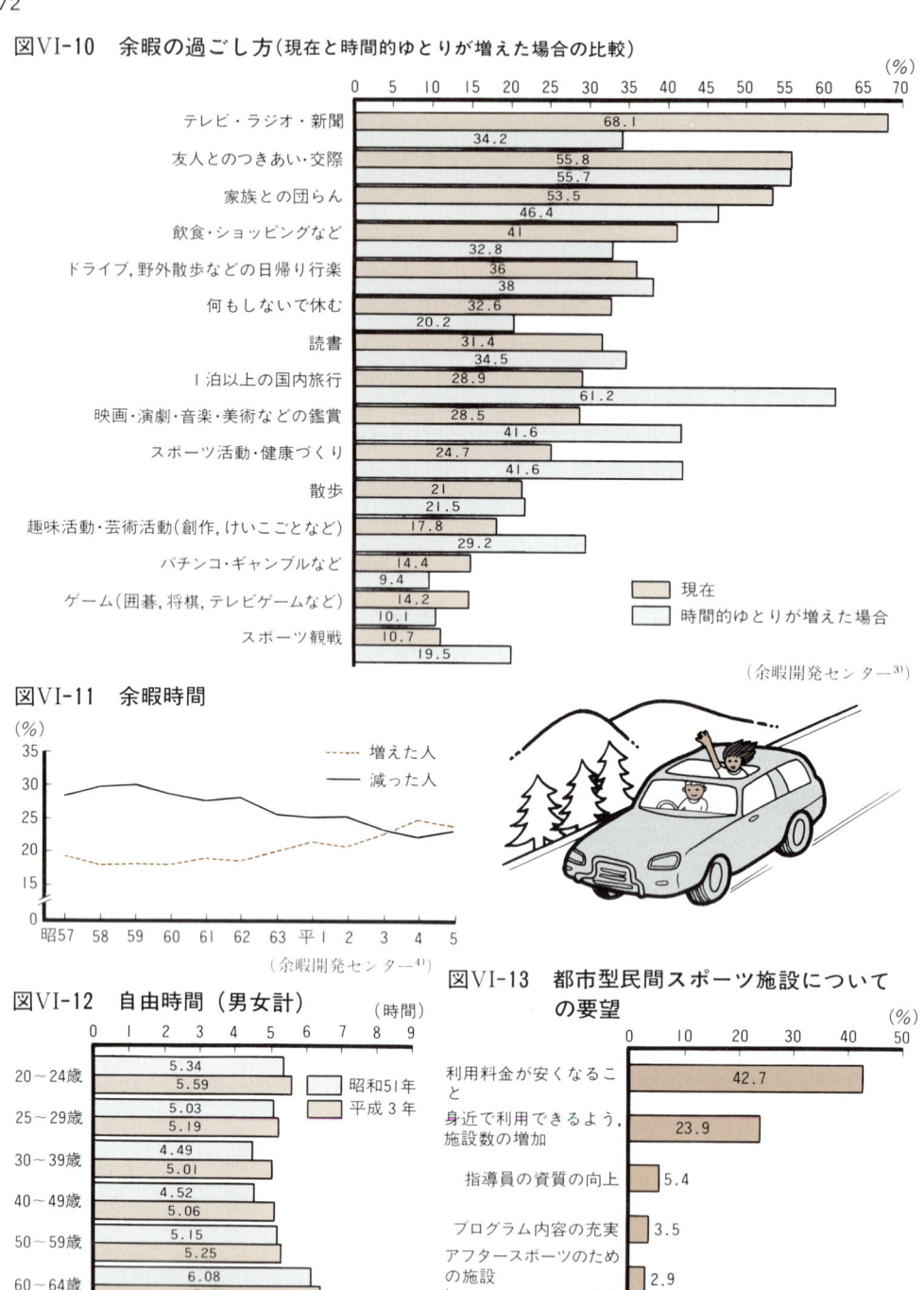

図VI-10　余暇の過ごし方(現在と時間的ゆとりが増えた場合の比較)

項目	現在(%)	時間的ゆとりが増えた場合(%)
テレビ・ラジオ・新聞	68.1	34.2
友人とのつきあい・交際	55.8	55.7
家族との団らん	53.5	46.4
飲食・ショッピングなど	41	32.8
ドライブ,野外散歩などの日帰り行楽	36	38
何もしないで休む	32.6	20.2
読書	31.4	34.5
1泊以上の国内旅行	28.9	61.2
映画・演劇・音楽・美術などの鑑賞	28.5	41.6
スポーツ活動・健康づくり	24.7	41.6
散歩	21	21.5
趣味活動・芸術活動(創作,けいこごとなど)	17.8	29.2
パチンコ・ギャンブルなど	14.4	9.4
ゲーム(囲碁,将棋,テレビゲームなど)	14.2	10.1
スポーツ観戦	10.7	19.5

(余暇開発センター[3])

図VI-11　余暇時間
（増えた人／減った人、昭57～平5）
(余暇開発センター[4])

図VI-12　自由時間(男女計)

年齢	昭和51年(時間)	平成3年(時間)
20～24歳	5.34	5.59
25～29歳	5.03	5.19
30～39歳	4.49	5.01
40～49歳	4.52	5.06
50～59歳	5.15	5.25
60～64歳	6.08	6.35
65～69歳	7.02	7.26
70歳以上	8.27	8.47

＊ここでいう自由時間は,生理的に必要な活動(睡眠等)や社会生活を行う上で義務的な性格の強い活動(仕事,家事等)以外のための各人が自由に使える時間であり,統計上の第3次活動の時間である.
＊週全体で平均した1日当たりの時間(男女計)である.
(総務庁[5])

図VI-13　都市型民間スポーツ施設についての要望

項目	(%)
利用料金が安くなること	42.7
身近で利用できるよう,施設数の増加	23.9
指導員の資質の向上	5.4
プログラム内容の充実	3.5
アフタースポーツのための施設(レストランなど)の充実	2.9
その他	0.6
特にない	40.9
わからない	5.4

(総理府[2])

2章　社会体育の条件

1．個人的な条件

　個人の立場からみて，運動・スポーツを行うためにはいくつかの条件が必要である．
　たとえば，意欲や時間，そして内容によっては経済的な余裕などがあげられる．

1）意　欲　　　　　　　　　　（図VI-10）

　社会体育の場面において，運動・スポーツを行うことについては，他から強制されることも義務もないわけであるから，まず個人が運動・スポーツを行う意欲があるかどうかが大きな問題である．
　総理府の「体力・スポーツに関する世論調査」（平成3年度）では「今後も行いたいスポーツはない」と回答している者は，全体の21.5％であり，約80％の人々がなんらかのスポーツを行いたいと思っていると判断してよいと思われる．
　また，(財)余暇開発センター「レジャー白書'93」によると，「現在の余暇の過ごし方」では上位が「テレビ・ラジオ・新聞」（68.1％），「友人とのつきあい・交際」（55.8％），「家族との団らん」（53.5％）で，「スポーツ活動・健康づくり」（24.7％）は「映画・演劇・音楽・美術などの鑑賞」についで10位である．しかしながら労働時間が1,800時間の時代になり，時間的にゆとりがかなり増えた場合に行いたいと思う余暇活動では，1位が「1泊以上の国内旅行」（61.2％），次に「友人とのつきあい・交際」（55.7％），「家族との団らん」（46.4％）についで「スポーツ活動・健康づくり」（41.6％）は4位にランクされている．
　このような結果からもスポーツ活動に対する意欲はうかがえる．今後，余暇時間がさらに増大すればスポーツ活動は主要な余暇活動となってくるであろう．

2）時間的条件　　　　　　　　（図VI-11，12）

　運動・スポーツを行わない人の理由をみると「時間がない」と答えるケースが多い（図VI-7）．
　しかし，週休2日制の導入による労働時間の短縮や学校完全5日制の移行などにより余暇時間は着実に増加している．このことは，(財)余暇開発センターの「余暇時間調査」でもわかるように，余暇時間の前年比は昭和63年あたりから徐々に「増えた」が上昇し，「減った」が低下してきており，平成3年以後は両者がほとんど同じ水準になっている．
　総務庁の『社会生活基本調査』による自由時間調査をみると，平成3年度は昭和51年調査と比較すると，各年代とも自由時間の増大がみられており，現代人の自由時間は確実に増大している．これらの調査結果からも理解できるように，運動・スポーツを行うための時間的な条件は十分にあると判断してよい．問題になるのは，自分のやれる時間に他の経済的条件や社会的条件が満たされないことがありうるということである．

3）経済的条件　　　　　　　　　　（図VI-13）

　運動・スポーツを行う意欲や時間的な条件を満たしていても，経済的に余裕がなければ行えない場合もある．
　社会体育の場面における主たる施設は公共施設である．一般的に，公共施設や職場の施設を利用する場合は，手続きをすればあまり費用がかからないのが普通である．しかし，フィットネスクラブ，スイミングクラブ，テニスクラブ，ゴルフ練習場などの商業施設を利用するとかなりの金額を必要とし，経済的な余裕がなければなかなか利用できないものである．
　総理府「体力・スポーツに関する調査」（平成3年度）によると，都市型民間スポーツ施設への人々の要望は「利用料金が安くなること」をあげている割合が42.7％ともっとも高く，次に「身近で利

図VI-14 スポーツ施設設置状況
（単位：万カ所）

民間施設（非営利）
商業施設
職場施設
公共施設
学校施設

昭50年：127,296 / 19,835 / 26,873 / 10,324
昭55年：141,794 / 29,566 / 29,013 / 12,665
昭60年：158,119 / 60,777 / 29,332 / 27,148 / 16,741
合計 292,117

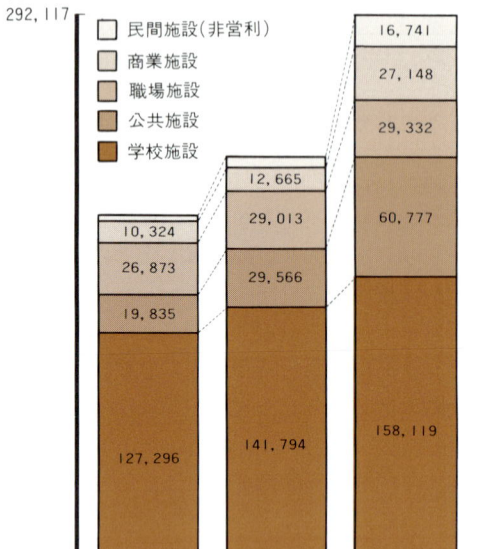

（文部省⁶⁾）

図VI-15 スポーツ施設設置状況
（昭和60年：種目別）

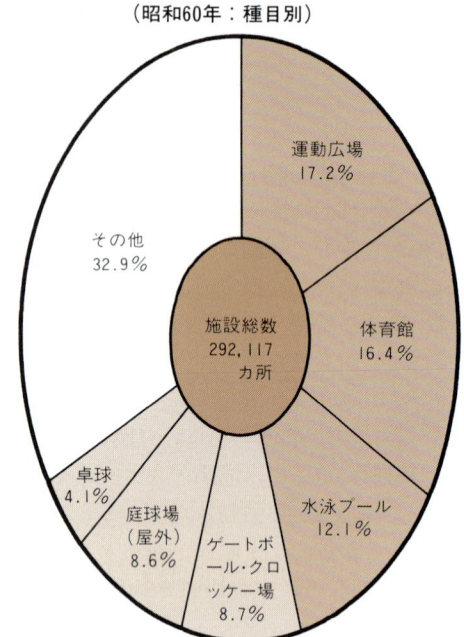

施設総数 292,117カ所

- 運動広場 17.2%
- 体育館 16.4%
- 水泳プール 12.1%
- ゲートボール・クロッケー場 8.7%
- 庭球場（屋外）8.6%
- 卓球 4.1%
- その他 32.9%

（文部省⁶⁾）

図VI-16 スポーツ行事の構図例

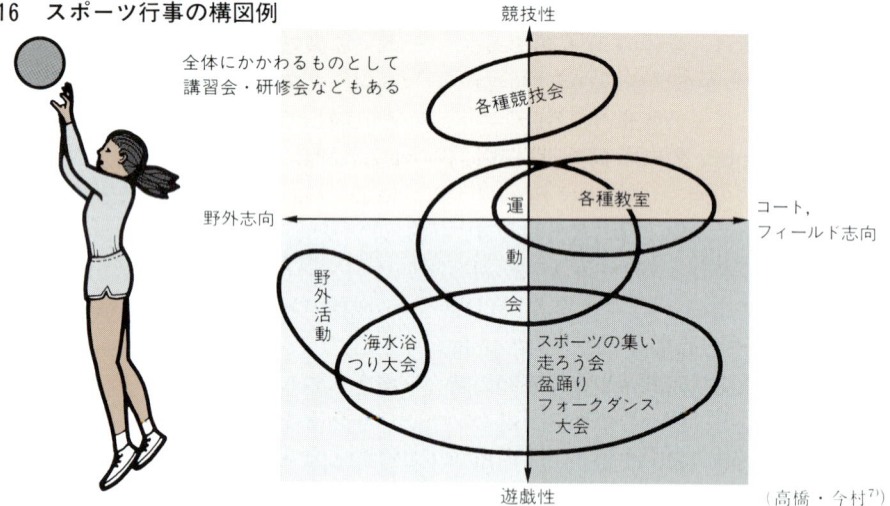

全体にかかわるものとして講習会・研修会などもある

縦軸：競技性 ↕ 遊戯性
横軸：野外志向 ↔ コート，フィールド志向

- 各種競技会
- 各種教室
- 運動会
- 野外活動
- 海水浴つり大会
- スポーツの集い／走ろう会／盆踊り／フォークダンス大会

（高橋・今村⁷⁾）

図VI-17 クラブ活動の利点

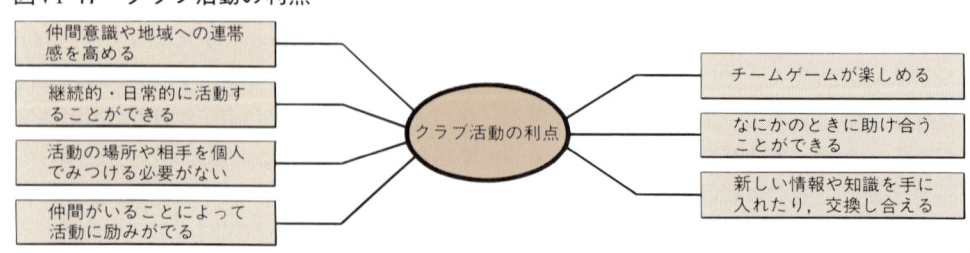

クラブ活動の利点
- 仲間意識や地域への連帯感を高める
- 継続的・日常的に活動することができる
- 活動の場所や相手を個人でみつける必要がない
- 仲間がいることによって活動に励みがでる
- チームゲームが楽しめる
- なにかのときに助け合うことができる
- 新しい情報や知識を手に入れたり，交換し合える

用できるよう，施設の増加」，「指導員の資質の向上」となっている．

近年，商業施設であるテニスクラブやフィットネスクラブは年々，施設数・会員数とも減少の傾向がみられている．この要因は，ここ数年公共施設数が増加し，利用料金の安いこれらの施設に商業施設から利用者が移行してきていることが考えられる．

スポーツを行う場合，種目によっては用品・用具に費用がある程度かかるのは仕方がないことである．しかし，利用料金の安い公共施設が増えることによって，今よりも人々の経済的負担が少なくスポーツ活動が行えるようになるであろう．

2．社会的な条件

社会的な条件とは環境的条件といってもよく，主として行政体を中心にした社会的な配慮に関わってくるもので，個人では満たすことの困難なものといえる．

1）施　設　　　　　（図VI-14，15，表VI-2）

スポーツには特別な施設がなくても実施できるものもあるが，多くのスポーツはそれを行うための場所が不可欠な条件となる．施設の整備充実がスポーツを行うための基本的なものとなる．

施設は設置する立場によって，それぞれの目的が異なっている．一般的に施設を分類すると，学校の施設，公共の施設，職場の施設，商業施設および民間施設とに分けることができる．この中で社会体育として一番重要な施設は公共施設である．なぜならば，その目的が地域住民のスポーツ活動のために設けられているべきものだからである．しかし，現状をみると施設の数は徐々に増加の傾向を示しているものの，まだまだ十分な数とはいえないし，設備も十分なものとはいえない状態である．

文部省の「体育・スポーツ施設現況調査報告」によると，昭和60年で施設の総数は292,117カ所で，一番多いのは学校施設の158,119カ所（全体の54.1％），次に公共施設60,777カ所（20.8％）となり，あとは職場施設29,332カ所（10.1％），商業施設27,148カ所（9.3％），民間施設16,741カ所（5.7％）となっている．

公共施設は，昭和55年の調査時と比較すると2倍以上に増加はしているが，全国の市町村数で割ると1市町村当たり約19カ所（昭和55年9.1カ所）となり，まだ地域住民のニーズに応える数には達していないであろう．なお，種目別の公共施設ではゲートボール場・運動広場・体育館が多い施設となっている．

公共スポーツ施設の設置に関しては，従来，保健体育審議会が昭和47年に文部大臣に答申したものを参考に行われてきたが，平成元年に同審議会が「21世紀に向けたスポーツの振興方策について」を文部大臣に答申し，この中で「スポーツ施設の整備方針」が，地域・市(区)町村域・都道府県域施設別の機能，施設の種類，施設の規格・規模，具備すべき主な付帯施設・設備について示された．今後は地方公共団体が，この指針を参考とし地域住民の人々が自由に，気軽に，また快適に利用できるスポーツ施設の整備に着手する必要があろう．

2）スポーツ行事　　　　　（図VI-16）

わが国の社会体育は，行事中心型といわれてきた．ひとくちに行事といってもその種類は多い．図VI-16は行事の構図例を示したもので，各種競技会など競技的なものと，楽しみを中心とする遊戯的なものに大きく分けてとらえることができる．

競技会においては，勝敗を競いチャンピオンを決めるという目的があるが，初心者には縁のないものである．人々が自由に気軽に参加でき，楽しみや親睦を目的とした行事を数多く実施することが，余暇時間の有効利用にも役立ち，またスポーツを行う人が増えてくることにもなるであろう．

そのほかスポーツ教室など，学習を目的としたものも数多くみられているが，これらの各種教室は個人でも参加でき，指導を受けられるので意義のある行事の1つといえよう．

3）スポーツクラブ　　　　　（図VI-17）

多くのスポーツは相手を必要とするものがほと

表VI-2　スポーツ施設の整備指針

施設の区分	施設の機能	主な施設の種類	施設の標準的な規格・規模	具備すべき主な付帯施設・設備	備　考
地域施設	地域住民の日常的なスポーツ活動のための身近な施設　[スポーツクラブや各種のスポーツ行事のために利用される．]	多目的運動広場	広場面積10,000m²程度(野球，ソフトボール，サッカー等ができる広場)	ベンチ，バックネット，便所，更衣室，夜間照明，散水設備	市(区)町村は，人口や小・中学校区などをもとに，その実情に即して地域の範囲を設定するものとする．幼児の遊び場については別途考慮する必要がある．
		多目的コート	コート面積2,200m²程度(テニス，ゲートボール等ができるコート)	ベンチ，便所，更衣室，夜間照明	
		地域体育館	床面積720m²程度(バレーボール，バスケットボール，バドミントン，卓球，体操等ができる体育館)	トレーニングルーム，会議室	
		柔剣道場	床面積300m²程度		
		プール(温水が望ましい)	25m　6～8コース	夜間照明	
市(区)町村域施設	市(区)町村全域に機能する施設　[主として各種スポーツ競技会やスポーツ行事のために利用されるほか，施設の周辺住民の日常的なスポーツ活動にも利用される．]	総合運動場(陸上競技場，各種球技場を含む)	公式的な競技ができる	トレーニングルーム，体力・スポーツ相談室，スポーツ資料室	
		総合体育館	床面積3,000m²以上	観覧席，レストラン，談話室，会議室，研修室，夜間照明	
		柔剣道場	床面積400m²程度		
		プール(温水が望ましい)	50mまたは25m　8コース		
都道府県域施設	都道府県全域にわたる事業を実施するための施設　[主として国内的・全県的なスポーツ競技会の開催をはじめ，競技選手の養成およびスポーツに関する研究・情報の収集と提供，指導者養成事業等に利用される．]	総合的な競技施設(陸上競技場，サッカー・ラグビー場，テニスコート，野球場等の屋外施設，体育館，柔剣道場，プール等の屋内施設，スケート場)	公式競技ができる	観覧席，レストラン，談話室，夜間照明	「主な施設の種類」欄に掲げられた施設は，有機的な関連を持って設置，運営されることが望ましい．
		総合的なトレーニング施設		トレーニングルーム，体力・スポーツ相談室，宿泊施設，研究室	
		研究・研修施設		スポーツ資料室，宿泊施設，研究室，研修室，トレーニングルーム	
		情報センター		スポーツ資料室，スポーツ相談室	

備考　1．障害児者や高齢者などが利用しやすいよう，階段の高さを工夫したり，手すり，スロープを設置する等，施設・設備面において配慮するものとする．
　　　2．運動空間の快適性を確保するための空間・照明・音響などに十分配慮するとともに，各施設には，更衣室，シャワー室を設け，適切な駐車場を確保することが望ましい．
　　　3．ニュースポーツを含め，利用者の活動種目や技術水準の多様性に柔軟に対応できるよう，体育館に可動式間仕切りを設けるなど，施設設備を工夫する．
　　　4．スポーツ施設と教養文化施設，飲食・ショッピング施設等に有機的関連を持たせて整備するなど，スポーツだけでなく，スポーツの前後に行われる活動や家族ぐるみの多様な活動にも配慮し，利用者にとっても魅力のある余暇活動，生涯学習活動の場となるよう環境整備に努める．また，利用者相互の交流の場として機能するよう必要に応じ休憩室，娯楽室等を設けるなど，快適な空間の構成に努める．
　　　5．市(区)町村域施設としての総合体育館のような基幹的なスポーツ施設には，健康・体力相談，メディカルチェック等の機能や利用のための情報等を住民に適切に提供していく体制を整備する．

(保健体育審議会[8])

んどであり，仲間がいなければチームを組んだり，活動することができない．一方，ウォーキングやランニング，練習場でゴルフを打つことなどは1人でも運動することができる．しかし，同じ運動をするにも一緒に行う仲間がいることによって活動に励みが出て長続きするものである．どちらにおいても仲間と一緒に活動することは，仲間意識や地域への連帯感を高めることはもちろん，何かのときに助け合うこともできる．また，新しい情報や知識を交換する場としても利用できるなど，たくさんの利点を得るところも多いものである．

スポーツクラブの種類は大きく2つに分けられる．1つは競技会や大会での試合において，よい成績をあげることを目的として，上手な人が中心となっている競技的クラブ，もう1つはスポーツをレクリエーションとしてとらえ，勝つことにはあまり強い目的をもたず，みんなで平等の活動を展開する楽しみのクラブである．これらは，同じ種目を年間通して活動を展開しているが，ときには季節に応じた行事に参加するクラブもみられるようになってきている．

4）指導者

スポーツは技術と知識の要素から成り立っているので，そこには常に指導者が存在するのが普通である．とくに，初心者にとって指導を受けられることは，今後のスポーツ活動に大きな影響を与えるものである．

わが国においては，文部省の社会体育指導者資格付与制度を代表に，スポーツ指導者の養成を目的としたものが行われているが，必ずしも十分な養成がなされていないのが現状である．スポーツ指導者の養成には国はもとより，市町村の教育委員会や民間組織の代表的なスポーツ団体である日本体育協会などが協力し合い，多くのよりよい指導者を養成していくことが今後の大きな課題である．

表VI-3　社会体育指導者の知識・技能審査事業の認定について

1．経緯
　社会体育指導者の資格基準の明確化については，保健体育審議会答申（昭和47年12月20日において，その必要性が指摘されたのを受けて種々検討がなされてきたが，昭和61年12月，保健体育審議会から「社会体育指導者資格付与制度について」の建議が文部大臣になされた．
　文部省はこれを受けて，昭和62年1月24日「社会体育指導者の知識・技能審査事業の認定に関する規程」を告示するとともに，同年3月，次いで昭和63年7月，その実施に当たって必要な事項について関係団体あて体育局長通知をするなど同制度の整備を図った．
　平成4年6月1日保健体育審議会社会体育分科審議会において「新分野における社会体育指導者の知識・技能審査事業の認定制度」の審議がまとめられ，これを受けて，平成4年8月にレクリエーションに関する指導者，少年スポーツ指導者の2分野を追加するとともに養成事業のカリキュラムの基準を定める局長通知の改正を行ったところである．

2．制度の概要
(1) 事業の認定……社会体育指導者が修得した知識及び技能の水準についての審査及び証明を行う事業のうち，社会体育指導者の知識及び技能の向上を図る上で奨励すべきものを，文部大臣が保健体育審議会社会体育分科審議会の委員の意見を聴いて認定し，告示することとする．
(2) 実施の主体……財団法人又は社団法人であり，スポーツの振興に積極的に寄与し，かつ，審査・証明事業を実施するのにふさわしいものであることなどの要件を満たすもの．
(3) 審査事業の内容
　　対象　（①～③は各種目別の指導者）
　　　① 地域スポーツ指導者………………地域住民を対象として指導を行う指導者
　　　② 競技力向上指導者………………競技選手の競技力の向上を図るための指導者
　　　③ 商業スポーツ施設における指導者……商業スポーツ施設において，職業として指導を行う指導者
　　　④ スポーツプログラマー………………運動・スポーツをこれから実行しようとするものに対し，相談，スポーツプログラムの提供及び実技指導を行う指導者
　　　⑤ レクリエーションに関する指導者……レクリエーション活動を行おうとするものに対し，相談及び指導・助言を行うとともにレクリエーション活動の組織化及び育成並びに運営に関する指導・助言等を行う指導者
　　　⑥ 少年スポーツ指導者………………青少年を対象として心身の発達段階に応じた適切なスポーツ活動の相談及び指導・助言とスポーツプログラムの提供を行うとともに青少年のスポーツクラブ活動の組織化及び育成並びに運営に関する指導・助言などを行う指導者
(4) 資格取得の要件……文部大臣より審査証明事業の認定を受けた民法法人の実施する所定の講習を受講し，かつ当該法人の実施する試験において，一定水準以上の成績を収めた者

3．事業の認定状況
　平成元年1月，9月，平成2年3月，5月，平成3年6月及び平成4年4月，平成5年4月に事業認定した．
　　① 地域スポーツ指導者………………陸上競技，バレーボール等の26種目の審査事業認定済み．
　　② 競技力向上指導者………………陸上競技，バレーボール等の27種目の審査事業認定済み．
　　③ 商業スポーツ施設における指導者……ゴルフ，水泳，スキー，テニスの4種目の審査事業認定済み．
　　④ スポーツプログラマー………………I種（地域スポーツ分野），II種（商業スポーツ施設分野）について審査事業をそれぞれ認定済み．
　　⑤ レクリエーション・コーディネーター
　　⑥ 少年スポーツ指導者

（文部省体育局[9]）

図VI-18　社会体育指導者の知識・技能審査事業の実施形態

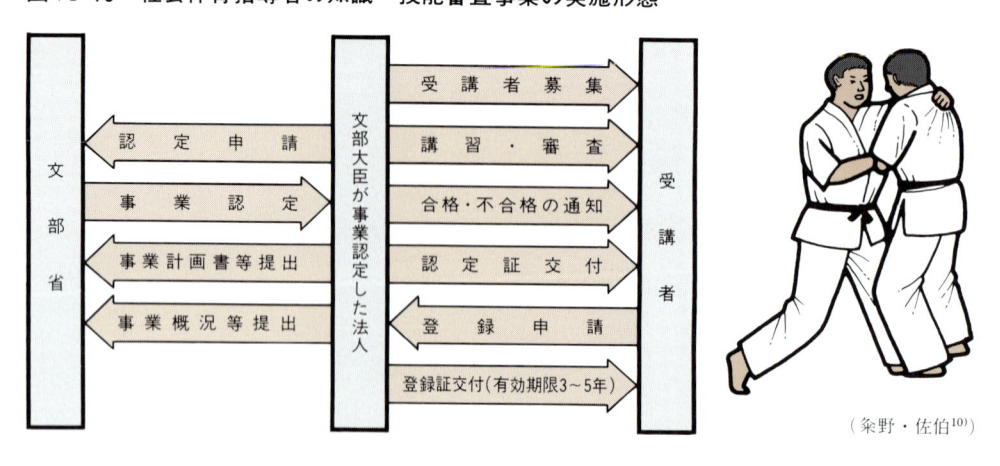

文部省　←認定申請―　文部大臣が事業認定した法人　―受講者募集→　受講者
　　　　←事業認定―　　　　　　　　　　　　　　　―講習・審査→
　　　　―事業計画書等提出→　　　　　　　　　　　―合格・不合格の通知→
　　　　―事業概況等提出→　　　　　　　　　　　　―認定証交付→
　　　　　　　　　　　　　　　　　　　　　　　　　←登録申請―
　　　　　　　　　　　　　　　　　　　　　　　　　―登録証交付（有効期限3～5年）→

（粂野・佐伯[10]）

3章　社会体育と指導者

　近年，高齢化社会の到来，余暇の増大といった社会的環境の変化を背景として，健康・スポーツへの関心が高まっている．

　わが国のスポーツ指導者は，その知識・技能水準も不明確であり，それゆえに社会的地位が低くみられがちであった．

　昭和61年に文部省が資格制度を発表したのについで，昭和63年には厚生省・労働省も運動指導者の資格制度の認定を開始した．これら資格制度の発足によって指導者の知識・技能水準が高まり，社会的地位の向上が望まれる．

　ここでは，主に各資格の説明を行うとともに指導者の現状をみていきたい．

1．文部省の社会体育指導者資格付与制度

1）制度の概略　　　　　（表VI-3，図VI-18）

　保健体育審議会は，昭和61年12月10日に「社会体育指導者資格付与制度について」を文部大臣に建議した．

　これは，昭和47年12月20日に答申された「体育・スポーツの普及振興に関する基本方策について」の中で，「民間における指導者については，体育・スポーツ指導者の役割・機能と資格基準を明確にして資質向上と養成確保につとめるべきであり，その資質・技能審査事業の認定制度に考慮する必要がある」と指摘されたことに起因している．

　その後，この答申を受けて，昭和52年8月に「社会体育指導者資格付与制度に関する調査研究協力者会議」を設け，調査研究を行うとともにその調査研究結果などを踏まえ，昭和58年6月には，社会体育分科審議会に「社会体育指導者資格付与制度に関する小委員会」を設け，制度の発足に伴う諸問題の検討・審議を重ね，答申に至っている．

　社会体育指導者の養成に当たっては，

　(1) 地域スポーツ指導者……スポーツをする人々の年齢層の拡大および目的・内容の多様化に鑑み，地域住民を対象としてボランティアを行う指導者

　(2) 競技力向上指導者……世界の競技水準の向上により，日本選手の相対的な低下によって優秀な成績を収めることが困難な一方で，日本選手に対する国民の期待の大きいことから，競技選手の競技力の向上をはかるための指導者

　(3) 商業スポーツ施設における指導者……近年，商業スポーツ施設の増加が著しく，また利用者も増大していること，そして質の高い指導内容やサービスが求められている現状から，商業スポーツ施設において，職業として指導を行う指導者

　この三者を対象として審査を行うこととなっている．

　これを受けて文部省は，昭和62年1月24日に「社会体育指導者の知識・技能審査事業の認定に関する規程」を告示，昭和62年3月31日に「社会体育指導者の知識・技能審査事業の認定に関する規程の実施について」を関係諸団体に通知した．

　その後，昭和62年12月16日には，スポーツプログラムの提供および基本的な指導を行う指導者の養成に関し，「スポーツプログラマーの養成について（建議）」が出されたのを受けて，文部省は，昭和63年6月29日に告示の一部を改正し，同制度の中で，種目別以外の領域の指導者である「スポーツプログラマー」の養成を可能にした．

　さらに，平成4年6月1日には，近年の週休2日制の普及に伴う余暇時間の増大や，学校週5日制の導入など，時代の要請に対応した新しい分野の指導者の必要性に対し，「新分野における社会体育指導者の知識・技能審査事業の認定制度」の審議が保健体育審議会社会体育分科審議会においてまとめられ，平成4年8月に「レクリエーションに関する指導者」，「少年スポーツ指導者」の2分野が追加されるとともに，平成5年4月に事業認定が行われ，各指導者の養成が始まった．

　事業の認定に関しては，民間団体の行う社会体育指導者が修得した知識・技能審査事業のうち，

表VI-4 地域スポーツ指導者講習 講習内容および講習時間

講習科目名		科目の内容	標準講習時間数			
			初級	中級	上級	計
共通科目	1 社会体育概論	社会体育の基本的考え方，スポーツと社会，文化としてのスポーツとその内容，スポーツ集団，スポーツ組織，コミュニティ・スポーツ論等	4～6	4～6	8～10	16～22
	2 スポーツ心理学	運動の効果，個人差，運動意欲，運動場面と情動，運動と人間関係，運動学習，運動指導の心理，人間理解の心理（発達段階別心理的特徴を含む）等	4～6	6～8	6～8	16～22
	3 スポーツ経営学	経営の意義と目的，スポーツ経営の構造，スポーツ経営の技術と過程，スポーツ事業の計画と運営等	4～6	6～8	6～8	16～22
	4 スポーツ生理学	運動と筋・神経，運動と呼吸・循環，運動と疲労，スポーツと栄養，体力トレーニング，発育・発達と運動，スポーツとバイオメカニクス（動きの分析，動きのなりたち等）等	14～18	10～12	0～2	24～32
	5 スポーツ医学	スポーツと臨床医学的基礎，スポーツ傷害とその処置，スポーツと救急処置の実際，スポーツマンの健康管理，スポーツと理学的処置，運動と健康，障害者と運動，運動処方の意義と実際等	4～6	2～6	6～8	12～20
	6 スポーツ指導論	スポーツ指導の基礎，スポーツ指導の原則，指導形態，スポーツ指導の計画，スポーツ指導上の実際，評価の方法とその活用，スポーツ指導各論等	6～8	4～6	6～8	16～22
	7 地域におけるスポーツ行政	スポーツ行政の目標・領域，スポーツ行政の仕組み，国と地方公共団体の役割，地域のスポーツ行政施策と予算，地域のスポーツ行政の課題等	2～4	2～4	2～4	6～12
	8 その他					
	小計		40～	40～	40～	120～
専門科目	1 運動・スポーツの特性に応じた基礎理論	種目の特性，種目の歴史，技術の構造，対象に応じた指導内容と指導技術，種目の特性を生かした体力トレーニング法，ルールと審判法等	6～12	6～12	6～12	18～36
	2 実技	種目別体力トレーニング，基礎，応用・実践技術，示範・補助技術，練習効果の評価等	22～30	22～30	22～30	66～90
	3 指導実習	個人・集団の指導，対象に応じた指導，指導計画の立案・実施・評価等	2～10	2～10	2～10	6～30
	小計		40～	40～	40～	120～
	合計		80～	80～	80～	240～

（日本体育協会[11]）

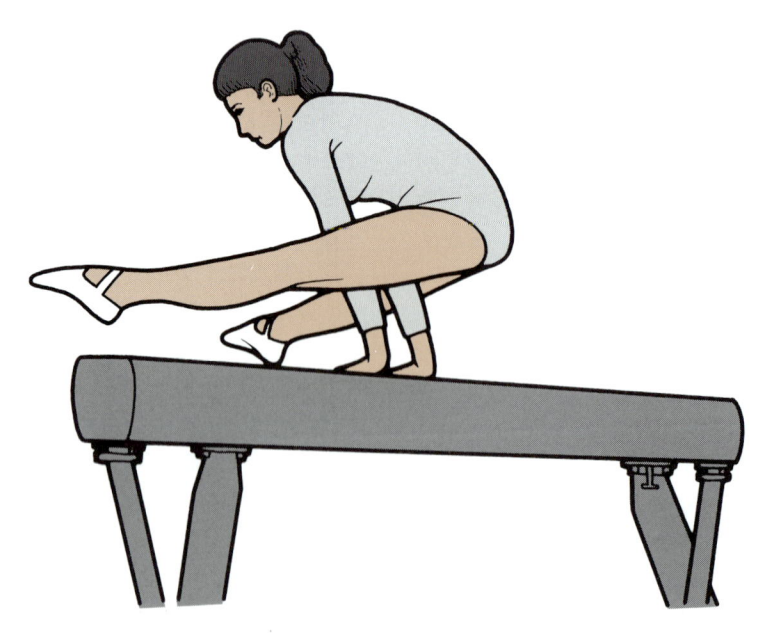

一定基準に合致した社会体育の振興をはかるうえで奨励すべきものを文部大臣が保健体育審議会社会体育分科審議会の審議を経て認定し告示することになる．

事業の実施主体は，民法第34条の規定により設立された法人であり，体育・スポーツの振興に積極的に寄与し，かつ，審査・証明事業を実施するのにふさわしいものであることなどの要件を満たすものが当たることとなっている．

資格取得の要件は，文部大臣が事業認定した法人の実施する所定の講習を受講し，かつ，当該法人の実施する試験で，一定水準以上の成績を収めた者となる．

2）事業認定を受けた審査事業の内容

(1) 地域スポーツ指導者　　　（表VI-4）

「人生80年時代」を迎え，各種の高齢者向けスポーツが開発されるなど，地域住民のスポーツ活動は，目的・内容も多様なものとなっており，各人の特性に応じた適切な指導・助言の行える指導者が必要となっている．

従来，地域においてスポーツの指導を行う指導者はボランティア的性格が強いがために，その資格制度については，（財）日本体育協会の実施する「スポーツ指導員」のほかわずかな種類の講習しか存在しなかった．地域スポーツ指導者として一定水準の知識・技能の検討も含め，資格整備の必要性が叫ばれながらも，実行には至っていなかった．

「地域スポーツ指導者」は，地域社会において地域の住民を対象にボランティアとしてスポーツの指導をする指導者として種目別に初級・中級・上級の区分をもっている．それぞれの講習時間は初級・中級・上級ともに共通科目40時間，専門科目40時間であり，上級取得までに合計240時間以上の講習を受講しなくてはならない．

現在，26種目の団体が資格取得講習を実施しているが，共通科目に関しては教本・教育目標の作成・配布によって講習内容・レベルの格差を最小限にとどめるために日本体育協会の直接管理としている．

日本体育協会は，従来から地域におけるスポーツ指導者の資格として「スポーツ指導員」制度を実施しており，「地域スポーツ指導者」は「スポーツ指導員」講習を継承し，国の初級，中級，上級をC級，B級，A級に置き換えて講習を行っている．

受講のための基礎資格としては，初級が満20歳以上，中級は初級取得後おおむね3年，上級は中級取得後おおむね5年としている．

(2) 競技力向上指導者　　　（表VI-5）

近年，世界の競技水準の向上は著しく，相対的に日本の競技力は低下傾向を示している．このため，世界で活躍し，優秀な成績を収める日本の競技選手は少数になっている．一方，日本選手が国際大会において優秀な成績を収めることに対する国民の期待や関心は高く，競技力の向上に対して，科学的データに基づく指導や新しい技術・戦法の研究，的確な情報の収集・分析などをもって優秀な選手の発掘，ジュニア層の強化などを行うことが重要であるとともに，トップレベルの選手の強化合宿，海外遠征など，各種の競技力向上に関する事業に対しては，社会体育指導者の活用に最大の力を注がなくてはならない．

しかしながら，わが国の競技力向上指導者については，各競技団体によって養成方法，指導者数等に相違がみられ，知識・技能に水準の統一がはかられていないとともに，一部の種目では，競技力向上指導者の養成を行っていない団体もみられた．

このような状況を踏まえて，文部省は，競技選手の競技力向上をはかるための指導者として「競技力向上指導者」の知識・技能審査を開始した．

「競技力向上指導者」は競技種目別に，初級・中級・上級の区分があるが，講習内容にはトレーニング科学，スポーツと栄養など，競技選手の育成に必要な科学的知識に関する科目が含まれている．

それぞれの講習時間は，共通科目で150・75・75時間．専門科目で，350・175・175時間を必要とする．初級を取得するのに500時間の講習，上級までの資格を取得するには1,000時間の講習を受講しなければならない．

現在，27の種目団体が審査事業を認定されてお

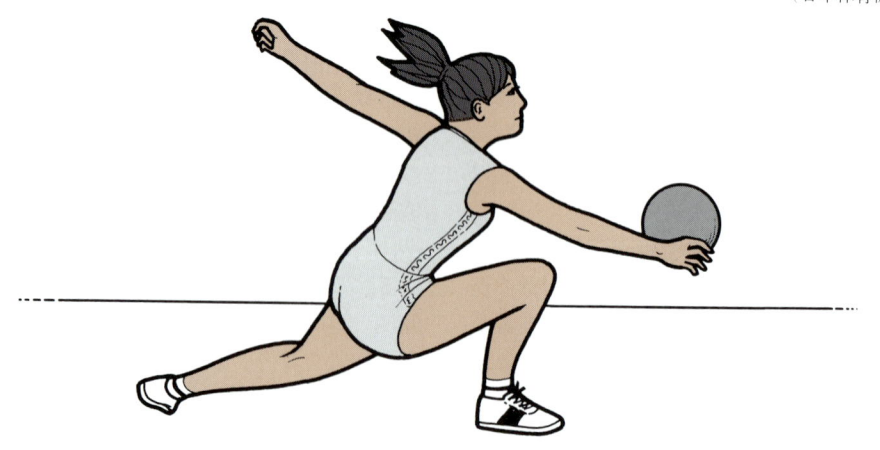

表VI-5 競技力向上指導者 講習内容および講習時間

	講習科目名	科目の内容	標準講習時間数 初級	中級	上級	計
共通科目	1 社会体育概論	スポーツと人間・社会, 文化としてのスポーツとその指導, チームワークの形成とスポーツ集団・組織, 一流選手と一流コーチの社会的背景とその養成, 競技スポーツの社会的制度等	10～20	10～20	10～20	30～60
	2 スポーツ心理学	競技意欲, 運動場面と情動, スポーツ技術の学習, 個人差, スポーツ集団の心理, 試合への心理的準備(メンタルマネージメントを含む)等	10～20	10～20	10～20	30～60
	3 トレーニング科学	トレーニング科学の基礎(トレーニングとは, 身体の構造・機能, トレーニング効果, スポーツバイオメカニクス等), トレーニング科学の実際(トレーニングの原則, 発育期のトレーニング, 女性のトレーニング, トレーニング計画等)等	40～80	10～20	10～20	60～120
	4 スポーツ医学	スポーツ選手の健康管理, 内科, 外科, スポーツ医学特論(時差, ドーピング等)等	30～70	10～20	20～30	60～120
	5 スポーツと栄養	エネルギー源としての栄養素, スポーツマンの食物の必要条件と食生活, 水分補給とスポーツドリンク, 食事と競技力, 試合(競技)前の食事計画, 海外遠征時の食事, トレーニングプログラムと食生活等	4～10	4～10	4～10	12～30
	6 スポーツ指導論	スポーツ指導の基礎, スポーツ指導の原則, 指導形態, スポーツ指導の計画, スポーツ指導の実際, 評価の方法とその活用, スポーツ指導各論等	10～20	6～20	4～20	20～60
	7 その他					
	小 計		150～	75～	75～	300～
専門科目	1 種目の特性に応じた基礎理論	種目の特性, 種目の歴史, 技術の構造, 対象に応じた指導内容と指導技術, 戦術, 戦法論, 種目別体力トレーニング法, 国際競技力に関する情報, 組織(国内・国際)等	50～100	26～50	26～50	102～200
	2 実 技	種目別体力トレーニング, 基礎・応用・実践技術, 示範・補助技術, 練習効果の評価等	190～260	96～130	96～130	382～520
	3 指 導 実 習	個人・集団の指導, 対象に応じた指導, 指導計画の立案・実施・評価, 競技場面における戦術・戦法等	20～90	10～44	10～44	40～178
	小 計		350～	175～	175～	700～
	合 計		500～	250～	250～	1,000～

(日本体育協会[11])

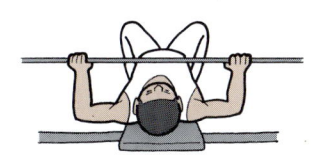

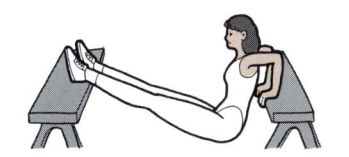

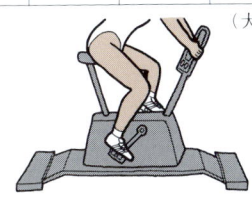

VI 社会体育の面からみた運動 283

表VI-6 商業スポーツ施設における指導者 講習内容および講習時間

	講習科目名	科目の内容	標準講習時間数 初級	中級	上級	計
共通科目	1 社会体育概論	社会体育の基本的考え方，スポーツと社会，文化としてのスポーツとその内容，スポーツ集団，スポーツ組織，商業スポーツ論等	40〜60	10〜14	10〜16	60〜90
	2 スポーツ心理学	運動技能の心理的特性，運動の効果，個人差，運動と知覚，運動意欲，運動場面と情動，運動と人間関係，運動と学習，運動指導の心理，人間理解の心理，対人魅力の心理等	30〜40	10〜20	20〜30	60〜90
	3 スポーツ経営学	スポーツ経営の概念，スポーツ経営の構造，スポーツ経営の組織，スポーツ事業の計画と運営，スポーツ経営過程論，予算と財務管理，スポーツ経営と法律，事務管理等	30〜40	10〜20	20〜30	60〜90
	4 スポーツ生理学	運動と筋・神経，運動と呼吸・循環，疲労，体力・スキルの生理，体力トレーニング，発育・発達と運動，女性とスポーツ，スポーツとバイオメカニクス（動きの分析，動きのなりたち等）等	60〜70	30〜40	0〜10	90〜120
	5 スポーツ医学	スポーツと臨床医学的基礎，スポーツ傷害とその処置，スポーツと救急処置の実際，スポーツマンの健康管理，スポーツと理学的処置，運動と健康，スポーツとドーピング，スポーツ障害の治療とリハビリテーション，障害者と運動，運動処方の意義と実際等	30〜36	10〜20	20〜34	60〜90
	6 スポーツと栄養	エネルギー源としての栄養素，スポーツの食物の必要条件と食習慣，水分補給とスポーツドリンク，食事と運動能力，試合前の食事計画，練習プログラムと食生活等	8〜12	4〜6	6〜12	18〜30
	7 スポーツ指導論	スポーツ指導の基礎，スポーツ指導の原則，指導形態，スポーツ指導の計画，スポーツ指導の実際，評価の方法とその活用，スポーツ指導各論等	30〜50	20〜40	10〜30	60〜120
	8 施設の経営・管理	施設の経営・管理の目的，管理業務の内容，管理・点検の内容と方法，マーケティングの理論と方法，情報の収集と処理，施設の設計等	12〜20	24〜30	24〜40	60〜90
	9 指導対象者へのサービスに関する知識	時事問題，ビジネスマナー，文書作成等	10〜12	4〜6	6〜12	20〜30
	10 地域におけるスポーツ行政	スポーツ行政の目標・領域，スポーツ行政の仕組み，国と地方公共団体の役割，地域のスポーツ行政施策と予算，地域のスポーツ行政の課題等	2〜6	2〜6	2〜4	6〜16
	11 その他					
	小　　計		300〜	150〜	150〜	600〜
専門科目	1 運動・スポーツの特性に応じた基礎理論	種目の特性，種目の歴史，技術の構造，対象に応じた指導内容と指導技術，種目特性を生かした体力トレーニング法等	100〜200	50〜100	50〜100	200〜400
	2 実　　技	種目別体力トレーニング，基礎・応用・実践技術，示範・補助技術，練習効果の評価等	380〜520	190〜260	190〜260	760〜1,040
	3 指導実習	個人・集団の指導，対象に応じた指導，指導計画の立案・実施・評価等	30〜170	20〜90	20〜90	70〜350
	小　　計		700〜	350〜	350〜	1,400〜
	合　　計		1,000〜	500〜	500〜	2,000〜

(大鋸[12])

表VI-7 スポーツプログラマー1種 講習内容および講習時間

	講習科目名	科目の内容	標準講習時間数
共通科目	1 社会体育概論	社会体育の基本的考え方，スポーツと社会，文化としてのスポーツとその内容，スポーツ集団，スポーツ組織，コミュニティ・スポーツ論等	8〜12
	2 スポーツ心理学	運動の効果、個人差，運動意欲，運動場面と情動，運動と人間関係 運動学習，運動指導の心理，人間理解の心理（発達段階別心理的特徴を含む）等	10〜14
	3 スポーツ経営学	経営の意義と目的，スポーツ経営の構造，スポーツ経営の技術と過程，スポーツ事業の計画と運営等	10〜14
	4 スポーツ生理学	運動と筋・神経，運動と呼吸・循環，運動と疲労，スポーツと栄養，体力トレーニング，発育・発達と運動，スポーツとバイオメカニクス（動きの分析，動きのなりたち等）等	24〜30
	5 スポーツ医学	スポーツと臨床医学的基礎，スポーツ傷害とその処置，スポーツと救急処置の実際，スポーツマンの健康管理，スポーツと理学的処置，運動と健康，運動処方の意義と実際等	6〜12
	6 スポーツ指導論	スポーツ指導の基礎，スポーツ指導の原則，指導形態，スポーツ指導の計画，スポーツ指導の実際，評価の方法とその活用，スポーツ指導各論等	10〜14
	7 地域におけるスポーツ行政	スポーツ行政の目標・領域，スポーツ行政の仕組み，国と地方公共団体の役割，地域のスポーツ行政施策と予算，地域のスポーツ行政の課題等	4〜8
	8 その他		
	小計		80〜
専門科目	1 スポーツ相談に関する基礎理論	スポーツ相談の概念・目的，スポーツ相談の領域・範囲，スポーツ相談の技術，スポーツ相談に必要な資料の収集・記録方法，スポーツ相談事業の企画と運営等	4〜8
	2 運動と健康	運動の実施と健康管理，子どもの健康と運動，青年の健康と運動，中高年の健康と運動，女性の健康と運動等	4〜8
	3 体力診断の理論	メディカルチェックの基礎知識，生活・健康調査法，体力測定法，体力測定機器に関する基礎知識，体力評価法等	6〜10
	4 スポーツプログラミングの理論	運動処方の基礎理論，トレーニングプログラムの基本，対象別スポーツプログラムの基本等	6〜10
	5 運動・スポーツの基礎理論	各種身体運動の基礎知識，トレーニングの基礎知識，トレーニング機器に関する基礎知識，エアロビック運動の基礎知識等	4〜8
	6 実技	体力測定とスポーツカルテの作成，メディカルチェックの補助，スポーツと理学的処置，救急法，各種運動・スポーツの実際等	28〜52
	7 指導実習	スポーツ相談の実際，スポーツプログラムの企画・立案，各種運動・スポーツの実技指導等	4〜16
	小計		80〜
	合計		160〜

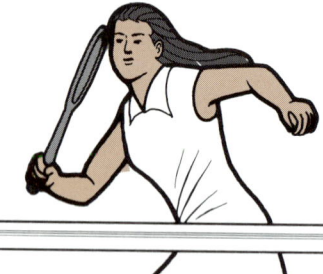

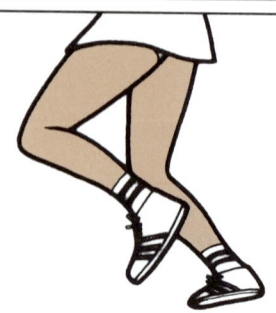

(丸山[13])

り，共通科目に関しては，「地域スポーツ指導者」同様，日本体育協会が直接管理し，日本体育協会に従来からある「コーチ」講習に準じて，初級・中級・上級をC級・B級・A級として講習を行っている．

受講の基礎資格は，初級が満20歳以上，中級は初級取得後おおむね3年，上級は中級取得後おおむね5年となっている．

(3) 商業スポーツ施設における指導者
（表Ⅵ-6）

近年，国民のスポーツに関する関心・欲求の高まりや多様化に加え，健康を志向する人々の増加に対応し，商業スポーツ施設の開業は増加の一途にあったが，増加のピークを越え，利用者も横ばいもしくは減少傾向にある．商業スポーツ施設は，その経費をすべて利用者の利用料金によってまかなわなくてはならないため，利用者の金銭的負担は大きくなる．当然，利用者は支払った料金に見合う指導内容やサービスを期待するため，質の高い指導が要求される．また，商業スポーツ施設にとってはそれら指導者の配置が重要な課題となる．

このようなスポーツ指導者の社会における必要性に応えるべく，「商業スポーツ施設における指導者」の資格審査が設定された．

資格は，種別に初級・中級・上級の区分を設けているが，この指導者は，商業スポーツ施設に勤務してスポーツ指導を職業とし，スポーツ指導の対価として給料が支払われる，いわゆるプロフェッショナルな指導者である．それゆえに，スポーツ指導の質的に高い専門性が要求されることとなる．したがって，初級・中級・上級，それぞれの講習時間は，共通科目で300・150・150時間，専門科目で700・350・350時間であり，初級を取得するのに1,000時間の講習，上級まで取得するには，2,000時間の講習を受講しなければならない．

また，講習内容も施設の経営管理や指導対象者へのサービスに関する知識などの講習が含まれており，職業としてスポーツ指導をする指導者の特徴をみせている．

現在，ゴルフ・水泳・スキー・テニスの4種目の審査事業が認定されている．

共通科目に関しては，「地域スポーツ指導者」や「競技力向上指導者」同様，日本体育協会が直接管理しており，「教師」講習として，初級・中級・上級をC級・B級・A級として講習を行っている．

受講の基礎資格も「地域スポーツ指導者」，「競技力向上指導者」同様，初級が満20歳以上，中級は初級取得後おおむね3年，上級は中級取得後おおむね5年となっている．

(4) スポーツプログラマー （表Ⅵ-7, 8）

昭和61年12月の社会体育指導者資格付与制度発足時に「地域スポーツ指導者」「競技力向上指導者」「商業スポーツ施設における指導者」の3資格がいずれも各種目ごとに認定される指導者であることに対し，運動・スポーツをこれから実行しようとする人に対する相談，スポーツプログラムの提供および実技指導や種目に限定されずに各種目の基礎となるトレーニングの方法の指導およびスポーツプログラムを作成する指導者が必要であるとする意見を検討し，昭和62年12月に保健体育審議会によって建議され，昭和63年6月に改正され本制度に追加された資格である．

「スポーツプログラマー」は各種目に横断的な指導者として，対象者の目的に応じた適切な指導を行うために不可欠な体力測定や，各個人に合ったトレーニング方法を示すスポーツプログラムを作成し，プログラムに合わせて適切な助言を行い，トレーニングを指導する指導者として審査が行われている．

「スポーツプログラマー」には，1種と2種の区分があり，1種は「地域スポーツ指導者」同様，各年齢層の地域住民を対象に，ボランティアとして各機関で指導する者のための資格であり，2種は「商業スポーツ施設における指導者」同様に，民間のスポーツ施設で職業として利用者にトレーニングの基本的指導を行う者の資格として，それぞれ実施されている．

講習時間は，1種の場合，共通科目80時間，専門科目80時間の合計160時間であり，2種の場合共通科目300時間，専門科目350時間の合計650

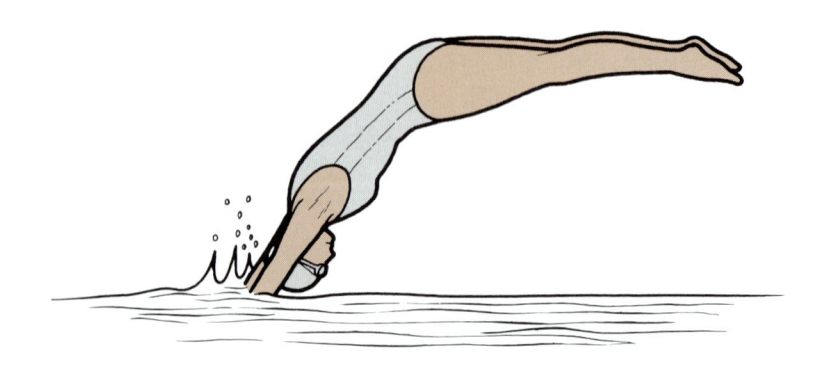

表VI-8 スポーツプログラマー2種 講習内容および講習時間

	講習科目名	科目の内容	標準講習時間数
共通科目	1 社会体育概論	社会体育の基本的考え方，スポーツと社会，文化としてのスポーツとその内容，スポーツ集団，スポーツ組織，商業スポーツ論等	40～60
	2 スポーツ心理学	運動技能の心理的特性，運動の効果，個人差，運動と知覚，運動意欲，運動場面と情動，運動と人間関係，運動と学習，運動指導の心理，人間理解の心理，対人魅力の心理等	30～40
	3 スポーツ経営学	スポーツ経営の概念，スポーツ経営の構造，スポーツ経営の組織，スポーツ事業の計画と運営，スポーツ経営過程論，予算と財務管理，スポーツ経営と法律，事務管理等	30～40
	4 スポーツ生理学	運動と筋・神経，運動と呼吸・循環，疲労，体力・スキルの生理，体力トレーニング，発育・発達と運動，スポーツとバイオメカニクス（動きの分析，動きのなりたち等）等	60～70
	5 スポーツ医学	スポーツと臨床医学的基礎，スポーツ傷害とその処置，スポーツと救急処置の実際，スポーツマンの健康管理，スポーツと理学的処置，運動と健康，スポーツとドーピング，スポーツ障害の治療とリハビリテーション，障害者と運動，運動処方の意義と実際等	30～36
	6 スポーツと栄養	エネルギー源としての栄養素，スポーツの食物の必要条件と食習慣，水分補給とスポーツドリンク，食事と運動能力，試合前の食事計画，練習プログラムと食生活等	8～12
	7 スポーツ指導論	スポーツ指導の基礎，スポーツ指導の原則，指導形態，スポーツ指導の計画，スポーツ指導の実際，評価の方法とその活用，スポーツ指導各論等	30～50
	8 施設の経営・管理	施設の経営・管理の目的，管理業務の内容，管理・点検の内容と方法，マーケティングの理論と方法，情報の収集と処理，施設の設計等	12～20
	9 指導対象者へのサービスに関する知識	時事問題，ビジネスマナー，文書作成等	10～12
	10 地域におけるスポーツ行政	スポーツ行政の目標・領域，スポーツ行政の仕組み，国と地方公共団体の役割，地域のスポーツ行政施策と予算，地域のスポーツ行政の課題等	2～6
	11 その他		
	小計		300～
専門科目	1 スポーツ相談に関する基礎理論	スポーツ相談の概念・目的，スポーツ相談の領域・範囲，スポーツ相談の技術，スポーツ相談に必要な資料の収集・記録方法，スポーツ相談事業の企画と運営等	18～26
	2 運動と健康	運動の実施と健康管理，子どもの健康と運動，青年の健康と運動，中高年の健康と運動，女性の健康と運動，疾病・障害を有する者と運動等	20～28
	3 体力診断の理論	メディカルチェックの基礎知識，生活・健康調査法，体力測定法，体力測定機器に関する基礎知識，体力評価法等	34～42
	4 スポーツプログラミングの理論	運動処方の基礎理論，トレーニングプログラムの基本，対象別スポーツプログラムの基本等	30～38
	5 運動・スポーツの基礎理論	各種身体運動の基礎知識，トレーニングの基礎知識，トレーニング機器に関する基礎知識，エアロビック運動の基礎知識等	24～32
	6 実技	体力測定とスポーツカルテの作成，メディカルチェックの補助，スポーツと理学的処置，救急法，各種運動・スポーツの実際等	122～228
	7 指導実習	スポーツ相談の実際，スポーツプログラムの企画・立案，各種運動・スポーツの実技指導等	14～56
	小計		350～
	合計		650～

(丸山[13])

VI 社会体育の面からみた運動

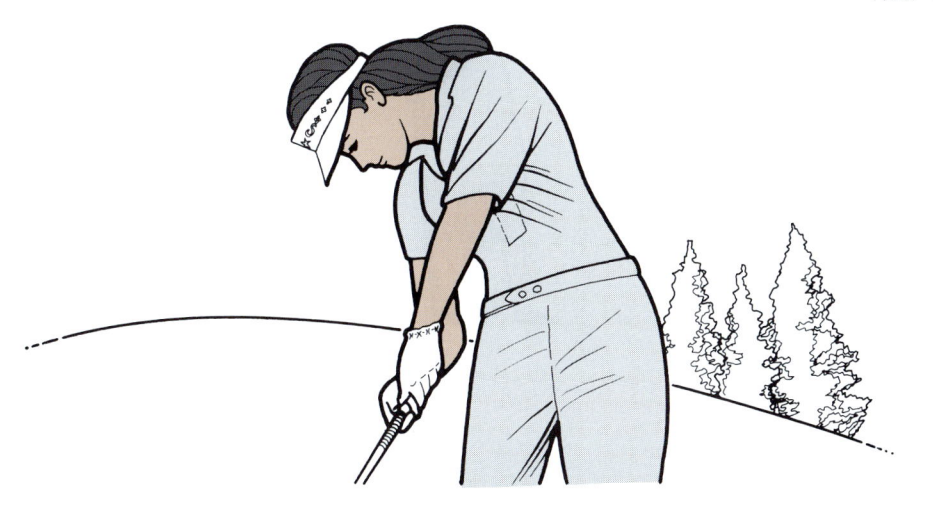

表VI-9 レクリエーションに関する指導者 講習内容および講習時間

	講習科目名	科目の内容	標準講習時間数
共通科目	1 社会体育概論	社会体育の基本的考え方，スポーツと社会，文化としてのスポーツとその内容，スポーツ集団，スポーツ組織，コミュニティ・スポーツ論等	8～12
	2 スポーツ心理学	運動の効果，個人差，運動意欲，運動場面と情動，運動と人間関係，運動と学習，運動指導の心理，人間理解の心理（発達段階別心理的特徴を含む）等	10～14
	3 スポーツ経営学	経営の意義と目的，スポーツ経営の構造，スポーツ経営の技術と過程，スポーツ事業の計画と運営等	10～14
	4 スポーツ生理学	運動と筋・神経，運動と呼吸・循環，運動と疲労，スポーツと栄養，体力トレーニング，発育・発達と運動，スポーツとバイオメカニクス（動きの分析，動きのなりたち等）等	24～30
	5 スポーツ医学	スポーツと臨床医学的基礎，スポーツ傷害とその処置，スポーツと救急処置の実際，スポーツマンの健康管理，スポーツと理学的処置，運動と健康，運動処方の意義と実際等	6～12
	6 スポーツ指導論	スポーツ指導の基礎，スポーツ指導の原則，指導形態，スポーツ指導の計画，スポーツ指導の実際，評価の方法とその活用，スポーツ指導各論等	10～14
	7 地域におけるスポーツ行政	スポーツ行政の目標・領域，スポーツ行政の仕組み，国と地方公共団体の役割，地域のスポーツ行政施策と予算，地域のスポーツ行政の課題等	4～8
	8 その他		
	小　計		80～
専門科目	1 レクリエーションに関する基礎理論	レクリエーションの概念・目的，レクリエーションや余暇生活の現状と課題，レクリエーション運動の理念と課題・展望等	4～8
	2 レクリエーション指導の理論	レクリエーション指導の構造，レクリエーション指導の対象と領域，グループレクリエーションの基礎理論とプロセス，余暇相談の基礎，余暇生活設計の基礎等	10～16
	3 レクリエーション組織の経営論	レクリエーション組織の概念・目的，レクリエーション組織の育成法，組織経営・管理の基礎知識，組織課題の発見と解決策の基礎知識等	6～10
	4 レクリエーション・サービス論	レクリエーション・プログラム，イベントの企画・運営・評価の基礎知識，広報・PR活動の考え方と方法，組織ネットワーキングの現状と課題，マーケティングの考え方と方法，事業計画立案の基礎知識等	8～12
	5 実技	コミュニケーションワーク指導法（グループレクリエーションの指導技術），レクリエーション種目の実際（生涯スポーツ種目＋非生涯スポーツ種目），余暇生活設計の実際，情報収集と整理法，課題解決技法の実際，マーケティング技法の実際，イベントの企画・立案等	28～60
	6 指導実習	各種実技指導の実際，個人・集団の指導，指導計画の立案・実施・評価，事業計画の立案・実施・評価，組織ネットワーキングの実際等	6～16
	小　計		80～
	合　計		160～

(萩原[141])

表VI-10　少年スポーツ指導者 講習内容および講習時間

	講習科目名	科目の内容	標準講習時間数 2級	1級	計
共通科目	1 社会体育概論	社会体育の基本的考え方，スポーツと社会，文化としてのスポーツとその内容，スポーツ集団，スポーツ組織，コミュニティ・スポーツ論等	4〜6	4〜6	8〜12
	2 スポーツ心理学	運動の効果，個人差，運動意欲，運動場面と情動，運動と人間関係，運動と学習，運動指導の心理，人間理解の心理（発達段階別心理的特徴を含む）等	4〜6	6〜8	10〜14
	3 スポーツ経営学	経営の意義と目的，スポーツ経営の構造，スポーツ経営の技術と過程，スポーツ事業の計画と運営等	4〜6	6〜8	10〜14
	4 スポーツ生理学	運動と筋・神経，運動と呼吸・循環，運動と疲労，スポーツと栄養，体力トレーニング，発育・発達と運動，スポーツとバイオメカニクス（動きの分析，動きのなりたち等）等	14〜18	10〜12	24〜30
	5 スポーツ医学	スポーツと臨床医学的基礎，スポーツ傷害とその処置，スポーツと救急処置の実際，スポーツマンの健康管理，スポーツと理学的処置，運動と健康，運動処方の意義と実際等	4〜6	2〜6	6〜12
	6 スポーツ指導論	スポーツ指導の基礎，スポーツ指導の原則，指導形態，スポーツ指導の計画，スポーツ指導の実際，評価の方法とその活用，スポーツ指導各論等	6〜8	4〜6	10〜14
	7 地域におけるスポーツ行政	スポーツ行政の目標・領域，スポーツ行政の仕組み，国と地方公共団体の役割，地域のスポーツ行政施策と予算，地域のスポーツ行政の課題等	2〜4	2〜4	4〜8
	8 その他				
	小　　計		40〜	40〜	80〜
専門科目	1 少年育成の基礎理論	現代社会と少年，少年の健全育成の考え方，少年育成のための諸活動，諸外国の少年，少年と法律，カウンセリング（少年相談）	4〜8	4〜8	8〜16
	2 少年スポーツの育成論	少年スポーツの意味，少年スポーツの現状と課題，少年スポーツ育成組織と事業，少年スポーツの指導者	2〜6	2〜6	4〜12
	3 少年スポーツ指導の基礎理論	少年期の特性，少年スポーツの指導，少年スポーツの計画，少年スポーツクラブの運営，少年スポーツの安全管理	8〜12	8〜12	16〜24
	4 実　　技	発育・発達に応じた体力づくりの実技，各種スポーツ種目の実技，文化的・生活的身体活動の実技，体力テストの実技	12〜16	8〜12	20〜28
	5 指導実習	少年スポーツ活動の企画・立案，各種スポーツ種目の実技指導，文化的・生活的身体活動の指導，少年スポーツクラブの運営指導	4〜8	8〜12	12〜20
	小　　計		40〜	40〜	80〜
	合　　計		80〜	80〜	160〜

(萩原[14])

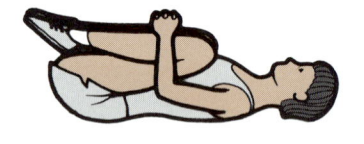

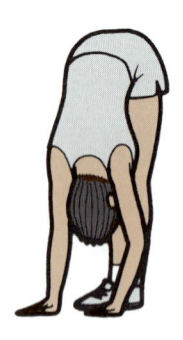

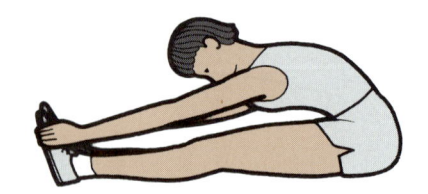

時間である．現在，1種は(財)日本体育施設協会と(財)日本体育協会が，2種は(財)日本体育協会，(財)日本スポーツクラブ協会と(財)日本健康スポーツ連盟がそれぞれ審査事業を認定されており，講習会を実施している．

(5) レクリエーションに関する指導者
(表VI-9)

平均寿命の延びによる高齢者人口の増大や週休2日制の導入・労働時間の短縮に伴う自由時間の増大を背景に「余暇」をもつ人が多くなってきている．

めまぐるしい社会・生活環境の変化に応じて生活のあり方を改めようとすると，余暇や遊びの価値を高め，その活用をはかることが重要な生活課題になってくる．このような状況を踏まえて，レクリエーション運動の中で養成される人材についても，人々の生活や価値観の変化に応じた知識や技術を身につけた「余暇支援者」となることが求められている．

「レクリエーションに関する指導者」は，各年齢層の人々に対し，社会体育分野を中心に適切なレクリエーション活動ができるよう，相談および指導・助言を行うとともに，レクリエーション活動の組織化およびその育成ならびに運営に関する指導・助言を行うための指導者として位置づけられている．

したがって，「レクリエーションに関する指導者」が指導の対象とするのは，単なる競技者ではなく，子どもから高齢者まで幅広い年齢層の人たちであり，スポーツを楽しみ，それによって人間同士の交流を果たそうとする人たちとなる．

受講の基礎資格は，20歳以上の者であり，共通科目80時間，専門科目80時間の合計160時間の講習を受講し試験に合格することで資格が与えられる．

現在，(財)日本レクリエーション協会が事業認定を受けており，資格講習を受講し，試験に合格すると，「レクリエーション・コーディネーター」の称号が与えられる．

従来から(財)日本レクリエーション協会には，2級・1級・上級指導者制度が存在していたが，「レクリエーションに関する指導者」は，文部大臣認定社会体育指導者の知識・技能審査事業に追加されることにより従来の制度を改正し，より高度な余暇とレクリエーションの指導者を養成することを目的として誕生した．

(6) 少年スポーツ指導者
(表VI-10)

平成7年4月より第2，第4土曜日を休日とする学校週5日制が施行され，児童・生徒においても余暇の増大がみられるようになり，子どもたちがスポーツ活動に参加する機会は，今後ますます多くなるものと考えられる．

青少年期におけるスポーツの指導は，児童・生徒の発育発達段階を考慮し，スポーツ・医・科学的知識をもって，個々に応じた適切なスポーツ活動の指導がなされる必要がある．なぜならば，発育発達期にある子どもたちに間違った指導をするととりかえしのつかない障害を引き起こす結果となるからであり，高度な知識・技能を身につけた資質の高い指導者によって行われることが重要である．

そのような社会の要請に対応し，青少年のスポーツ活動を指導する指導者として「少年スポーツ指導者」の資格が追加された．

少年スポーツ指導者は，児童・生徒に対し，心身の発育発達段階に応じた適切なスポーツ活動ができるよう，相談および指導・助言を行うとともに，適切な運動プログラムの開発，児童・生徒などのスポーツクラブ活動の組織化およびその育成ならびに運営に関する指導・助言を行うための指導者である．

これは，従来から(財)日本体育協会が養成していたスポーツ少年団指導者を見直し，文部大臣認定の指導者制度に基づいて位置づけを行ったものである．

「少年スポーツ指導者」は，1級と2級の区分がある．講習時間は2級，1級それぞれ80時間であり，1級資格を取得するには合計160時間が必要である．講習会受講の基礎資格は20歳以上であることであるが，1級の資格取得には2級資格取得後おおむね3年が必要である．

資格取得講習会は，(財)日本体育協会によって

図Ⅵ-19 アクティブ80ヘルスプランの概要

アクティブ80ヘルスプラン
（疾病の発生予防，健康度アップを中心としたトータルヘルスプラン）

栄養
・第4次国民栄養所要量策定（63年度予算）
・栄養士，管理栄養士の設置促進
・食生活改善推進員の養成
・加工食品の栄養成分表示制度の普及推進
　等

運動
（マンパワーの養成）
・健康運動指導士の養成
　公的部門：63年度予算
　民間部門：63年3月第1回講習会開講
・運動普及推進員（ボランティア）の育成（63年度予算）
（健康増進施設の整備促進）
・健康増進センター等の整備促進
　国庫補助額のアップ（63年度予算）
・民間活力を活用した優良施設の整備推進
　健康増進施設認定制度の発足（63年春予定）
　社会福祉・医療事業団の融資制度創設（63年度予算）
（運動習慣の普及等）
・社会保険と健康増進施設との連携
・クアハウス利用料の医療費控除（63年度税制改正）
・運動所要量の策定（63年3月予定）
・全国健康福祉祭の開催（63年秋予定）

休養
・休養のあり方に関する研究
・こころの健康づくり推進事業推進

（川尻[15]）

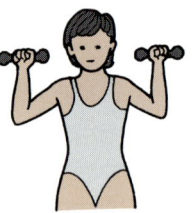

図Ⅵ-20 健康増進施設認定制度・認定の手順

認定の手順
① 申請者から指定調査機関に対する調査の依頼
② 指定調査機関による調査の実施
③ 指定調査機関による調査書の作成交付
④ 厚生大臣に対する認定申請
　（調査書及びその他の申請書類の添付）
⑤ 厚生大臣による認定及び官報告示
⑥ 認定施設に対するマーク使用の許可

認定の流れ図

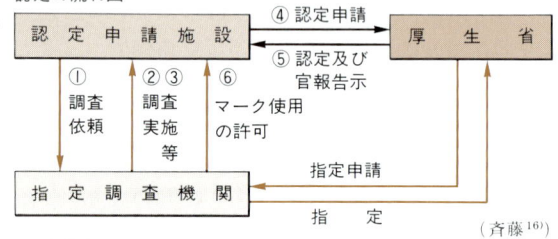

認定申請施設 ←④認定申請→ 厚生省
　　　　　　　　⑤認定及び官報告示
①調査依頼　②③調査実施等　⑥マーク使用の許可
　　　　　　　　　　　　　　指定申請
指定調査機関 ←指定─ 厚生省

（斉藤[16]）

表Ⅵ-11 健康運動指導士 講習内容および講習時間

科目名	単位数 講義	単位数 実習	内容
健康管理概論	2		健康の概念，健康管理法，メディカルチェック
運動生理学	12		概論，呼吸循環系，エネルギー代謝，消化器系，内分泌系，筋肉系，神経系，血圧，体温調節，疲労と休養
栄養と運動	8		栄養学の基礎，栄養と運動の相互関係，体重調節
機能解剖とバイオメカニクス	6		骨・筋・関節・靭帯の特性と働き，各運動のバイオメカニクス
発育・発達・老化	2		発育・発達の概論，老化の過程と生体の構造と機能変化
成人病とその予防	8		成人病発症のメカニズム，成人病予防のための運動と栄養
運動負荷試験，心電図	5		心電図の基礎，安静時及び運動負荷時の心電図，運動負荷試験の手順，目的・評価・中止基準
運動負荷試験実習		6	運動負荷時の心電図，いろいろな運動負荷試験の手順
運動障害と予防	6		内科的障害と予防，整形外科的障害と予防
健康づくり運動の理論と実際	10	7	健康づくりの運動の原則と効果，エアロビック運動，ストレッチング，準備運動と整理運動，補強運動，高齢者の運動指導
運動指導の心理学的基礎	4		運動指導のための行動心理学，グループダイナミックスの基礎，生活様式を変えさせるカウンセリング
運動プログラムの管理	2		運動プログラム作成の基礎，運動プログラムの実施と評価，運動プログラムの管理手順
肥満の判定と評価基準	2	2	体構成の測定，肥満の判定と評価，エネルギー消費と摂取量の推定法，栄養計算
ストレス管理法	2		ストレスと成人病，ストレス解消法
体力測定と評価	4	4	概論，形態，体構成，柔軟性，筋力，筋持久力，パワー，全身持久力，調整力測定法，評価
救急処置	2	2	心肺機能蘇生術，緊急体制，内科的救急処置，外科的救急処置
合計	75	21	1単位90分

（隅山[17]）

実施されており，2級は少年スポーツ指導員講習会，1級は少年スポーツ上級指導員講習会として実施されている．

2．厚生省のアクティブ80ヘルスプラン

1）制度の概略　　　　　　　（図 VI-19, 20）

厚生省は，従来の感染症から，がん・心疾患・脳血管疾患といった成人病への疾病構造の変化，健康と病気は連続的な概念としてとらえ生理的な面以外にも精神的な面にも考慮する必要があるという健康観の変化，労働・家庭生活面における機械化の進展による慢性的な運動不足や栄養摂取過多や週休2日制の導入により健康づくりに対する暇と費用の増加といった国民生活の変化に対応して，昭和63年4月から第二次国民健康づくり対策「アクティブ80ヘルスプラン」をスタートさせた．

これは，人生80年を健やかで充実したものとするには，若いうちから継続的に健康度のアップをはかっていくことが大切であるとの考えのもとに運動習慣の普及を中心として「栄養・運動・休養」のバランスのとれたライフスタイルの確立を推進するものである．

この制度の推進に対して，公衆衛生審議会に「運動と健康に関する専門委員会」を設置し，どのような運動が健康増進につながるかとともに，その実践指導に当たる者のあり方を検討し，昭和62年8月26日公衆衛生審議会は「健康づくりのための運動指導者養成」について，また，昭和63年9月14日に「健康づくりのための運動の実践指導者養成の在り方」を厚生大臣に対し意見具申した．これを受けた指導者が「健康運動指導士」「健康運動実践指導者」である．

また，公衆衛生審議会は昭和63年3月11日厚生大臣に「運動等を通じて健康づくりを行う施設（健康増進施設）の在り方」について意見具申したのを受け厚生省では，昭和63年11月29日付けで「健康増進施設認定規程」を公布した．

つまり，健康運動指導士の主たる活動の場が「健康増進施設」であり，「健康増進施設」は，安全で効果的な運動等が行われ，すべての国民の健康増進に資するための施設となるわけである．

近年，国民の健康志向とともに，健康づくりへの関心も高く，健康づくりを売りものにした商業スポーツ施設の進出が顕著である．行政としては，このような民間活力を健康づくりに結びつけていくことが必要であり，施設の機能，人的構成，施設および設備に関する要件を明らかにし，質的に一定の基準を満たした施設に厚生大臣の認可を行い，国民の健康づくりに資する施設の整備を促進することとした．健康増進施設の施設類型は，アスレヘルス型（健康運動施設）とクアハウス型（温泉利用施設）の2タイプが「健康増進施設認定規程」によってあげられている．

以上のように，健康運動指導士・健康運動実践指導者・健康増進施設は，アクティブ80ヘルスプランの中に位置づけられ，健康増進行政のますますの推進をはかることとなった．

なお，昭和63年度の税制改正により，疾病治療のためにクアハウスを利用した場合の対価の医療費控除については，認定施設の利用に限って，実現している．

2）アクティブ80ヘルスプランに位置づけられた運動指導者

(1) 健康運動指導士　　　　　　（表 VI-11）

厚生省では，人生80年時代のヘルスプラン（国民の健康づくり政策）として，昭和63年度より，「アクティブ80ヘルスプラン」を推進している．健康づくりの3要素として栄養，運動，休養をあげ，これらのバランスのとれたライフスタイルの確立を目標として，とくに運動習慣の普及に重点を置いて各種施策を講じている．

その後昭和63年9月には，アクティブ80ヘルスプランの中に位置づけられる運動指導者のあり方についてとりまとめた意見を受けて，運動指導者の資格として，「健康運動指導士」が養成されることとなった．

健康運動指導士は，治療の一環としての運動（運動療法）または，競技としての運動の指導を行う者ではなく，呼吸・循環器系の生理機能の維持・向上をはかることにより，動脈硬化，心臓病，高血圧等の成人病を予防し，健康水準を保持・増進

表VI-12 健康運動実践指導者 講習内容および講習時間

科目名	単位数 講義	単位数 実習	内容
健康管理概論	2		・健康づくりの運動，健康の概念，健康管理 ・成人病とその予防，メディカルチェック
運動生理学	2		・エネルギー出力系 ・筋・神経系
機能的解剖学	2		・心臓，血管，呼吸器の構造と機能 ・骨格，筋の構造と機能
発育，発達と老化	1		・発育，発達の概論，老化の過程と生体の構造と機能変化
栄養と体重調節	2		・栄養学の基礎知識，成人病予防と栄養 ・運動，栄養と体重調節
健康づくりと運動プログラム	2		・トレーニングの原則と効果，ウォーミングアップとクーリングダウン ・運動プログラムの基本的考え方
運動指導の心理学的基礎	1		・運動指導のための行動心理学，グループダイナミックス，カウンセリング技術
運動障害と予防	2		・内科的障害 ・整形外科的障害，テーピング
エアロビック運動の理論と実際	2	8	・エアロビックダンス（3単位） ・水泳，水中運動（3単位） ・ジョギング ・ウォーキング
ストレッチングの理論と実際		1	・ストレッチング
補強運動の理論と実際		3	・体操 ・ウエイトトレーニング ・サーキットトレーニング
体力測定と評価	1	2	・理論，形態・体力測定の実際と評価
救急処置		2	・心肺機能蘇生術，内科系救急処置，外科系救急処置
合計	17	16	

注：1単位90分

(隅山[17])

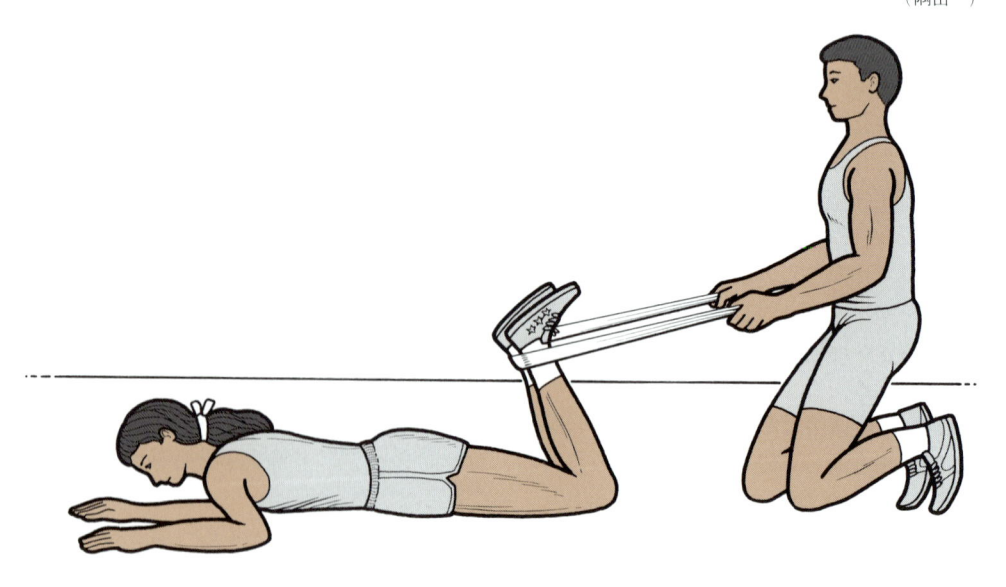

するという観点から，医学的基礎知識，運動生理学の知識などに立脚しつつ，個人個人の身体の状況に適した運動プログラムを提供できる知識・技能を有する運動指導者として位置づけられる．

また，健康運動指導士の主たる活動の場が「健康増進施設」であり，健康づくりのために運動をしたいという人のために安全，かつ有効な機会を提供する施設である．

健康運動指導士の指導する運動は，成人病の予防の効果をもつ運動や身体の適応力や抵抗力を高め，積極的な健康体をつくり，老化をゆるやかなものとすることに効果のある運動が求められる．このような効果は，全身持久力と深い関係をもっているため，全身持久力の向上に役立つもの，すなわち有酸素運動(エアロビクス)がよいとされている．

さて，運動指導の内容は，対象者が安全かつ効果的に運動を行うための運動プログラムを作成することが重要であり，個人に適切な運動の種類，量，頻度，1回当たりの時間等を，健康づくりに有効でかつ危険性のない運動プログラムとして作成する必要がある．

対象者は，健康運動指導士が作成した運動プログラムに従って運動を実践することで安心して健康づくりに励めることになる．

受講資格は，次のとおりである．

① 保健婦または管理栄養士の資格を有している者

② 4年制体育系大学(教育学部体育系学科を含む) および医学部保健学科卒業生（卒業見込みを含む．以下同じ）

③ 看護婦・士，理学療法士，作業療法士，または臨床検査技師の資格を有している者であって4年制大学卒業者または資格取得後1年以上運動指導に従事した経験のある者

④ 栄養士，准看護婦・士，あん摩マッサージ指圧師，はり師，きゅう師，または柔道整復師の資格を有している者であって，4年制大学卒業者または資格取得後2年以上運動指導に従事した経験のある者

⑤ 体育系短期大学，または，体育系専修学校（2年制）卒業者であって，卒業後2年以上運動指導に従事した経験のある者

⑥ ②に掲げる大学以外の大学（4年制）または体育系専修学校（1年制）の卒業者であって卒業後3年以上運動指導に従事した経験のある者

⑦ 5年以上運動指導に従事した経験のある者

⑧ 健康運動実践指導者の資格を有する者であって，資格取得後1年以上運動指導に従事した経験のある者

⑨ ①から⑧までと同等以上の能力を有すると認められる者

資格取得の講習会は，講義76単位，実習20単位の合計96単位であり，講習時間は144時間になる．「健康運動指導士」の養成事業は，（財）健康・体力づくり事業財団が講習会を行っており，講習会に関わる事務に関しては（財）日本健康スポーツ連盟が行っている．

(2) 健康運動実践指導者　　　　　（表VI-12）

健康づくりのための運動を安全，かつ効果的に進めるためには，対象者の特性を把握し，運動プログラムを設定する健康運動指導士に加え，これと連携して健康づくりのための運動を適切に実践指導するための指導者が必要である．

健康運動実践指導者は，健康運動指導士と連携をとりながら各種運動種目に関する実践的な指導を行い，対象者の健康づくりを援助することが役割となる．

つまり，健康運動指導士の作成した健康づくりを目的とした運動プログラムを運動を行う者の健康状態，技術水準，体力等の相違に応じ，具体的な運動として実践指導を行う運動指導者である．

資格取得に必要な講習内容は，講義が17単位，実習が16単位で合計33単位，49.5時間を受講しなければならない．健康運動指導士の講習に比べて各種運動種目に関する理論と実際についての講習と実習の比重が増しているところに特色がある．

受講資格は次のとおりである．

① 体育系短期大学または体育系専修学校（2年制）もしくはこれと同等の学校の卒業者（卒業見込みを含む）

② 3年以上運動指導に従事した経験のある者

図VI-21　職場における健康づくりの背景

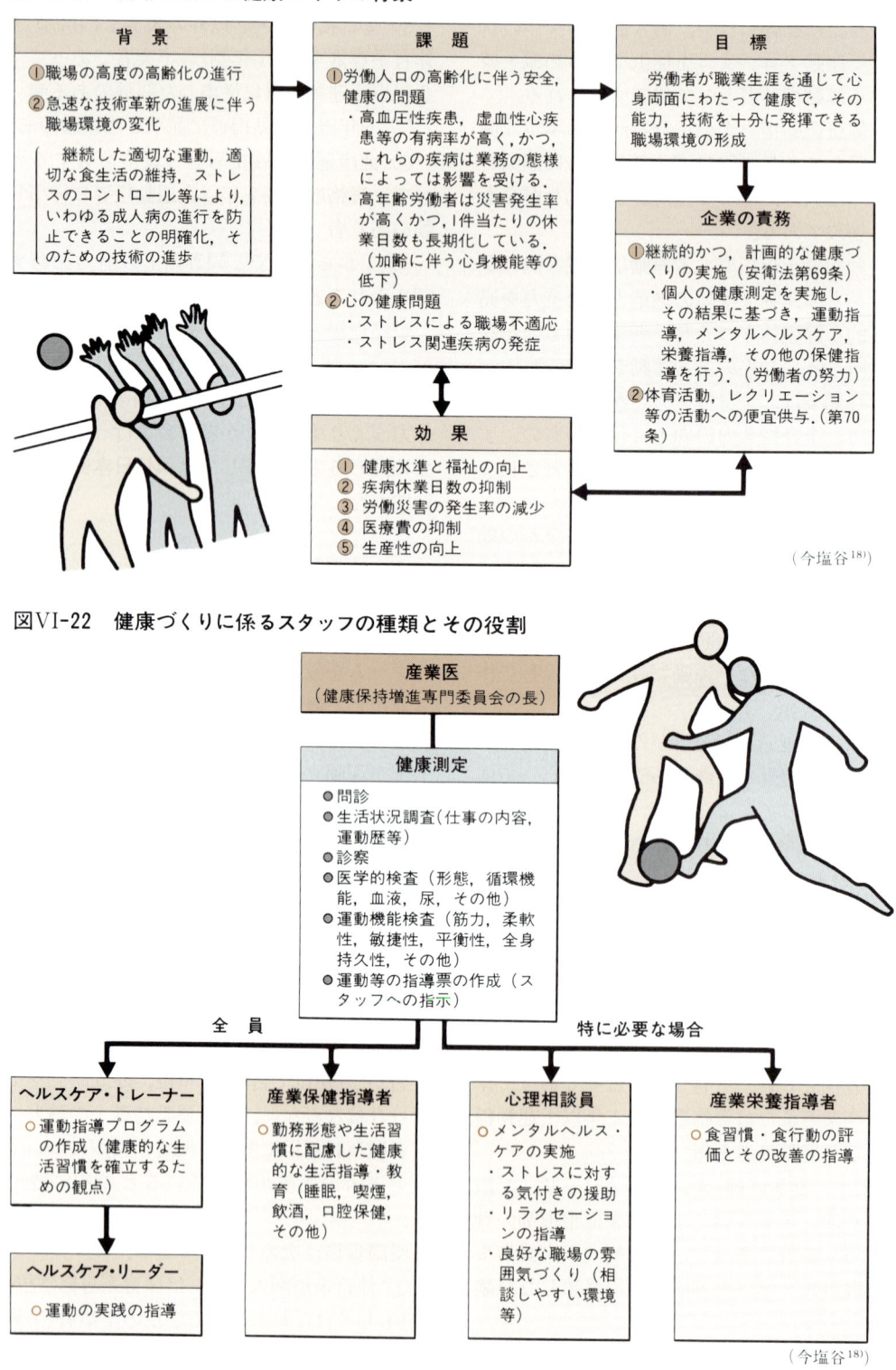

背景
① 職場の高度の高齢化の進行
② 急速な技術革新の進展に伴う職場環境の変化

継続した適切な運動，適切な食生活の維持，ストレスのコントロール等により，いわゆる成人病の進行を防止できることの明確化，そのための技術の進歩

課題
① 労働人口の高齢化に伴う安全，健康の問題
・高血圧性疾患，虚血性心疾患等の有病率が高く，かつ，これらの疾病は業務の態様によっては影響を受ける．
・高年齢労働者は災害発生率が高くかつ，1件当たりの休業日数も長期化している．
（加齢に伴う心身機能等の低下）
② 心の健康問題
・ストレスによる職場不適応
・ストレス関連疾病の発症

目標
労働者が職業生涯を通じて心身両面にわたって健康で，その能力，技術を十分に発揮できる職場環境の形成

企業の責務
① 継続的かつ，計画的な健康づくりの実施（安衛法第69条）
・個人の健康測定を実施し，その結果に基づき，運動指導，メンタルヘルスケア，栄養指導，その他の保健指導を行う．（労働者の努力）
② 体育活動，レクリエーション等の活動への便宜供与．(第70条)

効果
① 健康水準と福祉の向上
② 疾病休業日数の抑制
③ 労働災害の発生率の減少
④ 医療費の抑制
⑤ 生産性の向上

(今塩谷[18])

図VI-22　健康づくりに係るスタッフの種類とその役割

産業医（健康保持増進専門委員会の長）

健康測定
● 問診
● 生活状況調査（仕事の内容，運動歴等）
● 診察
● 医学的検査（形態，循環機能，血液，尿，その他）
● 運動機能検査（筋力，柔軟性，敏捷性，平衡性，全身持久性，その他）
● 運動等の指導票の作成（スタッフへの指示）

全員 ／ 特に必要な場合

ヘルスケア・トレーナー
○ 運動指導プログラムの作成（健康的な生活習慣を確立するための観点）

ヘルスケア・リーダー
○ 運動の実践の指導

産業保健指導者
○ 勤務形態や生活習慣に配慮した健康的な生活指導・教育（睡眠，喫煙，飲酒，口腔保健，その他）

心理相談員
○ メンタルヘルス・ケアの実施
・ストレスに対する気付きの援助
・リラクセーションの指導
・良好な職場の雰囲気づくり（相談しやすい環境等）

産業栄養指導者
○ 食習慣・食行動の評価とその改善の指導

(今塩谷[18])

③ ①または②と同等以上の能力を有すると認められる者

「健康運動実践指導者」の養成事業は，(財)健康・体力づくり事業財団が講習会を行っており，講習会に関わる事務に関しては(社)日本エアロビックフィットネス協会が行っている．

3．労働省のトータル・ヘルス・プロモーション・プラン

1）制度の概要　　　　　　　（図 VI-21，22）

労働者の高齢化に伴って，成人病の有病率の上昇による疾病休業日数の増加をもたらし，労働災害の発生率も増加させている．また，技術革新の進展による労働環境の変化は，ストレスによる職場の不適合をもたらしつつある．

働く人の健康保持増進をはかるための健康確保推進事業は，中央労働災害防止協会を事業主体として推進されてきており，昭和52年から中高年齢者の健康づくり運動（SHP＝シルバー・ヘルス・プラン）を検討し，昭和54年からこの運動を展開してきた．

昭和63年10月1日より労働安全衛生法の改正に伴い，労働省と中央労働災害防止協会では，シルバー・ヘルス・プランを発展させ，新たに全労働者を対象とした「心とからだの健康づくり（Total Health Promotion Plan＝略称THP）」を展開することとなった．

この健康づくりを実施することにより，労働者の健康水準の向上による疾病休業日数の減少，労働災害の発生率の減少，医療費の抑制，職場の活性化が期待される．

トータル・ヘルス・プロモーション・プランは，国（労働省）の定める健康づくりのための指針等の基本的事項に基づき中央労働災害防止協会が国からの補助を受けて実施しており，産業医，ヘルスケア・トレーナー，ヘルスケアー・リーダー，心理相談員，産業栄養指導者，産業保健指導者の6種類の指導者が産業医をチームの長とした集団指導体制によって健康づくりを推進している．

また，産業医の健康測定研修をはじめ，ヘルスケア・トレーナー，ヘルスケアー・リーダー，心理相談員，産業栄養指導者，産業保健指導者の6種類の指導者の養成研修も中央労働災害防止協会が実施している．

さらに，昭和64年度からは，事業者が行う健康づくり活動に要した費用について，一定の助成を行うことや事業所または健康づくりサービス機関への，健康測定用機器，運動用機器の整備についての一定の助成を行っている．

事業者が健康づくり事業に対して助成を受けようとする場合には，6種類の指導者が中央労働災害防止協会の行う指導者養成研修を修了し，登録をすることが前提条件となっている．

しかし，この健康づくりのスタッフを企業内に確保し，従業員の健康の保持・増進をみずから実施できる企業は大手の一部のみであり，中小の企業においてはスタッフを抱えることは困難である．そこで労働省は，この施策を推進するために企業外健康保持増進サービス機関を認定し，この事業を委託することを推奨している．このサービス機関には2種類あり，1つは健康づくりの6名のスタッフがそろっており，健康測定をはじめ，健康指導のすべてを行う機関であり，もう1つはヘルスケア・トレーナー，ヘルスケアー・リーダーがいて企業の産業医と連携をはかりつつ運動の指導を実践する機関である．

いずれのサービス機関の認定も中央労働災害防止協会が行っているが，商業スポーツ施設は，ヘルスケア・トレーナー，ヘルスケアー・リーダーを養成し常駐させることで労働者に対して外部のサービス機関となることができる．そのため，各指導者養成の需要が増大している．

2）トータル・ヘルス・プロモーション・プランの運動指導者　　　　　　　（表 VI-13）

トータル・ヘルス・プロモーション・プランは，前述のとおり産業医をチームの長とした集団指導体制によって健康づくりを推進していこうとするものであり，産業医，ヘルスケア・トレーナー，ヘルスケア・リーダー，心理相談員，産業栄養指導者，産業保健指導者の6種類の指導者が存在するが，ここでは運動の指導に携わる指導者の

表VI-13 ヘルスケア・トレーナー，ヘルスケア・リーダー 講習内容および講習時間

(単位：時間)

分野	科目	産業医	ヘルスケア・トレーナー	ヘルスケア・リーダー	心理相談員	産業栄養指導者	産業保健指導者
1. 労働衛生行政	①健康確保施策の基本的考え方	1.0	1.0	1.0	1.0	1.0	1.0
2. 健康確保総論	①企業における健康確保活動	1.0	1.0	1.0	1.0	1.0	1.0
	②企業内健康確保計画の評価		1.0				
3. 労働衛生	①労働衛生概論	1.0	1.0	1.0	1.0	1.0	1.0
	②企業における衛生管理		3.0				
	③労働生活と健康		3.0				2.0
4. 健康測定	①健康測定と考え方	1.0	1.0	1.0	1.0	1.0	1.0
	②運動負荷試験の理論	2.0	1.5				
	〃 実際	3.0	3.0				
	③心電図検査の基礎知識		1.0				
	④呼吸機能検査の基礎知識		1.0				
	⑤血液生化検査の基礎知識		1.0				
	⑥運動処方と個人指導票の作成	2.0	1.5				
5. 運動の基礎科学	①運動と加齢		3.0				
	②運動生理	3.0	9.0	2.0		1.0	1.5
	③運動機能検査の理論		1.0	1.5			
	〃 実際		1.5				
	④トレーニング理論		4.0				
	⑤運動の心理		3.0				
6. 心理指導	①心理相談員の役割				1.0		
	②心身医学・精神医学				3.0		
	③産業ストレス	1.0	1.0	1.0	2.0	1.0	2.0
	④面接技法（含 演習）		4.5				
	⑤産業集団におけるグループダイナミックス		4.5	1.0	1.5		1.5
7. 栄養指導	①食生活と健康	1.0	2.0	1.0		2.0	1.0
	②栄養指導論					1.0	
	③給食管理					1.0	
	④運動と栄養		1.0			1.0	
8. 安全対策・救急処置	①医事法制		1.0				
	②運動負荷試験中に起こりやすい事故とその対策	2.0	1.5				
	③運動指導の安全対策		1.5				
	④スポーツ障害（外科・内科）		3.0				
	⑤外科的救急処置（含 実習）		3.0				
	⑥内科的救急処置（含 実習）		3.0				
	⑦救急処置（含 実習）				3.0		
9. 運動指導	①健康確保と運動		1.5				
	②諸外国の事例		1.5				
	③運動プログラムの実際		6.0	1.0			
	④健康確保のための運動方法（実習，演習）						
	1. 体操Ⅰ		6.0	1.5			
	2. 体操Ⅱ		4.5	1.0			
	3. 体操Ⅲ		4.0				
	4. ウォーキング＆ジョギング		2.0	1.0			
	5. サイクリング		1.5				
	6. スイミング		1.5				
	7. サーキット・エクササイズ		4.5	1.5			
	8. ダンス		3.0				
	9. ストレッチング		4.5				
	10. スポーツ・マッサージ		3.0				
	11. リラクセーション		4.5	1.0			
	12. 日常生活でできる運動の工夫	1.0 (分割)	3.0		1.5 (分割)	1.0 (分割)	1.5 (分割)
	⑤健康確保とレクリエーショナルゲーム		6.0	3.0			
	⑥健康確保と野外活動		12.0				
	⑦運動指導の評価		1.5				
10. 健康教育	①健康教育の考え方	1.0	2.0	1.0	1.0	1.0	1.0
	②企業における健康教育（各社の事例を中心として）		2.0				
	③生活指導プログラム						2.0
	④口腔保健						
11. 研究討議	①施設研究（視察）		6.0				
	②事例研究および意見交換（各社の事例を中心として）	2.0	6.0	4.0	2.5	2.0	3.0
総時間数		22.0	154.0	28.5	16.5	16.0	20.5

(今塩谷[18])

資格として，ヘルスケア・トレーナーとヘルスケア・リーダーについて解説する．

(1) ヘルスケア・トレーナー

ヘルスケア・トレーナーは，産業医の行う健康測定の結果に基づき作成された指導票の指示に従って，個々の労働者に対し，個人の趣味に配慮するとともに，どのような職場環境にあっても手軽に実行可能な運動の種類，質，量などを示した具体的な運動プログラムを作成し，みずからが運動の実践を行い，またはヘルスケア・リーダーに対し運動の実践指導を行う運動指導者である．

ヘルスケア・トレーナーの行う運動指導は，みずからの健康状態にあった適切な運動を，ライフスタイルに合わせて日常生活に取り入れ，健康的な生活習慣を確立するために必要な実際的な運動方法を取得させることを目的としている．したがって，いつでもどこでも実行可能な運動を中心とするプログラムを組み，各種の運動方法を具体的に示し，みずから運動を行わせるとともに，運動の実施に当たっては，安全に関する留意事項を理解し，運動する者に十分な教示ができるように，知識・技術を身につけることが重要である．

主な講習内容は，健康測定・運動指導・栄養指導・メンタルヘルスケア・保健指導などについての基礎知識と具体的な運動プログラムの作成，指導に必要な知識・技術の修得をめざした内容となっている．

受講資格は，学校教育法の大学で保健系，体育系の正規の学科を修めて卒業した者，ならびにヘルスケア・リーダーとしての実務経験を3年以上有する者，およびこれらと同等以上の資格を有すると認められた者であり，資格取得講習の総時間は154時間，講習期間は23日間を費やして行われている．

(2) ヘルスケア・リーダー

ヘルスケア・リーダーは，ヘルスケア・トレーナーが作成した運動指導プログラムをヘルスケア・トレーナーの指示のもとに，具体的に現場で個々の労働者に対し運動実践の指導および援助を行う指導者である．

各職場ごとに選任されていることが望ましく，各職場に多くいることが健康保持増進対策を計画的に，かつ継続的に進めるために重要である．

受講資格は18歳以上の者であり，資格取得のための講習は，ヘルスケア・トレーナーの講習内容に比べ運動実技中心の傾向をもち，総時間数は，28.5時間（宿泊コースは4日間，通所コースは，5日間）で実施されている．

4．その他の指導者

地域における社会体育の実践現場においては，スポーツ指導者の資格制度との関係は明らかでないものの，社会体育の推進母体（組織）に対応した指導者の存在が見られる．

ここでは，市町村行政体に着目し，社会体育担当職員，スポーツ主事，体育指導委員の現状と問題点について触れていくことにする．

1）社会体育担当職員　　　（表VI-14）

市町村教育委員会の社会体育担当職員は，行政体の中でも住民に直接的に結びついている存在である．したがって，職務への姿勢や社会体育に対する考え方によって，住民のスポーツ活動に大きな影響を与えるものとなっている．重要な立場にあるだけに，多くの問題も残されているというのが現状であろう．

いちばん大きな問題は，社会体育の専門家ではないことである．文部省の昭和61年の調査によると，全国市町村担当職員11,854人（専任職員7,496人）のうち，保健体育教員免許状を所有する職員は1,901人（15.3％）で，1,334人（17.8％）は専任職員である．

保健体育教員免許状所有者が必ずしも社会体育の専門家とはいえないが，一般行政職員として社会体育を担当している職員の比率がきわめて高い現状にある．しかも，人事配置は本人の希望を聞かず，一方的に行われる傾向にあるものと考えられる．また，職員の専門的な研修の機会が特別に設けられていることも少ないものと考えられ，行政体の大きな課題といってよいであろう．

表VI-14　社会体育行政職員の現状

単位：人

種　　　別	専任職員	兼任・非常勤職員	合　　計
市町村社会体育担当職員	7,496	4,349	11,845
保健体育教員免許状　所有者	1,334	567	1,901
非所有者	6,162	3,782	9,944
派遣社会教育主事（スポーツ担当）	500	96	596
体育指導委員		55,865	55,865

（文部省[19]）

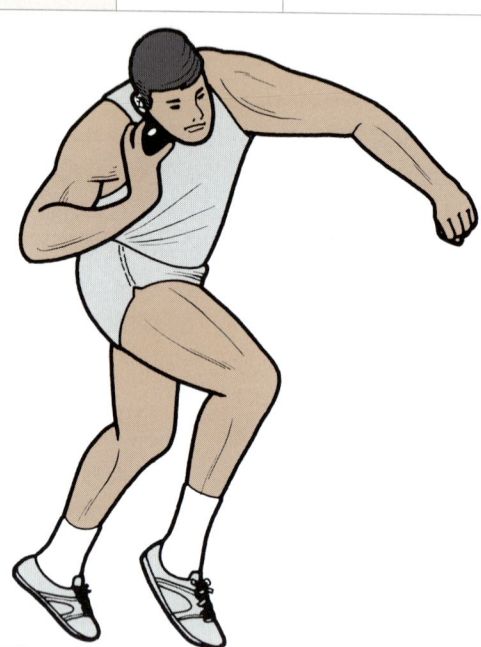

図VI-23　体育指導委員の人数

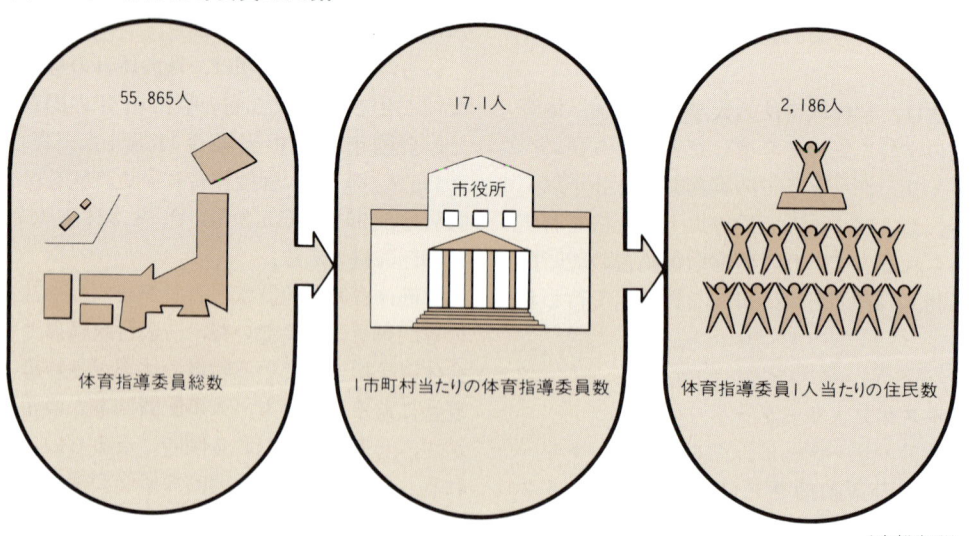

55,865人	17.1人	2,186人
体育指導委員総数	1市町村当たりの体育指導委員数	体育指導委員1人当たりの住民数

（文部省[19]）

2) スポーツ主事

正式名称を「派遣社会教育主事(スポーツ担当)」といい，市町村における社会体育・スポーツの振興をはかるため，一定年限市町村に派遣され，当該市町村の社会体育の企画・立案，指導助言を目的として，昭和50年度から発足した制度である．

この制度は市町村の求めに応じて，都道府県教育委員会事務局職員として，国庫補助のもとに市町村教育委員会に派遣されるもので，すべての市町村に配置を義務づけられているものではない．

前述の調査によると，596人が派遣されており，そのうち500人が専任職員として勤務している．

発足から数年が経過した昭和54年の調査によると，その選考の方法や資格，職務内容の実情，さらには身分・待遇など，いろいろな問題を抱えていた．

3) 体育指導委員　　　　　　　　(図 VI-23)

体育指導委員は，スポーツ振興法に位置づけられた，わが国における唯一の直接的なスポーツ指導者である．

主な職務は，スポーツ振興法第19条に示されているように，「市町村におけるスポーツ振興のため，住民に対しスポーツの実技指導，その他スポーツに関する指導・助言を行うこと」であって，地域における第一線の指導者として位置づけられている．したがってその活動は，社会体育振興上重要な役割を持っている．

しかしながら体育指導委員の身分は，専任職員ではなく，市町村教育委員会の非常勤公務員とされている．

非常勤職員としての身分，つまり本職とは別の任務としてスポーツ指導を行うわけで，きわめて大変な立場にあるといえよう．意欲的に活動しようとすればするほど，時間と労力の負担は多大なものになるとともに，体育指導委員1人当たりの住民数も全国平均で2,186人と大変に多いのが現状である．

このような体育指導委員制度には，当然のことながら改善すべき点が数多くみられる．その最大のものは，待遇の改善にある．年に1～2万円の報酬のところが多く，改善の望まれるところである．そのほかにも，選考の方法や活動のあり方など，検討すべき余地が残されている．

「VI 社会体育の面からみた運動」の図表に引用した文献

1) 労働省:毎月勤労統計調査.1992.
2) 総理府広報室:体力・スポーツに関する世論調査.1992.
3) (財)余暇開発センター:レジャー白書'93.1993.
4) (財)余暇開発センター:レジャー白書'94.1994.
5) 総務庁:社会生活基本調査.1991.
6) 文部省:体育・スポーツ施設現況調査報告.1985.
7) 高橋和敏,今村義正:社会体育とその指導.東海大学出版会,1976,p.49
8) 保健体育審議会:21世紀へ向けたスポーツの振興方策について.1989.
9) 文部省体育局監修:体育・スポーツ指導実務必携 平成5年版.ぎょうせい,1993.
10) 粂 野豊,佐伯聰夫編:現代スポーツ指導者論—その社会学的見方・考え方—.ぎょうせい,1988.
11) (財)日本体育協会編:C級スポーツ指導員養成講習会(共通科目)教本.(財)日本体育協会,1992.(地域におけるスポーツ行政)
12) 大鋸 順:社会体育指導者資格付与制度の現況.日本体育学会体育管理専門分科会会報,No.23:15～31,1987.
13) 丸山哲郎:スポーツプログラマー1種養成講習会について.健康と体力.22(5):p.70～72,1990.
14) 萩原 出:文部大臣認定社会体育指導者養成制度の分野の拡大—レクリエーションに関する指導者,少年スポーツ指導者—.スポーツと健康,26(2):17～20,1994.
15) 川尻良夫:積極プラン「アクティブ80」.月刊体育施設,17(5):3～7,1988.
16) 斉藤 博:「健康運動士」の配備に備え.月刊体育施設,17(5):p.16～21,1988.
17) 隅山正敏:医学的な基礎知識をふくめて〈健康運動指導士,健康運動実践指導者〉.月刊体育施設,18(3):62～68,1989.
18) 今塩谷章:各職場で心身両面の健康づくり〈ヘルスケア・トレーナー,ヘルスケア・リーダー〉.月刊体育施設,18(3):69～73,1989.
19) 文部省:社会体育担当職員等に関する調査.1986.

VII 病気と運動

1章 運動不足の疾病に及ぼす影響/ 303
2章 循環器疾患と運動/ 305
3章 呼吸器疾患と運動/ 311
4章 消化器疾患と運動/ 313
5章 代謝疾患と運動/ 317
6章 骨・関節疾患と運動/ 325
7章 神経・筋疾患と運動療法/ 331

図Ⅶ-1　運動不足症とは

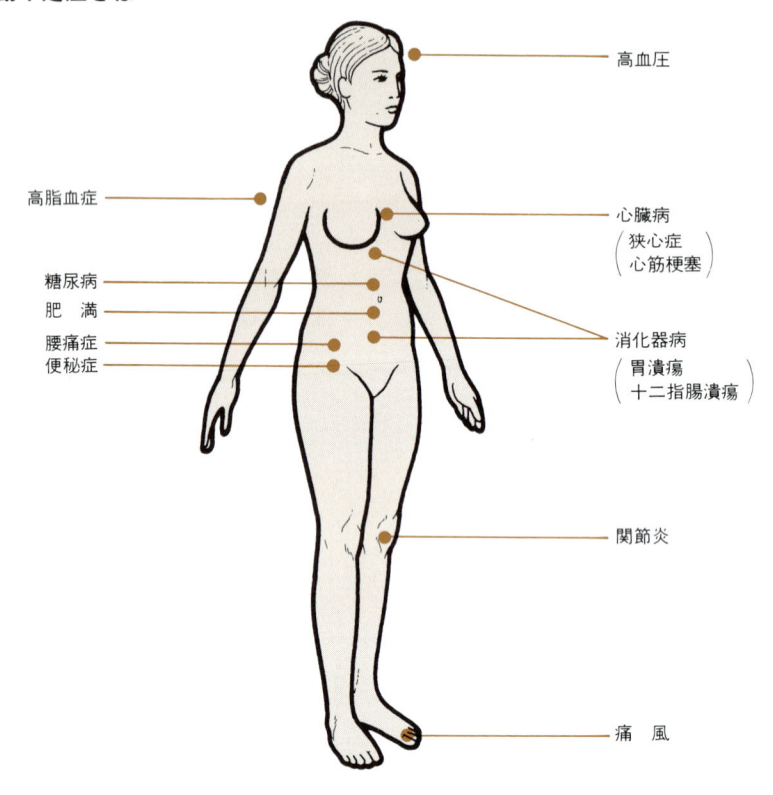

- 高血圧
- 高脂血症
- 心臓病（狭心症／心筋梗塞）
- 糖尿病
- 肥満
- 腰痛症
- 便秘症
- 消化器病（胃潰瘍／十二指腸潰瘍）
- 関節炎
- 痛風

表Ⅶ-1　運動により増加するもの，改善されるもの

増加するもの	改善されるもの
心臓の仕事量	高中性脂肪血症
循環血液量	耐糖能
肺活量	ストレスに対する耐性
HDLコレステロール	調整力・巧緻性
筋力・筋持久力	便通異常
抵抗力	生活の規則性
生きるよろこび	

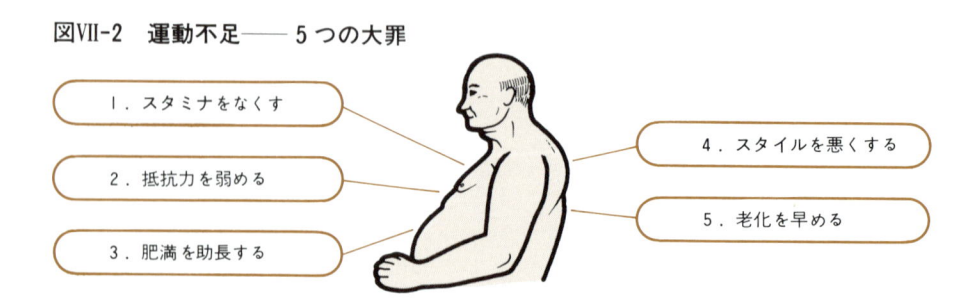

図Ⅶ-2　運動不足——5つの大罪

1. スタミナをなくす
2. 抵抗力を弱める
3. 肥満を助長する
4. スタイルを悪くする
5. 老化を早める

1章　運動不足の疾病に及ぼす影響

1．現代社会と運動不足
　　　　　　　　　　　　（図 VII-1）

　Door to door の車社会，電話の普及，家事労働から職場における労働まで，電化，機械化による著しい省力——このような社会生活の変化は便利さの代償に運動不足時代をもたらしている．

　図VII-1 は，運動不足症としてとらえられる疾病異常を示したものである．こうしてみると，個人個人の生活の中で運動不足のもたらす罪は，計りしれなく大きいものがあるといわねばならない．

　食欲を調節する中枢機構が立派に備わっているのに対して，運動欲を起こさせたり感じさせたりする機構は残念ながら見当たらないようである．それでも，若い世代には思い切りからだを動かしたいという気持や，スポーツをやりたいという意欲がそれなりに認められるが，いわゆる成人病時代といわれる中高年ではその意欲もだんだんに消失してくる．運動をするとかえって体調がくずれるとか，何も運動をしていなくても十分健康体だと自負する人もいるが，確かにひと昔前までのように伝染病を恐れるような時代ではないため，少しぐらい体力がなくても，また抵抗力が減弱していたとしても，通常生活は送れるであろう．

　しかし，どんな優秀な機械でもただ放置して使わなければやがては錆つき，用をなさなくなるのと同様，人体における運動不足の影響も，やがては運動不足症としての疾病を顕症化させるに至るであろうことは想像にかたくない．

2．運動の生理と病理

1）運動の生理効果
　　　　　　　　　　　　（表 VII-1）

　人体の諸機能は使いこなすことで正常な働きを維持する．それは，心臓も肺臓も筋肉も，そして脳神経も絶えず刺激して作動させることこそ最善の使い方であり，それによってこそ，これらの機能はさらに高めうるのが生理的な仕組みだからである．運動をすることで増加するもの，そして改善されるものは表VII-1 に示すごとくである．逆に運動不足では，これらのいずれもが低下ないしは悪化することになる．

2）運動不足があると
　　　　　　　　　　　　（図 VII-2）

　図VII-2 は，運動不足によって招来される5つの大罪を示したものである．"運動不足がスタミナをなくす"というのは，言葉をかえれば体力の低下をきたすということである．

　運動不足イコール肥満というわけではないが，摂取エネルギー量と消費エネルギー量のかね合いからみれば，運動不足が相対的な過食を意味し，肥満の助長因子であることは明白な事実である．肥満度20％以上の状態が存続すると，肥満の存在それ自体が健康のリスクファクターとなり，多くの成人病の発症と増悪を促すことになる．

　運動不足という状態は筋肉の萎縮を招く．腕や肩の筋肉が脆弱化すれば円背（えんぱい）になり，足の筋肉が弱まれば正しい歩行姿勢を維持できなくなる．廃用性萎縮をきたした筋肉組織は徐々に脂肪組織におき変えられ，たとえ肥満体ならずとも，下腹部が出っ張り，腹圧が減少し，腰椎の前彎が強くなる．これをカバーしようとすると当然ひざを曲げざるをえなくなり，がに股を呈するようになってスタイルが悪くなる．

　加齢現象は何人にも避けられない衰退現象であるが，運動のある生活をするかしないかで，5年も10年もの若さに違いが出てくる．加齢現象の速度は暦年齢と必ずしも並行するものではなく，運動者と非運動者でも大きな隔たりが出てくる．体力テストで示される体力年齢もまったく同様である．運動不足の総決算は，運動不足が加齢現象を早め，寿命を短くするということである．そして運動不足のもたらす疾病異常がその背後に存在していることはいうまでもない．

図VII-3 高血圧と運動療法

1. 高血圧症に及ぼす運動の効果

血圧の上昇を招く運動	血圧のコントロールに役立つ運動
● 呼吸停止下で行う運動 ● 急激なアネロビクス運動(100mダッシュなど) ● 強い怒責で行う等張性運動	● 自発的な意志で行う歩行,ジョギング,体操など ● 1回の運動は長時間にわたるよりも 週4回以上を目標に,あせらずじっくり回数を多く行う

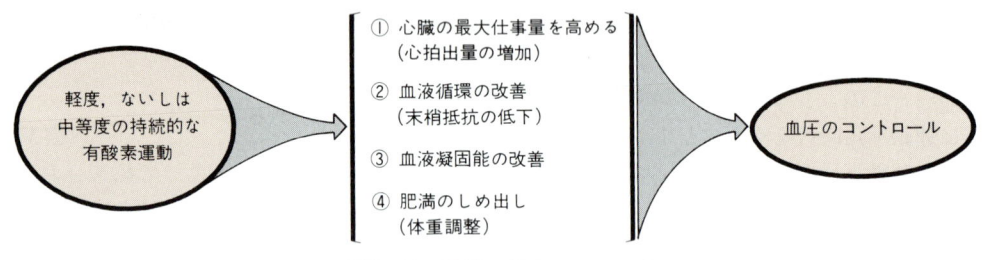

軽度,ないしは中等度の持続的な有酸素運動 →
① 心臓の最大仕事量を高める（心拍出量の増加）
② 血液循環の改善（末梢抵抗の低下）
③ 血液凝固能の改善
④ 肥満のしめ出し（体重調整）
→ 血圧のコントロール

2. 運動が血圧調整に役立つメカニズム

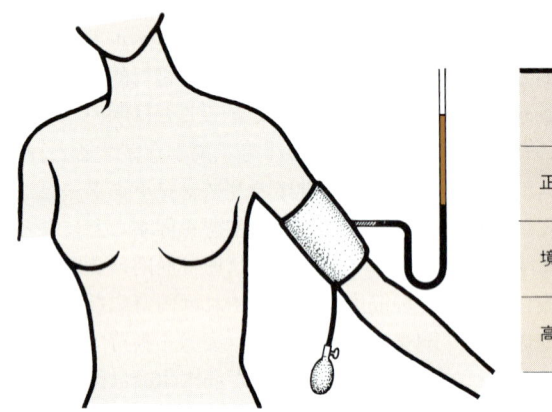

3. 血圧判定の基準（WHO）

	最 高	最 低
正常血圧	139以下	89以下
境界血圧	140〜159	90〜94
高血圧	160以上	95以上

4. 高血圧の分類（WHO）

Stage I	臓器障害のない時期
Stage II	心肥大,眼底動脈狭少,蛋白尿などが出現した時期
Stage III	心不全,脳出血,眼底出血などを生じた時期

5. 高血圧症の種類と運動療法

高血圧症の種類	運動療法の適応
本態性高血圧症	あり
二次性高血圧症	なし
良性高血圧	あり
悪性高血圧	なし

2章　循環器疾患と運動

1．高血圧に対する運動効果

1）血圧と運動　　　　　　（図Ⅶ-3・1）

(1) 血圧の上昇を招く運動

一般に運動を負荷すると，心拍数の増加とともに血圧が上昇する．とくに強度の運動に際しての血圧上昇は250～300 mmHgにも達しうるといわれている．高血圧症の場合，とくに中高年者で動脈硬化の進行が予測される場合には，急激な血圧上昇を避けなければならない．そこで，高血圧症がある場合には図Ⅶ-3・1に示すごとく，呼吸停止下で行う運動，100 mを無呼吸下でダッシュするといったアネロビクス運動，そして，やはり息を詰めて怒責状態で行う等張性運動といった種類のものは，いずれも不適当な種類の運動であり，高血圧症に悪影響を及ぼす可能性の強い運動だということになる．

(2) 高血圧症の改善に役立つ運動

一方，高血圧症の改善に役立ちうる運動は，短期間の効果でとらえるのではなく，長期に継続した結果としてとらえられるべきである．運動の血圧に及ぼす効果を長期的にとらえた成績として，正常血圧者22名と最低血圧95 mmHg以上の35～61歳の高血圧症群23名について，週2回6カ月間ジョギングをさせたアメリカ・カリフォルニア州サンディエゴ大学の報告がある*．まず，正常血圧者では最高血圧に有意な変化がみられなかったのに対して，最小血圧の平均6 mmHgの低下がみられたという．これに対して，高血圧症群では最高血圧で平均13.4 mmHg（159→146 mmHg），そして最低血圧のそれは11.8 mmHg（105→93 mmHg）と低下したとしている．ともあれ，血圧のコントロールに役立つ運動は自発的に，かつ長期に行われることが望まれる．

2）血圧を支配する物理的要因
　　　　　　　　　　　　　（図Ⅶ-3・2）

この図は，運動が血圧調整に役立つメカニズムを示したものである．血圧を支配している物理的要因と運動とが密接に関係しているということがよく理解できるであろう．

血圧はさまざまな因子の影響によって変動するが，その中でも物理的な要因として次の5つの条件のあることを理解しておきたい．

(1) 心臓（ポンプ）から押し出される血液量
(2) 血液量の多寡
(3) 血管の変化（動脈硬化）
(4) 血液の粘度
(5) 末梢血管の抵抗，とくに腎細動脈の硬化

このような物理的な条件は，各種ホルモン，あるいはホルモン用物質の影響を受けるとともに，ストレスやタバコ，塩分のとり過ぎなど，日常生活そのものにも大きく影響されている．運動も，これら物理的要因に直接，間接の影響を及ぼし，血圧の調整に関与しているということになる．

3）高血圧症における運動療法の適応
　　　　　　　　　　　　（図Ⅶ-3・3～5）

高血圧症における運動療法の効用は，高血圧症に続発する各種血管障害の予防，そして高血圧状態そのものの改善という点に求められる．血圧判定の基準（WHO）は図Ⅶ-3・3のごとくであるが，高血圧症によるリスクを防ぐという観点からは境界血圧，ないし軽症高血圧の時点から積極的な運動のある生活がすすめられる．すなわち，図Ⅶ-3・4の高血圧の分類（WHO）で示されているStage Iから血圧のコントロールに役立つ運動を行い，高血圧の病期の進行を防ぐようにしなければならない．

なお，図Ⅶ-3・5は高血圧症の種類からみた運動療法の適用をとりまとめて示したものである．

---

* Boyer, J. L. & Kasch, F. W.: Exercise therapy in hypertensive men. *JAMA*, 211: 1668～1671, 1970.

図Ⅶ-4　運動療法開始前のメディカルチェック

メディカルチェックの進め方
- 血圧
- 脈拍
→ 心電図 → 安静／負荷 → 心エコー／冠動脈造影

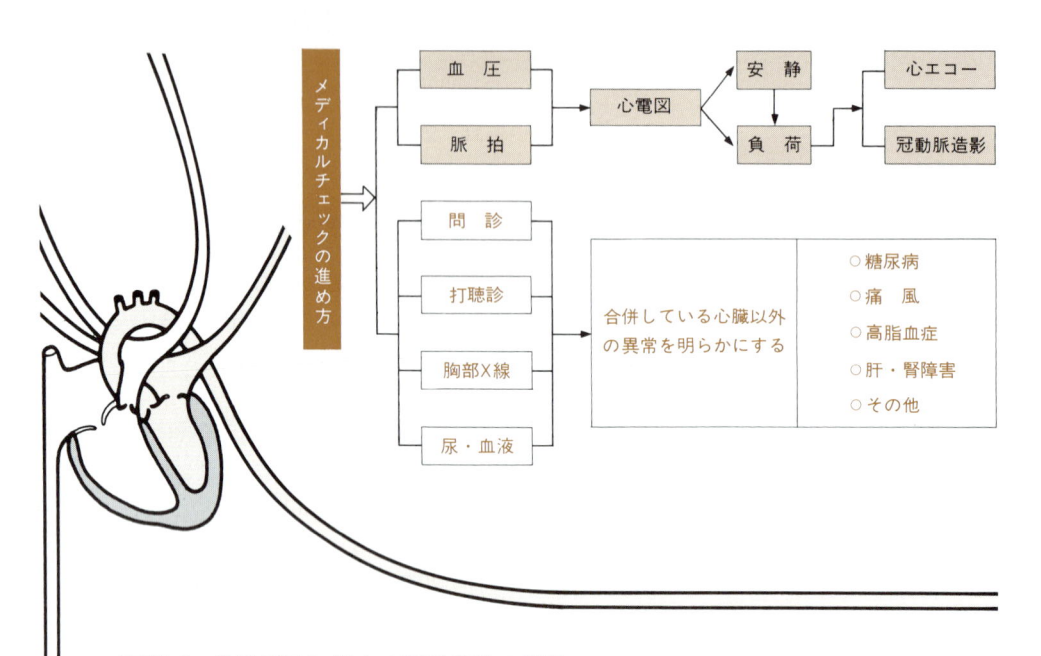

- 問診
- 打聴診
- 胸部X線
- 尿・血液

→ 合併している心臓以外の異常を明らかにする
- ○糖尿病
- ○痛風
- ○高脂血症
- ○肝・腎障害
- ○その他

表Ⅶ-2　危険因子に対する運動療法の効果

危険因子	効果	危険因子	効果
1. 血液脂質の異常		5. 心電図異常	有効
a 高コレステロール	不定	6. 痛風（高尿酸血症）	不定
b 高中性脂肪	有効	7. 喫煙	不定
c 低HDL・コレステロール	有効	8. ストレス	有効
2. 高血圧	有効	9. 欧風化した食パターン	不定
3. 糖尿病	有効	10. 性格・行動（攻撃的・積極的）	不定
4. 肥満	有効		

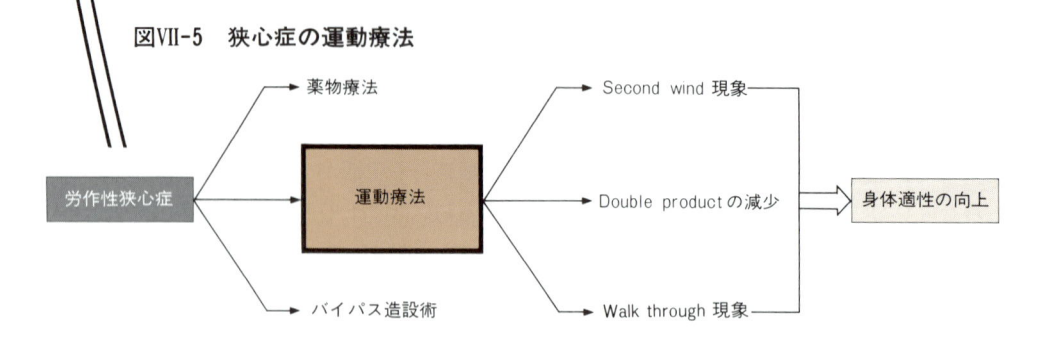

図Ⅶ-5　狭心症の運動療法

労作性狭心症
- → 薬物療法
- → 運動療法
  - → Second wind 現象
  - → Double product の減少
  - → Walk through 現象
  → 身体適性の向上
- → バイパス造設術

2．心臓病の運動療法

現在，心臓病の中で，もっとも重要視されている疾病は冠状動脈の硬化による虚血性心臓病である．わが国における疾病による死因の中でも心臓病によるものが年々確実に増加しており，その多くは虚血性心臓病としての心筋梗塞によって占められている．ガン，脳卒中，心臓病という三大死因のうち，運動不足ととくに関係の深いのが虚血性心臓病である．「心臓死を防ぐためには，運動のある生活を……」ということは，いまや医学の常識でもある．

1）虚血性心臓病の予防を前提に　（図VII-4）

35歳以下の健常者が運動を開始しようとするときには，それほど積極的に体調や心臓血管などの機能を測定しないことが多い．しかし，中高年といわれる年代に達した人が，これから運動を行おうとする場合には，疾病異常の有無にかかわらず必ずメディカルチェックの行われるのが常である．無自覚，無症状のまま隠されていた異常が，運動を行うことによって，突然，顕症化し，運動そのものがリスクとなりうる可能性もあるからである．

図VII-4は，運動療法開始前のメディカルチェックの進め方を示したものである．まず，安静時における血圧，脈拍，心電図検査を行い，必要に応じて運動負荷時の変化を観察する．もし異常がみられた場合には，さらに精密検査を行うこととする．このような心臓血管系を中心とした検査に加えて，心臓以外に合併している身体異常がないかどうかも検索する必要がある．たとえば，糖尿病，痛風，高脂血症といった内分泌・代謝性疾患，さらに肝・腎障害の有無，そのほか呼吸器疾患や消化器疾患についても，スクリーニングという意味での検索を行うべきである．

2）虚血性心臓病のリスクファクター　（表VII-2）

動脈硬化を発生，あるいは進展させる諸条件を，一般にそのリスクファクターとよんでいる．

このリスクファクターは1つよりも2つ，2つよりも3つと，関与する条件が重なり合えば重なり合うほど，動脈硬化に起因する疾病の罹患度と重症度は高まるものと予測しなければならない．

虚血性心臓病のリスクファクターとしては，表VII-2に危険因子として示した10項目のほかに，運動不足はむろんのこと，性別，年齢，家族歴なども含まれてくる．性，年齢，家族歴は，改善を期待しえないリスクファクターとされているが，これらの大部分はライフスタイルを変えること，あるいは運動を積極的に行うことなどによって，改善しうるリスクファクターということができよう．したがって，ここに運動療法の意義もあるわけである．

3）狭心症の治療と運動　（図VII-5）

狭心症における運動療法の位置づけを図に示した．狭心症は胸痛を主訴とし，動脈硬化による冠状動脈の三枝，あるいはその分枝の狭窄，あるいはその攣縮による心筋虚血による症候とされている．通常，狭心症は心筋に対する酸素の需給関係のバランスが崩れた状態で起こってくる．すなわち，労作に伴って心筋の活動が高まり，心臓の酸素需要が増加しているのにもかかわらず，血行不良のため心筋への酸素供給が不足して生ずるもので，このような病態を労作性狭心症という．

労作性狭心症では，冠動脈硬化による狭窄の進行を予防し，側副血行路の新生をはかり，心筋活動の過度の高進を抑制するとともに，冠状動脈の攣縮を防止することが治療上の原則となる．

そのための主な手段は薬物療法で，必要があればバイパス造設術も行われる．運動療法のねらいは，側副血行路の新生につながればという点にある．運動負荷に対応する心臓機能の高進が過度にならないように注意することはもちろんであるが，そのもっとも重要な点は身体活動の効率を高め心臓機能の向上をはかるという点にある．

そのためには，医師の監視の下に，運動療法に際してみられる狭心痛をある程度我慢させて運動を継続させることでその症状の消失をはかり，漸次，さらに高いレベルの運動を負荷していくという方法がとられることもある．これが，いわゆるsecond wind現象であり，walk through現象でも

表VII-3　心筋梗塞の運動療法

1．急性心筋梗塞の診断基準

小　基　準	大　基　準
年齢＞50歳	年齢＞75歳
胸痛の持続＞12時間	薬物療法に応じない不整脈
不整脈：一過性で薬物療法によく応じる（ただし、頻度の少ないPVCやPACは除く）	心停止
うっ血性心不全の既往あり	血圧下降のため昇圧薬の使用を要す
心筋梗塞の既往あり	より広い範囲での梗塞の再発
	明らかなうっ血性心不全
	頻脈の持続＞110分，＞12時間
	ST上昇の持続＞5日

2．急性心筋梗塞の重症度（A～D）

A群	小基準≦1
B群	1＜小基準＜4
C群	小基準≧4　または　大基準＝1
D群	大基準＞1

3．運動療法の開始時期

A　＞　B　＞　C　＞　D

（Dehn, et al.[1]）

表VII-4　心筋梗塞のリハビリテーションプログラム

段　階	0	1	2	3	4	5
活動範囲	絶対安静	能動的臥位（床上）	受動的坐位（床上）	能動的坐位（床上）	能動的坐位（椅子）	室内自由
訓練運動量		受動的四肢屈伸運動　各5回 足の底屈背屈 能動運動 手掌開閉 各5回 1日2回	能動的四肢屈伸運動　各5回 ギャッジによる坐位 30分 ↓ 60分 1日2回	坐位（床上） 30分 ↓ 60分 1日2回	坐位（椅子） 60分 ↓ 90分 1日2回	立位試験 ごくゆっくりと室内歩行 1～2分 ↓ 5分 （1日50m以内） 1日2回

段　階	6	7	8	9	10	11
活動範囲	病棟内自由		院内自由			退院
訓練運動量	15～20m/分 (50～100m) 1日2回	25～30m/分 (200m) 1日2回	35～45m/分 (300m) 1日2回 運動負荷試験 トレッドミル エルゴメーター マスター階段試験（シングル・ダブル）	50～70m/分 (300m) 1日2回	1/2～1階 1日2回	外来管理

（慈恵医大第3内科）

ある．これらは，いずれも心臓機能の適応限界の向上をはかるもので，徐々にこのような過程を進めていくことによって運動による治療効果が高められることになる．

4）心筋梗塞のリハビリテーション
(表VII-3, VII-4)

心筋梗塞のリハビリテーションはまず臨床的な適応が問題となる．しかし，その適応を誤らない限り，早期離床が積極的にすすめられる．表VII-3はDehnらによって提唱されている急性心筋梗塞の重症度判定を基に，心筋梗塞の運動療法の適応と開始時期を示したものである．急性心筋梗塞の50％以上がA群に属するといわれている．運動療法の開始時期はA群ではもっとも早期から，ついでB群でその実施が考慮されることになろう．A, B群の入院期間は2週間から4週間以内であり，リハビリテーションの開始は，すでにCCUに入っているときから開始されるべきであろう．表VII-4は慈恵医大第3内科における急性心筋梗塞のリハビリテーションプログラムである．

(1) 急性期の管理 (表VII-4)

血圧，脈拍，呼吸，体温など，いわゆるバイタルサインが安定した時点で，能動的坐位（床上）を許可し，受動的な四肢の屈伸運動を開始する．能動運動としてはまず手掌の開閉を行わせる．表VII-4の，段階1および2の開始における身体所見としては脈拍数100回/分以下，胸痛がなく，不整脈もないことが望ましい．

発作後1週間以内にギャッジによる坐位ならびに能動的四肢屈伸運動が行える段階にもっていくようにする．この時期にはベッド上での洗面，歯ブラシの使用，さらに食事も介助なしで行わせる．これによって，早期離床への基礎づくりと，病気を克服して立ち直るという自立心の高揚をはかる．

(2) 回復期の管理 (表VII-4)

発作後，1週間以内に，胸痛など自覚症状の消失，同時に臨床検査所見としてGOT, CPKの正常化，心電図上ST上昇の回復，冠性Tの出現などがみられるようになれば，この時期から回復期のリハビリテーションを行うようにする．表VII-4の段階3〜5がその期間に相当する．ここでは能動的坐位(床上)から室内歩行までが許可される．

患者自身によってもチェックできる運動負荷の軽重の指標としては，脈拍数の測定がすすめられる．運動負荷による脈拍数の増加の指標は安静時の20拍増とし，訓練を重ねながら徐々に運動量を増加していくようにする．

段階6〜10は，家庭生活ならびに社会生活を前提にした本格的なリハビリテーション期で，運動量も大幅にアップされる．この時点では運動負荷試験により脈拍，血圧，心電図変化などを十分に観察し，適正運動量の把握に努めなければならない．

(3) 退院後の管理

入院中の運動療法を基盤に，退院後も自宅でこれを継続させる．歩く，走るを交互に行うwalk and jog療法と，体操の組み合わせが適切であろう．運動に際しては常にウォーミングアップとクーリングダウンを忘れずに行わせる．至適運動量は運動をしながらでも会話ができる程度のものを念頭におき，自覚的に苦しくならない強さのものを反復させる．この場合にも，脈拍数を測定させ，"220－年齢"で示される数値の40〜60％の範囲に入る脈拍数の運動強度を目安とさせる．

5）アメリカ心臓病協会による心臓発作を減らす5つの方法

アメリカ心臓病協会では，一般向きに心臓発作を減らす5つの方法を紹介している．
(1) 食事と体重に注意する
(2) 規則正しく運動する（早足，毎日3.2kmに加えて，水泳，スキー，ゴルフ，ボーリング，サイクリング，スケート，テニス，ダンスなど，ゆっくり徐々に毎日行う）．
(3) 禁煙する．
(4) 心配ごとを避ける．
(5) 定期検診を受ける．

図VII-6　気管支・肺疾患と息切れ

慢性気管支炎　　　　　　運　動
肺線維症　　　　　　　　　　　　　→　息切れ
気管支拡張症　　　　　　負　荷　　　　呼吸不全

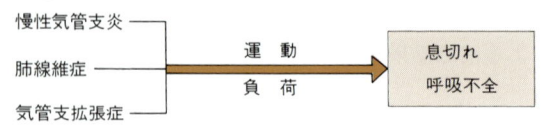

図VII-7　慢性呼吸不全の運動療法

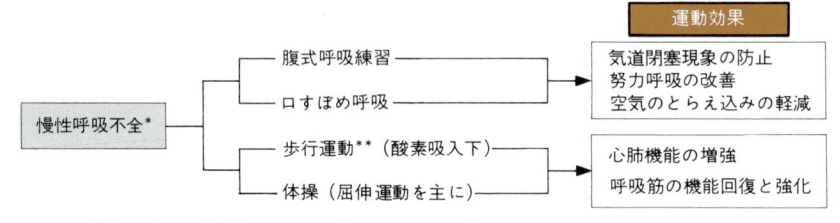

　　　　　　　　　　　　　　　　　　　　運動効果

　　　　　　　　　腹式呼吸練習　　　　　気道閉塞現象の防止
　　　　　　　　　口すぼめ呼吸　　　→　努力呼吸の改善
慢性呼吸不全*　　　　　　　　　　　　　空気のとらえ込みの軽減

　　　　　　　　　歩行運動**（酸素吸入下）　心肺機能の増強
　　　　　　　　　体操（屈伸運動を主に）→　呼吸筋の機能回復と強化

注：　* 感染の防止，喀痰排出の促進（体位ドレナージ）
　　　** 歩行停止後3～5分で息切れがおさまる程度に

表VII-5　喘息の種類と重症度

1．喘息発作の種類と状態

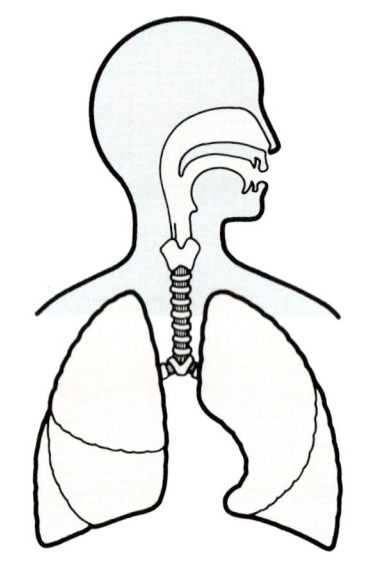

	日常生活	ヒューヒュ・ぜいぜい
小発作	普通	わずかに聞こえる
中発作	障害	よく聞こえる
大発作	不能	著明に聞こえる

2．喘息の重症度

重症度＼発作の種類	小発作	中発作	大発作
軽症	++	+	
中等度	+++	++	+
重症		+++	++

図VII-8　呼吸筋鍛練法　──予防と治療に有効な運動療法の実際──

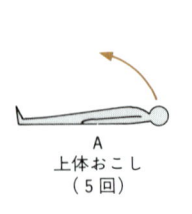

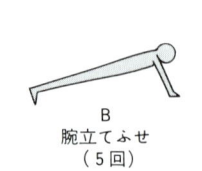

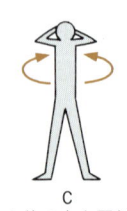

A　上体おこし（5回）
B　腕立てふせ（5回）
C　上体の左右回転（5回）
D　上体の前後屈（5回）
E　腹式深呼吸（5回）

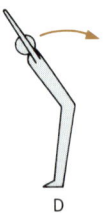

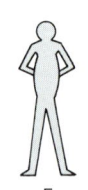

3章　呼吸器疾患と運動

1．呼吸器疾患の運動療法

1）運動負荷と息切れ　　　（図Ⅶ-6）

この図は，慢性の呼吸器疾患を代表する慢性気管支炎，肺線維症，気管支拡張症などが運動負荷によって，その症状が増悪し，息切れ，呼吸不全などの起きてくることを示している．しかし，このような状態が起こるということで，運動を避けていると，呼吸筋が廃用性萎縮に陥り，病状の増悪に拍車をかけられることになろう．したがって，安静状態で通常の呼吸運動が行えるような場合には，基礎疾患の治療と並行して運動療法を介する呼吸筋の強化をはかるようにしなければならない．

2）慢性呼吸不全の運動療法　　（図Ⅶ-7）

慢性の呼吸器疾患における運動療法は，図Ⅶ-7に示すごとく，呼吸機能を高めるという意味あいからも腹式呼吸と，呼吸筋の鍛練という意味で口をすぼめて呼吸させるなどの訓練を行うことが必要である．また，同時に全身運動を取り入れさせて歩行，体操などを中心にした心肺機能の増強をはかるべきである．

(1) 腹式呼吸

慢性呼吸不全のときにみられる呼吸パターンは，呼吸の回数が早く，しかも呼吸が浅いという特徴をもっている．これをゆっくりと深いものに是正していくためには，腹式呼吸を訓練し，1回の換気量をできるだけ増加させるようにする．

(2) 口すぼめ呼吸　　　　　　（図Ⅶ-7）

口すぼめ呼吸 pursed-lip breathing は1回換気量の増加を助長する．呼気を完全に行わせ，気道内圧の上昇をはかり，気道の末端が虚脱しないようにすることによって早い，浅い呼吸の改善をはかる．一定距離からローソクの火を吹き消させたり，ピンポン玉を吹いて移動させる，あるいはビンを吹いて音を出せるなどが，口すぼめ呼吸法としてすすめられる．

(3) 酸素療法

酸素ボンベやポータブルの酸素発生装置を用いて，低流量酸素療法下に労作をさせることも心肺機能の増強と呼吸筋の機能回復，ならびにその強化に役立つ方法である．この方法を長期間にわたって行えば，慢性呼吸不全患者の機能回復にきわめて有効であるとされている．

3）気管支喘息と呼吸筋鍛練法
　　　　　　　　　　　　（表Ⅶ-5，図Ⅶ-8）

喘息発作は表Ⅶ-5・1のように小発作，中発作，大発作に分けられる．従来，中発作，大発作に対しては気管支拡張薬による薬物療法が主流であった．しかし，現在では，小発作，中発作に対して，水泳や歩行，ジョギング，その他の運動による治療が試みられ，かなりの好成績がおさめられている．

重症度からみて（表Ⅶ-5・2），軽症あるいは中等度の発作に対して，専門医による指導の下に運動療法を試み，発作の克服と病気への不安を解消させる自信をつけさせてやることが望まれるところである．

図Ⅶ-8は喘息発作の予防と治療に有効な呼吸筋鍛練法のやり方の1例を示したものである．1日1回あるいは2回，AからEまでの運動をそれぞれ5回ずつ行うことで呼吸筋が鍛練される．

喘息の運動療法も，他の疾患における運動療法と同様にただむやみに強化すればよいというものではない．毎日，日課として行えるような軽い運動であっても，それを繰り返し行うように指導することが肝要である．

図VII-9 胃・十二指腸潰瘍と運動療法

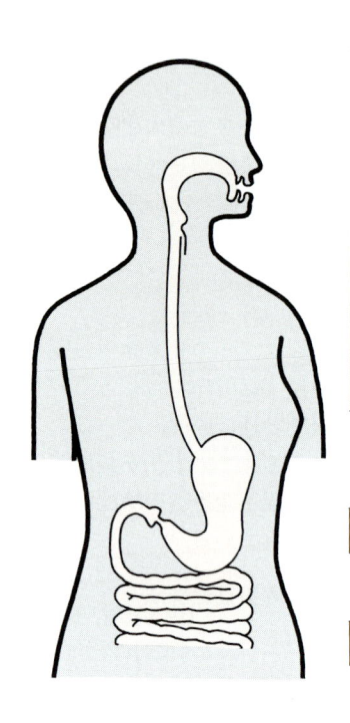

1. 胃潰瘍と十二指腸潰瘍の比較

	胃潰瘍	十二指腸潰瘍
成因	同一発症機序によるものと想定されているが なお，つまびらかではない	
好発年齢（臨床統計による）	41～50歳代に多い	20歳代に多い
胃液の分泌	正常～低下	正常～亢進
愁訴	少ない	多い
痛み	食後に多い	空腹時・夜間に多い
圧痛	少ない	多い
季節的な消長	少ない	多い
自律神経	副交感神経優位	交感神経優位
予後	出血を起こしやすい 治癒速度が遅い	穿孔を起こしやすい 治りやすく，再発しやすい

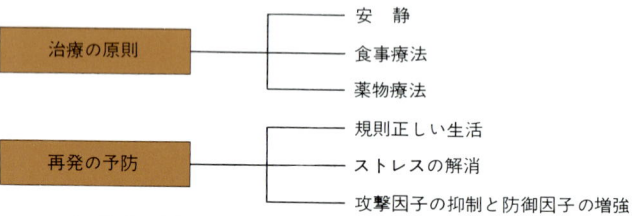

治療の原則 ─ 安静／食事療法／薬物療法

再発の予防 ─ 規則正しい生活／ストレスの解消／攻撃因子の抑制と防御因子の増強

2. 治療の原則と再発予防における運動の意義

図VII-10 肝臓病と運動療法

1. 肝臓病の種類と運動の適応

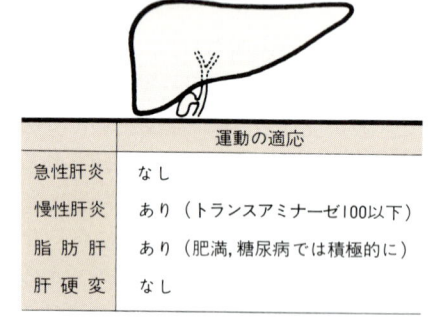

	運動の適応
急性肝炎	なし
慢性肝炎	あり（トランスアミナーゼ100以下）
脂肪肝	あり（肥満，糖尿病では積極的に）
肝硬変	なし

2. 急性肝炎の経過と運動プログラム

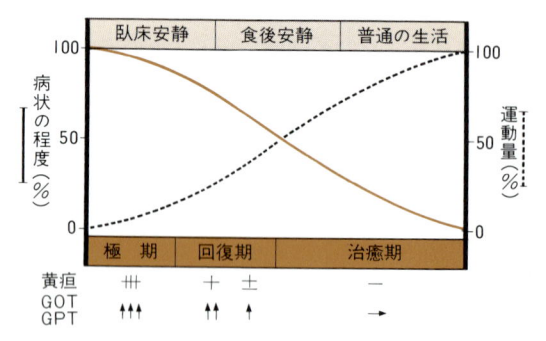

臥床安静／食後安静／普通の生活

極期／回復期／治癒期

	極期	回復期	治癒期
黄疸	╫	＋	±	─
GOT GPT	↑↑↑	↑↑	↑	→

3. 脂肪肝 ──種類・特徴・治療の実際──

	特徴	治療の実際
アルコール性	γ-GTP↑ AP↑ 総コレステロール↑ GOT＞GPT（GOT 100以下）	禁酒
肥満・過栄養性	ChE↑ 総コレステロール↑ GOT＜GPT（通常両者とも100以下）	食事療法 体重調整*
糖尿病性	GOT, GPTの異常は軽度	糖尿病のコントロール 体重調整*

注：＊運動は積極的に行う

4章　消化器疾患と運動

1．胃・十二指腸潰瘍と運動の意義

1）消化性潰瘍の診断　　（図Ⅶ-9・1）

　消化性潰瘍の診断には，X線検査と内視鏡検査が重要視されている．X線検査では，造影剤を用いて胃から十二指腸にかけての透視撮影を行い，圧迫法や二重造影法などによってそれらの全体像や，局所の変化の検索が行われる．
　内視鏡検査は，X線検査によって指摘された異常部位をファイバースコープによって直接，肉眼で観察し，さらにカラー撮影によって診断を確かなものとする．なお，ファイバースコープによる生検組織診断は，その潰瘍が良性か悪性かの鑑別診断上，きわめて重要な検査手技である．
　なお，胃潰瘍と十二指腸潰瘍の鑑別には，図Ⅶ-9・1に示した両者の比較を参考されたい．

2）治療の原則と運動の意義　　（図Ⅶ-9・2）

　一般に消化性潰瘍は保存的治療によって治癒することが多い．この治療に際しては，ストレスを避け，心身の安静をはかることが原則とされている．また，再発の予防という観点からも規則正しい生活，ストレスの解消が重要である．このような観点からみると，日常生活の中に運動を取り入れた生活が，間接的な手段として，消化性潰瘍の予防に効果を発揮するものと考えられる．
　胃・十二指腸潰瘍の治療と再発予防における運動の意義は，運動を通じて得られる体力の向上，ストレスの発散など，間接的な要因を介して行われるものとして理解される．

2．肝臓病における運動の適応

1）肝臓病における治療の方針　　（図Ⅶ-10・1）

　肝臓病としてよく遭遇する疾患は，ウイルス感染に起因する急性肝炎および慢性肝炎である．そのほかには脂肪肝や肝硬変，肝ガンなどがみられる．
　一般に黄疸を伴い，トランスアミナーゼなどいわゆる逸脱酵素が高値を示す急性肝炎の治療は，安静と肝庇護療法が中心となり，運動は禁忌である．しかし，トランスアミナーゼが100単位以下で推移する慢性肝炎や，いわゆる脂肪肝の場合には，必ずしも運動が禁忌とされることはない．むしろ，脂肪肝の場合には，体重調整を目的とした食事療法とともに積極的な運動療法がすすめられる．

2）急性肝炎の運動プログラム　　（図Ⅶ-10・2）

　この図は，急性肝炎の経過とその運動プログラムを示したものである．ここでいう運動プログラムとは，積極的な運動療法を意味するものではない．臥床安静期を経て病状の軽快が得られ，入院生活から家庭生活へ，さらに社会生活に復帰するための運動量をどのように許容していくかの原則論を，その検査成績の推移とのかね合いで示したものである．

3）体重調整と運動──脂肪肝の場合──
　　　　　　　　　　　　　　　　（図Ⅶ-10・3）

　脂肪肝には，アルコール性，肥満・過栄養性および糖尿病性などの要因が知られている．それぞれの特徴を図Ⅶ-10・3に示した．
　治療に際して肥満がみられる場合，さらに肥満プラス糖尿病がみられる場合などでは，食事療法にプラスして体重調整に役立つ各種運動の実践がすすめられる．同じ肝臓病であっても肝炎や肝硬変，肝ガンなどとは異なり，脂肪肝は，治療上，運動の重要性の高いことを理解されたい．

図VII-11　便秘と運動療法

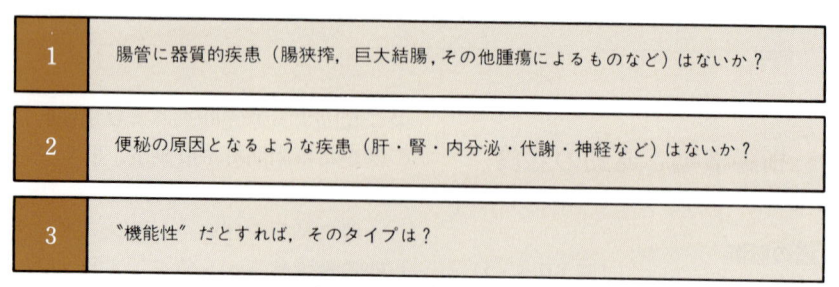

1	腸管に器質的疾患（腸狭搾，巨大結腸，その他腫瘍によるものなど）はないか？
2	便秘の原因となるような疾患（肝・腎・内分泌・代謝・神経など）はないか？
3	"機能性"だとすれば，そのタイプは？

1. 便秘診断のポイント

| I | 一過性単純性便秘 |
| II | 常習便秘 |

- 1. 弛緩性便秘
- 2. 痙攣性便秘
- 3. 直腸型便秘

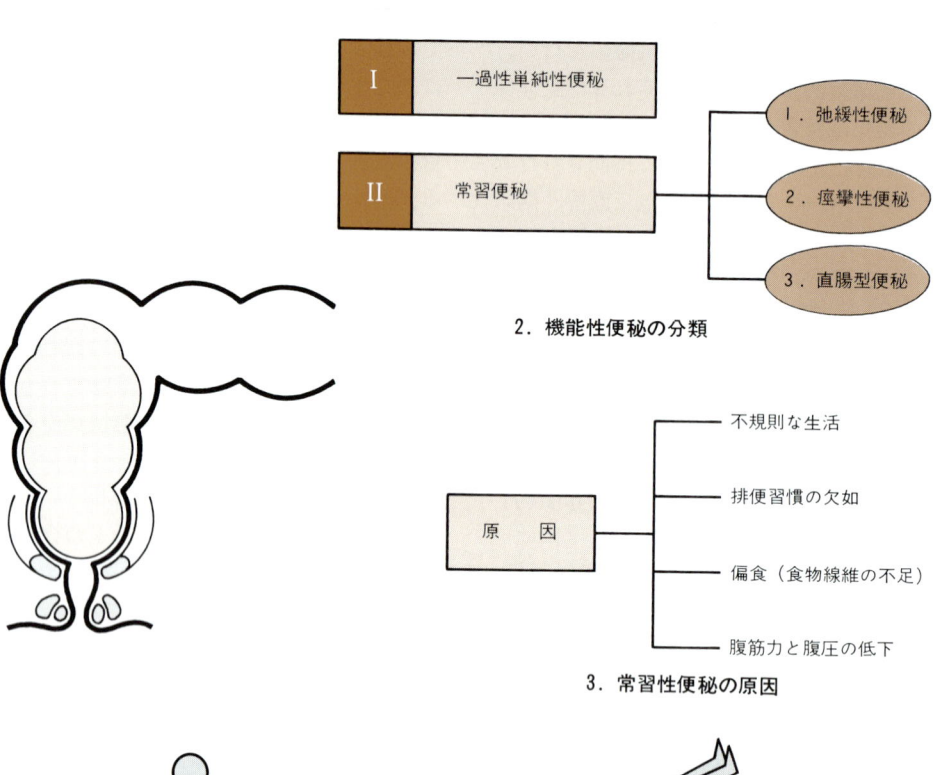

2. 機能性便秘の分類

原因
- 不規則な生活
- 排便習慣の欠如
- 偏食（食物線維の不足）
- 腹筋力と腹圧の低下

3. 常習性便秘の原因

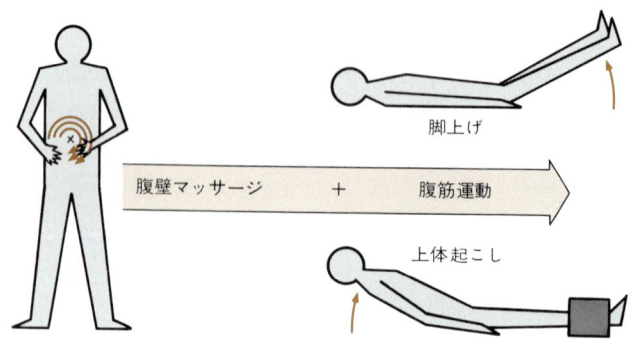

腹壁マッサージ ＋ 腹筋運動

脚上げ

上体起こし

4. 便秘に対する運動療法の実際

3. 運動による便秘症対策

1）便秘の原因　　　　　　　　（図Ⅶ-11・1）

　一般に，快食，快眠，快便の3つが健康のバロメーターといわれている．便秘はこの快便が得られなくなった状態の1つであり，排便回数が病的に増加する下痢とは対照的な症状である．

　日常，臨床的に便秘の訴えを聞く頻度は，老若を問わず女性に多い．便秘は図Ⅶ-11・1にも示されているように，必ずしも単一の原因によって起こってくるものではないが，特別な原因疾患によるものでなければ，その多くは機能性である．しかし，常に注意しなければならないのは，便秘と摂食パターンとの関係および便秘と運動不足との関係である．

　摂食パターンとの関係では，食生活の欧風化がもたらした食物繊維の摂取不足がクローズアップされる．また，運動不足は排便に際して必要な腹圧に関与する筋群の収縮力に関係する．これらのことが排便を機能的に困難なものにしていることは否めないであろう．なお，便秘の機序などについては「図説・病気の成立ちとからだⅠ」を参照されたい．

2）便秘の種類　　　　　　（図Ⅶ-11・2，3）

　普通，腸管の器質的疾患による便秘でない限り，便秘のほとんどは機能性便秘ということになる．機能性便秘の診断に際しては，それが一過性，単純性のものであるか，常習性のものであるかを見極めなければならない．常習便秘といわれるものには図Ⅶ-11・2に示すごとく，弛緩性，痙攣性，直腸型が知られている．また，常習便秘の原因としては，図Ⅶ-11・3のように不規則な生活，排便習慣の欠如，偏食（食物繊維の不足），腹筋の脆弱化による腹圧の低下などがあげられる．運動による便秘症対策は，この腹圧の低下に起因する便秘が対象となる．

3）腹圧を高めるための工夫

　腹圧に関与している主たる筋肉は，腹筋である．その他，骨盤内および会陰の筋肉も腹圧および骨盤内圧を高め，排便を促すように作用している．腹筋としては，腹壁の前面，正中線の左右に垂直に存在する腹直筋，腹壁の側面にある外腹斜筋，内腹斜筋，腹横筋などがある．これらの筋肉の筋力を高めるためには，いわゆる腹筋運動によるトレーニングが最適である．

4）運動療法の実際　　　　　　（図Ⅶ-11・4）

　さて，運動療法の適応は，常習便秘ということになるが，中でも弛緩性便秘に効果的である．弛緩性便秘における糞便の停滞部位は下行結腸から直腸にかけてが多く，それぞれ下行結腸型，直腸結腸型便秘といわれる．

　図Ⅶ-11・4は，このような常習便秘者に対する運動療法の実際を示したものである．図のように，はじめに試みられる方法は，腹壁マッサージである．早朝空腹時，仰臥位で大腸の走行にそってマッサージをすることによって間接的に腸管を刺激し，糞便の移動を促すことになる．排便を習慣づけるための方法として利用される．なお，この方法は洋式便座に腰をかけた状態で行ってもよい．

　次に行うべきことは，腹筋運動による筋力の強化である．起床時あるいは就寝前，仰臥位のまま下肢を伸ばした状態で両脚を上方に上げる運動を一定時間ずつ繰り返す．さらにこれと交互に図にみられるような上体起こし運動を行うとよい．これらの運動によって腹筋力を強くし，十分な腹圧がかけられるようにトレーニングする．

　なお，このような運動は，排便習慣をつけさせるための動機づけともなるところから，毎日規則的に行わせ，朝食後には便意の有無にかかわらず，必ず排便動作に入るよう義務づけ，快便を得るための生活基盤を確立させるようにすすめる．

図VII-12　糖尿病と運動療法

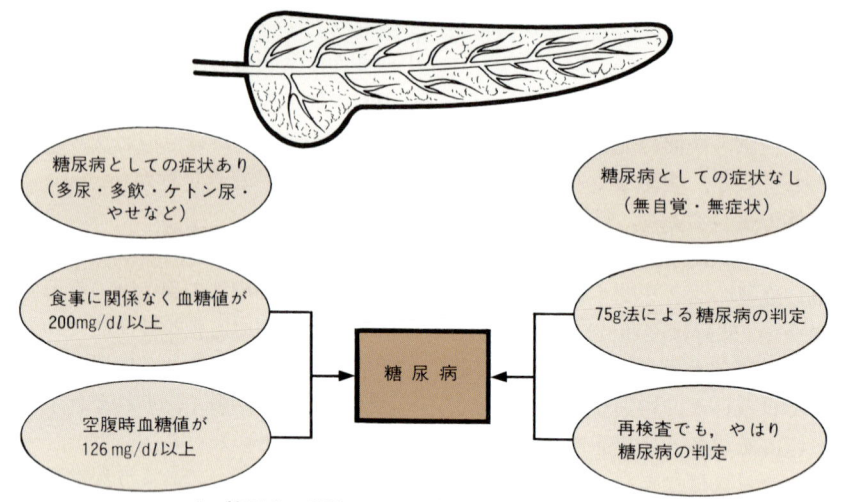

1. 糖尿病の診断――WHO(1998)の勧告から――

- 糖尿病としての症状あり（多尿・多飲・ケトン尿・やせなど）
- 食事に関係なく血糖値が200mg/dl以上
- 空腹時血糖値が126mg/dl以上
- 糖尿病としての症状なし（無自覚・無症状）
- 75g法による糖尿病の判定
- 再検査でも、やはり糖尿病の判定

→ 糖尿病

2. ブドウ糖負荷試験75g法　＝WHO・1998＝

	静脈血漿(mg/dl)
糖尿病	
空　腹　時　値	≧126
および／または	
2　時　間　値	≧200
耐糖能機能障害(IGT)	
空　腹　時　値	＜126
および2時間値	≧140〜＜200

注：1時間値200mg/dl以上も条件の1つに考える．

3. ブドウ糖負荷試験75g法　＝JDS・1999＝

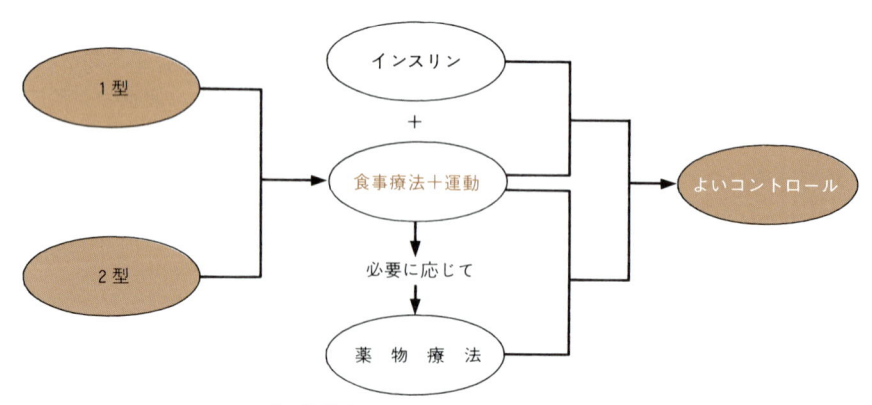

	静脈血漿(mg/dl)
糖尿病型	
空　腹　時　値	≧140
および／または	
2　時　間　値	≧200
正常型	
空　腹　時　値	＜110
および1時間値	＜180
および2時間値	＜140
境界型	
糖尿病型にも正常型にも属さないもの	

4. 糖尿病の病型と治療の進め方

1型／2型 → 食事療法＋運動 ＋ インスリン → よいコントロール

食事療法＋運動 → 必要に応じて → 薬物療法

5章　代謝疾患と運動

1．糖尿病の運動療法

1）糖尿病の正しい理解　　　（Ⅶ-12・1〜3）

糖尿病の診断・治療に際しては，糖尿病とはいかなる病気なのかを知っておかなければならない．糖尿病を定義づけると，それは多くの環境因子と遺伝因子の絡み合いによってもたらされた慢性的な高血糖状態であり，それはインスリン作用の不足によって招来されるとされている．そして，糖尿病にとってもっとも重大な点は，それが全身的な代謝障害であり，急性合併症としての糖尿病性昏睡，そして糖尿病を特徴づけるともいってよい晩期合併症（腎症，網膜症，神経障害），さらには動脈硬化の促進が，糖尿病の怖さによりいっそうのいろどりを添えている．

インスリン作用の不足に起因する糖尿病的代謝異常を知るのにもっとも適切な手段は，血糖検査で，糖尿病の診断に際してブドウ糖負荷試験などの検査が有用である．図Ⅶ-12・1は，WHO（1998）の勧告から糖尿病の診断手順についてとりまとめたものである．糖尿病の症状にプラスして高血糖が証明されれば，糖尿病的代謝異常の存在することは確実で，糖尿病の診断は間違いがないものとしてよい．これに対して，糖尿病としての症状がない場合には空腹時，あるいは随時の血糖検査（1回以上）と必要があれば75g経口ブドウ糖負荷試験を実施し，図Ⅶ-12・2，3に示すような診断基準（WHO・1998，日本糖尿病学会JDS・1999）によって判定する．

以上の診断手順をとりまとめると，次のようになる．

（1）　糖尿病症状のある場合

食前，食後にかかわらず，任意の時刻に測定した血糖値が200 mg/dlかそれ以上，あるいは空腹時血糖値が126 mg/dlかそれ以上の場合に，糖尿病と診断する．なお，前者が140 mg/dl未満か，後者が110 mg/dl未満の場合には糖尿病を除外する．また，それ以外の成績が得られた場合には75gブドウ糖負荷試験を行い，診断を確実にする．

（2）　糖尿病症状のない場合　（図Ⅶ-12・2，3）

空腹時または随時の血糖検査と必要があれば，75g経口ブドウ糖負荷試験を実施し図Ⅶ-12・2のように2時間値が200 mg/dlかそれ以上，あるいは日を改めて行った負荷試験時の空腹時値または2時間値が，この表の糖尿病域を満足している場合は糖尿病と診断する．わが国の糖尿病学会では，WHOの勧告を踏まえて学会内に「糖尿病診断基準検討委員会」を設け，WHOの提案に一部修正を加えた独自の基準を作成し，これを75g法による診断基準とすることを勧告している．

2）糖尿病の病型と治療法の選択

臨床的にみて明らかな糖尿病は，その成因や病態の特徴をとらえて大きく2型に分類されている．すなわち，1型糖尿病と，2型糖尿病とがそれである．前者は小児や青年など若年者に多くみられ，やせ型でケトーシスに陥りやすく，治療にはインスリン注射療法が欠かせない．一方，後者は中高年に多くみられ，肥満との関係が密接で基本治療（食事療法・運動）によってよくコントロールされるという特徴を有している．この他，「その他のタイプ」と「妊娠糖尿病」が区分されている．

3）血糖コントロールに及ぼす運動の効果

糖尿病における運動不足は，インスリンの標的細胞におけるインスリンレセプターの減少をきたし，インスリンの作用不足に拍車をかけ，糖利用を低下させて高血糖を助長することになる．健常者でも絶対安静が糖利用を低下させることはよく知られている事実である．したがって，糖尿病に

図VII-13 歩く，走るの動的運動

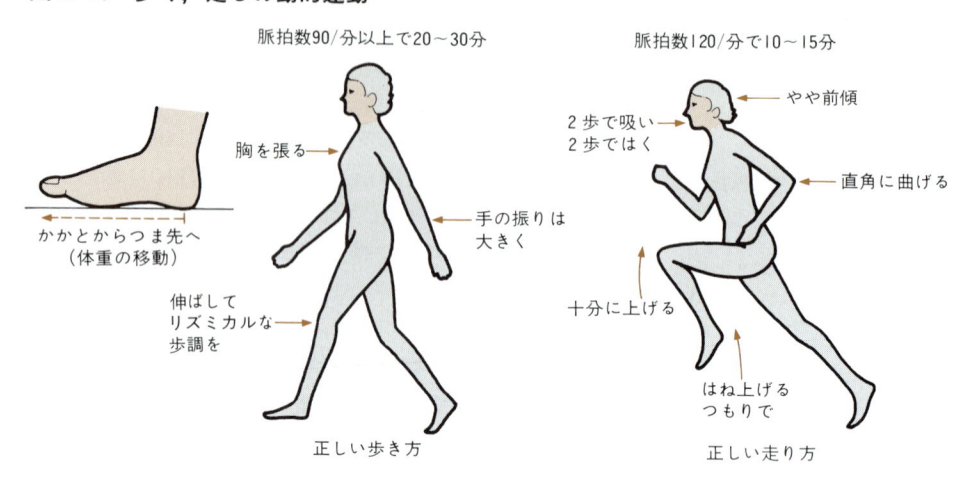

脈拍数90/分以上で20〜30分

かかとからつま先へ
（体重の移動）

胸を張る
手の振りは大きく
伸ばしてリズミカルな歩調を

正しい歩き方

脈拍数120/分で10〜15分

2歩で吸い
2歩ではく
やや前傾
直角に曲げる
十分に上げる
はね上げるつもりで

正しい走り方

図VII-14 筋力アップの静的運動

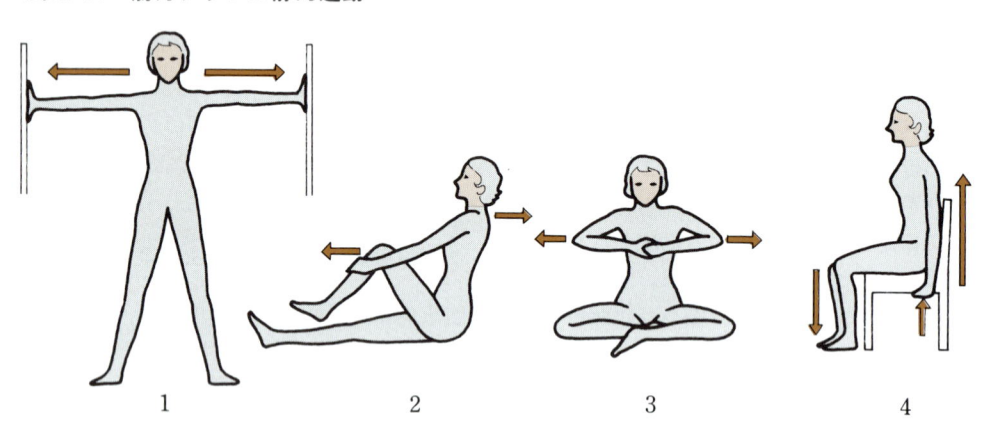

1　　2　　3　　4

図VII-15 運動療法のやり方

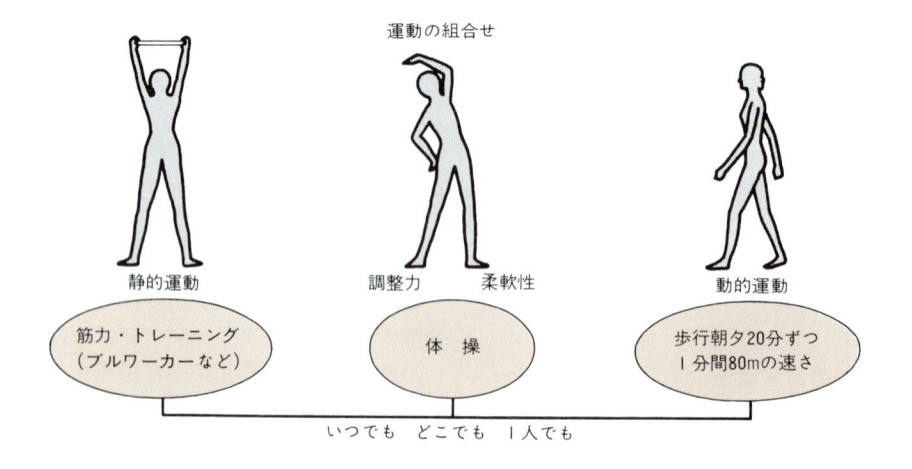

運動の組合せ

静的運動　　　調整力　柔軟性　　　動的運動

筋力・トレーニング
（ブルワーカーなど）

体操

歩行朝夕20分ずつ
1分間80mの速さ

いつでも　どこでも　1人でも

おけるインスリン作用不足の解消をはかる手段として，運動の必要性が説かれるのは当然のことである．

軽度ないしは中等度の運動負荷は，健常者の筋肉組織におけるブドウ糖の利用を盛んにすると同時に，このような糖利用がインスリンの節約下において無理なく行われているという点が注目される．これを裏づけるものとして，高度にトレーニングされた運動家の末梢組織におけるインスリン感受性の亢進が，血液中の単球におけるインスリン結合能の増加や，インスリン受容体の変化GLUTの増加などによることが示唆されている*．

しかし，このような効果が期待できるのは，同じ糖尿病であっても血中インスリンレベルが保たれていて，膵臓のβ細胞の機能が十分に残されている2型糖尿病の場合である．

もしも，このような効果を1型糖尿病に期待しようとするならば，適切なインスリン注射療法下においてのみ可能だということを知っておかなければならない．インスリンの適切な供給のない状態での1型糖尿病における運動負荷は，かえって高血糖を招来させることになり，ひいてはケトアシドーシスを惹起することになりかねない．

4）糖尿病における運動療法の実際
（図VII-13～15）

糖尿病の運動療法に求められるところは，すでに健常者において明らかにされている各種運動の生理的効果をいかに糖尿病的代謝異常の改善に結びつけるかにかかっている．この際，進行した合併症を有する糖尿病患者では，ほとんどの場合，運動は禁忌とされている．しかし，小児や青年におけるよくコントロールされている1型糖尿病，あるいは発症間もない2型糖尿病では，ともに基礎体力づくりをかねた各種運動の組み合わせによる運動療法が積極的にすすめられる．

---

* Koivisio, V. A., et al.: Insulin binding to monocytes in trained athletes. *J. Clin. Invest.,* 64 : 1011～1015, 1979.

(1) 動的トレーニング──基礎は歩行とランニング──　　　　（図VII-13）

歩く，走るはいずれも有酸素運動として奨められている．動的トレーニングとは，体重の移動を伴う運動だとして理解されたい．有酸素運動としての動的トレーニングは，全身の持久性の向上に効果がある．また図VII-13はその正しいやり方について示したものである．

まず1分間80 mの速度で歩くことから始める．これによる20～30分の歩行は，80 kcalの運動量となる．それを基本にトレーニングを積み重ね，1分間160 mで10分間のランニングができれば，同じ80 kcalの運動量でも，心肺機能の増強という面での効果はきわめて大きいものとなろう．

(2) 静的トレーニング──見逃せない筋力を高めるための運動──　（図VII-14）

静的トレーニングは，体重の移動を伴わない運動と理解してよい．図VII-14に示すような静止状態のままで筋力を働かせる運動をいっている．これによって全身の筋力を高めることができる．バーベルやエキスパンダーを使う運動がこれに相当する．たとえば，ブルワーカーを用いたエキスパンダートレーニングを10分間行うことにより，全身の筋肉運動が可能となる．なお，これを成人男子が行うことによって消費されるエネルギーはやはり40 kcal前後とみてよい．

このような静的トレーニングについては，最大筋力の60～70 %の力で，6～10秒間持続することにより，その効果が得られるとされている．

(3) 動的トレーニングと静的トレーニングの組み合わせ　　　（図VII-15）

図VII-15は，上述のやり方の一案を示したものである．いつでも，どこでも，1人でもできる内容で，毎日規則正しくこれを続け1日の消費エネルギー量のうちの200～300 kcalをこれによってカバーすることができれば，食事療法の効果と相まってよりよい糖尿病のコントロールが期待される．

図VII-16　肥満と運動療法

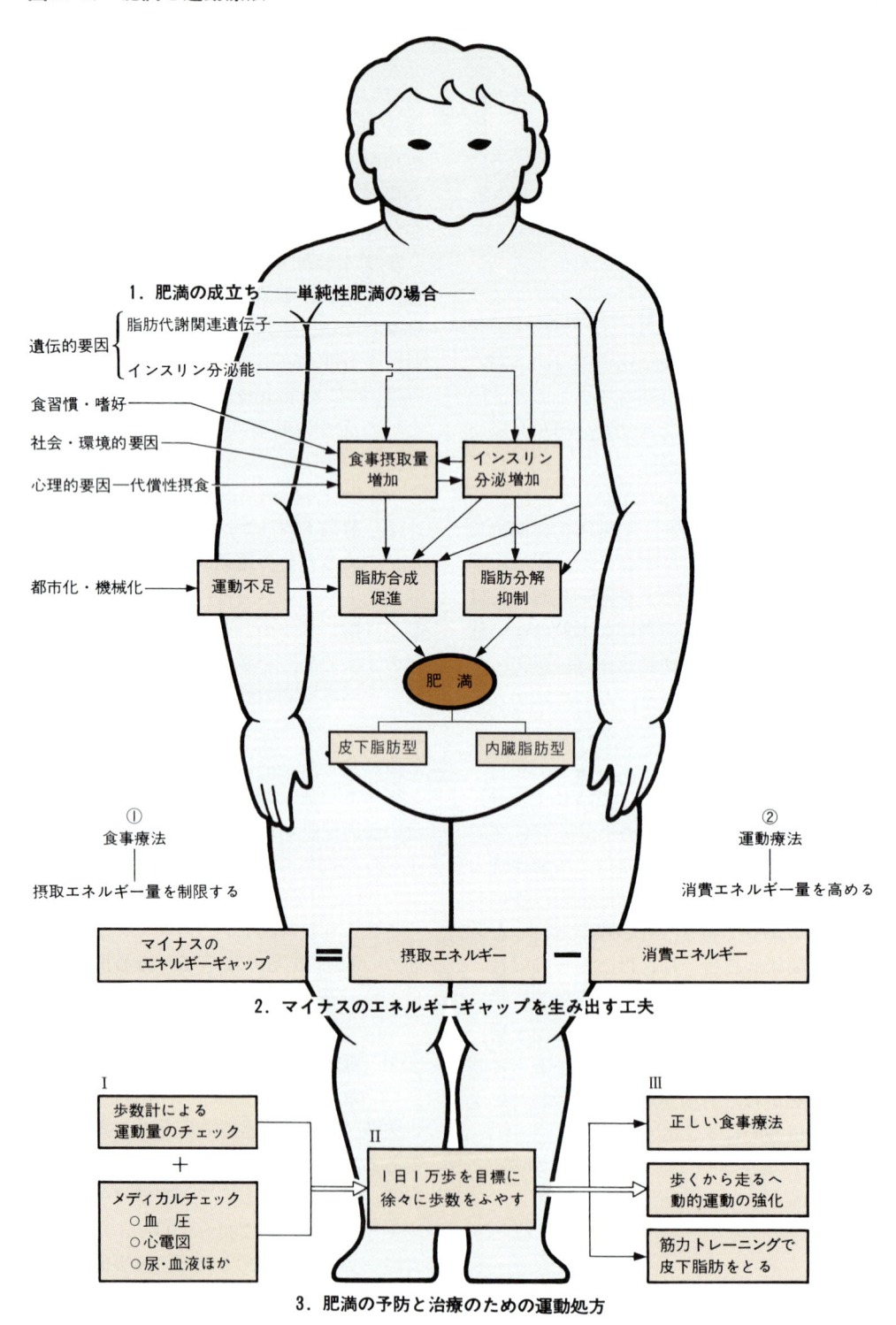

1. 肥満の成立ち ── 単純性肥満の場合 ──

遺伝的要因
- 脂肪代謝関連遺伝子
- インスリン分泌能

食習慣・嗜好
社会・環境的要因
心理的要因 ── 代償性摂食

→ 食事摂取量増加
→ インスリン分泌増加

都市化・機械化 → 運動不足

→ 脂肪合成促進
→ 脂肪分解抑制

→ 肥満
- 皮下脂肪型
- 内臓脂肪型

2. マイナスのエネルギーギャップを生み出す工夫

① 食事療法　摂取エネルギー量を制限する

② 運動療法　消費エネルギー量を高める

マイナスのエネルギーギャップ ＝ 摂取エネルギー － 消費エネルギー

3. 肥満の予防と治療のための運動処方

I
- 歩数計による運動量のチェック
- ＋
- メディカルチェック
  - ○血圧
  - ○心電図
  - ○尿・血液ほか

II
- 1日1万歩を目標に徐々に歩数をふやす

III
- 正しい食事療法
- 歩くから走るへ 動的運動の強化
- 筋力トレーニングで皮下脂肪をとる

2. 肥満の予防と治療における運動の役割

1）肥満の仕組み　　　　（図VII-16・1）

肥満は体脂肪の過剰な蓄積状態として定義される．図VII-16・1は，肥満の成り立ちを示したものである．肥満の判定は，BMI（体重kg÷身長m÷身長m）や体脂肪率測定による．一方過剰な体脂肪の蓄積状態により，皮下脂肪型肥満と内臓脂肪型肥満が区分される．

肥るための要素は，食事摂取量の増加と，余剰エネルギーの増加に拍車をかける運動不足，さらに余剰なエネルギーを脂肪に合成するために必要なインスリンの供給，という3点にしぼることができる．そして，その背景には遺伝的要因（レプチン抵抗性，β_3-アドレナリン受容体異常など）と，現代社会のさまざまな環境要因が複雑に絡み合っていることを見逃してはならない．肥満の成立には単に生理的な事項ばかりではなく，社会的・心理的要素が深く関わっているということである（図VII-16・1）．

2）消費エネルギー量を高めるために
　　　　　　　　　　　　（図VII-16・2）

1日24時間の生活内容を大きく3つに分けると，その第1はからだを横たえて休息している状態，すなわち睡眠時間帯（安静時代謝）であり，その2は自らの足腰を使って体重を支えたり移動させている時間帯で，この時間帯の活動エネルギー量（活動代謝）が体重調整に大きく影響してくる．その3は食事摂取によって引き起こされる熱産生によるもので，食後の熱産生による消費エネルギー量である．

ごく平均的な生活では，睡眠に7時間，主として歩行に費やされる時間が1時間（もっとも，この1時間はだらだら歩きではなく速度にして1分間80m前後という歩き方で費やしたものを意味する），残りの16時間はいわゆる一般的な生活時間帯ということになる．

一般成人男子の場合，睡眠中の消費エネルギー量をおよそ1分間1 kcalとして約400 kcal，汗ばむ程度の歩行1時間で約200 kcal，そのほかの日常生活では平均して1分間2 kcal以内だとしてみると，その時間帯での消費エネルギー量が1,400 kcal前後と計算される．このようにしてみてくると，運動をするという心づもりで歩くか歩かないかが，1日のエネルギー消費のおよそ1割に相当する影響を与えるということになる．

ところで，成人男子が1分間およそ80mの速度で20分間歩いた場合に消費されるエネルギー量はおよそ80 kcalが見込まれる．減量に際し，食事療法で摂取エネルギー量を制限し，そのうえで運動による消費エネルギー量を80 kcal高めたとすれば，それだけで1年間におよそ3 kgの体重を減少しうるという計算になる．いかにして，マイナスのエネルギーギャップを生み出すかが問題で，それには摂取エネルギー量を一定にし，それに優る消費エネルギー量を得ることが必要である．このマイナスのエネルギーギャップの積み重ねが肥大した脂肪細胞を小型化させることになる．したがって，このエネルギーギャップを生み出すように無理のない適切な運動指導を行うようにする．

3）目標は1日1万歩——歩数計の活用——
　　　　　　　　　　　　（図VII-16・3）

図VII-16・3は，肥満の予防と治療のための運動処方を示したものである．肥満者は，しばしば高血圧や糖尿病，高脂血症など隠れた異常をもっているものが多い．運動の実践に際して必ず基本的なメディカルチェックを行う必要がある．

ついで，これまでの生活内容の中で運動量がどの程度であったかを把握する．それには歩数計を用いるのがよい．車が足がわりといった生活をしていた肥満者では，1日の歩数が2,000歩に満たないものもしばしば経験される．このような場合の歩行運動は，いきなり1日1万歩ということではなく，腰だめ的に徐々に増やしていくようにする．目標は1日1万歩で，それによるエネルギー消費量は200～300 kcalぐらいである．ある程度の減量が得られ，体力がついた時点で歩くから走るへの切り換えをすすめるのもよい．

図VII-17 高脂血症と運動療法

1. 高脂血症の検査による分類

高脂血症の型	血漿脂質		リポ蛋白電気泳動
	コレステロール	中性脂肪	
高カイロミクロン血症（Ⅰ型）	正常または↑	↑	カイロミクロン ↑
高コレステロール血症（Ⅱa型）	↑	正 常	低比重リポ蛋白(β) ↑
混合型高脂血症（Ⅱb型）	↑	↑	低比重リポ蛋白(β) ↑ 超低比重リポ蛋白(pre-β) ↑
Ⅲ型	↑	↑	幅の広い β
内因性高中性脂肪血症（Ⅳ型）	正常または↑	↑	超低比重リポ蛋白 ↑
Ⅴ型	↑または正常	↑	カイロミクロン ↑ 超低比重リポ蛋白 ↑

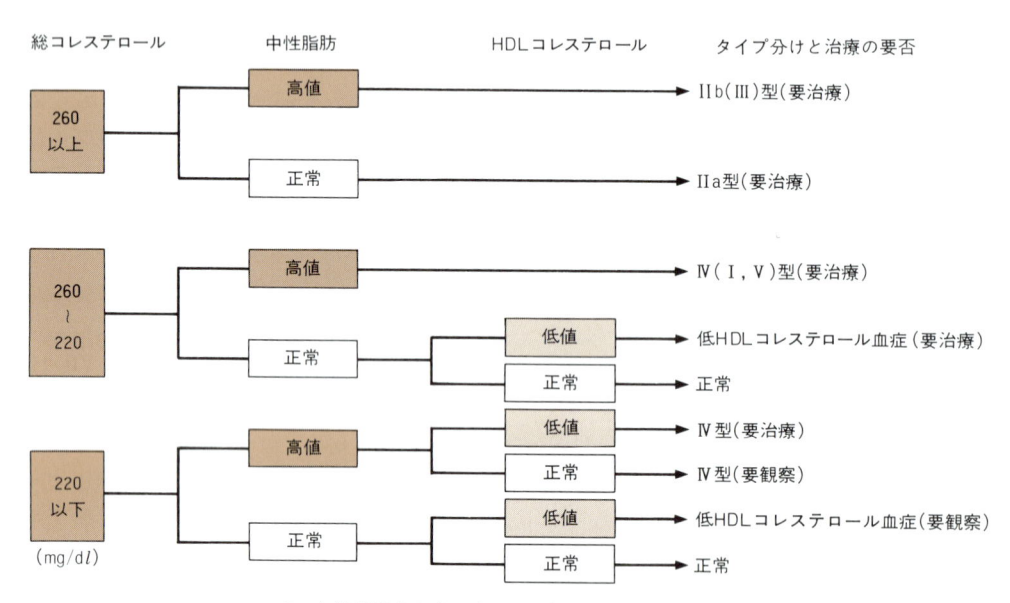

2. 血液脂質値からみたタイプ分けと治療の要否

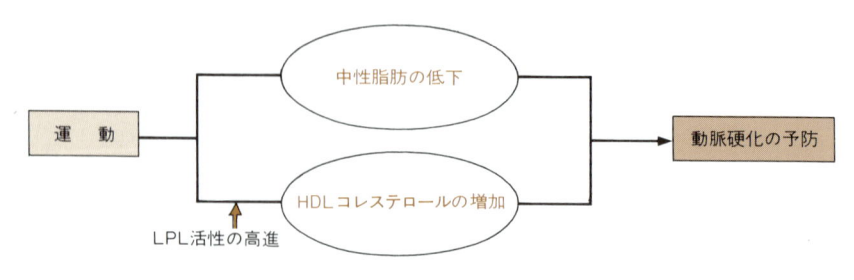

総コレステロール 260以上
- 中性脂肪 高値 → Ⅱb(Ⅲ)型（要治療）
- 中性脂肪 正常 → Ⅱa型（要治療）

総コレステロール 260〜220
- 中性脂肪 高値 → Ⅳ(Ⅰ,Ⅴ)型（要治療）
- 中性脂肪 正常
  - HDLコレステロール 低値 → 低HDLコレステロール血症（要治療）
  - HDLコレステロール 正常 → 正常

総コレステロール 220以下 (mg/dl)
- 中性脂肪 高値
  - HDLコレステロール 低値 → Ⅳ型（要治療）
  - HDLコレステロール 正常 → Ⅳ型（要観察）
- 中性脂肪 正常
  - HDLコレステロール 低値 → 低HDLコレステロール血症（要観察）
  - HDLコレステロール 正常 → 正常

3. 運動による血液脂質の改善

運動 →（LPL活性の高進）→ 中性脂肪の低下／HDLコレステロールの増加 → 動脈硬化の予防

3. 高脂血症に及ぼす運動効果

1) 血液脂質の異常　　（図Ⅶ-17・1, 2）

血漿中の脂質は，それぞれのリポ蛋白の比重の差から超低比重リポ蛋白(VLDL)，低比重リポ蛋白(LDL)，高比重リポ蛋白(HDL)などと区分されている．このため，コレステロールといってもLDLコレステロールあり，HDLコレステロールありで，近年，それぞれのコレステロールのもつ作用や働きが大きく異なることもわかってきた．

さて，血液脂質の異常に対する治療法としては，食事療法を基盤として薬物療法，運動療法が行われる．その目的とするところは血液脂質の異常を是正し動脈硬化の進展，防止をはかることにある．高脂血症の検査による分類を図Ⅶ-17・1，また，血液脂質値からみた治療の要否と臨床区分を図Ⅶ-17・2に示した．

2) 運動による血液脂質の変化　（図Ⅶ-17・3）

運動の直接効果としての血液脂質への影響は，遊離脂肪酸(FFA)の増量をみることであろう．

運動によるFFAの増加反応は，運動の種類，強さ，持続時間などのほか，運動時の栄養状態によっても大きく影響される．安静状態で空腹時という条件下における筋肉組織での呼吸商は0.7でエネルギー源のほとんどが脂肪，すなわちFFAに求められていることを示唆している．しかし，ここで筋肉運動が開始されると，一般に運動の初期（軽度から中等度の運動で5～10分）には筋肉内のグリコーゲンが利用され，続いて血中のブドウ糖，すなわち血糖が主たるエネルギー源となる（30～40％）．そして，運動が長時間（2時間以上）に及ぶと筋肉運動に伴うエネルギー源の大部分（40～60％）をFFAの利用でまかなわれるように変化するといわれている＊．このFFAの供給は，脂肪組織中の中性脂肪の分解によっている．

健常者および肥満者の長期にわたる運動トレーニングの成績では，上述のような現象によって体脂肪量を減少させうることが報告されている＊＊．なお，近年，運動を長期間にわたって反復，継続した場合の効果として，中性脂肪の減少と，血中HDLコレステロールの増加のみられることが報告され注目されている．

3) HDLコレステロールが増加する仕組み

マラソン選手などの長距離ランナーや，ジョギングを生活習慣としているもの，あるいはトレーニングを積み重ねているスキーヤーなど，いわゆるエアロビクス運動を反復継続している運動家の血中HDLコレステロールは，運動習慣のない人たちに比較して有意に高値であることが多くの報告で明らかにされている．たとえば，Woodらはアメリカ・カリフォルニアに住んでいる41名の女性と43名の男性の長距離ランナーを対象に，747名の男性と932名の女性の積極的な運動習慣のない人たちとの比較を行っている．その結果，長距離ランナーでは血中HDLコレステロールが男性ランナーで64 mg/dl，女性ランナーで74 mg/dlと，それぞれの対照となる人たちの43 mg/dl，56 mg/dlより明らかに有意な上昇がみられていたと報告している＊＊＊．また，この場合，鍛練者の血中総コレステロール，中性脂肪，LDLコレステロールなどにも有意の低下がみられている．

反復継続するエアロビクス運動が，なぜ血中HDLコレステロールを上昇させるのか，その機序についてはなお不明の点が多い．しかし，その理由の1つとしては，脂肪組織のリポ蛋白リパーゼ活性が高められることが考えられる．なぜ，リパーゼ活性が増すのか，その機序は不明であるが，運動時のインスリンに対する感受性の亢進がその理由の1つの可能性として考えられよう．なお，リポ蛋白リパーゼ活性とHDLコレステロール値との間には強い正の相関が認められていることが，この間の事情を物語っている．

---

*　Wahren, J. et al.: Physical exercise and fuel metabolism in diabetes mellitus. *Diabetologia.*, 14：213～222, 1978.
**　太田富貴雄，他：肥満治療のための運動と栄養の処方に関する研究．栄養学雑誌，31：230～240, 1973.
***　Wood, D. D., et al.: Plasma lipoprotein distribution in male and female runners. *Ann. NY Acad. Sci.,* 31：748～763, 1977.

図VII-18 腰痛の起こるメカニズム

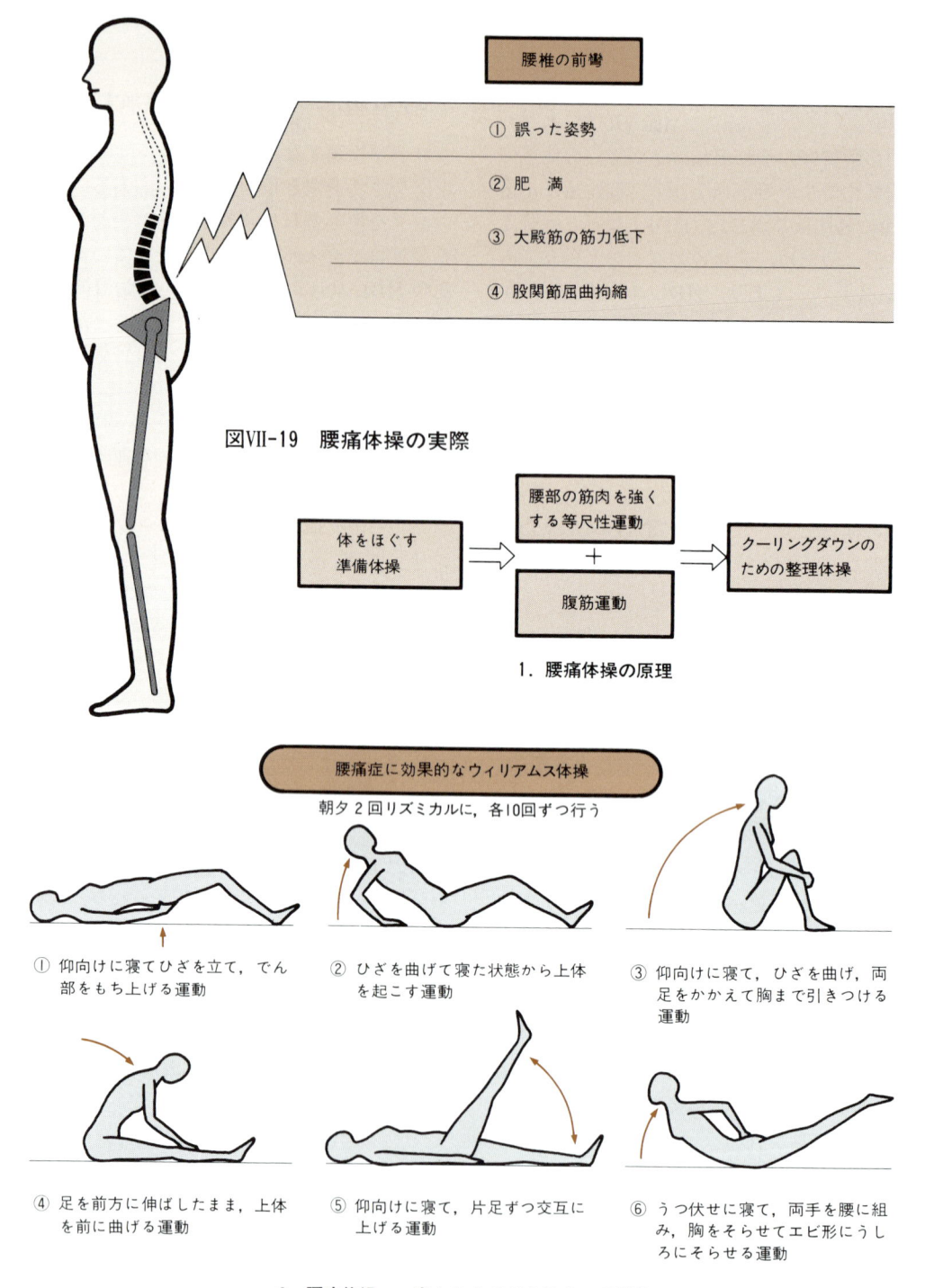

腰椎の前彎
① 誤った姿勢
② 肥満
③ 大殿筋の筋力低下
④ 股関節屈曲拘縮

図VII-19 腰痛体操の実際

体をほぐす準備体操 → 腰部の筋肉を強くする等尺性運動 ＋ 腹筋運動 → クーリングダウンのための整理体操

1. 腰痛体操の原理

腰痛症に効果的なウィリアムス体操
朝夕2回リズミカルに，各10回ずつ行う

① 仰向けに寝てひざを立て，でん部をもち上げる運動

② ひざを曲げて寝た状態から上体を起こす運動

③ 仰向けに寝て，ひざを曲げ，両足をかかえて胸まで引きつける運動

④ 足を前方に伸ばしたまま，上体を前に曲げる運動

⑤ 仰向けに寝て，片足ずつ交互に上げる運動

⑥ うつ伏せに寝て，両手を腰に組み，胸をそらせてエビ形にうしろにそらせる運動

2. 腰痛体操――寝たままでできる6つの運動

6章　骨・関節疾患と運動

1．腰痛症に対する腰痛体操の効果とその実際

1）いわゆる腰痛症とは　　（図VII-18）

　いわゆる腰痛症の大半は腰椎それ自体の障害よりも，むしろ腰椎を支える諸筋群の筋力低下や，その疲労によって生ずる場合が多いものと考えられている．長時間の起立や，坐位あるいは腰かけ作業などが腰痛を誘発し，その症状を増悪させる．このような場合，一般に腰椎前彎が増強され，腰椎を支える諸筋群への負担が増加し，筋性の腰痛がみられる．さらに，腰椎前彎の増強は，腰椎体の後部と，それらの小関節部位などへ体重の負荷を集中させることとなり，この部から脊椎管外へ出る神経根部を圧迫し，椎間板の変性などと相まって腰痛を増強することとなる．

2）腰痛体操の効果

(1) 腰痛の治療・予防

　一般に整形外科的疾患の治療としては，古くから安静，固定，免荷などの処置が行われてきた．しかし，近年，このような治療体系は過去のものとされ，身体機能の整復を重複した，いわゆるリハビリテーションを主体とする治療が大勢を占めるに至っている．すなわち，腰椎の支持組織として重要な役割を演じている背筋をはじめ，腹筋や下肢の筋肉を強化することで，いわゆる腰痛症の治療と予防をはかろうというものである．

(2) 腰痛体操が効果的なわけ

　腰痛体操と呼ばれる筋力強化を目的とした運動がなぜ有効なのか，その仕組みを考えてみたい．
　たとえば，体重77kgの成人が前屈位で91kgの重量物を持ち上げようとすると，理論的な計算では，下部腰椎に対して941kgという巨大な負担が加わるとされている．実際には500～700kgの重量負荷で破壊されてしまうはずの腰椎が，それ以上の荷重負荷に耐えられることの大きな要因として，体腔の内圧上昇があげられている．
　重量物を持ち上げようとするときには無意識のうちに息を止め，背筋や腹筋，そして下肢の筋肉をも収縮させ，全身の力を一点に集中させるべく体腔内圧を上昇させる．これは，あたかも自転車のタイヤチューブのようなものが体の中にあって，強い軸圧負荷から背柱を保護するように働いていると解釈されている．腰痛体操で背筋，腹筋，そして下肢筋群を強化することができれば腰椎の過度の前彎といういわゆる腰痛症の原因となる弱点も大幅にカバーされ，腰椎に加わるストレスに対する抵抗力が高められることで，腰痛の予防と治療に役立つことになるという[*]．

3）腰痛体操——実施上の準備と実際——
　　　　　　　　　　　（図VII-19・1，2）

　腰痛体操を行わせる場合は，まず腰痛の原因疾患としての器質的病変の有無を確認し，いわゆる腰痛症として腰痛体操の適用であることを十分に確認しなければならない．急性期（疼痛が著しいとき）はやはり保存的治療がすすめられよう．体操は症状の安定がみられた時点から開始させるのが普通である．しかし，症例によってはある程度の痛みがあっても運動による積極的な治療が有効な場合もあるので，その選択が重要になる．運動実施に先立っては，筋力テスト，柔軟性テストなどを行い，運動に対する身体適性を把握し，あくまでもその人の能力に応じた範囲での体操内容を指導する．日常生活では，立位で膝を伸ばしたまま重いものを持ち上げる，持ち上げたものを体をひねって横や後へまわすなどの危険な動作を避けさせるほか，誤った姿勢を矯正し，よい姿勢の維持を心がけさせることが肝要である．

---

[*] 米本恭三：腰痛症．*medicina*. 19：444～447, 1982.

図VII-20 関節リウマチと運動療法

1. 主な症状からみた診断基準

1) 朝のこわばり，少なくとも1時間（≧6週間）
2) 3つないしそれ以上の関節腫脹（≧6週間）
3) 手関節，MCP関節またはPIP関節の腫脹（≧6週間）
4) 対称性の腫脹
5) 手におけるX線変化
6) 皮下結節
7) リウマトイド因子

以上7項目のうちで4項目以上を充足している場合には慢性関節リウマチ（RA）と診断してもよい

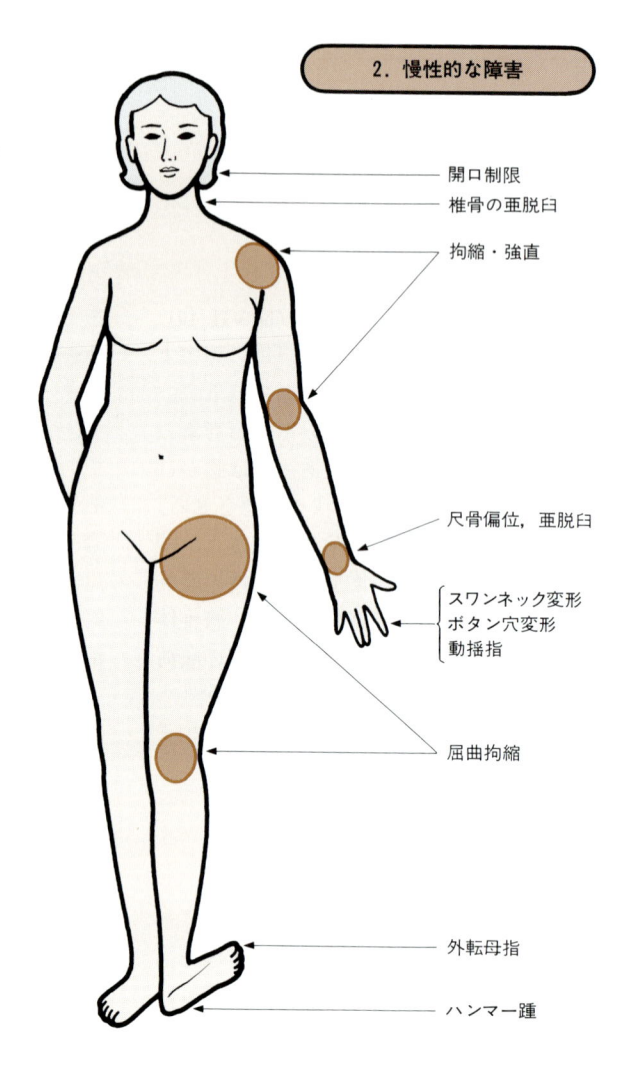

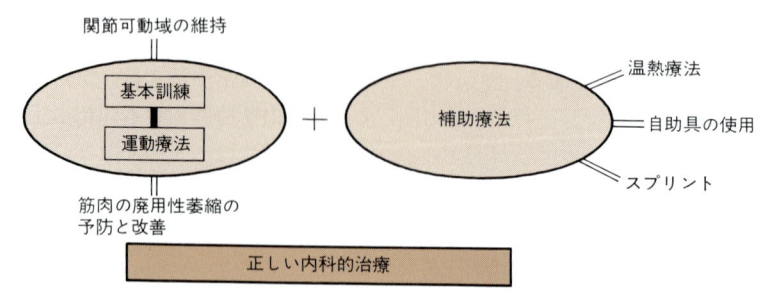

2. 慢性的な障害

- 開口制限
- 椎骨の亜脱臼
- 拘縮・強直
- 尺骨偏位，亜脱臼
- スワンネック変形
- ボタン穴変形
- 動揺指
- 屈曲拘縮
- 外転母指
- ハンマー趾

3. リハビリテーションプログラム

基本訓練 / 運動療法
- 関節可動域の維持
- 筋肉の廃用性萎縮の予防と改善

＋

補助療法
- 温熱療法
- 自助具の使用
- スプリント

正しい内科的治療

2. リハビリテーションを中心とした慢性関節リウマチの運動療法

1) 慢性関節リウマチとは (図VII-20・1)

慢性関節リウマチ（以下，RA）は，いわゆる膠原病疾患である．運動支持器官である関節部位を中心に結合織に慢性の炎症性侵襲が加わることで関節痛，運動障害などを起こし，関節の変形などを生じてくる．アメリカ・リウマチ協会（1987）の診断基準によると，図VII-20・1に示した主な症状の7項目のうちで4項目以上が充足されている場合にはRAと診断してよいとしている．なお，3項目のみ認められる場合にはRAが考えられうるものとし，2項目の場合にはRAも除外しえないものとしてよいであろう．

一般にRAそれ自体は，生命に危険を及ぼすことは少ない．しかし，運動障害による日常の制限が，患者を不幸な状態に落とし入れるという点が重要視される．

2) 運動療法がすすめられる理由

RAの主たる症状は多発性の関節炎である．多くの場合，左右対照的に出現し，しかもその症状が進行性で，それぞれの罹患関節に強直や変形が残されやすい．関節炎の起こる場所の特性によって種々の独得な症状がみられるようになる．これが関節可動域を制限し，患者の運動能力を低下させる．これを予防し回復させるための手段がRAのための運動療法である．

慢性的な関節痛や運動が制限されるための日常生活における不自由さは，患者を心身ともに不活発かつ消極的にさせがちである．積極的な運動療法が，この点の打開にも有効なことは改めて述べるまでもない．自立心を高揚させることは慢性疾患に対するあきらめの心をストップさせ，社会復帰への希望をつながせてくれることになろう．

3) RAによる手指ならびに足の変形 (図VII-20・2)

この図は，RAによる慢性的な障害を示したものである．これらの障害の中でも，しばしばみられる異常は大関節の拘縮や強直と手指の変形，足部の異常などが特徴的である．

手指の変形は，関節炎およびそれによる靱帯の断裂，腱の変異・断裂などによって引き起こされる．代表的なものは，中手指節関節の屈曲拘縮と尺側偏位およびスワンネック変形（swan neck-deformity）である．この変形は手固有筋の拘縮によるものといわれ，intrinsic plus変形ともよばれている．このほか，ボタン穴変形（button hole deformity）も少なからず認められる．

足部の変形としては，足指にみられる外転母指やハンマー踵が知られている．なお，足関節に加えて膝関節も障害されると動揺関節を起こし，特有な歩行障害をきたすこともある．

4) リハビリテーションの実際 (図VII-20・3)

① **基本訓練**：RAにおけるリハビリテーションは，関節可動域の確保と運動障害によってもたらされる筋肉の廃用性萎縮の防止がその主体となる．RAにおける関節可動域の維持・改善は，原則として自動運動あるいは自動介助運動（自らの手で加減しながら関節を他動的に動かす）によって行われる．介助者による他動運動では痛みの加減がわからず，かえって障害された関節に無用の損傷を与える危険があるため，脳卒中などのリハビリテーションとは異なっている．

② **温熱療法**：基本訓練を開始するのに先立ち，疼痛を和らげ筋肉の緊張をとる目的で，ホットパックやパラフィン浴による温熱療法を行うと効果的である．

③ **スプリント（sprint）との併用**：関節症状が急性悪化した場合は，その部位の安静のためにスプリントを用いる．関節をギプスまたは軟性（ゴム製など）支持帯で包み固定するが，この場合にも1日1回はこれを取り外し，関節可動域の維持，改善のための基本訓練を行わせる必要がある．

④ **自助具の使用**：日常の生活範囲を拡げるために，いわゆるリーチャー類の使用もすすめられる．これが全身運動を助ける手段となる．

図VII-21 スポーツ外傷

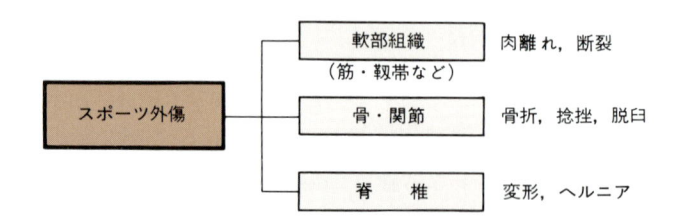

```
                    ┌─ 軟部組織       ─ 肉離れ，断裂
                    │  （筋・靱帯など）
        スポーツ外傷 ─┼─ 骨・関節       ─ 骨折，捻挫，脱臼
                    │
                    └─ 脊　椎         ─ 変形，ヘルニア
```

1. スポーツ外傷の種類

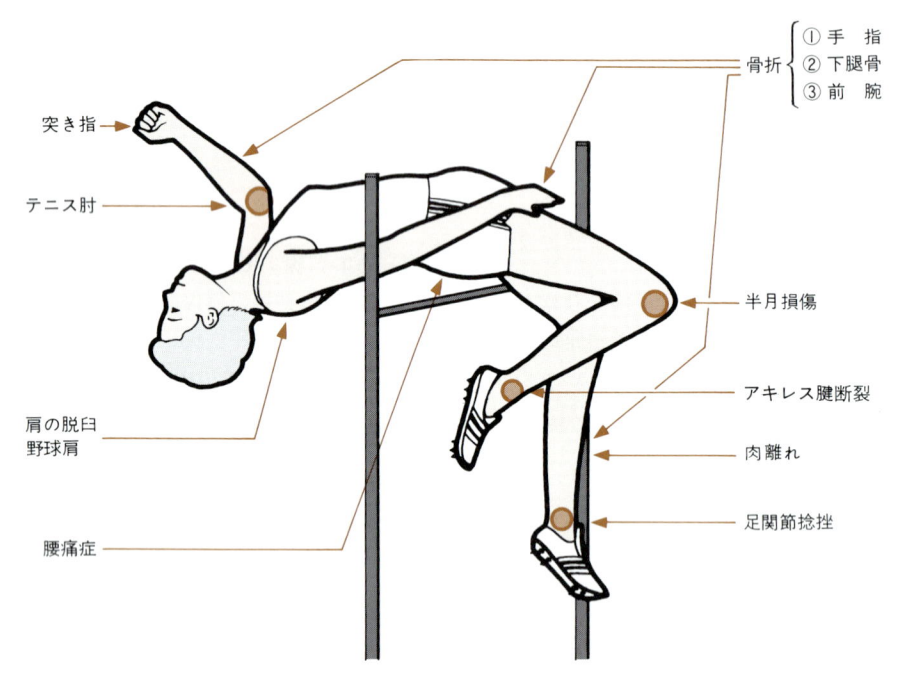

骨折 ① 手　指
　　 ② 下腿骨
　　 ③ 前　腕

- 突き指
- テニス肘
- 肩の脱臼／野球肩
- 腰痛症
- 半月損傷
- アキレス腱断裂
- 肉離れ
- 足関節捻挫

2. スポーツ外傷を起こしやすい部位

3. スポーツ外傷の治療

治療法	急性期	慢性期	回復期
安　静	◎	×	×
対症療法 　投薬・注射 　温熱療法など	◎	○	○
手術療法	○	△	×
運動療法	×	○	◎

◎：最適　○：適　△：可　×：不可

3. スポーツ外傷

1) スポーツ外傷の防止

中高年者の積極的な疾病予防対策として運動がすすめられる．しかし，一念発起して昔とった杵柄とばかり過去の栄光（？）を追って，すぐに競技スポーツを頭に浮かべ，それに飛びつくと思わぬスポーツ外傷に見舞われることとなる．

運動の実践は，歩行を基本に，柔軟体操や筋力の維持・強化のための筋力トレーニングを組み合わせ，開始時点では少しずつ徐々に慎重に行い，慣れるにしたがってだんだんに強く，しかも繰り返し行うようにしなければならない．したがって，スポーツ活動への参加は，このような基礎体力づくりがなされてからということになる．

昨今，運動のすすめがスポーツのすすめと混同され，基礎体力の不足が原因となっているスポーツ外傷が少なからず認められるということに注意しなければならない．

2) スポーツ外傷とスポーツ障害

スポーツ外傷とは，そのスポーツ中に1回の外力を受け外傷を生じた場合をいう．捻挫，打撲，脱臼，骨折などがその典型的な例である．これに対してスポーツ障害とは，運動トレーニングやスポーツの反復練習中などに起こりうる慢性的な異常をいい，これらのトレーニングがその個人にとって質的にも，量的にも強過ぎた場合における障害としてとらえられている．すなわち，これらは通常1回の外力によって起こるものではなく，反復繰り返しの中で発生してくる局所の過労状態（いわゆる overuse syndrome）に起因するものと考えられている．したがって，スポーツ障害は，むしろスポーツ選手に多くみられ，スポーツ選手における職業病とも考えられる内容をもっている．

3) 頻度の多い外傷・障害と対策
　　　　　　　　　　　　　（図VII-21・1, 2）
(1) スポーツ外傷

肉離れ，アキレス腱の断裂，骨折，捻挫，脱臼は，あらゆるスポーツに際してみられる頻度の高い外傷である．

肉離れというのは筋肉のごく一部の線維が切れた状態と解釈されており，ウォーミングアップの不足や，疲労などが肉離れの要因として関与している．捻挫は関節包や靱帯が損傷された状態で，関節の可動範囲以上の過度の動きにより関節が瞬間的に引き延ばされ，この外力によってその周囲組織が損傷される．このほか中高年にみられるスポーツ外傷としてアキレス腱断裂の頻度が高い．

(2) スポーツ障害

スポーツ障害としては，野球肩，テニス肘（野球肘），腰痛症，脊椎分離（変形・ヘルニア），膝関節炎や半月板損傷などが日常よくみられるものである．野球肩やテニス肘（野球肘）は，成長期（15歳以前）の野球選手などにみられることが多い．腰痛症はスポーツ障害の中でももっとも頻度が高く，一流のスポーツ選手でもこの障害によって悩まされているものが少なくない．

スポーツ外傷を予防するためには，分相応のスポーツ活動を心がけ，十分な準備運動を行い，危険と裏はらの冒険は避けるようにしなければならない．一方，スポーツ障害を予防するためには，トレーニングの適切な管理と，その科学的な実施に留意しなければならない．とくに成長期の小・中学生では，1種類に偏ったスポーツ活動を避けさせ，体力向上を目指した全身運動を行わせるべきである．

4) スポーツ外傷の治療　　　（図VII-21・3）

スポーツ外傷の治療は，図VII-21・3の表に示すような手順によって行われることを原則としている．肉離れ，捻挫，筋の断裂などに際しては，ⓐ冷却 ice，ⓑ圧迫 compression，ⓒ高挙 elevation の ICE が救急処置の3原則とされている．しかし，近年，必ずしも冷却を行わず，できるだけ早期に運動を開始させる積極的治療も医師の観察下で盛んに行われるようになってきている．

図VII-22 脳卒中のリハビリテーション

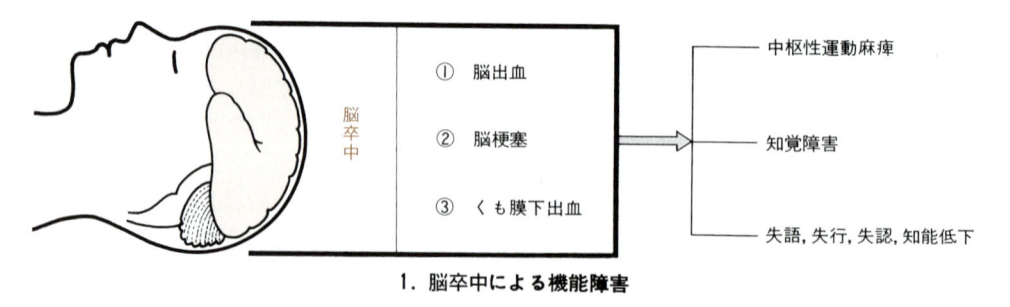

1. 脳卒中による機能障害

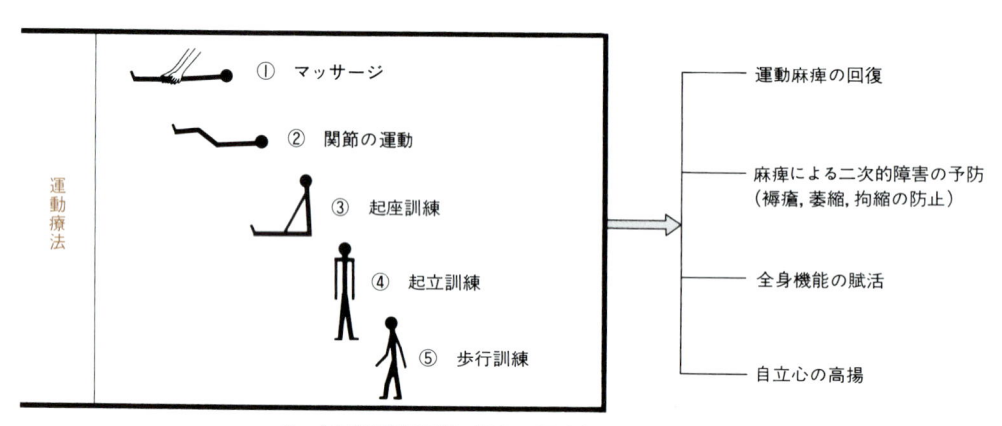

脳卒中
- ① 脳出血
- ② 脳梗塞
- ③ くも膜下出血

- 中枢性運動麻痺
- 知覚障害
- 失語, 失行, 失認, 知能低下

2. 中枢性運動麻痺に対する運動療法の効果

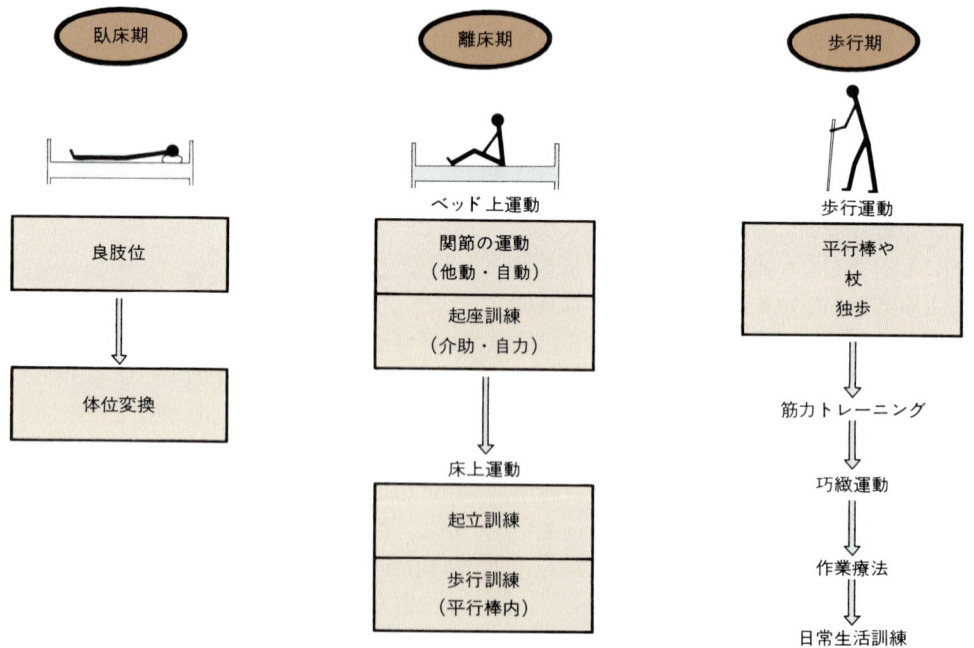

運動療法
- ① マッサージ
- ② 関節の運動
- ③ 起座訓練
- ④ 起立訓練
- ⑤ 歩行訓練

- 運動麻痺の回復
- 麻痺による二次的障害の予防（褥瘡, 萎縮, 拘縮の防止）
- 全身機能の賦活
- 自立心の高揚

3. 脳卒中のリハビリテーションプログラム

臥床期
- 良肢位
  ↓
- 体位変換

離床期
- ベッド上運動
  - 関節の運動（他動・自動）
  - 起座訓練（介助・自力）
  ↓
- 床上運動
  - 起立訓練
  - 歩行訓練（平行棒内）

歩行期
- 歩行運動
  - 平行棒や杖 独歩
  ↓
- 筋力トレーニング
  ↓
- 巧緻運動
  ↓
- 作業療法
  ↓
- 日常生活訓練

7章　神経・筋疾患と運動療法

脳卒中のリハビリテーション

　脳卒中患者に対しては，第1に救命をはかり，同時にその脳卒中が何によってもたらされたものか，血栓か，出血か，塞栓かなど，その病態を明らかにする必要がある．また，その救命処置を講ずるときにもリハビリテーションに向けての対策を配慮しておく必要がある．

　近年，脳卒中の予防対策が普及し，治療法が進歩したことによって，幸いなことに脳卒中の発生数や死亡率が減少傾向にある．しかし，今なお70歳を越える高年齢層では発病率，死亡率がともに高く，高齢化社会をむかえている現在，脳卒中のリハビリテーションについて多くの人の正しい理解を必要としている．

1）機能障害の評価法　　（図VII-22・1）

　脳卒中の後遺症としてもっとも頻度の高い障害は片麻痺である．このような中枢性運動麻痺の検索については，麻痺の程度，範囲がどのような状態であるのか仔細に検査する必要があり，知覚障害の有無についての確認も重要である．そのほか脳卒中では失語，失行，失認，知能低下などが軽重さまざまに現れてくるので，これらの状態についても的確な把握が望まれる．

　なお，片麻痺など上下肢にみられる運動麻痺の程度については，意識が回復した時点で，さらに詳しい検査を進め，以後のリハビリテーションを進める上でのプログラム作成上の参考とする．

2）運動療法の効果　　（図VII-22・2）

　片麻痺に代表される脳卒中の後遺症である中枢性運動麻痺に対する運動療法は，発症直後の急性期を脱し，病状の安定化が得られた時点からより積極的に展開されることが望ましい．

　リハビリテーションの効率を高めるための基本は，まず，患者自身の回復に対する積極的な意欲が必要であるが，同時に看護をする立場からは麻痺による二次的障害の予防をも含めて全身機能の賦活をはかるよう工夫する必要がある．患者の置かれた状態を正しく把握し，無理のないリハビリテーションプログラムを実行する．その際に，チーム医療の欠かせないことは，すでに多くの人たちによって強調されているところである．

　機能回復をはかる運動療法の実施は，まず他動的な手段から開始し，徐々に患者自身による運動を行わせるようにする．この間，理学療法士，看護婦，付添人などによって麻痺四肢のすべての関節を可動域いっぱいに繰り返し動かすなどの運動療法を行わせる．

　運動麻痺の回復は，発作後3カ月から6カ月までが目安となる．この間のリハビリテーションプログラムの良否が麻痺の回復程度を大きく左右する．よい成績が得られれば，そのことが患者の自立心を高揚させ，社会復帰の期間を早めてくれることになろう．

3）リハビリテーションの実際　　（図VII-22・3）

　この図は，脳卒中のリハビリテーションプログラムを示したものである．救命処置を行ったあとの臥床期には片麻痺患者には良肢位をとらせるようにする．良肢位とはウェルニッケ・マンWernicke-Mann型の肢位と逆の肢位を原則とし，これに痙性の助長を予防する工夫を加えた肢位である．また，常に交互の体位変換を行い褥瘡の防止をはかる．

　離床にさいしては，まず他動的にベッド上運動を開始し，徐々に自動運動を取り入れさせる．起座ができるようになれば，以後は起立，歩行と順々に運動の種類と量を増加し，日常生活訓練を積極的に行わせるようにする．

「VII 病気と運動」の図表に引用した文献

1) Dehn, M. M., et al.: Exercise training after acute myocardial infarction, in Wenger, N. K. (ed.). Exercise and Heart, F. A. Davis Company Philadelphia, 1977.

VIII　運動と活性酸素

表VIII-1　生体に関係するフリーラジカルと活性酸素

反応性	ラジカル		非ラジカル	
大	HO・	ヒドロキシラジカル	$^1O_2$	一重項酸素
↑	LO・	アルコキシラジカル	O_3	オゾン
｜	LO2・	ペルオキシラジカル	OCl^-	次亜塩素酸
｜	HO2・	ヒドロペルオキシラジカル	LOOH	脂質ヒドロペルオキシド
｜	NO2	二酸化窒素		
｜		O_2^- スーパーオキシド	HOOH	過酸化水素
｜	NO	一酸化窒素	鉄コンプレックス	
｜	RS・	チイルラジカル	($FeH_2O_2^{2-}$, Fe^{IV}, FeO^{2-})	
｜		セミキノンラジカル		
↓		ビタミンEラジカル		
小		ビタミンCラジカル		

図VIII-1　生体での活性酸素種の生成

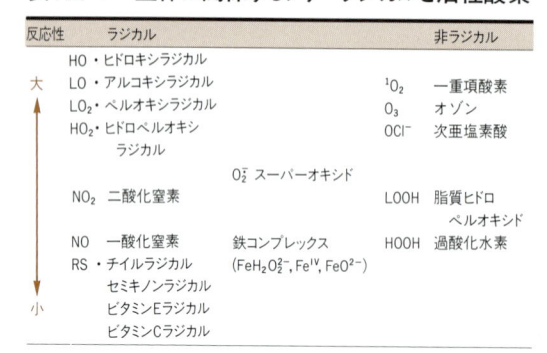

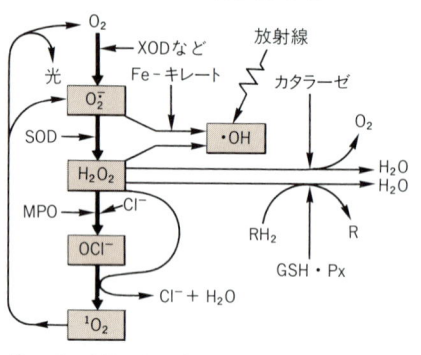

注：XOD；キサンチンオキシデース，SOD；スーパーオキシドジスムターゼ，MPO；ミエロペルオキシダーゼ，Rは有機物，GSH・Px；グルタチオンペルオキシダーゼ，▢が狭義の活性酸素．

(大柳[1])

図VIII-2　フリーラジカル・活性酸素と体内の変動

従来，有酸素的な持続的運動が，ヒトの心肺機能を刺激し，ひいては心臓，血管系のトレーニングに通じるところから，ことに中高年の体力づくりを増進するとともに，加齢現象を抑制するものとして推奨されてきている．しかし，近年，持続的運動といえどもからだの生理機能に対して，必ずしもよい影響を与えるとは限らず，体内代謝を阻害し，さらには加齢現象に対しても，むしろそれを促進する可能性のあるという報告がなされてきている．

すなわち，運動がからだによい影響を与えないという説には，使い過ぎの萎縮から筋繊維や腱の断裂，関節の障害など解剖生理学的あるいは整形外科的なもののほかに，運動による呼吸の促進によって，過剰に摂取された酸素が体内に活性酸素種などのフリーラジカルを生成し，細胞膜の透過性や，過酸化脂質の生成，種々の酵素に含まれる鉄や銅などの酸化，さらには細胞内DNAを損傷するなど，細胞・分子レベルでヒトのからだに種々の有害な作用を発揮するというのがある．

1. 活性酸素種とは

(表VIII-1)

活性酸素種とは，常に私たちが吸っている空気中の酸素よりも活性化された酸素と，その関連化合物の総称で，これらにはフリーラジカルと非ラジカルとがある．フリーラジカルとは，一般に，分子や原子の中で対をなしている電子が不対電子 oddelectron となっているもので，代表的なものはヒドロキシラジカルである．不安定で生体内の種々の分子と速やかに反応して，多くの場合その細胞膜や細胞自体に悪影響を及ぼすことになる．

非ラジカルのものとしては過酸化水素，一重項酸素，脂質ヒドロペルオキシドなどがあげられている．

なお，活性酸素は，ラジカルとしての活性よりもマイナスイオンとしての作用が大きいともいわれているが，生体では，ことに組織の虚血状態およびその再灌流に際して生成され，その組織に種々の障害をきたさせる．なお，活性酸素および鉄と酸素との複合体(錯体)は電子の動きによってラジカル的に作用したり，非ラジカル的な作用を示すこともある．これらの代表的なものを**表VIII-1**に示した．とくに生体と関連が深いものとしては，スーパーオキシド(O_2^-)，過酸化水素(H_2O_2)，ヒドロキシラジカル(HO)および，一重項酸素($^1O_2$)の4つがあげられる．

2. フリーラジカル・活性酸素種の生成と，その作用

(図VIII-1, 2)

私たちは，常に肺呼吸によって酸素を摂取し，これを血液によって全身に送り，各組織で栄養素の酸化を行い，エネルギー源としてのアデノシン三リン酸(ATP)などを生成している．そのいくつかの機序の中で，私たちのからだの中では絶えず有害な活性酸素種が生成されているのである．しかし，これらはある意味では必ずしも有害に作用しているとは限らず，生体内の殺菌作用，情報伝達あるいは体蛋白質の更新時における組織の破壊にも寄与しているわけで，私たちのからだでも毎日，適量の活性酸素を必要としているともいえよう．

図VIII-1は基本的な生体内での活性酸素種の生成過程を示したもので，図のように供給される酸素の一部がキサンチンオキシダーゼ(XOD)の作用によってスーパーオキシドになる．これがスーパーオキシドジスムターゼ(SOD)により過酸化水素となり，また，その過程でヒドロキシラジカルを生成する．一方，過酸化水素からはクロールイオンの存在下で次亜塩素(OCl^-)を経て一重項酸素になる．一重項酸素は光エネルギーを出すともとの酸素に戻る．また，普通の酸素分子も光エネルギーによって一重項酸素になることもある，などがその主たる経路であろう．

なお，生体内における活性酸素種の生成の条件として，紫外線・放射線，大気汚染，酸素の過剰摂取，過酸化脂質の生成，金属イオンなどの刺激などがあげられ，さらには生体内でも細胞内ミトコンドリアの電子伝達系や，白血球・マクロファージなどの食作用が行われる炎症反応部位あるいは虚血を起こした組織に血液が再灌流した部位などで生成されることが考えられている．

その結果，体内では**図VIII-2**のように脂質の過酸

表VIII-2 予防的抗酸化物

抗酸化物	作用機序
カタラーゼ	過酸化水素の分解 $2H_2O_2 \rightarrow 2H_2O + O_2$
グルタチオンペルオキシダーゼ	脂肪酸ヒドロペルオキシド，過酸化水素の分解 $LOOH + 2GSH \rightarrow LOH + H_2O + GSSG$ $H_2O_2 + 2GSH \rightarrow 2H_2O + GSSG$
グルタチオン-S-トランスフェラーゼ	脂質ヒドロペルオキシドの分解
リン脂質ヒドロペルオキシド　グルタチオンペルオキシダーゼ	リン脂質ヒドロペルオキシドの分解 $PLOOH + 2PLGSH \rightarrow PLOH + H_2O + PLGSSGPL$
ペルオキシダーゼ	過酸化水素，脂質ヒドロペルオキシドの分解 $H_2O_2 + AH_2 \rightarrow 2H_2O + A$ AH_2：アスコルビン酸，$NAD(P)H$，シトクロムC
トランスフェリン フェリチン ラクトフェリン	鉄イオンの安定化
セルロプラスミン	銅イオンの安定化
カロテノイド	一重項酸素の消去
スーパーオキシドジスムターゼ（SOD）	スーパーオキシドの不均化 $2O_2^- + 2H^+ \rightarrow H_2O_2 + O_2$

(二木，野口[2])

表VIII-3 フリーラジカル・活性酸素の関係する代表的疾患

傷害組織	代表的疾患
循環器	心筋梗塞，不整脈，動脈硬化，血管攣縮，虚血再循環障害 Se欠乏症
呼吸器	肺炎，感染症，肺線維症（制癌剤副作用），ARDS，パラコート中毒 喫煙障害，肺気腫，高酸素療法，インフルエンザ
脳神経系	脳浮腫，脳梗塞，脳出血，てんかん，脳血管攣縮，パーキンソン病，自律神経障害（Reilly現象），遅発性神経障害，脊髄損傷，神経原性肺浮腫
消化器	急性胃粘膜障害，胃潰瘍，潰瘍性大腸炎，クローン病，ベーチェット病，肝炎，肝硬変，薬物性肝障害，肝移植病態，各種の黄疸病態，膵炎
血液系	白血球系：慢性肉芽腫症，白血病，AIDS，敗血症 赤血球系：異常ヘモグロビン症（メトヘモグロビン，サラセミア，鎌状赤血球），ヘモクロマトーシス，プリマキン過敏症，夜間発作性血色素尿症，薬物性貧血，アカタラセミア 他の血液成分：α1-酸性蛋白の障害，高脂血症，DIC，血小板異常症，出血性ショック
内分泌	糖尿病，副腎代謝障害，ストレス反応
泌尿器	糸球体腎炎，溶血性腎障害，薬物性腎障害制癌剤の副作用，ファンコニー症候群
皮膚	火傷，日光皮膚炎，アトピー性皮膚炎，皮膚潰瘍
支持組織系	関節リウマチ，自己免疫疾患，膠原病
眼科	未熟児網膜症，網膜変性，白内障，角膜潰瘍
腫瘍	喫煙による発癌，化学発癌と癌化学療法，放射線障害と放射線療法
医原性疾患	薬物障害，制癌剤の副作用（白血球減少症，ブレオマイシン肺線維症，アドリアマイシン心筋症，シスプラチン腎傷害），光線療法（光増感剤），IVH（セレン欠乏など），高酸素療法
環境汚染性疾患	重金属障害，水俣病，シリコーシス，喘息，排気ガス性肺障害 水汚染による各種中毒
その他	手術侵襲，アラキドン酸代謝病態，食中毒，壊血病

(井上[3])

化，蛋白質の変性，酵素の失活，核酸の分解などを招来し，種々の障害をきたさせる危険があるというのである．

3．生体内におけるフリーラジカル，ことに活性酸素種の消去
(表VIII-2)

生体は，体内で生成されるフリーラジカル，ことに活性酸素によって招来されるであろう障害に対して，個々の臓器組織で段階的な多くの防御システムを備えている．すなわち，その手段としては，フリーラジカル・活性酸素の生成を抑制するもの（予防的抗酸化物），生成されたフリーラジカル・活性酸素を安定化して，その作用を抑制するもの（補足的抗酸化物），障害された臓器組織を修復するもの（修復機能），の3つの手段がある．

なかでも重要なのは，過酸化水素，脂質ヒドロペルオキシドに関連するもので，その主な予防的抗酸化物を表VIII-2に示した．後述のように，スーパーオキシドの生成を結果的に阻害するスーパーオキシドジスムターゼ(SOD)が特異的である[15]．また，カタラーゼは過酸化水素の分解を，ペルオキシターゼ類は脂質あるいはリン脂質ヒドロペルオキシド，過酸化水素の分解を促進する．補足的抗酸化物としては，水溶性のものとしてはビタミンC，尿酸，アルブミン，ビリルビンなど，脂溶性のものとしてはビタミンE，ユビキノール，カロチノイドなどがあげられている．なお，修復機能としては，後述のように，からだの防御機構および全体としてのco-ordinationが働くことになろう．

4．フリーラジカル・活性酸素種産生系と，その消去系とのバランス
(表VIII-3)

私たちのからだの中では，常にフリーラジカル・活性酸素の生成が行われており，一方，同時にその消去も行われて，正常の場合，常にこの両者のバランスが保たれて正常な生活を営んでいるのである．したがって，生理的な状態では，活性酸素種などのフリーラジカルが生体に対する有害物質として問題になることのないのが常である．

しかし，もし，この生産系が増大してそのバランスが崩れたり，現象として起こることが少ないものの消去系の機能が減退することなどによって，そのバランスに乱れが生ずると，細胞膜の変化，血管内皮細胞の障害，血管透過性の増大，過酸化脂質の増加などをきたし，しかも，それらが相互に関連して，前述のように，蛋白質の変性，酵素の失活，DNA鎖の切断，細胞膜表面のレセプターの変化，代謝異常などを招来し，多くの病態や疾病を起こしてくることになる．また，過酸化脂質などが血液中に増量すると，糖尿病や腎機能障害の増悪，さらには重篤になると多臓器不全などを起こす要因の一つとなることもある．図VIII-3にフリーラジカル，活性酸素種が関与すると考えられている障害組織の部位と病変および疾病を示した．

5．フリーラジカル・活性酸素種と運動
(表VIII-3, 4, 5, 6)

近年，体力の維持向上，さらにはストレスの解消などを目的として，盛んに全身持久性を必要とする運動が行われている．しかし，自分の運動能力，ことにそのヒトの心臓機能の許容範囲を越える過度の運動を行った場合，その運動自体が肉体的・精神的ストレスとなり，かえって体力の低下，さらにはいわゆるスポーツ障害を引き起こすことにもなりかねない．

すなわち，第1に，全身および臓器レベルの問題として，過剰な運動による体内環境の変化，神経，筋肉，骨および関節などの解剖生理学的な損傷，たとえば，内科系のものとして運動性貧血，過呼吸症候群，呼吸循環機能不全など，外科系のものとして筋繊維の断裂，打撲，捻挫，疲労骨折，関節の異常，骨折などがあげられよう．第2に，細胞レベルの問題として，近年盛んにいわれている上述の運動とフリーラジカル・活性酸素種との関係があげられているわけである．

さて，運動によるフリーラジカル・活性酸素種生成は，ストレスとしての運動，運動による酸素摂取量の増大，過度の運動に伴う心筋，骨格筋などの相対的虚血に対する再灌流などが引き金となって生成されることが考えられている．すなわ

図VIII-3 ラット運動負荷における運動直後の血清過酸化脂質の変動

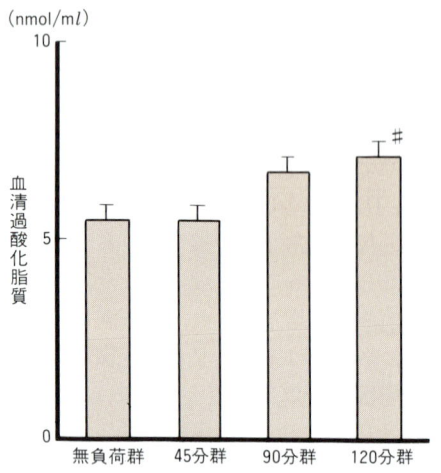

注：ラットをトレッドミルにて，45,90,120分それぞれ運動させ，運動直後の血清過酸化脂質を測定した．
♯p＜0.05 vs 無負荷群
（吉川，西村[4]）

図VIII-4 疲労困憊運動後の血清過酸化脂質の変動

$*p<0.01$

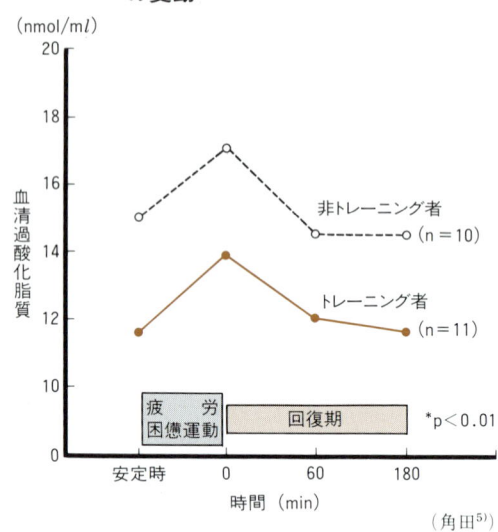

（角田[5]）

図VIII-5 ラット各臓器の総SOD活性

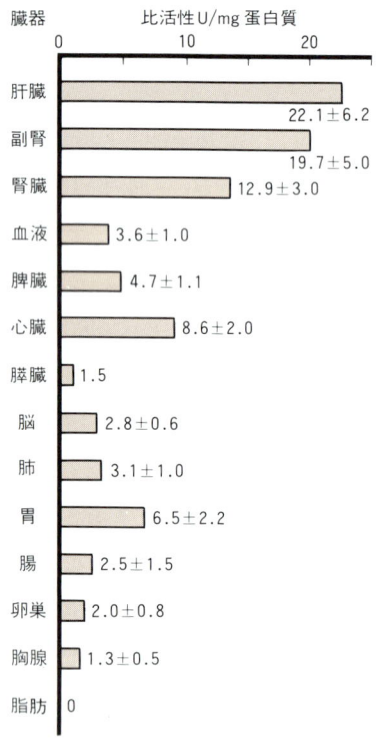

臓器	比活性 U/mg 蛋白質
肝臓	22.1±6.2
副腎	19.7±5.0
腎臓	12.9±3.0
血液	3.6±1.0
脾臓	4.7±1.1
心臓	8.6±2.0
膵臓	1.5
脳	2.8±0.6
肺	3.1±1.0
胃	6.5±2.2
腸	2.5±1.5
卵巣	2.0±0.8
胸腺	1.3±0.5
脂肪	0

注：NBT分光法による平均値±S.D.
湿重量当たりの活性(U/g)の順も，心臓，胃などで低くなるほかは，ほぼ右図に従う．
（大柳[6]）

図VIII-6 ラットの骨格筋，心筋，肝臓のSOD活性に及ぼす持久性トレーニングの影響

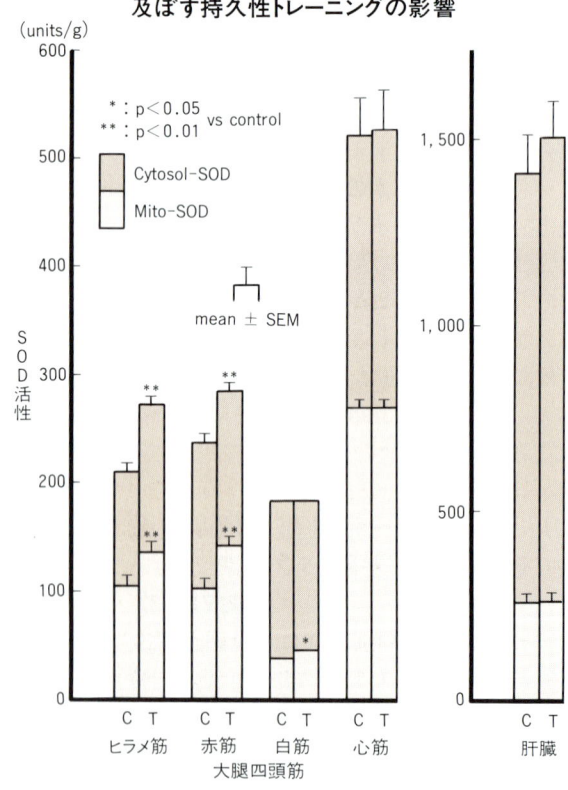

* : $p<0.05$ vs control
** : $p<0.01$ vs control

注：C；control，T；trained

（Higuchi M. et al.[7]）

ち，運動の継続による活性酸素などの増量によるためか，生体内脂質過酸化反応が連鎖的に促進され，図Ⅷ-3のように運動の継続にともない血清過酸化脂質の増加することが知られている．また，この増量によって細胞膜の構造を破壊し，さらにその膜に存在する酵素系や種々の受容体の機能まで障害することが考えられる．

しかし，運動による血清過酸化脂質の増加は，適切な運動トレーニングを継続することによって，図Ⅷ-4のように，運動負荷時およびその回復期の全過程において非トレーニング群よりも低値を示す傾向にあることも知られている．

一方，生体内では，これら活性酸素などの産生増大に対し，前述のように，種々の抗酸化物質が生成される．図Ⅷ-5は，ラット各臓器に含まれる総SOD活性値を示したもので，代謝が盛んに行われている肝臓，副腎，心臓，腎臓，胃などでは高値を示しており，生命維持に必要な臓器ほどSODが多く含まれているといえるだろう．図Ⅷ-6は，骨格筋，心臓，肝臓内のSOD活性をミトコンドリア(主としてMn-SOD)と細胞質(主としてCu, Zn-SOD)とに分けて，トレーニング群と対象群とを比較したもので，心臓，肝臓では，筋肉に比べ全SOD値が明らかに高く体内での重要性を如実に物語っている．一方，筋肉ではトレーニングによって全SOD値が増加し，持久筋力を発揮するミトコンドリアの多いヒラメ筋(soleus)および大腿四頭筋(quadriceps)の赤筋部の方が，瞬発力を発揮する大腿四頭筋白筋部より多いことが示されている．

なお，運動時の活性酸素などの増加に伴う抗酸化物質の変動として，それ自体抗酸化作用を有するビタミンE，ビタミンC，β-カロチンによる消去機能が問題となる．一般に代表的な還元物質であるビタミンCは激しい運動によって減少し，作動筋中のビタミンEの低下，Eの再生にもこのビタミンCが関与するといわれている．また，主として活性酸素に働くといわれるβ-カロチンの消去作用も注目すべきところであろう．

6．からだ全体としてのco-ordination

ヒトのからだは，自律神経系とホルモンとによる調節によって，からだ全体として無意識のうちにそのヒトの正常レベルの範囲内に維持されているわけである．この機序としては，一般論としては，セリエのGeneral Adaptation Syndrome (GAS)という考え方が成り立つことになる．すなわち，運動を一つのストレッサーとするならば，このストレッサーによって体内がいわゆるショック状態となり，これが引き金となって，神経性防衛機構としては交感神経興奮状態が引き起こされ，副腎髄質ホルモンであるアドレナリンやノルアドレナリン，下垂体後葉ホルモンである抗利尿ホルモンなどが内分泌される結果となる．一方，液性防衛としてもこのストレッサーに対応した交感神経の興奮によって，視床下部-下垂体-副腎皮質系という一連の機能が発動され，順次，副腎皮質刺激ホルモン放出ホルモン・副腎皮質刺激ホルモンなどが分泌され，最終的に副腎皮質からコルチゾールなどの糖質コルチコイドの分泌を促して，ストレス状態の解消にあたることになる．

一方，仮に運動によってフリーラジカル・活性酸素種が生成されたとしても，臓器あるいは細胞レベルでは，上述のSODに代表される予防的抗酸化物，ビタミンCなどの補足的酸化物などがあり，常に，その産生系と消去系とのバランスがとられ，正常な生理機能を維持するべく努力しているのである．

したがって，私たちは，非常に過激な運動を相当長期間持続的に行い，正常範囲を異常に逸脱し，上記の生理機能を上回る障害を受けない限り，運動によってフリーラジカル・活性酸素が生成されたとしても，直ちにからだに影響を与えるとは考えられないのである．

「VIII 運動と活性酸素」の図表に引用した文献

1) 大柳善彦：活性酸素と病気．化学同人，1989，p.5，図1〜2．
2) 二木鋭雄，野口範子：フリーラジカル．近藤元治編，メジカルビュー社，1992，p.24．表1．
3) 井上正康：フリーラジカル．近藤元治編，メジカルビュー社，1992，p.150，表1．
4) 吉川敏一，西村俊一郎，近藤元治：活性酸素とは．臨床スポーツ医学，11(7)：757，図4，1994．
5) 角田 聡：運動時の非酵素的抗酸化機構．スポーツ医学，11(7)：770，図1，1994．
6) 大柳善彦：活性酸素と病気．化学同人，1989，p.27，図2〜5．
7) Higuchi M. et al : Superoxide dismutase and catalase in skeletal muscle : adaptive response exercise. *J. Gerontol,* 40 : 281〜286, 1985.

和文索引

ア

- アイソザイム …………177, 179
- アイントーベンの三角 ………37
- アクチン ………………………121
- アクティブ80ヘルスプラン 291
- アシドーシス ……………183, 185
- アセチルCoA ……………155, 161
- アセチルコリン ……………107, 117
- アセチルコリンエステラーゼ 117
- アデノシン1リン酸 …………153
- アデノシン2リン酸 …………153
- アデノシン3リン酸 ……153, 199
- アトウォーターの係数 ………209
- アドレナリン ………45, 49, 75, 81
- アナボリック・ステロイド …183
- アナボリックホルモン ………181
- アネロビクス …………………231
- アポクリン腺 …………………173
- アポ酵素 ………………………177
- アミノ基 …………………165, 167
- アミノ基転移酵素 ……………167
- アミノ酸 ……155, 157, 165, 167
- アミノ酸価 ……………………165
- アミノ酸スコア ………………165
- アミノ酸の吸収 ………………69
- アミノ酸分解 …………………167
- アミノ酸誘導体 ………………181
- アミロプシン …………………65
- アルカリ性化 …………………185
- アルカローシス …………183, 185
- アルドステロン ………45, 75, 141
- アルブミン ……………………165
- アンジオテンシンⅠ …………45
- アンジオテンシンⅡ ………45, 141
- アンドロゲン …………………83
- 暗帯 …………………………121

イ

- イソクエン酸 …………………155
- イソロイシン …………………157
- イノシン酸 ……………………153
- インスリン …………75, 83, 159, 181
- 1次脱水 ………………………173
- 1日消費エネルギー …………199
- 1秒率 …………………………23
- 1秒量 …………………………23
- 1回換気量 ……………………21
- 1回心拍出量 …………………55
- 1回拍出量 ……………41, 55, 57, 239
- 一酸化窒素 ……………………151
- 一重項酸素($^1O_2$) …………151, 335
- 一般持久性 ……………………7
- 一般的メディカルチェック …249
- 胃潰瘍 …………………………313
- 異性化酵素 ……………………177
- 飲作用 …………………………69
- 飲料水 …………………………173

ウ

- ウォーミングアップ ………91, 257
- 右心房圧 ………………………55
- 運動回数 ………………………171
- 運動感覚 ………………………9
- 運動関連体力 …………………241
- 運動強度 ………………29, 167, 171
- 運動禁忌 ………………………249
- 運動時間 ………………………171
- 運動処方 ………………………249
- 運動神経 ………………………95
- 運動性高尿酸血症 ……………171
- 運動性高尿酸現象 ……………171
- 運動性特異高血糖現象 ………159
- 運動性貧血 ……………………167
- 運動適性 ………………………175
- 運動トレーニング ……………339
- 運動能力テスト ………………243
- 運動の生理効果 ………………303
- 運動のためのメディカルチェック ……………………………249
- 運動負荷 ………………………163
- 運動負荷検査 …………………159
- 運動負荷前値 …………………163
- 運動負荷テスト ………………249
- 運動不足症 ……………………303
- 運動誘発性喘息 ………………187
- 運動量 …………………………231
- 運動療法 …………………159, 251

エ

- エアロビクス …………………231
- エアロビクス点数表 …………265
- エイコサペンタエン酸 ………211
- エクリン腺 ……………………173
- エストロゲン …………………183
- エネルギー源 ……………153, 155
- エネルギー効率 ………………163
- エネルギー産生量 ……………153
- エネルギー消費量 ……………233
- エネルギー所要量 ………197, 217
- エネルギー代謝 ………………195
- エネルギー代謝率 ………197, 233
- エネルギーバランス …………257
- エピネフリン …………………81
- エンテロキナーゼ ……………65
- エンドポイント ………………249
- 栄養価 …………………………209
- 栄養改善法 ……………………215
- 栄養素 …………………………191
- 栄養素の吸収 …………………67
- 栄養補給 ………………………225
- 液性協関 ………………………75
- 腋窩温 …………………………87
- 塩分濃度 ………………………173
- 遠位尿細管 ……………………139
- 嚥下運動 ………………………63

オ

- オールアウト ……………49, 251
- オールアウトテスト …………159
- オキザロコハク酸 ……………155
- オキザロ酢酸 …………………155
- オゾン …………………………151
- 黄体期 …………………………173
- 横行小管系 ……………………121
- 横紋筋 …………………………121
- 温熱性発汗 …………………93, 173

カ

- カウプ指数 ……………………19
- カタラーゼ ……………………151
- カテコールアミン …………49, 181

カルボキシル基 …………………165	期外収縮 ……………………37	グルココルチコイド ………75
ガス交換の仕組み ………23	機械的消化 …………………61	グルコ(糖質)コルチコイド …81
下垂体前葉ホルモン ………75	機能的残気量 ………………21	グルココルチコイド ………183
化学的消化 …………………61	競い合い現象 ………………69	グルタチオン・ペルオキシダーゼ
化学的伝達 …………………97	拮抗性支配 …………………117	………………………………151
加水分解酵素 ………………177	逆蠕動運動 …………………63	グロブリン …………………165
加齢 …………………………205	吸収の機序 …………………67	屈曲反射 ……………………111
加齢現象 ……………3,4,59,335	吸収の経路 …………………67	
果糖 …………………155,157	吸収の部位 …………………69	ケ
過換気 ………………153,187	吸息中枢 ……………………25	ケト原性アミノ酸 …………165
過酸化脂質 …………………151	急性肝炎 ……………………313	ケト酸 ………………………187
過酸化水素(H_2O_2) ……151,335	球形嚢 ………………………111	ケトン体 ……………………165,219
過負荷の原則 ………………13	虚血性心臓病 ………………307	軽運動 ………………………171
解糖過程 ……………………199	狭心症 ………………………307	継続性の原則 ………………13
解糖系 ………………………129	強縮 …………………………125	頸動脈洞反射 ………………25,39
解糖系酵素 …………………179	競技力向上指導者 …………281	激運動 ………………………169
外呼吸 ………………………21	局所筋持久性 ………………7	血圧 …………………………41
活動電位 ……………………99	近位尿細管 …………………139	──の正常範囲 ……………43
拡散係数 ……………………23	筋グリコーゲン ……………181	血液濃縮 ……………………173
拡張期血圧 …………………41	筋原線維 ……………………121	血液の粘性 …………………45
学童期 ………………………203	筋持久力 ……………………241	血液量 ………………………45
活動代謝 ……………………199	筋小胞体 ……………………121	血色素尿 ……………………143
活性酸素 ……………149,151,337	筋節 …………………………121	血流速度 ……………………47
活性酸素種 …………………335	筋線維 ………………………167	血管壁の弾性 ………………45
活性酸素種産生系 …………337	筋蛋白 ………………167,171	血行力学的 …………………59
活性リン酸 …………………179	筋電図 ………………………131	血漿アミノ酸値 ……………167
滑走説 ………………………125	筋肉ポンプ …………………47,49	血漿浸透圧 …………………173
汗腺 …………………………93,173	筋肥大 ………………133,167	血漿蛋白質 …………………165
汗中塩分濃度 ………………175	筋紡錘 ………………………107	血清GOT活性値 ……………179
冠状動脈 ……………………43	筋力 …………………………7,241	血清LDH活性値 ……………177
喚気量 ………………………27	緊張性支配 …………………117	血清アルドラーゼ …………179
換気率 ………………………23		血清逸脱酵素 ………………177
換気量 ………………………23,31	ク	血清過酸化脂質 ……………339
管腔内消化 …………………65	クーリングダウン …………255	血清酵素活性値 ……………179
緩衝作用 ……………………185	クリアランス値 ……………137	血清尿酸値 …………………171
環境温度 ……………………91	クレアチン …………………153,179	血中酵素 ……………………177
	クレアチンキナーゼ ………129	血中コレステロール ………163
キ	クレアチンリン酸	血中脂質 ……………………163
キサンチンオキシダーゼ ……335	……………129,153,177,179,199	血中脂質代謝 ………………177
キモトリプシノーゲン ………65	クレブス回路 ………………199	血中中性脂肪値 ……………163
キモトリプシン ……………65	クロスブリッジ ……………121	血中乳酸値 …………………171
キロミクロン ………………71	グリコーゲン ………………155,219	血中遊離脂肪酸 ……………163
気化潜熱 ……………………89	グリコーゲンローディング …219	血糖曲線 ……………………159
気化熱冷却効果 ……………173	グリセリン …………………155	血糖値 ………………………181
気管支喘息 …………………311	グリセルアルデヒド3リン酸 155	血糖動員ホルモン …………181
基礎代謝 ……………………197,233	グルカゴン …………………75,181	健康運動実践指導者 ………253,293
基礎体謝基準値 ……………191	グルコース …………153,157,175	健康運動指導士 ……………253,291
基礎代謝率 …………………197,199	グルコース6-リン酸 ………155	健康関連体力 ………………241

和文索引　343

腱器官　107

コ

コーリー回路　199
コハク酸　155
コリン　161
コリンアセチラーゼ　117
コレステロール　211
五大栄養素　217
呼吸　21
呼吸運動　21
呼吸運動の調節　25
呼吸器　21
呼吸筋鍛練法　311
呼吸効率　33
呼吸商　23, 153, 193
呼吸数　27, 31
呼吸性アシドーシス　185
呼吸性アルカローシス　185
呼吸調節中枢　25
呼吸の化学的調節　27
呼吸の神経性(反射的)調節　25
呼吸ポンプ　47, 49
呼息中枢　25
個別性の原則　13
口渇　173
巧緻性　241
甲状腺刺激ホルモン　181
甲状腺濾胞細胞　181
交感神経系　115
光エネルギー　151
行動体力　3, 241
抗酸化酵素　151
抗利尿ホルモン　79, 139, 183
厚生省公衆衛生審議会答申　191
高インスリン現象　159
高温環境と体温　89
高血圧　305
高血糖　159
高脂血症　323
高脂肪食　219
高蛋白質・高脂肪食　225
高中性脂肪血症　163
高糖質食　219
高尿酸血症　169
高プリン食　169
高齢期　203
硬直　125

酵素的消化　61
興奮-収縮連関機構　123
興奮伝導速度　35
合成酵素　177
国民栄養調査　209
骨格筋　121

サ

サイロキシン　181
サクシニルCoA　155, 167
三重項酸素($^3O_2$)　149
三尖弁　35
三大栄養素　191, 203
三半規管　111
作用温度　89
再灌流　335
再吸収　137
再分極　99
細菌学的消化　61
最高血圧　41
最高心拍数　4
最終共通路　105
最小血圧　41, 43, 57
最大下負荷テスト　251
最大換気量　23
最大筋力　7
最大血圧　41, 43, 57
最大心拍数　239
最低血圧　41
酸・塩基平衡　185
酸化過程　199
酸化還元酵素　177
酸化的リン酸化反応　167
酸性化　185
酸素借　29, 33
酸素需要曲線　31
酸素需要量　27, 29
酸素消費量　31
酸素摂取　27
酸素摂取効率　171
酸素摂取率　33
酸素摂取量　29, 33
酸素の運搬　25, 57
酸素負債　29, 33
酸素分圧　23
残気量　21

シ

シナプス　95, 97
シュワン細胞　95
ショック　79
ショ糖　157
ジグリセリドリパーゼ　161
死点　29
糸球体　135
糸球体ろ過率　137
糸球体ろ過量　137
刺激伝導系　35
思春期　203
脂質エネルギー　207
脂質代謝水　173
脂質の貯蔵量　153
脂質ヒドロペルオキシド　335
脂肪肝　313
脂肪酸　155
脂肪の吸収　69
脂肪の消化　67
脂溶性ビタミン　161, 219
視床下部-下垂体-副腎皮質系　339
紫外線　151
次亜塩素(OCl^-)　335
自覚運動強度　239
自覚性の原則　13
自転車エルゴメーター運動　53
自発的興奮　37
自律神経　95, 111
自律反射　111
持久筋力　7
持久シャトル走　247
持続性吸息中枢　25
持続的高度発汗　173
時間肺活量　23
社会体育　269
社会体育指導者資格付与制度　277
社会体育担当職員　297
社会体育における公共施設　273
社会体育における商業施設　273
社会体育における職場の施設　275
社会体育における民間施設　275
助酵素　177
寿命　4
受動輸送　69
収縮期血圧　41
修復機能　337

終板	105	心拍率	239
終板電位	107	心房	35
集合管	141	心房収縮期	37
12分間走テスト	247	心房性期外収縮	39
十二指腸潰瘍	313	心房反射	39
柔軟性	241	心容積	37
重炭酸系緩衝作用	185	伸張性収縮	131
絨毛	67	伸張反射	107
循環血液量	47	身体組成	241
循環時間	47	神経型	17
女性ホルモン	183	神経筋接合部	105
除去付加酵素	177	深部体温	173
小児成人病	205	新生児期	203
小脈	47	新陳代謝	169
少年スポーツ指導者	289	潜熱	173
生涯スポーツ	255	親水基	161
消化管ホルモン	63	人生の質	255
消化器系	61	腎血流量	137
——の運動	63	腎血漿流量	137
消化の機序	61	腎小体	135
商業スポーツ施設における指導者	285	腎臓	135

ス

スーパーオキシド(O_2)	335
スーパーオキシド・アニオン・ラジカル(O_2^-)	149, 151
スーパーオキシドジスムターゼ	151, 335, 337
スターリングの法則	35
ステアプシン	67
ステロイド系ホルモン	183
ストレイン	79
ストレス	79, 181, 217
ストレス学説	79
ストレス状態	339
ストレッサー	79, 339
ストレッチ運動	253
スポーツ外傷	329
スポーツ行事	275
スポーツクラブ	275
スポーツプログラマー	285
スポーツ障害	329
スポーツ主事	299
スポーツドリンク	175
水素イオン濃度	185
水中毒	175
水分補給	173, 223
膵ランゲルハンス島β細胞	181

静脈還流	47, 55	錐体	105
静脈還流量	55, 57	錐体外路	105
静脈弁	47	錘内筋線維	107
食物水分	173		
食物繊維	209		
植物性食品	215		
植物性蛋白質	211		
植物性油脂	211		
心音	39		
心音図	37		
心筋	121		
心室	35		
心室（急速）充満期	37		
心室性期外収縮	39, 249		
心室（急速）拍出期	37		
心周期	37		
心臓	35		
心臓機能	57		
心電図	35, 37		
心内圧	37		
心拍出係数	41		
心拍出量	39, 41, 55, 239		
心拍数	55, 57, 239		
心拍絶対率	239		
心拍動	37		
心拍予備率	239		

セ

セコンドウインド	29
セットポイント	89
正常血糖値	157
正常洞調律	37
生活活動強度別エネルギー所要量	191
生活活動指数	217
生活時間調査	199
生殖型	17
生体内脂質過酸化反応	337
生物活性	183
生物学的消化	61
生理的燃焼価	209
成人病	205
成長	17
——の区分	17
成長ホルモン	83, 181
青年期	203
精神性発汗	93, 173
静止張力	127
静止膜電位	97
整理運動	171
摂取水分量	173
舌下温	87
全血液量	47
全身持久性	7
全身持久力	241
全身的運動	163
全肺気量	21
全面性の原則	13
前庭器	111
漸進性の原則	13
蠕動運動	63

ソ

咀嚼運動	63
組織呼吸	21
壮年期	203
壮年体力テスト	243
相反性神経支配	111, 117
僧帽弁	35
総蠕動	63
臓器特異性	179

和文索引

ソ
促進拡散 …………………… 69
速脈 ………………………… 47

タ
タイムスタディ …………… 235
多糖類 ……………… 157, 219
代謝水 ……………………… 173
代謝性アシドーシス …… 185, 187
代謝性アルカローシス …… 185
代償性休止 ………………… 37
体育指導委員 ……………… 299
体温 ………………………… 87
——の測定 ………………… 87
体温上昇抑制 ……………… 175
体温調節 …………………… 173
体温調節中枢 ……………… 87
体格指数 …………………… 17
体腔温 ……………………… 91
体脂肪率 …………………… 241
体脂肪量 …………………… 173
体重減少量 ………………… 175
体重コントロール ………… 257
体重調整 …………………… 227
体水分量 …………………… 173
体内コレステロール ……… 163
体内尿酸 …………………… 171
体力 ……………………… 3, 241
体力診断テスト …………… 243
体力年齢 …………………… 243
体力評価 …………………… 243
体力プロフィール ………… 243
対向流増幅系 ……………… 139
対電子 ……………………… 151
耐糖能 ……………………… 159
大腿四頭筋 ………………… 339
大動脈圧 …………………… 37
大動脈反射 ……………… 25, 39
大脈 ………………………… 47
脱分極 ……………………… 99
脱水 ………………………… 221
単純脂質 …………………… 161
単純蛋白質 ………………… 165
単糖類 …………………… 157, 219
炭酸ガスの運搬 …………… 25
炭酸ガス分圧 ……………… 23
淡黄色野菜 ………………… 213
蛋白系緩衝作用 …………… 185
蛋白系ホルモン …………… 181

蛋白合成促進 ……………… 181
蛋白質 ……………………… 165
——の消化 ………………… 65
——の分解 ………………… 165
蛋白質合成 ………………… 167
蛋白質所要量 ……………… 217
蛋白質分解酵素 ………… 65, 165
蛋白質代謝水 ……………… 173
短時間激運動 ……………… 177
短縮性収縮 ……………… 7, 131
男性ホルモン ……………… 183
断続的軽度発汗 …………… 173
断続的高度発汗 …………… 173
断続的中等度発汗 ………… 173

チ
チトクロム系 ……………… 155
地域スポーツ指導者 ……… 281
遅脈 ………………………… 47
窒素係数 …………………… 195
窒素出納 …………………… 217
窒素代謝産物 ……………… 165
中隔 ………………………… 35
中枢神経系 ………………… 95
中性脂肪 ………………… 161, 219
貯蔵ATP量 ………………… 177
長時間運動 ………………… 177
長時間歩行 ………………… 179
腸内常在細菌 ……………… 67
調整力 ……………………… 241
直腸(腔)温 ……………… 87, 89, 91

ツ
痛風 ………………………… 169
使い過ぎの萎縮 ………… 11, 335
使わないでいる萎縮 ……… 11

テ
テストステロン ………… 83, 183
テタニー症状 ……………… 221
デオキシリボ核酸 ………… 169
デッドポイント …………… 29
デノボ合成経路 …………… 169
でんぷん分解酵素 ………… 65
低血糖 ……………………… 159
低張液 ……………………… 175
定常状態 …………………… 239
適応力 ……………………… 79

転移酵素 ……………… 177, 179
電位センサー ……………… 123
電解質 ……………………… 149
電子伝達系 ……………… 163, 335

ト
トータル・ヘルス・プロモーション・プラン …………… 295
トランスファーRNA ……… 167
トリオレイン酸 …………… 153
トリカルボン酸サイクル … 155
トリグリセリドリパーゼ … 161
トリプシノーゲン ………… 65
トリプシン ………………… 65
トリヨードサイロニン …… 181
トレーニング ……………… 253
トレーニング効果 ………… 4
トレッドミル走 …………… 53
トレナビリティ …………… 265
ドーピング剤 ……………… 183
ドナンの膜平衡 …………… 97
努力性肺活量 ……………… 23
洞結節-房室結節間経路 …… 35
洞(房)結節 ………………… 35
洞性期外収縮 ……………… 37
凍沍 ………………………… 91
凍死 ………………………… 91
等尺性収縮 ……………… 7, 131
等張性収縮 ………………… 7
等容性心室弛緩期 ………… 37
等容性心室収縮期 ………… 37
糖原性アミノ酸 …………… 165
糖脂質 ……………………… 161
糖質代謝水 ………………… 173
糖質の吸収 ………………… 69
糖質の消化 ………………… 65
糖質の貯蔵量 ……………… 153
糖代謝能低下者 …………… 159
糖尿 ………………………… 139
糖尿病の運動療法 ………… 317
動静脈酸素差 ……………… 57
動物性食品 ………………… 215
動物性油脂 ………………… 211
特異動的作用 ……………… 197
特殊栄養食品 ……………… 215
特定保健用食品 …………… 215

ナ

- 内呼吸 …………………………21
- 長さ―張力関係 ………………125

ニ

- ニコチン様作用 ………………117
- ニューロン ……………………95
- 2次脱水 ………………………173
- 二酸化炭素 ……………………153
- 二酸化炭素ガス分圧 …………185
- 二酸化窒素 ……………………151
- 二重支配 ………………………115
- 二糖類 …………………………157
- 日本人の栄養所要量 …………191
- 日本人の三大死因 ……………11
- 日射病 …………………………175
- 乳児期 …………………………203
- 乳酸 ……………………………187
- 乳酸性エネルギー産生 ………153
- 乳酸脱水素酵素 ………………155
- 乳糖不耐症 ……………………211
- 尿細管 …………………………135
- 尿素 ……………………………139
- 尿中窒素 ………………………157
- 尿糖 ……………………………159
- 尿道括約筋 ……………………141

ネ

- ネフロン ………………………137
- 熱産生の中枢 …………………87
- 熱平衡 …………………………89
- 熱放散 …………………………89
- 熱放散の中枢 …………………87
- 粘液多糖類の層 ………………69

ノ

- ノルアドレナリン ……45,81,117
- ノルエピネフリン ……………81
- 能動汗腺 ………………………175
- 能動輸送 ………………………69
- 脳卒中 …………………………331

ハ

- ハーバードステップテスト
  …………………………27,239
- バゾプレシン ……………79,183
- バリン …………………………157
- バリン残基 ……………………159
- パワー ……………………131,241
- 麦芽糖 …………………………157
- 肺活量 ……………………21,23,31
- 肺呼吸 …………………………21
- 肺迷走神経反射 ………………25
- 肺容量 …………………………21
- 排尿 ……………………………141
- 排尿筋 …………………………141
- 排尿反射 ………………………141
- 排便反射 ………………………63
- 廃用性萎縮 ……………………11
- 麦芽糖分解酵素 ………………65
- 発育 …………………………17,203
- 発汗 ………………89,93,171,173,221
- 発汗中枢 ………………………173
- 発汗量 …………………………93
- 反ショック ……………………79
- 反射運動 ………………………9
- 反応時間 ………………………4
- 半規管 …………………………9
- 汎適応症候群 …………………79

ヒ

- ヒト成長ホルモン ……………83
- ヒトの相対的成長 ……………17
- ヒドロキシラジカル(HO')
  …………………………151,335
- ヒラメ筋 ………………………339
- 1,3 ビスホスホグリセリン酸 155
- ビタミン ……………………203,219
- ビタミンC ……………………339
- ビタミンE ……………………339
- ピリミジン塩基 ………………169
- ピルビン酸 ……………………155
- 皮脂厚 …………………………241
- 皮膚温 ……………………91,173
- 肥満 …………………………4,227,321
- 非必須アミノ酸 ………………167
- 非蛋白呼吸商 …………………157
- 非乳酸性エネルギー産生 ……153
- 非ラジカル ……………………335
- 微細絨毛 ………………………67
- 糜粥 ……………………………63
- 必須アミノ酸 ………165,167,203
- 敏捷性 …………………………241

フ

- フマル酸 ………………………155
- フリーラジカル …………335,337
- フルクトース …………………157
- フルマラソン ……………163,173
- ブドウ糖 …………………153,157
- ブロードマンの4野 …………105
- プチアリン ……………………65
- プリン塩基 ……………………169
- プリン核 ………………………169
- プリン体 ………………………169
- プリン体代謝 …………………169
- プルキンエ線維 ………………35
- プロゲステロン ………………183
- 不感蒸泄 …………………89,173
- 不整脈 ……………………37,47
- 不対電子 …………………149,335
- 不飽和脂肪酸 …………………211
- 負荷漸増の原理 ………………253
- 負荷-速度関係 ………………127
- 副甲状腺 ………………………183
- 副甲状腺ホルモン ……………183
- 副交感神経系 …………………115
- 副腎髄質ホルモン ……………81
- 副腎皮質ホルモン …………81,151
- 複合脂質 ………………………161
- 複合蛋白質 ……………………165
- 物理的燃焼価 …………………209
- 振子運動 ………………………63
- 分時拍出量 …………………41,55
- 分解サルベージ経路 …………169
- 分岐鎖アミノ酸 …………165,167
- 分節運動 ………………………63

ヘ

- ヘーリング-ブロイヤー反射 …25
- ヘモグロビン …………………159
- ヘモグロビン系緩衝作用 ……187
- ヘルスケア・トレーナー 253,297
- ヘルスケア・リーダー ………297
- ヘンレの係蹄 …………………139
- ベインブリッジ反射 ………39,49
- ベッツの巨大細胞 ……………105
- ベルヌーリーの定理 …………41
- ベルベック指数 ………………19
- ベル-マジャンディーの法則 107
- ペースメーカー ………………35

ペプシノーゲン …………65
ペプシン …………65
ペリディシあるいはピルケ指数
　…………19
平滑筋 …………121
平均血圧 …………41, 43
平衡感覚 …………9
平衡性 …………241
便意 …………63
便秘 …………315

ホ

ホルモン …………75
ホロ酵素 …………177
ボーマン嚢 …………135, 137
歩行歩数 …………259
歩数計 …………259
歩数率 …………261
歩調とり …………35
補給水分量 …………175
補酵素 …………177, 155
補足的抗酸化物 …………337
飽和脂肪酸 …………211
防衛体力 …………3, 241
房室結節 …………35
房室結節性期外収縮 …………39
房室ブロック …………39
傍糸球体装置 …………141

マ

マクロファージ …………335
マルターゼ …………65
膜消化 …………65, 67
膜電位 …………35
膜透過性 …………177
末梢血管の抵抗 …………41
末梢神経系 …………95
慢性関節リウマチ …………327

ミ

ミオシン …………121
ミトコンドリア …………155
ミネラル …………203, 221
ミネラルコルチコイド …………83
ミネラル(電解質)コルチコイド
　…………183
味覚性発汗 …………93
脈圧 …………43
脈波 …………37
脈拍 …………47
脈拍数 …………239

ム

ムスカリン様作用 …………117
6つの原則 …………13
無効汗量 …………173
無酸素性作業閾値 …………231
無酸素的運動 …………163, 187, 231
無酸素反応 …………163
無髄線維 …………95

メ

メディカルチェック …………13, 249
明帯 …………121
迷路 …………111

モ

モノグリセリドリパーゼ …………161
目標心拍数 …………239
文部省スポーツテスト …………247

ユ

輸出細動脈 …………135
輸入細動脈 …………135
有効汗量 …………93
有効運動エネルギー消費量 …………257
有効ろ過圧 …………137
有酸素性エネルギー …………155
有酸素的運動 …………187, 231
有酸素反応 …………163
有髄線維 …………95
遊離脂肪酸 …………161
誘致距離 …………257
誘導脂質 …………161
誘導蛋白質 …………165

ヨ

四訂日本食品標準成分表 …………209
予防的抗酸化物 …………339
予備吸気量 …………21
予備呼気量 …………21
幼児期 …………203
腰痛症 …………325
腰痛体操 …………325

ラ

ランビエの絞輪 …………95
ランプ負荷 …………249
卵形嚢 …………111

リ

リズムステップテスト …………247
リボ核酸 …………169
リポ蛋白 …………161
リラックス運動 …………171
リンゴ酸 …………155
リン酸 …………155
リン酸系緩衝作用 …………185
リン脂質 …………161
リンパ型 …………17
理学的消化 …………61
理想体重 …………227
緑黄色野菜 …………213

ル

ルーの法則 …………253

レ

レクリエーションに関する指導者
　…………289
レニン …………141
レンニン …………65

ロ

ロイシン …………157
ローマン反応 …………129, 179
ローレル指数 …………17
老化 …………205
労作性狭心症 …………307
労働時間 …………269

ワ

ワークアウト …………255

欧文索引

A

α-ケトグルタル酸 ……………155
α 運動ニューロン ……………105
α 系 ……………………………107
α 受容体刺激 …………………181
A-V block ………………………39
active transport ………………69
ADH …………………………83,183
ADP …………………………153,177
adrenaline ……………………81
aerobics ………………………231
aging ……………………………3
aldosterone …………………141
all-out …………………………49
AMP ……………………………153
amylopsin ……………………65
anaerobic threshold ………231
anaerobics …………………231
antiperistalsis ………………63
arrythmia ……………………37
AT ……………………………231
ATP ………129,153,155,177,199
atrium …………………………35
Atwater の係数 ……………195

B

β 受容体 ………………………181
β₁ 受容体刺激 …………………181
β₂ 受容体 ………………………181
β-カロチン ……………………339
β 受容体強刺激 ………………181
Bainbridge 反射 ……………39,49
basal metabolic rate ………197
basal metabolism …………197
Bell-Magendie の法則 ………107
Bernoulli の定理 ……………41
Betz の巨大細胞 ……………105
blood pressure ………………41
BM ……………………………197
BMR …………………………197
body temperature ……………87
bolus ……………………………63
Bowman's capsule ………135,137

Brodmann の 4 野 ……………105

C

Ca^{++} ……………………………125
canal digestion ………………65
cardiac index …………………41
cardiac output ………………41
cardiac sound ………………39
carriermediate diffusion ……69
Ca^{++}放出チャネル …………123
chylomicron …………………71
chyme …………………………63
chymotrypsin …………………65
chymotrypsinogen ……………65
clearance ……………………137
co-ordination 71,73,85,337,339
co-ordination mechanism …75
CO_2排泄量 …………………157
compensatory pause …………37
competition ……………………69
concentric contraction ………7
Cori Cycle ……………………199
CP …………………………153,177
CPK …………………………177,179
creatine kinase ……………129
creatine phosphate …………129

D

dead point ……………………29
defecation reflex ……………63
desire to defecate ……………63
dietary fiber …………………209
DNA …………………………167,169

E

Ea ……………………………199
electromyogram ……………131
Embden-Meyerhof の経路 …199
end plate ……………………105
energy metabolism …………195
enterokinase …………………65
EPA ……………………………211
epinephrine ……………………81
ERV ……………………………21

expiratory reserve volume …21
external respiration …………21
extrapyramidal tract ………105
extrasystole …………………37

F

facillitated diffusion …………69
FAD ……………………………155
$FADH_2$ …………………………155
FFA ……………………………161
FG 線維 ………………………123
final common path …………105
fitness for performance ………3
fitness for protection …………3
FOG 線維 ……………………123
forced vital capacity …………23
FRC ……………………………21
functional residual capacity 21
FVC ……………………………23

G

γ 運動ニューロン ……………107
γ 系 ……………………………107
GAS …………………………79,339
General Adaptation Syndrome
 …………………………………339
general adaptation syndrome
 ……………………………………79
GH ……………………………181
glutamic oxaloacetic transaminase ……………………179
glutamic pyruvic transaminase
 …………………………………179
glycosuria ……………………139
GOT ……………………………179
GPT ……………………………179

H

HbA_1 …………………………159
HbA_{1c} ………………………159
Hb の分子量 …………………25
HDL コレステロール ………323
heart …………………………35
heart beat ……………………37

heart rate ……………47	**N**	relative metabolic rate ……197
Hering–Breuer reflex ………25	Na-K ポンプ ……………99	renin ……………141
HGH ……………83	NAD ……………155	rennin ……………65
hormone ……………75	NADH₂ ……………155	residual volume ……………21
I	Na 再吸収 ……………75	respiration ……………21
IMP ……………153	nephron ……………137	respiratory quotient ……23, 195
inspiratory reserve volume …21	noradrenaline ……………81	rigor ……………125
internal respiration …………21	norepinephrine ……………81	RMR ……………197
IRI ……………181	normal sinus rhythm ………37	RNA ……………167, 169
IRI 値 ……………181	nutrient ……………191	Rohrer's index ……………17
IRV ……………21	**O**	RPE ……………239
isometric contraction …………7	O₂ 摂取量 ……………157	RQ ……………23, 195
isotonic contraction …………7	17-OHCS ……………83	Rubner の係数 ……………195
K	operative temperature ………89	RV ……………21
Kaup's index ……………19	oxygen consumption ………31	**S**
17-KGS ……………83	oxygen debt ……………29	S–T₂ レベル ……………51
Krebs 回路 ……………199	oxygen deficit ……………29	S–T スロープ ……………51
17-KS ……………83	oxygen intake ……………27, 29	Schwan's cell ……………95
Kubicek のインピーダンス法 53	oxygen requirement ……27, 29	SDA ……………191, 197
L	**P**	second wind ……………29
LDH ……………155	passive transport ……………69	segmentation ……………63
LDH アイソザイム …………179	Pco₂ ……………185	septum ……………35
Lohmann ……………177	Pelidisi or Pirquet's index …19	SOD ……………151, 335, 337, 339
Lohmann 反応 ……………179	pendular movement ………63	soleus ……………339
Lohman 反応 ……………129	pepsin ……………65	SO 線維 ……………123
M	pepsinogen ……………65	speciffic-dynamic action …195
maltase ……………65	peristalsis ……………63	steapsin ……………67
mass peristalsis ……………63	PFC 比 ……………225	stress ……………79
mastication ……………63	pH ……………187	stressor ……………79
maximal voluntary ventilation	physical fitness ……………3	stroke volume ……………41
……………23	Pi ……………153	**T**
membrane digestion ………65	pinocytosis ……………69	T₃ ……………181
Mets ……………233	PTH ……………183	T₄ ……………181
Mets 法 ……………197	ptyalin ……………65	TCA 回路 ……………155, 161, 167
microvilli ……………67	pulse ……………47	tendon organ ……………107
milking action ……………47	PVC ……………249	tetanus ……………125
mRNA ……………167	PWC 75% HRmax …………247	tidal volume ……………21
mucopolysaccharidelayer …69	pyramid ……………105	timed vital capacity ………23
muscle pump ……………47	**Q**	tRNA ……………167
muscle spindle ……………107	QOL ……………255	trypsin ……………65
muscular strength ……………7	quadriceps ……………339	trypsinogen ……………65
MVV ……………23	**R**	TV ……………21
M 線 ……………121	Ranvier node ……………97	TVC ……………23
		V
		VC ……………21

venous return ……………47
ventricle ……………………35
Vervaeck index ……………19
villi ……………………………67
vital capacity ……………21

W

W-up ……………………91

X

XOD ……………………335

Z

Z膜 ……………………121

【著者略歴】
執筆順

中野 昭一
医学博士／生理学・体力医学・スポーツ医学
東海大学名誉教授(医学部)，日本体育大学名誉教授
2014年 逝去

栗原 敏
医学博士／生理学
学校法人慈恵大学理事長

伊藤 朗
医学博士／運動生化学
元筑波大学大学院修士課程長(大学院長)，評議員
日本スイミングクラブ協会理事

藤井 穂波
管理栄養士
東海大学医学部付属病院栄養科科長

波多野 義郎
Doctor of Philosophy／健康・スポーツ科学
東京学芸大学名誉教授

宮﨑 康文
健康学
東海大学スポーツ医科学研究所教授

池田 義雄
医学博士／肥満，糖尿病，健康医学
タニタ体重科学研究所所長，元東京慈恵会医科
大学健康医学センター健康医学科教授

——運動・生理・生化学・栄養——
〈普及版〉図説・運動の仕組みと応用　ISBN978-4-263-70270-3

1982年 9月16日	第1版	第1刷発行	
1996年 2月20日	第1版	第13刷発行	
1996年 6月25日	第2版	第1刷発行	
2000年 1月20日	第2版	第4刷発行	
2001年 9月20日	第1版	第1刷発行(普及版)	
2019年 3月5日	第1版	第6刷発行	

編著者　中野 昭一
発行者　白石 泰夫
発行所　医歯薬出版株式会社
〒113-8612　東京都文京区本駒込1-7-10
TEL.(03)5395—7626(編集)・7616(販売)
FAX.(03)5395—7624(編集)・8563(販売)
https://www.ishiyaku.co.jp/
郵便振替番号 00190-5-13816

乱丁，落丁の際はお取り替えいたします　印刷・あづま堂印刷／製本・明光社
© Ishiyaku Publishers, Inc., 1982, 2001. Printed in Japan

本書の複製権・翻訳権・翻案権・上映権・譲渡権・貸与権・公衆送信権（送信可能化権を含む）・口述権は，医歯薬出版(株)が保有します．
本書を無断で複製する行為（コピー，スキャン，デジタルデータ化など）は，「私的使用のための複製」などの著作権法上の限られた例外を除き禁じられています．また私的使用に該当する場合であっても，請負業者等の第三者に依頼し上記の行為を行うことは違法となります．

JCOPY ＜出版者著作権管理機構　委託出版物＞
本書をコピーやスキャン等により複製される場合は，そのつど事前に出版者著作権管理機構（電話 03-5244-5088，FAX 03-5244-5089，e-mail : info@jcopy.or.jp）の許諾を得てください．